KB209687

여성의 표층 및 심부 근육 해부도 전면도

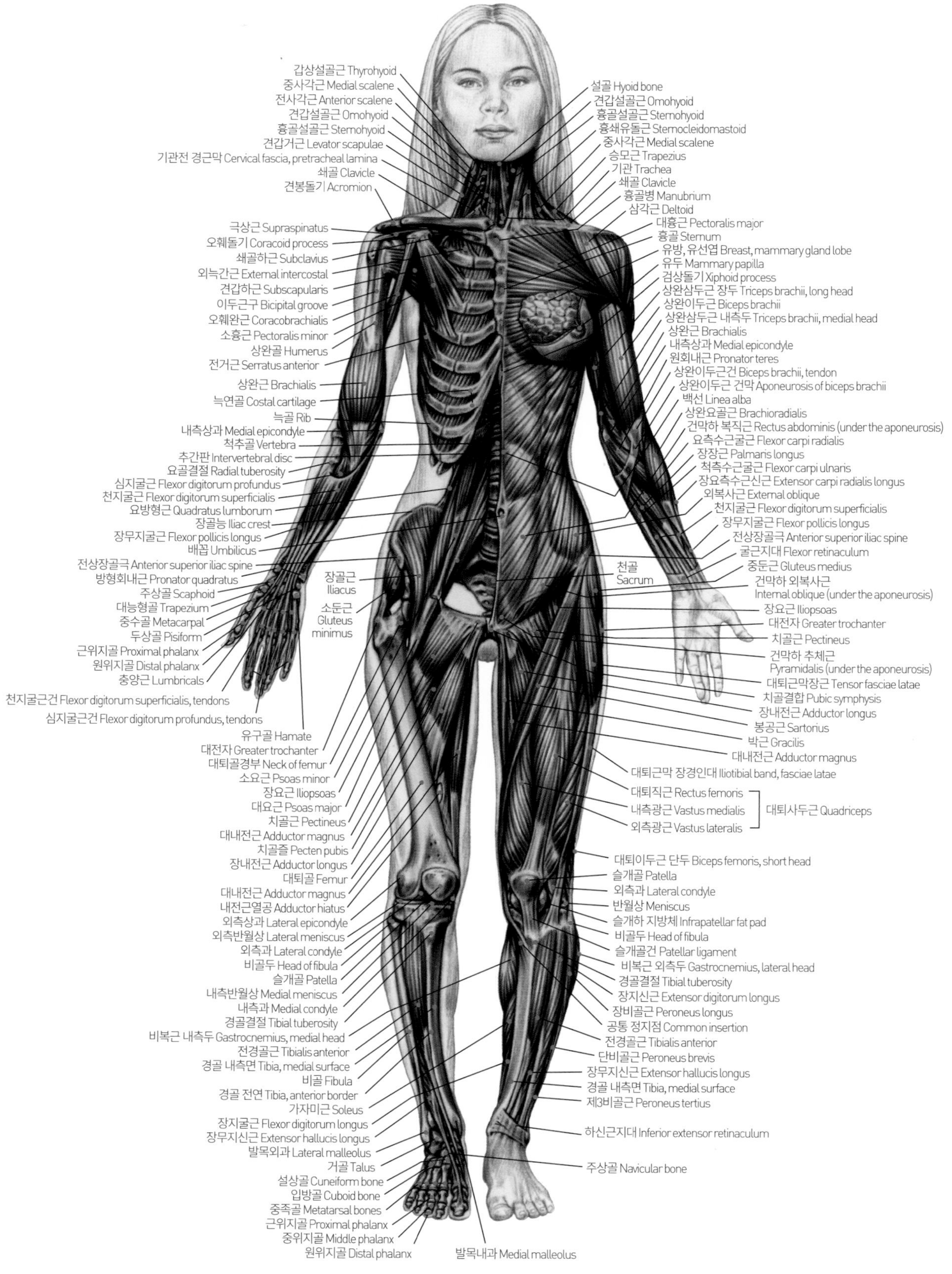
갑상설골근 Thyrohyoid
중사각근 Medial scalene
전사각근 Anterior scalene
견갑설골근 Omohyoid
흉골설골근 Sternohyoid
견갑거근 Levator scapulae
기관전 경근막 Cervical fascia, pretracheal lamina
쇄골 Clavicle
견봉돌기 Acromion
극상근 Supraspinatus
오훼돌기 Coracoid process
쇄골하근 Subclavius
외늑간근 External intercostal
견갑하근 Subscapularis
이두근구 Bicipital groove
오훼완근 Coracobrachialis
소흉근 Pectoralis minor
상완골 Humerus
전거근 Serratus anterior
상완근 Brachialis
늑연골 Costal cartilage
늑골 Rib
내측상과 Medial epicondyle
척추골 Vertebra
추간판 Intervertebral disc
요골결절 Radial tuberosity
심지굴근 Flexor digitorum profundus
천지굴근 Flexor digitorum superficialis
요방형근 Quadratus lumborum
장골능 Iliac crest
장무지굴근 Flexor pollicis longus
배꼽 Umbilicus
전상장골극 Anterior superior iliac spine
방형회내근 Pronator quadratus
주상골 Scaphoid
대능형골 Trapezium
중수골 Metacarpal
두상골 Pisiform
근위지골 Proximal phalanx
원위지골 Distal phalanx
충양근 Lumbricals
천지굴근건 Flexor digitorum superficialis, tendons
심지굴근건 Flexor digitorum profundus, tendons
유구골 Hamate
대전자 Greater trochanter
대퇴골경부 Neck of femur
소요근 Psoas minor
장요근 Iliopsoas
대요근 Psoas major
치골근 Pectineus
대내전근 Adductor magnus
치골즐 Pecten pubis
장내전근 Adductor longus
대퇴골 Femur
대내전근 Adductor magnus
내전근열공 Adductor hiatus
외측상과 Lateral epicondyle
외측반월상 Lateral meniscus
외측과 Lateral condyle
비골두 Head of fibula
슬개골 Patella
내측반월상 Medial meniscus
내측과 Medial condyle
경골결절 Tibial tuberosity
비복근 내측두 Gastrocnemius, medial head
전경골근 Tibialis anterior
경골 내측면 Tibia, medial surface
비골 Fibula
경골 전연 Tibia, anterior border
가자미근 Soleus
장지굴근 Flexor digitorum longus
장무지신근 Extensor hallucis longus
발목외과 Lateral malleolus
거골 Talus
설상골 Cuneiform bone
입방골 Cuboid bone
중족골 Metatarsal bones
근위지골 Proximal phalanx
중위지골 Middle phalanx
원위지골 Distal phalanx
발목내과 Medial malleolus
장골근 Iliacus
소둔근 Gluteus minimus
천골 Sacrum
설골 Hyoid bone
견갑설골근 Omohyoid
흉골설골근 Sternohyoid
흉쇄유돌근 Sternocleidomastoid
중사각근 Medial scalene
승모근 Trapezius
기관 Trachea
쇄골 Clavicle
흉골병 Manubrium
삼각근 Deltoid
대흉근 Pectoralis major
흉골 Sternum
유방, 유선엽 Breast, mammary gland lobe
유두 Mammary papilla
검상돌기 Xiphoid process
상완삼두근 장두 Triceps brachii, long head
상완이두근 Biceps brachii
상완삼두근 내측두 Triceps brachii, medial head
상완근 Brachialis
내측상과 Medial epicondyle
원회내근 Pronator teres
상완이두근건 Biceps brachii, tendon
상완이두근 건막 Aponeurosis of biceps brachii
백선 Linea alba
상완요골근 Brachioradialis
건막하 복직근 Rectus abdominis (under the aponeurosis)
요측수근굴근 Flexor carpi radialis
장장근 Palmaris longus
척측수근굴근 Flexor carpi ulnaris
장요측수근신근 Extensor carpi radialis longus
외복사근 External oblique
천지굴근 Flexor digitorum superficialis
장무지굴근 Flexor pollicis longus
전상장골극 Anterior superior iliac spine
굴근지대 Flexor retinaculum
중둔근 Gluteus medius
건막하 외복사근
Internal oblique (under the aponeurosis)
장요근 Iliopsoas
대전자 Greater trochanter
치골근 Pectineus
건막하 추체근
Pyramidalis (under the aponeurosis)
대퇴근막장근 Tensor fasciae latae
치골결합 Pubic symphysis
장내전근 Adductor longus
봉공근 Sartorius
박근 Gracilis
대내전근 Adductor magnus
대퇴근막 장경인대 Iliotibial band, fasciae latae
대퇴직근 Rectus femoris
내측광근 Vastus medialis
외측광근 Vastus lateralis
대퇴사두근 Quadriceps
대퇴이두근 단두 Biceps femoris, short head
슬개골 Patella
외측과 Lateral condyle
반월상 Meniscus
슬개하 지방체 Infrapatellar fat pad
비골두 Head of fibula
슬개골건 Patellar ligament
비복근 외측두 Gastrocnemius, lateral head
경골결절 Tibial tuberosity
장지신근 Extensor digitorum longus
장비골근 Peroneus longus
공통 정지점 Common insertion
전경골근 Tibialis anterior
단비골근 Peroneus brevis
장무지신근 Extensor hallucis longus
경골 내측면 Tibia, medial surface
제3비골근 Peroneus tertius
하신근지대 Inferior extensor retinaculum
주상골 Navicular bone

NEW

여성근육운동가이드

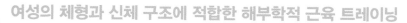

NEW

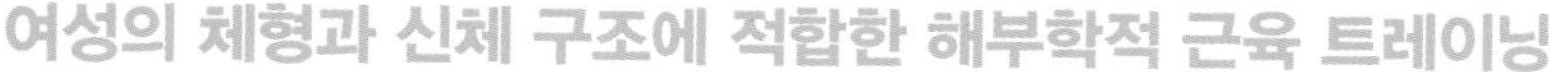
여성의 체형과 신체 구조에 적합한 해부학적 근육 트레이닝

여성근육운동가이드

프레데릭 데라비에 지음 | 정구중 · 이창섭 옮김

MOVEMENTS
MUSCULATION
FOR WOMAN

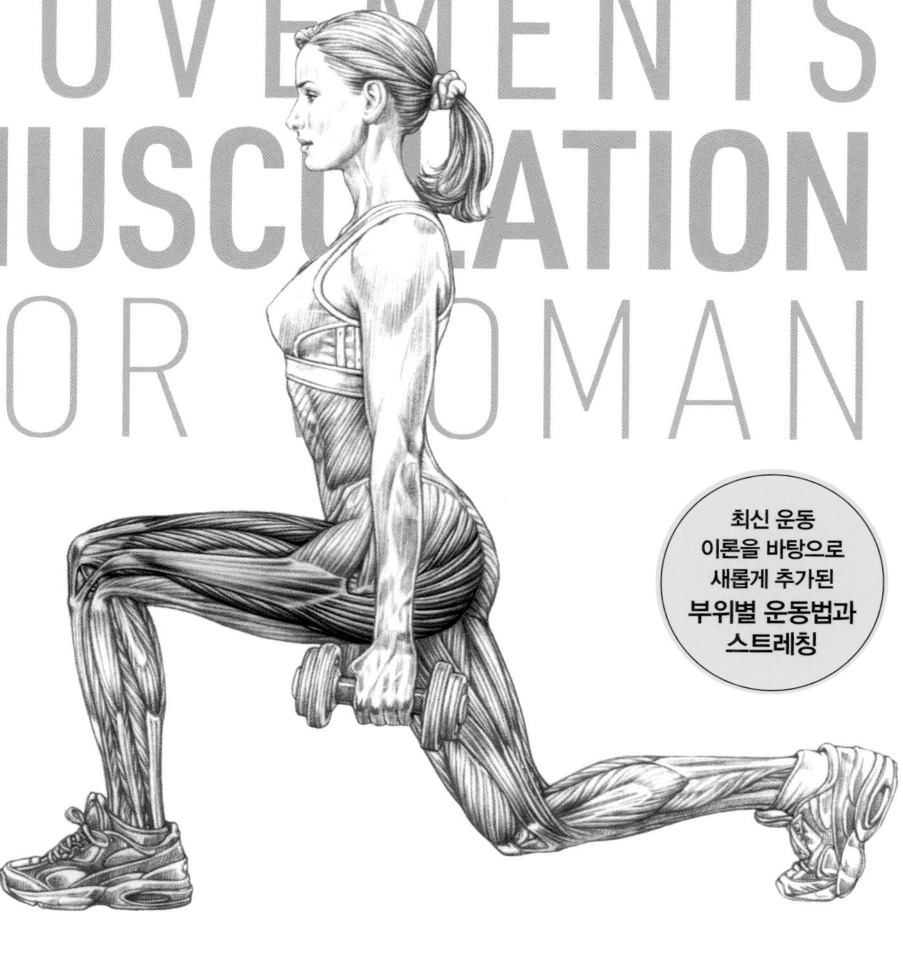

최신 운동
이론을 바탕으로
새롭게 추가된
부위별 운동법과
스트레칭

samho MEDIA

CONTENTS

01 엉덩이 운동 BUTTOCKS

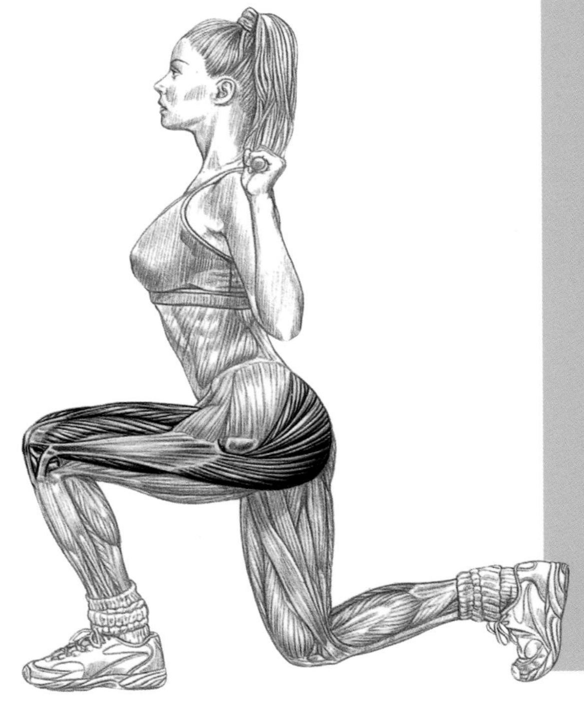

02 다리 운동 LEGS

CONTENTS

03 복부 운동 ABDOMEN

04 등 운동 BACK

05 어깨와 가슴 SHOULDER&CHEST

06 팔 운동 ARM

내 몸을 알아야 트레이닝을 더 잘 할 수 있다

먼저 자신의 체형을 이해하자

효과적인 트레이닝을 하기 위해서는 우리 몸에 대해 잘 알고 있어야 한다. 그러려면 반드시 이해해야 할 기초적 개념들이 몇 가지 있다.

우리가 태어난 배아는 정자가 난자를 수정해 만들어진다. 이 배아 발달 과정에서 2주차가 끝나갈 정도 되면 다음 3개의 층이 윤곽을 드러낸다. 제일 바깥층인 외배엽, 중간층인 중배엽, 제일 안층인 내배엽으로, 이 3개의 층에서 저마다 다른 조직과 기관이 만들어진다.

- 외배엽은 표피와 감각 기관, 중추 신경계, 말초 신경을 형성한다.
- 중배엽은 뼈와 근육, 비뇨 생식 기관, 심혈관계, 혈액을 형성한다.
- 내배엽은 장점막, 그리고 장점막과 관련된 샘을 형성한다.

이 3개 층 중에서 주로 어떤 층이 우위로 성장했느냐에 따라 각자 뚜렷한 체형을 지니게 된다.

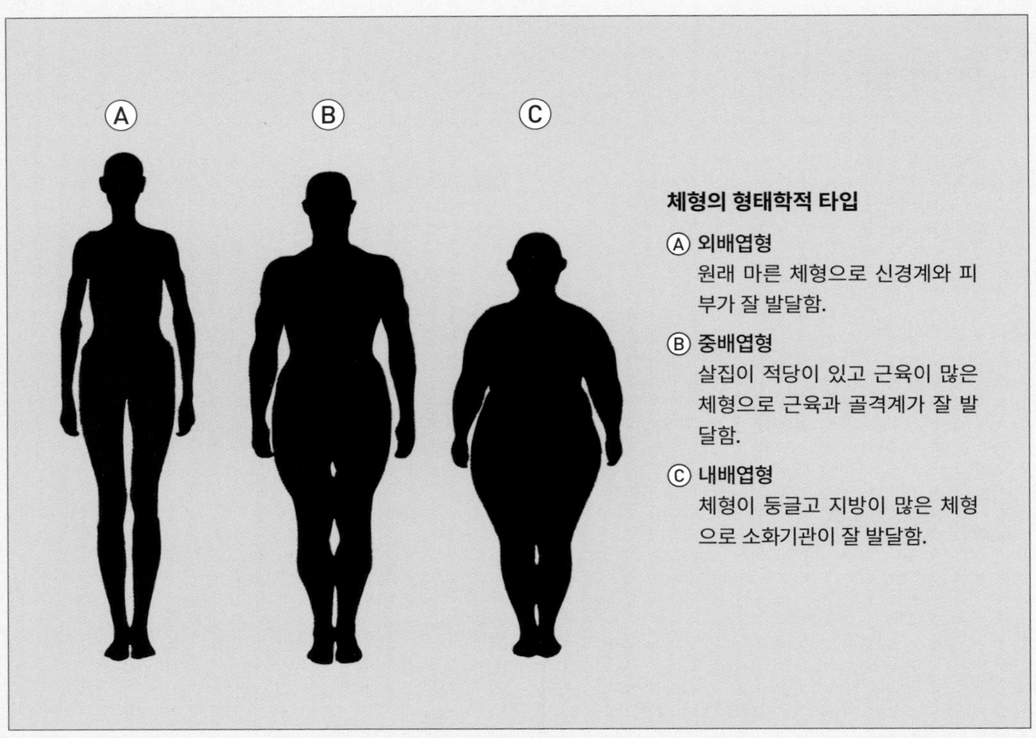
Ⓐ
Ⓑ
Ⓒ

체형의 형태학적 타입

Ⓐ **외배엽형**
원래 마른 체형으로 신경계와 피부가 잘 발달함.

Ⓑ **중배엽형**
살집이 적당이 있고 근육이 많은 체형으로 근육과 골격계가 잘 발달함.

Ⓒ **내배엽형**
체형이 둥글고 지방이 많은 체형으로 소화기관이 잘 발달함.

순수한 외배엽, 중배엽, 내배엽 체형은 존재하지 않는다. 대부분 사람은 세 가지 체형이 다양한 비율로 섞여 있고, 그중 한두 체형이 눈에 띄게 두드러진다. 예를 들어 육상의 단거리 주자는 대부분 중배엽/외배엽 체형, 투포환 선수는 중배엽/내배엽 체형, 호리호리한 모델이나 장거리 주자는 외배엽 체형에 가깝다.

여기에서 중요한 점은 자신의 두드러진 체형을 파악해서 그에 맞는 트레이닝 프로그램을 만드는 것이다. 한 체형을 완전히 다른 체형으로 바꿀 수는 없지만, 적절한 트레이닝을 실시하면 지방 축적을 제한하고 주어진 체형의 장점을 살리면서 근육을 발달시켜 몸을 탄탄하게 만들 수 있다.

외배엽이 주로 발달한 체형

외배협형 사람은 마르고 어깨가 좁아 연약하고 쉽게 다칠 것처럼 보인다. 몸은 날씬하지만 뼈가 돌출되어 있고, 지방이 거의 없어서 근육이 많이 발달하지 않아도 근육 섬유가 잘 보인다.

외배엽형 사람은 대부분 갑상선 활동이 지나치게 많아서 대사가 빠르기 때문에 체중을 유지하려면 열량을 많이 섭취해야 한다. 또한 몸의 회복 속도가 빨라서 몸집을 키우고 싶다면 매일 트레이닝해도 되지만 그러려면 단백질이 풍부하고 균형 잡힌 식사를 해야 한다. 외배엽 체형이 살을 찌우려면 소비하는 것보다 많은 열량을 섭취하려는 노력이 필요하다. 이들은 근육의 탄력이 부족한 경우가 많고, 척추기립근과 복근의 근력이 부족해서 척추 질환(척추후만증, 척추전만증, 척추측만증)을 많이 앓는다. 또한 힘이 약한 복근이 내장을 지탱하지 못해서 하복부에 하수증이 발생하기도 한다. 따라서 외배엽 체형은 이러한 문제를 바로 잡기 위해 근육의 탄력을 높여야 한다.

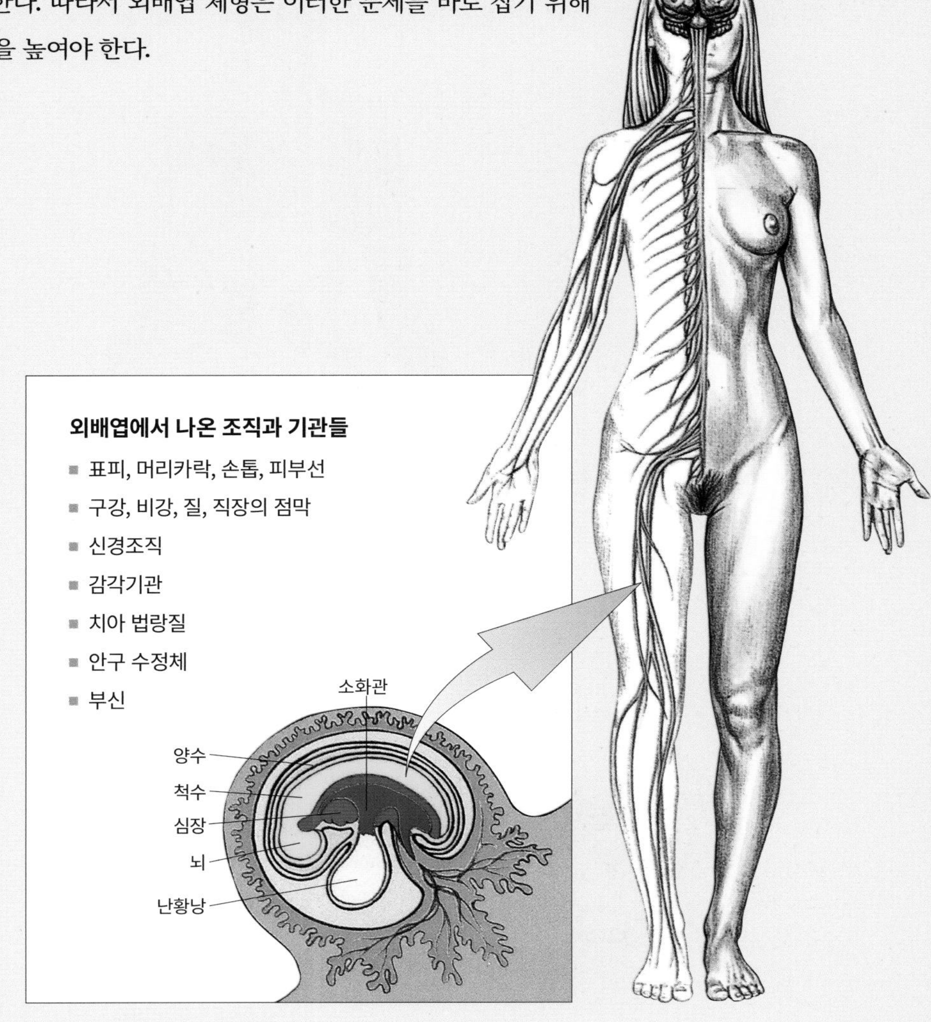
외배엽에서 나온 조직과 기관들
표피, 머리카락, 손톱, 피부선
구강, 비강, 질, 직장의 점막
신경조직
감각기관
치아 법랑질
안구 수정체
부신
소화관
양수
척수
심장
뇌
난황낭

중배엽이 주로 발달한 체형

중배엽 체형은 대부분 뼈가 크고, 관절이 두꺼운 근육질이다. 또한 쇄골이 크고 어깨 근육이 발달해서 건장해 보인다. 내배엽 체형은 허리가 굵지만, 중배엽 체형은 허리에 비해 흉곽이 잘 발달했다. 중배엽 체형의 눈에 띄는 특징은 팔다리 말단 부위의 근육이 발달했다는 것이다. 즉 상완의 두께에 버금가는 우람한 종아리와 팔뚝을 가졌다.

고환에서 분비되는 주요 호르몬인 테스토스테론은 근육 매스를 증가시키므로 대부분의 남성은 중배엽 체형이다. 하지만 고환보다 양은 적지만 부신(콩팥 위에 있는 작은 샘)에서도 테스토스테론이 분비되므로 부신의 활동이 활발한 여성도 근육질 중배엽 체형일 수 있다. 그래도 중배엽 체형인 여성의 근육 발달은 같은 중배엽 체형인 남성에 미치지 못한다.

중배엽 체형이 남성에게 많은 이유는 자연의 선택 때문이다. 자연은 인류가 수백만 년에 걸쳐 진화하는 동안 가장 건강한 남성들을 선택해 왔다. 사냥을 할 수 있고, 여성과 자손을 외부 위협으로부터 보호하며 동료들 사이에서 우월한 지위를 확보해 여성을 차지할 수 있는 남성 말이다. 이처럼 남성의 몸은 생존과 번식을 위해 격렬한 활동을 해야 했기 때문에 그에 맞게 에너지 소비 기능이 진화했다(강한 근육과 뼈, 잘 발달한 심장과 동맥). 이후 남성의 삶은 많은 면에서 변화했지만 수백만 년에 걸친 진화의 흔적을 하루아침에 지울 수는 없다.

중배엽 체형은 활동적으로 생활해야 한다. 이들은 대부분 스포츠를 잘하지만 장거리 달리기 같은 지구력 스포츠를 할 때는 거대한 근육 매스가 방해가 되기도 한다. 중배엽 체형은 과식만 하지 않으면 살이 잘 찌지 않고, 트레이닝을 조금만 해도 탄탄한 몸매를 유지할 수 있다.

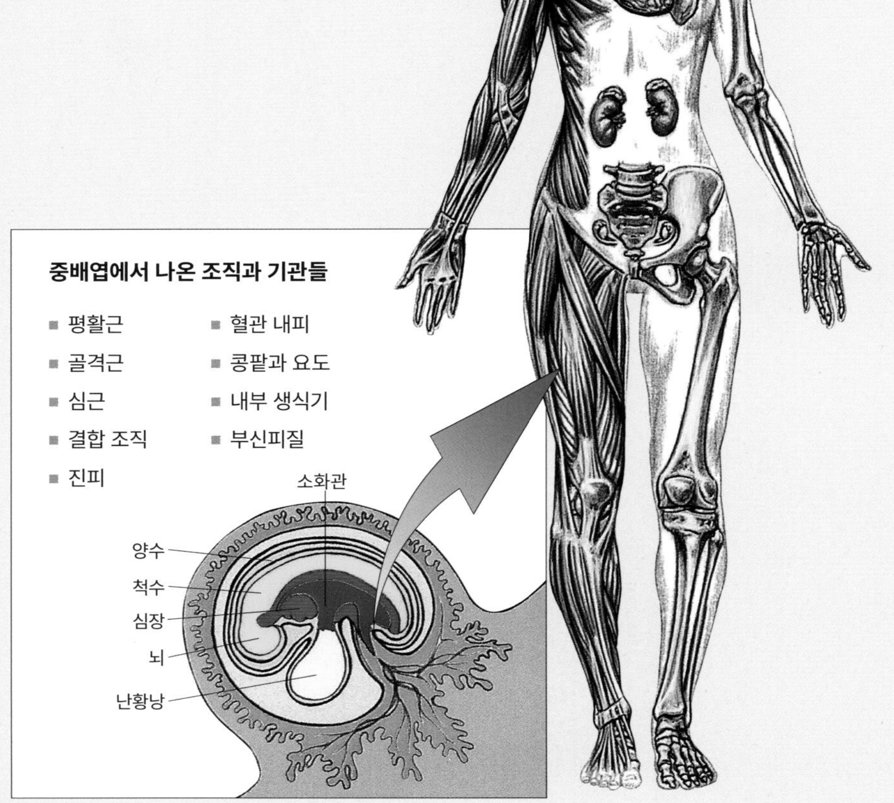
중배엽에서 나온 조직과 기관들
■ 평활근
■ 골격근
■ 심근
■ 결합 조직
■ 진피
■ 혈관 내피
■ 콩팥과 요도
■ 내부 생식기
■ 부신피질
소화관
양수
척수
심장
뇌
난황낭

내배엽이 주로 발달한 체형

내배엽 체형은 대부분 통통하다. 지방층이 발달해서 근육의 윤곽이 흐릿하고, 몸이 물러 보인다. 뼈가 겉으로 잘 드러나지 않으며, 넓적다리와 상완이 발달해서 팔다리가 마치 햄과 비슷하다. 내배엽 체형의 골격은 외배엽 체형처럼 가늘지도 않고, 중배엽 체형처럼 굵지도 않다.

이들은 소화계가 발달해서 허리가 굵고, 배가 나와 보인다. 마치 몸의 신진대사가 영양 흡수에만 초점을 맞추고 있는 것 같다. 내배엽 체형은 여성에게 더 흔하다. 여성은 소화계가 상대적으로 더 발달했고, 난소에서 분비되는 몇몇 여성 호르몬의 영향으로 지방도 많다. 여성의 몸에 지방이 많은 이유는 몸에 저장된 양분으로 아이를 임신하고, 먹여야 하기 때문이다. 그래서 여성은 임신에 대비해 지방 형태로 몸에 에너지를 저장해 놓는다.

내배엽 체형은 외배엽 체형과 달리 갑상선이 게으르다. 그래서 다른 체형보다 신진대사와 회복 속도가 느리기 때문에 음식을 많이 먹지 않아도 되는데, 먹을 것이 부족한 시기에는 이런 특징이 엄청난 장점이 된다. 하지만 내배엽 체형이 미용을 위해 살을 뺄 때는 매우 엄격한 식이요법을 실시해야 한다. 이는 결과적으로 영양 결핍으로 이어져 건강을 해치기도 한다.

내배엽 체형은 허리 질환을 웬만해서는 앓지 않는다. 이들의 척추는 엄청난 부피의 상체에 둘러싸여 있고, 지탱해야 하는 체중에 적응하여 곡선을 일부 잃고, 기둥 모양처럼 변했기 때문이다. 반면에 무릎 질환은 잘 발생한다. 특히 뼈의 유연함이 아직 살아 있는 성장기에는 몸에 붙은 많은 살 때문에 다리가 X자로 변형되어 문제가 되는 경우가 많다.

내배엽 체형이 몸매를 유지하고 몸에 쌓이는 지방의 양을 제한하려면, 규칙적인 트레이닝과 엄격한 식이요법을 병행하되 오버트레이닝이나 영양 결핍이 발생하지 않도록 주의해야 한다.

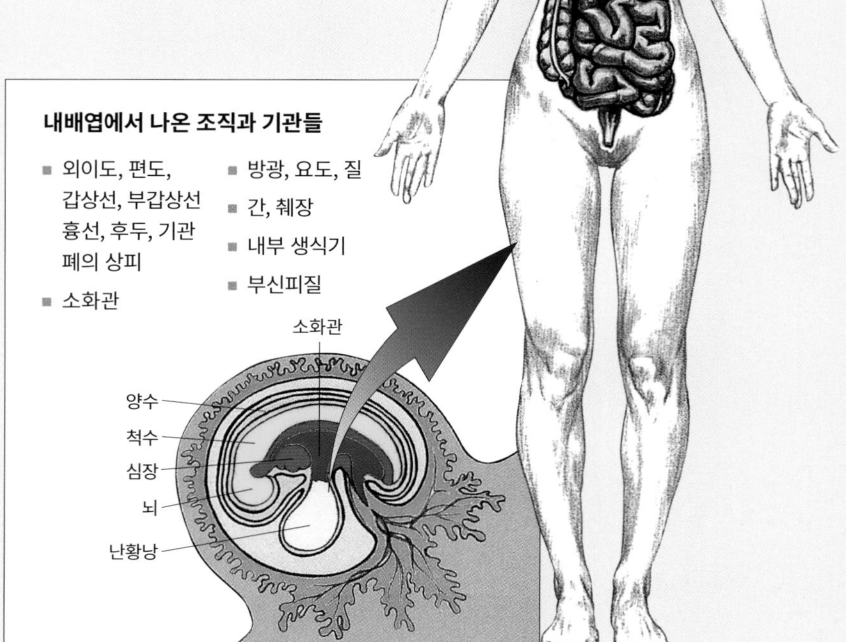
내배엽에서 나온 조직과 기관들
외이도, 편도, 갑상선, 부갑상선 흉선, 후두, 기관 폐의 상피
소화관
방광, 요도, 질
간, 췌장
내부 생식기
부신피질
소화관
양수
척수
심장
뇌
난황낭

여성의 지방

남녀 체형의 가장 큰 차이 중 하나는 여성의 몸에 지방이 더 많다는 것이다. 지방은 근육의 윤곽을 흐릿하게 만들어 골격이 두드러지지 않게 하고, 몸을 풍만하게 만들며, 여성 특유의 주름과 곡선을 만든다.

일반적으로 여성은 체중의 18~20% 정도가 지방이지만 남성은 10~15%에 불과하다. 이런 차이가 생기는 이유는 여성은 삶의 어느 시점에서 자신의 몸에 저장된 양분으로 태아와 아기를 먹여 살려야 하기 때문이다. 그래서 여성은 미래의 임신에 대비해 지방 형태로 에너지를 비축한다(임신 중기와 후기에는 이보다 더 많은 에너지를 저장해야 한다).

여성은 사는 곳의 기후에 따라 몸의 지방 분포가 다르다. 더운 나라에 사는 여성은 지방이 엉덩이(아프리카 흑인), 골반(지중해 사람), 배꼽 주변(일부 아시아인)에 주로 쌓인다. 지방이 이렇게 분포되면

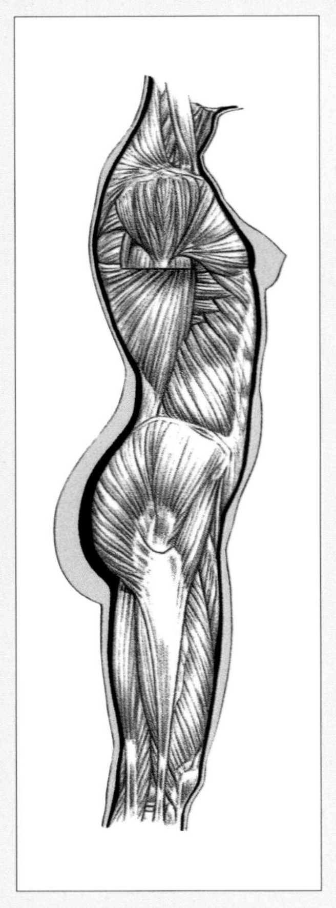

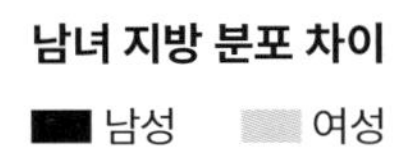
남녀 지방 분포 차이
남성
여성

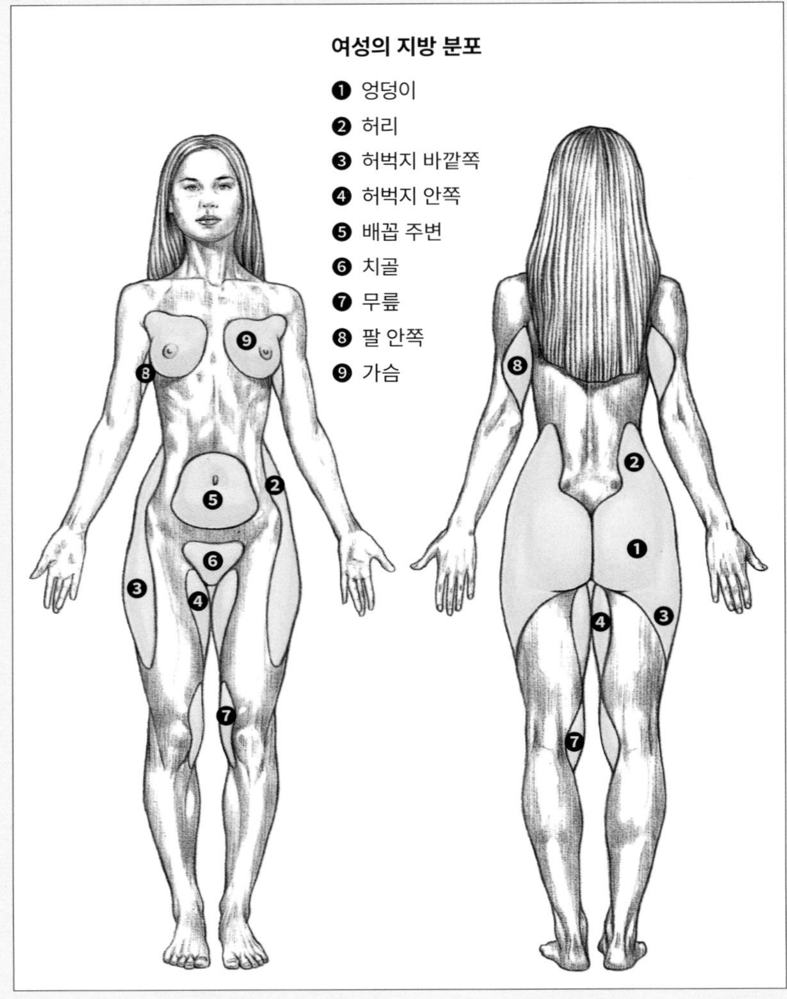
여성의 지방 분포
❶ 엉덩이
❷ 허리
❸ 허벅지 바깥쪽
❹ 허벅지 안쪽
❺ 배꼽 주변
❻ 치골
❼ 무릎
❽ 팔 안쪽
❾ 가슴

온몸이 지방에 뒤덮이진 않기 때문에 더위를 견디기도 쉽고, 체온을 조절하기도 좋다. 반면, 추운 나라에 사는 여성은 지방이 온몸에 고르게 분포되어 있어 혹독한 겨울 날씨에서 몸을 지킬 수 있다. 지방이 어떻게 분포되어 있든지 간에 지방의 주요 기능은 종의 생존을 돕는 것이다. 몸에 지방이 있으면 먹을 것이 부족할 때 여성과 자손의 생존을 보장할 수 있기 때문이다.

건강한 사람은 누구나 신체의 정상적 기능에 필요한 지방을 어느 정도는 비축하고 있다는 사실을 명심해야 한다. 비만에 집착하거나 한쪽으로 치우친 미적 유행을 따르느라 지방 섭취를 완전히 배제해선 안 된다. 지방 섭취를 완전히 배제하면 월경이 멈추는 것(배란이 멈춰 일시적 불임 상태에 빠지는 무월경)과 같은 심각한 호르몬 문제가 생길 수 있다. 무월경 같은 증상은 인류의 진화 과정에서 여성이 체내에 저장된 양분만으로는 아이를 키울 수 없을 때 출산하는 것을 막기 위해 발달한 예방 조치이기 때문이다.

주요 지방 축적 부위

체지방은 몸의 특정 부위에만 쌓인다. 몸의 움직임을 방해하지 않기 위해 관절이 접히는 부분에는 일반적으로 지방이 쌓이지 않는다. 지방이 축적되는 부위는 대부분 남녀가 동일하지만, 여성은 다음과 같은 특정 부위에 지방이 더 많이 쌓인다.

1. 엉덩이

여성은 엉덩이가 두드러지게 발달했다. 이는 거의 전적으로 엉덩이 주름에 싸여 있는 지방 때문이다. 엉덩이에 밀집된 지방은 에너지 저장고 역할을 하는 동시에 항문 주변을 보호하고, 뼈(좌골)와 바닥의 직접 접촉을 막아 편히 앉을 수 있도록 한다.

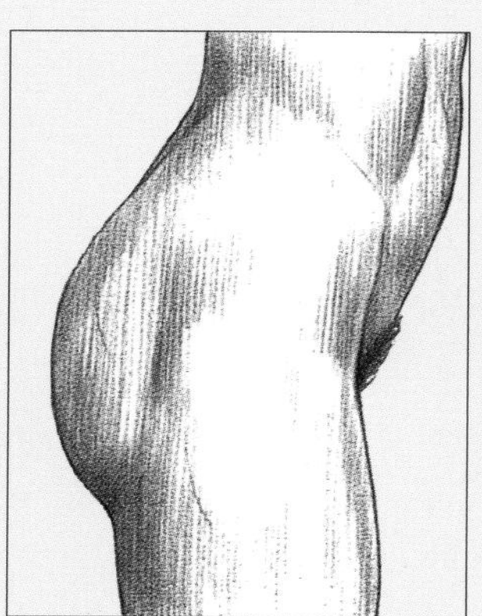

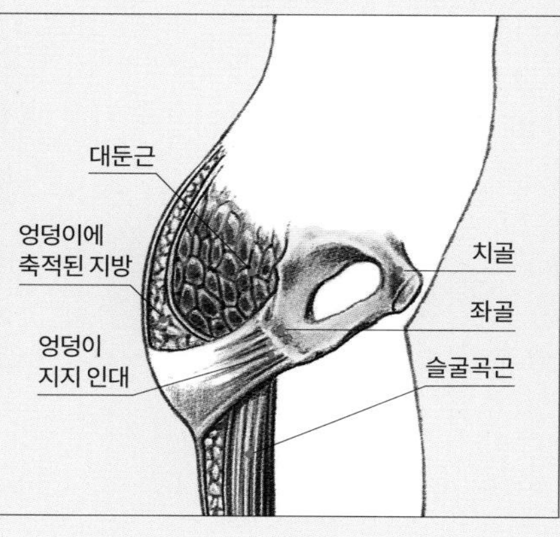
대둔근
엉덩이에
축적된 지방
엉덩이
지지 인대
치골
좌골
슬굴곡근

엉덩이 주름

엉덩이 주름은 엉덩이 피부 심층부를 좌골에 연결하는 질긴 섬유질 관들로 이루어져 있다. 그러면 주머니처럼 지방을 감싸서 지방이 넓적다리 뒤쪽으로 처지는 것을 막고, 엉덩이의 부피를 늘릴 수 있다. 어떤 사람은 나이를 먹으면 이곳의 지방이 빠져서 엉덩이 아래쪽이 쪼그라들고, 심하면 축 처지기도 한다. 이럴 때는 적절한 엉덩이 트레이닝을 실시하여 엉덩이 안쪽에서부터 근육을 발달시켜, 지방 손실을 보완하고 탄력을 되찾아야 한다.

2. 허리

허리에 쌓인 지방도 중요하다. 허리 지방은 엉덩이 지방과 합쳐져서 엉덩이가 허리까지 올라가 붙은 인상을 줄 정도로 엉덩이의 높이를 높여 준다.

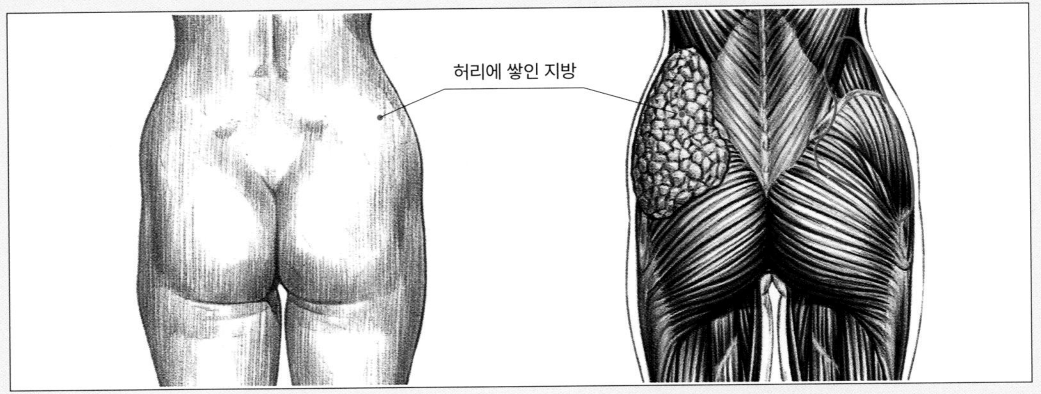
허리에 쌓인 지방

3. 대퇴골 전자 밑 (일명 '승마 바지' 부위)

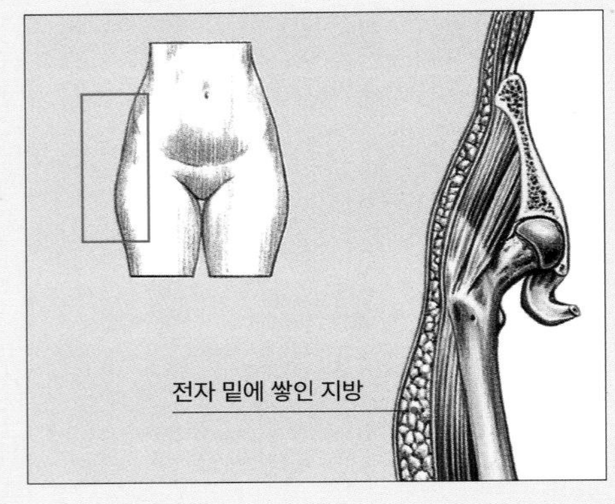
전자 밑에 쌓인 지방

지중해 지역의 여성에게서 자주 발견되는 이 부위의 지방은 부피가 꽤 크다. 이 지방은 대퇴부 측면 상단, 대전자가 움푹 들어간 곳 바로 밑에 쌓여 있으며, 넓적다리 앞면과 뒤쪽 엉덩이 지방 조직과 섞여 있다. 여기에 지방이 많이 쌓이면 피부 표면에 코티지치즈처럼 작은 구멍들이 송송 파이곤 한다. 이는 탄성이 없는 섬유질 관 때문이다. 이 관들은 피부 심층부와 그 주변을 둘러싼 근육의 건막을 연결하는 작은 케이블 같은 역할을 하는데, 그 사이에서 지방 조직이 퀼트처럼 올록볼록해지는 것이다.

4. 넓적다리 안쪽

여성에게 비교적 흔히 발견되는 부위의 지방으로, 양쪽 넓적다리 사이의 빈 공간을 메워주어 미적으로도 중요한 역할을 수행한다. 이는 남성보다 여성에게 두드러진다.

5. 배꼽 주변

배꼽 주변 지방은 전자 밑의 지방처럼 흔히 나타나는 지방이며, 마른 여성에게서도 발견된다.

6. 치골

이곳에 삼각형으로 쌓인 지방을 '비너스의 언덕'이라고 부른다. 이 지방은 치골을 외부 충격으로부터 보호한다.

7. 무릎

여성은 무릎에도 지방이 잘 축적되는데, 특히 무릎 중앙에 잘 쌓인다.

8. 상완 안쪽과 뒤쪽

이 부위 역시 특히 여성에게 지방이 더 잘 쌓이는 곳이다. 여기에 쌓인 지방은 몸에 에너지를 공급하는 역할 말고도 팔 안쪽과 겉면의 신경과 동맥을 보호하는 역할을 수행한다.

9. 유방

유방은 젖샘을 둘러싼 지방으로 이루어졌다. 대흉근 위에 거미줄처럼 퍼진 결합 조직이 모든 것을 감싸고 있다. 젖샘과 주변 지방은 남성에게도 쪼그라든 형태로 남아 있다.

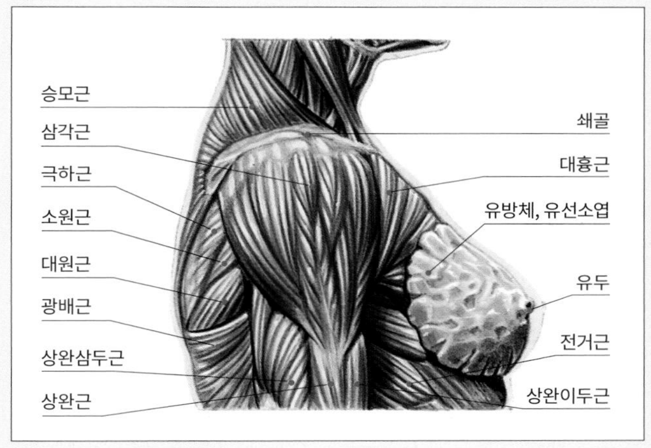
승모근
삼각근
극하근
소원근
대원근
광배근
상완삼두근
상완근
쇄골
대흉근
유방체, 유선소엽
유두
전거근
상완이두근

여성과 셀룰라이트

지방 세포의 주요 기능은 몸에 에너지를 비축하는 것이다. 그래서 지방 세포는 지질 형태로 에너지를 저장했다가 필요할 때마다 몸밖으로 내보낸다. 지방 세포는 작은 지방들이 모여 만들어지며, 섬유질 결합 조직이 벽처럼 감싸고 있다. 이처럼 작은 지방들이 무리를 지어서 진피(피부 깊숙한 곳에서 층을 이루는 조직)와 근육 사이에 퍼져 있다. 몸이 소비하는 것보다 많은 에너지가 지방 세포에 쌓이면 세포가 눈에 띄게 커져서, 몸에 체지방이 쌓이기 시작한다.

여성의 골반과 엉덩이 주변 피부에는 치즈 표면처럼 움푹 들어간 곳을 많이 찾아볼 수 있다. 이처럼 피부가 파이는 이유는 탄성이 없는 섬유질 관 때문이다. 이 관들은 작은 케이블처럼 피부 심층부와 근육의 건막을 연결하는데, 그 사이에서 지방 조직이 퀼트처럼 올록볼록해지는 것이다.

이러한 현상은 특히 여성에게 큰 영향을 미친다. 섭취한 열량보다 몸에서 소비하는 열량이 적으면 체지방이 증가한다. 흔히 '셀룰라이트'라 부르는 이런 피하 지방은 섬유질 결합 조직에 의해 칸칸이 나뉘어 있다. 이 결합 조직이 짓눌리면 주변의 림프관과 혈관도 함께 짓눌려서 체내 물질 교환 속도가 느려지고, 퀼트처럼 올록볼록해진 부위로 혈액이 제때 도달하지 못해 쌓인 지방을 내보내지 못한다. 이렇게 쌓인 지방은 쉽게 없어지지 않아 격렬한 트레이닝을 하더라도 완전히 없애지 못할 수도 있다. 그렇기 때문에 엄격한 식이요법을 실시해서 살이 빠지고 가슴까지 납작해졌지만, 엉덩이 살은 그대로 남아 있는 여성들을 주변에서 찾아볼 수 있다.

셀룰라이트가 생기고 늘어나는 데에는 호르몬도 영향을 미친다. 사실 여성은 호르몬 변화(특히 월경이나 임신 중 에스트로겐이 과다 분비될 때) 때문에 피하에 수분이 잘 쌓인다. 이처럼 체내에 수분이 정체되면 림프관과 혈관이 짓눌려서 혈액 순환이 느려지고, 피하에 저장된 에너지를 동원하기가 훨씬 어려워진다.

이처럼 여성의 지방을 보호하고 보관하는 시스템은 인류가 진화하는 과정에서 여성이 먹을 것이 부족할 때를 대비할 수 있도록 발달했다. 임신 마지막 6달과 모유 수유를 할 때 쓸 체지방을 유지하기 위해서다.

BUTTOCKS

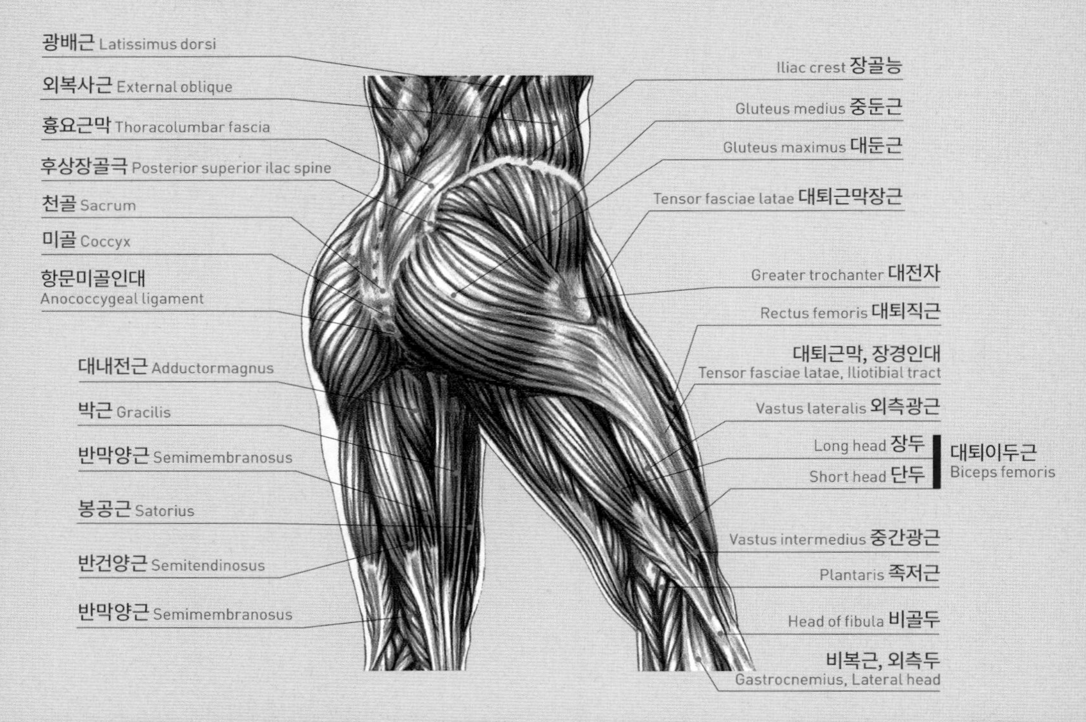

광배근 Latissimus dorsi
외복사근 External oblique
흉요근막 Thoracolumbar fascia
후상장골극 Posterior superior ilac spine
천골 Sacrum
미골 Coccyx
항문미골인대
Anococcygeal ligament
대내전근 Adductormagnus
박근 Gracilis
반막양근 Semimembranosus
봉공근 Satorius
반건양근 Semitendinosus
반막양근 Semimembranosus
Iliac crest 장골능
Gluteus medius 중둔근
Gluteus maximus 대둔근
Tensor fasciae latae 대퇴근막장근
Greater trochanter 대전자
Rectus femoris 대퇴직근
대퇴근막, 장경인대
Tensor fasciae latae, Iliotibial tract
Vastus lateralis 외측광근
Long head 장두
Short head 단두
대퇴이두근
Biceps femoris
Vastus intermedius 중간광근
Plantaris 족저근
Head of fibula 비골두
비복근, 외측두
Gastrocnemius, Lateral head

01

엉덩이 운동

1. 제자리 포워드 런지
2. 바벨 포워드 런지
3. 막대 포워드 런지
4. 덤벨 포워드 런지
5. 벤치 스텝업
6. 스탠딩 힙 어브덕션
7. 탄력밴드를 이용한 스탠딩 힙 어브덕션
8. 케이블 힙 어브덕션
9. 스탠딩 머신 힙 어브덕션
10. 탄력밴드를 이용한 라잉 힙 어브덕션
11. 라잉 힙 어브덕션
12. 시티드 머신 힙 어브덕션
13. 사이드 힙 킥
14. 머신 힙 익스텐션
15. 스탠딩 힙 익스텐션
16. 플로어 힙 익스텐션
17. 풀업 및 딥 머신 힙 익스텐션
18. 엎드려서 하는 머신 힙 익스텐션
19. 케이블 힙 익스텐션
20. 탄력밴드를 이용한 플로어 힙 익스텐션
21. 벤치 힙 익스텐션
22. 엎드려서 하는 힙 익스텐션
23. 탄력밴드를 이용한 스탠딩 힙 익스텐션
24. 힙 브릿지
25. 원-레그 힙 브릿지
26. 벤치 브릿지

- 대둔근 스트레칭
- 대둔근과 햄스트링 스트레칭

27. 골반 뒤로 기울이기
28. 스몰 래터럴 타이 플렉션

둔부 삼각근

* 삼각근(deltoid)이란 이름은 근육의 형태가 삼각형을 닮아서 붙여졌다. 그리스어 문자 델타(delta)가 삼각형(△)이기 때문이다.

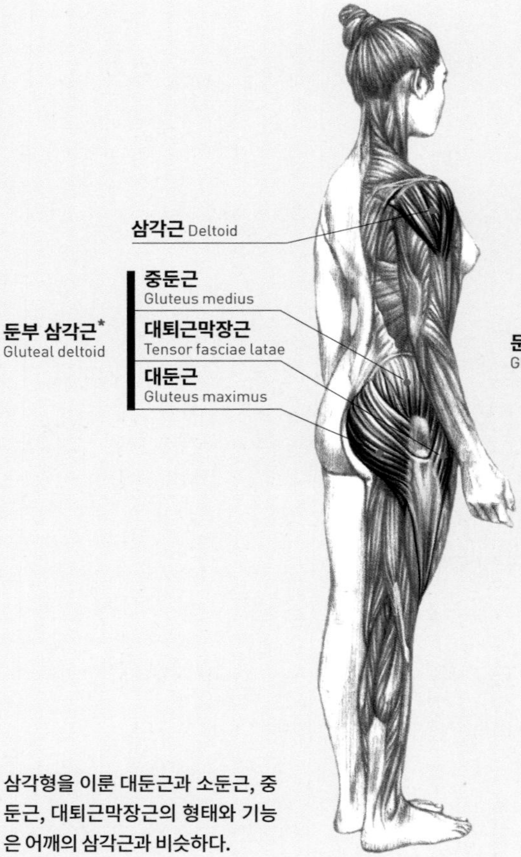

삼각근 Deltoid

둔부 삼각근* Gluteal deltoid

- 중둔근 Gluteus medius
- 대퇴근막장근 Tensor fasciae latae
- 대둔근 Gluteus maximus

삼각형을 이룬 대둔근과 소둔근, 중둔근, 대퇴근막장근의 형태와 기능은 어깨의 삼각근과 비슷하다.

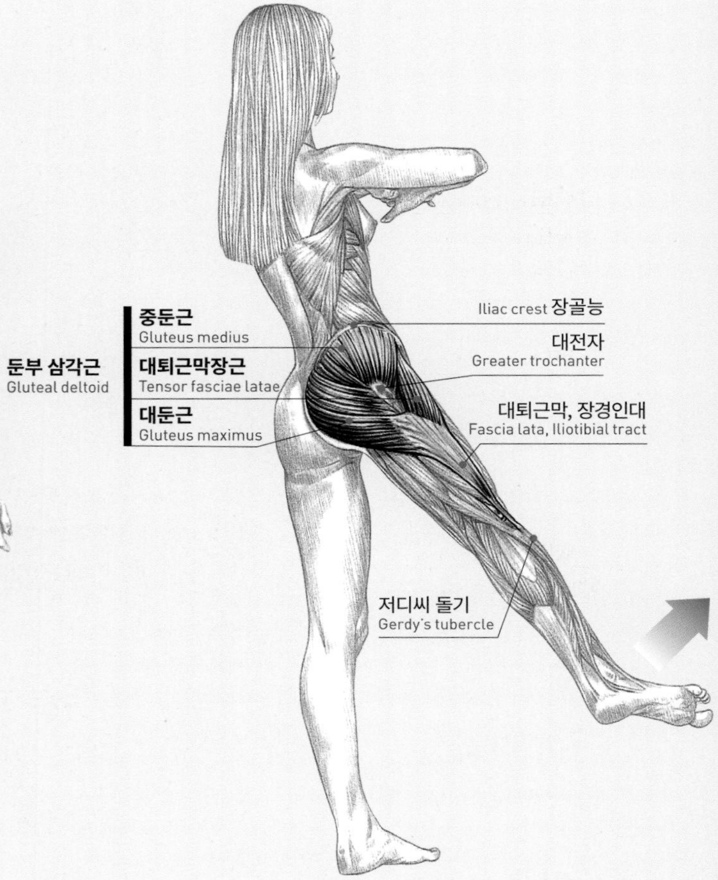

둔부 삼각근 Gluteal deltoid

- 중둔근 Gluteus medius
- 대퇴근막장근 Tensor fasciae latae
- 대둔근 Gluteus maximus

Iliac crest 장골능

대전자 Greater trochanter

대퇴근막, 장경인대 Fascia lata, Iliotibial tract

저디씨 돌기 Gerdy's tubercle

둔부 삼각근(대둔근, 중둔근, 소둔근)은 대퇴골에서 만나는 근육 무리다. 표면적으로 봤을 때는 대퇴근막 혹은 장경인대*(대둔근과 대퇴근막장근의 표면)에서 만난다. 둔부 삼각근은 골반을 외회전할 때 협력근으로 작용한다. 어깨의 주요 근육인 삼각근이 팔을 여러 방향으로 움직이게 하는 것처럼 둔부 삼각근도 다리를 다양한 방향으로 움직이는 역할을 한다.

* 넓적다리의 대퇴근막 혹은 장경인대는 넓적다리 근육을 감싸고 있는 건막이 두꺼워진 것이다. 이는 경골의 저디씨 돌기가 있는 높이에 붙어 있다.

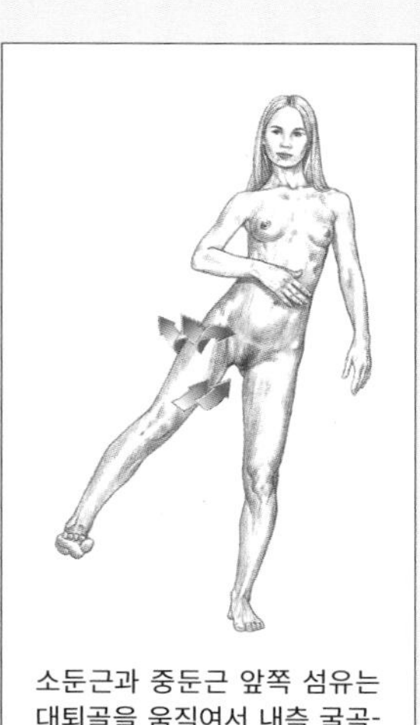

소둔근과 중둔근 앞쪽 섬유는 대퇴골을 움직여서 내측 굴곡-회전과 외전을 수행한다.

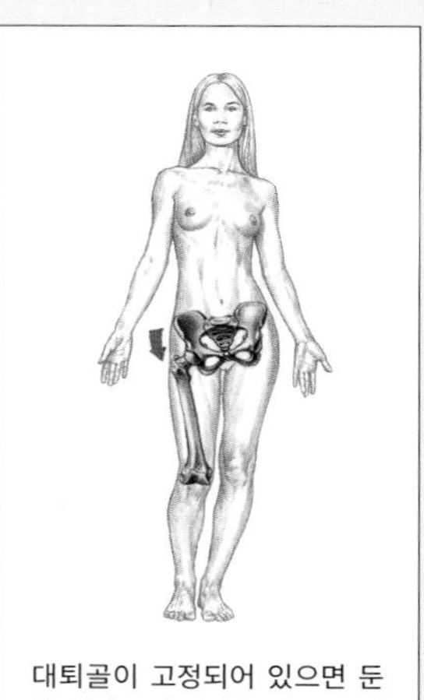

대퇴골이 고정되어 있으면 둔부 삼각근이 골반을 옆으로 기울인다.

STATIC FORWARD LUNGES 제자리 포워드 런지 1

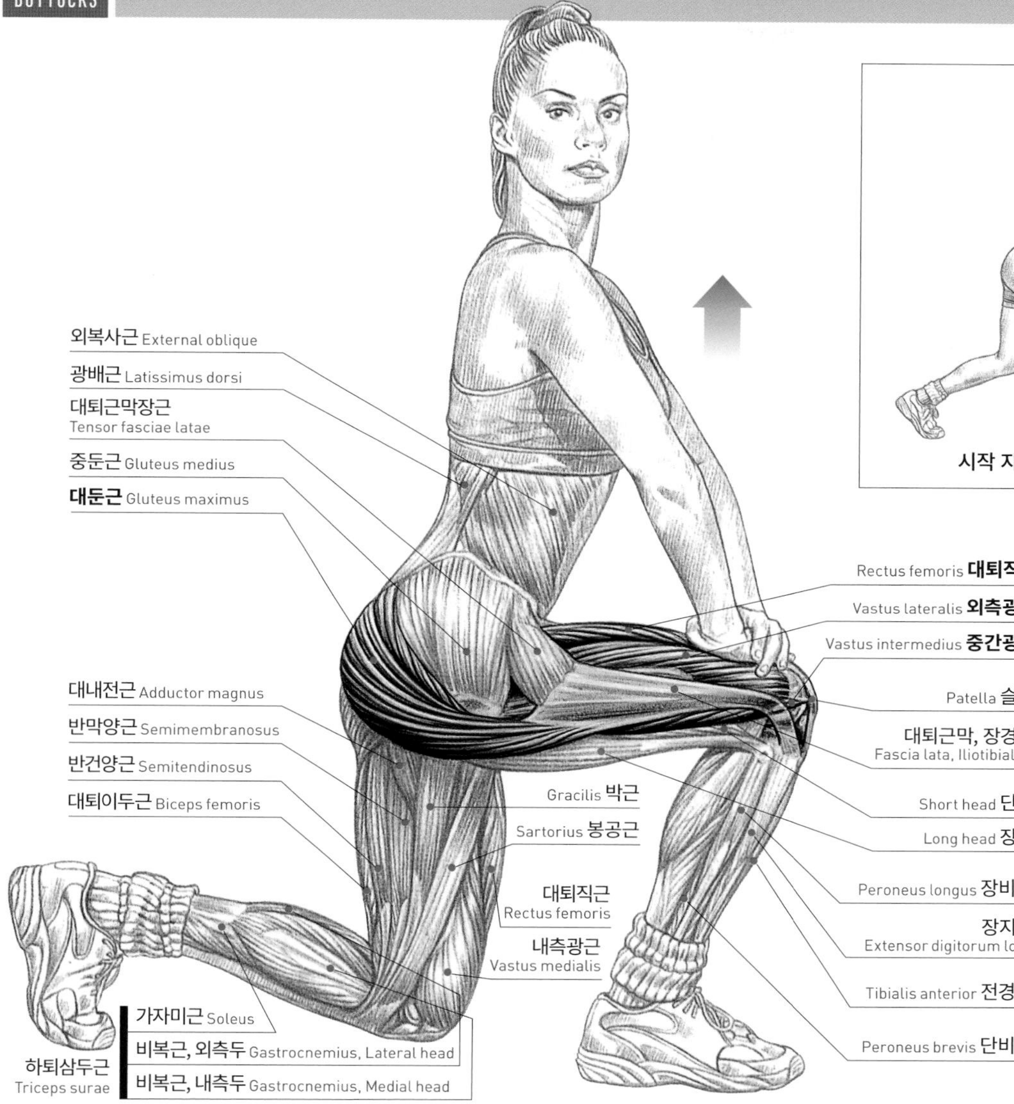

외복사근 External oblique
광배근 Latissimus dorsi
대퇴근막장근 Tensor fasciae latae
중둔근 Gluteus medius
대둔근 Gluteus maximus
대내전근 Adductor magnus
반막양근 Semimembranosus
반건양근 Semitendinosus
대퇴이두근 Biceps femoris
Gracilis 박근
Sartorius 봉공근
대퇴직근 Rectus femoris
내측광근 Vastus medialis
하퇴삼두근 Triceps surae: 가자미근 Soleus / 비복근, 외측두 Gastrocnemius, Lateral head / 비복근, 내측두 Gastrocnemius, Medial head

대퇴사두근 Quadriceps: Rectus femoris **대퇴직근** / Vastus lateralis **외측광근** / Vastus intermedius **중간광근**
Patella 슬개골
대퇴근막, 장경인대 Fascia lata, Iliotibial tract
대퇴이두근 Biceps femoris: Short head 단두 / Long head 장두
Peroneus longus 장비골근
장지신근 Extensor digitorum longus
Tibialis anterior 전경골근
Peroneus brevis 단비골근

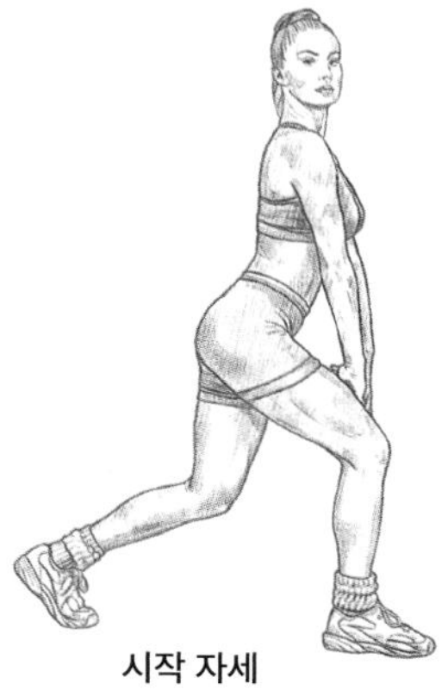

시작 자세

1. 무릎을 살짝 굽히고 서서 평소 보폭보다 조금 더 넓게 한쪽 발을 앞으로 내딛자. 양손은 앞으로 내딛은 발의 넓적다리 위에 올리고, 등과 가슴은 편다.
2. 숨을 들이쉬며 앞쪽 넓적다리를 바닥과 수평이 될 때까지 굽힌다. 숨을 내쉬며 다리를 뻗어 시작 자세로 돌아온다.

- 발을 넓게 벌리고 실시하면 대둔근이 더 자극된다.
- 발을 좁게 모으고 실시하면 대퇴사두근이 더 자극된다.

⇨ 양쪽 다리로 번갈아가며 장시간 실시하면 최고의 효과를 볼 수 있다.

NOTE 모든 런지와 마찬가지로 대퇴직근과 장요근 스트레칭에 좋은 운동이다. 넓적다리에 양손을 올리고 실시하면 운동의 안정감을 높일 수 있다.

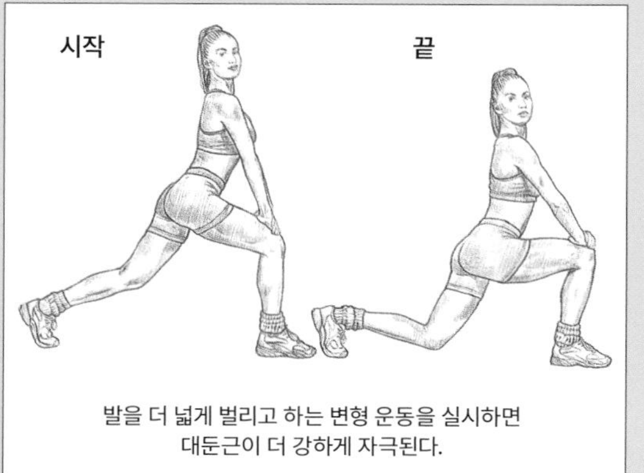
시작
끝
발을 더 넓게 벌리고 하는 변형 운동을 실시하면 대둔근이 더 강하게 자극된다.

2

바벨 포워드 런지 BARBELL FORWARD LUNGES

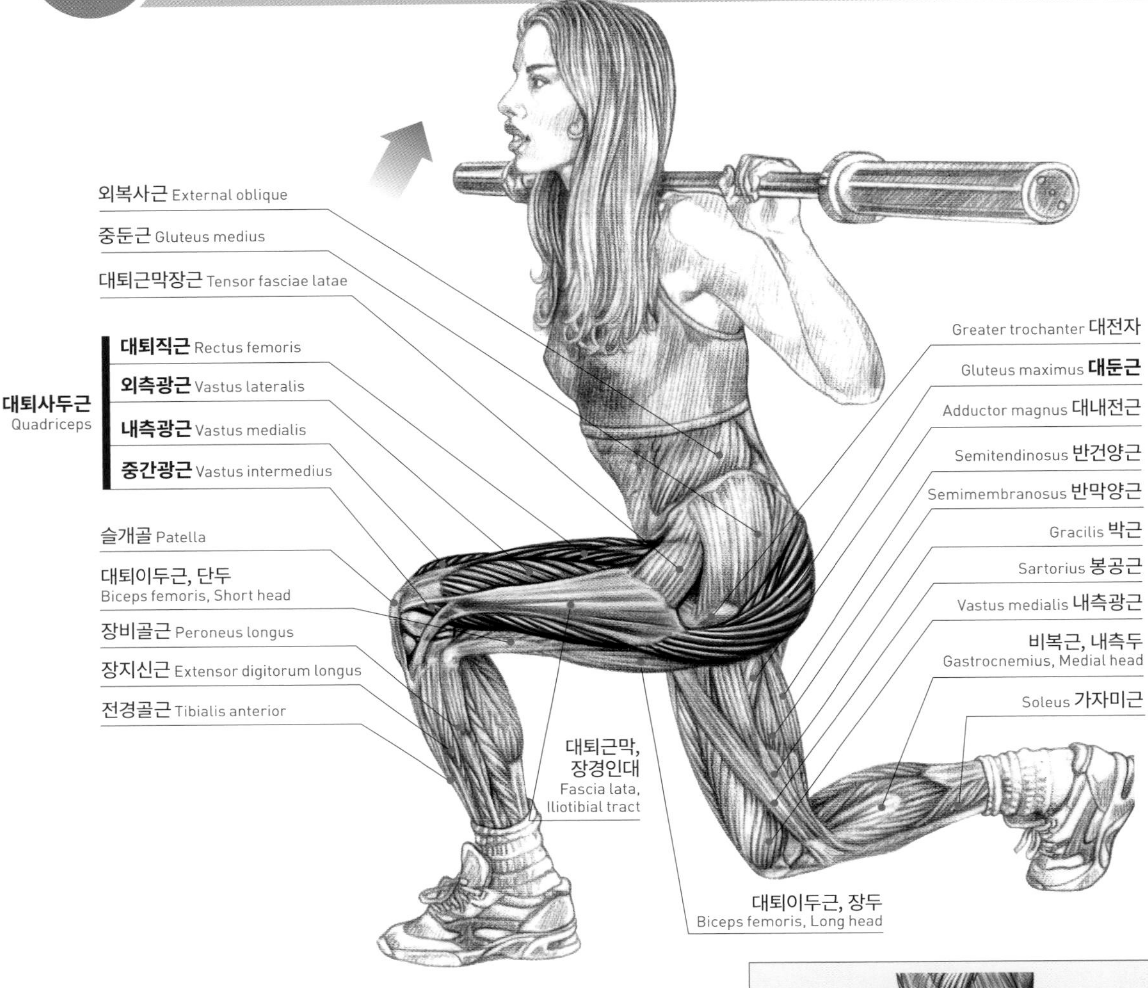

외복사근 External oblique
중둔근 Gluteus medius
대퇴근막장근 Tensor fasciae latae

대퇴사두근 Quadriceps
- **대퇴직근** Rectus femoris
- **외측광근** Vastus lateralis
- **내측광근** Vastus medialis
- **중간광근** Vastus intermedius

슬개골 Patella
대퇴이두근, 단두 Biceps femoris, Short head
장비골근 Peroneus longus
장지신근 Extensor digitorum longus
전경골근 Tibialis anterior

대퇴근막, 장경인대 Fascia lata, Iliotibial tract

Greater trochanter 대전자
Gluteus maximus **대둔근**
Adductor magnus 대내전근
Semitendinosus 반건양근
Semimembranosus 반막양근
Gracilis 박근
Sartorius 봉공근
Vastus medialis 내측광근
비복근, 내측두 Gastrocnemius, Medial head
Soleus 가자미근

대퇴이두근, 장두 Biceps femoris, Long head

1. 목덜미 승모근에 바를 걸치고, 다리를 살짝 벌리고 선다. 상체를 곧게 세운 상태에서 숨을 들이쉬며 한쪽 발을 앞으로 크게 내딛자.
2. 앞쪽 대퇴부가 수평이나 수평보다 살짝 내려간 지점에 도달할 때까지 내려간다. 숨을 내쉬며 시작 자세로 돌아간다.

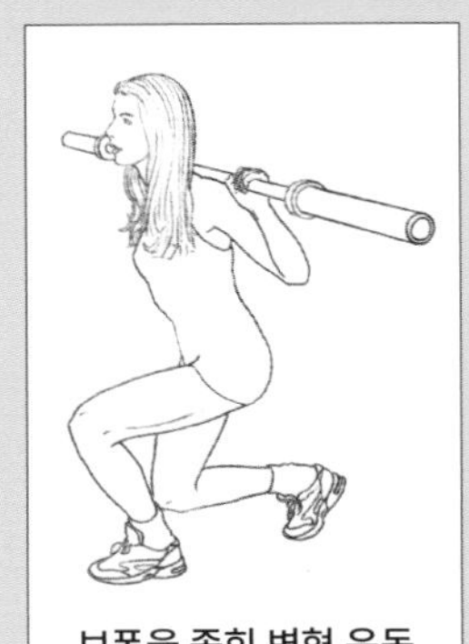
보폭을 좁힌 변형 운동

이 운동은 대둔근을 강하게 자극하며, 2가지 방식으로 실시할 수 있다. 첫 번째 방법은 보폭을 좁게 하는 것(대퇴사두근이 더 강하게 자극된다)이고, 두 번째 방법은 보폭을 넓게 하는 것(슬굴곡근과 대둔근이 더 강하게 자극되고, 뒤쪽 다리의 대퇴직근과 장요근이 더 늘어난다)이다.

NOTE 무게 대부분이 앞다리에 실리기 때문에 고도의 균형 감각이 필요하므로 처음에는 가벼운 중량으로 시작하는 것이 좋다.

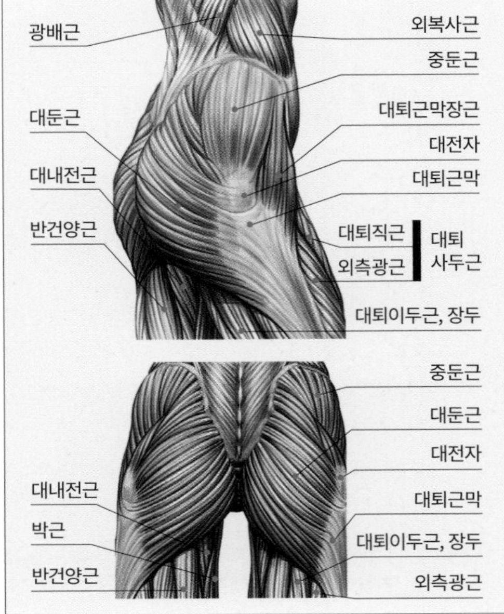
광배근
외복사근
중둔근
대둔근
대퇴근막장근
대전자
대내전근
대퇴근막
반건양근
대퇴직근
외측광근
대퇴 사두근
대퇴이두근, 장두
중둔근
대둔근
대전자
대내전근
대퇴근막
박근
대퇴이두근, 장두
반건양근
외측광근

ROD FORWARD LUNGES 막대 포워드 런지 3

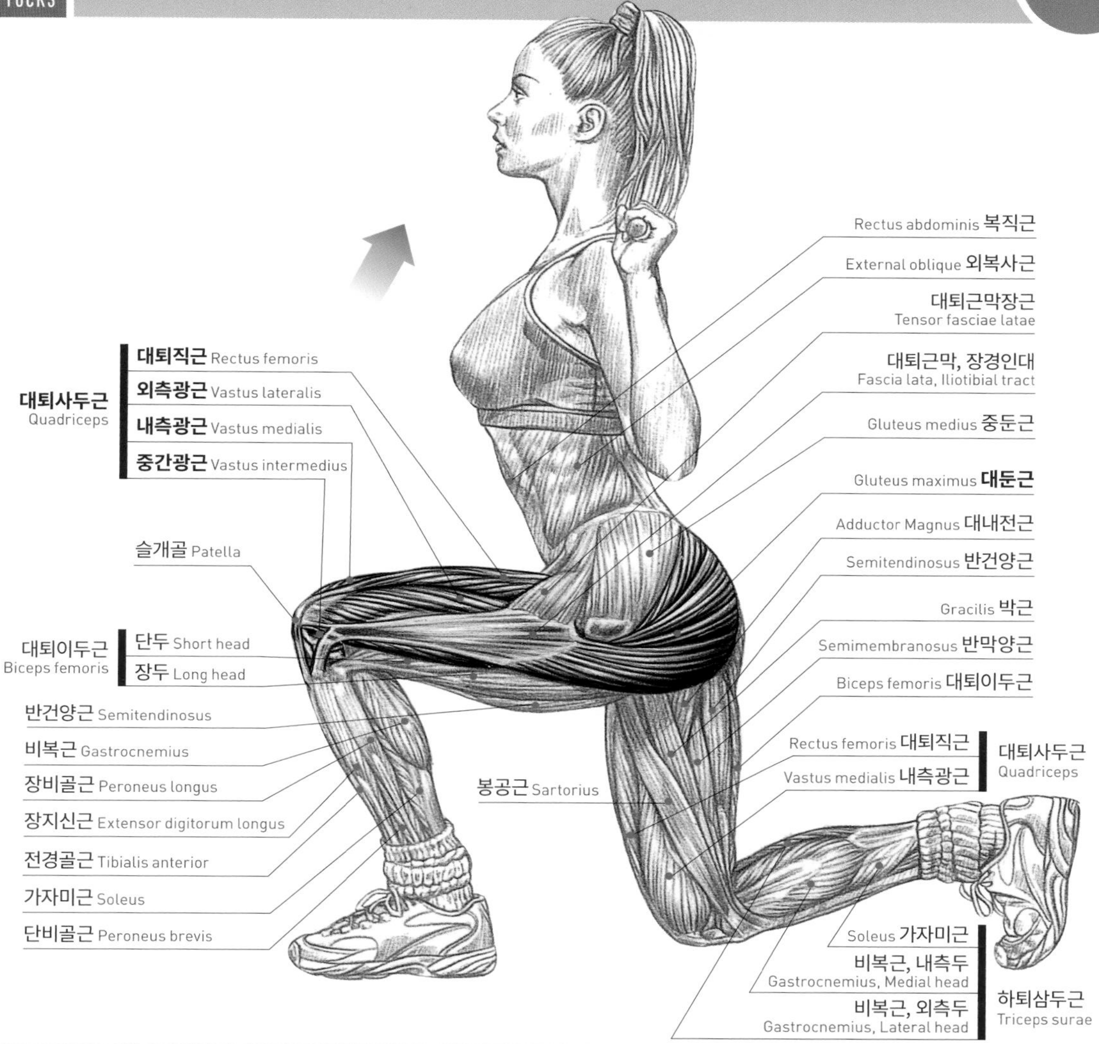

대퇴사두근 Quadriceps
대퇴직근 Rectus femoris
외측광근 Vastus lateralis
내측광근 Vastus medialis
중간광근 Vastus intermedius

슬개골 Patella

대퇴이두근 Biceps femoris
단두 Short head
장두 Long head

반건양근 Semitendinosus
비복근 Gastrocnemius
장비골근 Peroneus longus
장지신근 Extensor digitorum longus
전경골근 Tibialis anterior
가자미근 Soleus
단비골근 Peroneus brevis

봉공근 Sartorius

Rectus abdominis 복직근
External oblique 외복사근
대퇴근막장근 Tensor fasciae latae
대퇴근막, 장경인대 Fascia lata, Iliotibial tract
Gluteus medius 중둔근
Gluteus maximus **대둔근**
Adductor Magnus 대내전근
Semitendinosus 반건양근
Gracilis 박근
Semimembranosus 반막양근
Biceps femoris 대퇴이두근

대퇴사두근 Quadriceps
Rectus femoris 대퇴직근
Vastus medialis 내측광근

하퇴삼두근 Triceps surae
Soleus 가자미근
비복근, 내측두 Gastrocnemius, Medial head
비복근, 외측두 Gastrocnemius, Lateral head

1. 목덜미 승모근에 막대를 걸치고, 다리를 살짝 벌리고 선다. 상체를 곧게 세운 상태에서 숨을 들이쉬며 한쪽 발을 앞으로 크게 내딛자.
2. 앞쪽 넓적다리가 수평이나 수평보다 살짝 밑으로 내려가면 숨을 내쉬며 근육의 긴장을 유지한 상태로 다리를 뻗어 시작 자세로 돌아간다.

⇨ 이 운동은 주로 대둔근과 대퇴사두근을 자극한다. 본격적으로 중량을 사용하기 전에 균형 감각과 근력을 키우기 좋은 운동으로, 좁은 보폭으로 실시하면 대퇴사두근이 더 강하게 자극된다.

⇨ 넓은 보폭으로 실시하면 대둔근이 더 자극되고, 뒤쪽 다리의 대퇴직근과 장요근 스트레칭에도 좋다. 이 운동은 근육 운동과 스트레칭이 동시에 이루어지기 때문에 웜업 루틴에 포함시키는 운동선수가 많다.

⇨ 런지는 왼쪽과 오른쪽을 1회씩 번갈아 실시해도 되고, 한쪽을 다 마친 후에 반대쪽으로 실시해도 된다.

NOTE 운동하는 내내 체중이 대부분 한쪽 다리에 실리므로 무릎이 약한 사람은 런지를 조심스럽게 실시해야 한다.

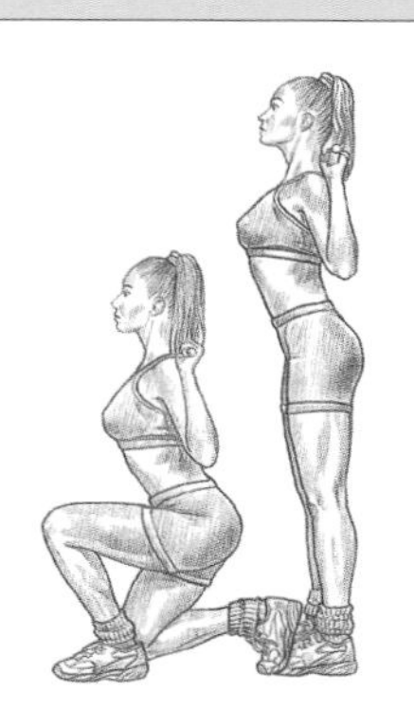
좁은 보폭으로 실시하면 대퇴사두근이 집중 자극된다.

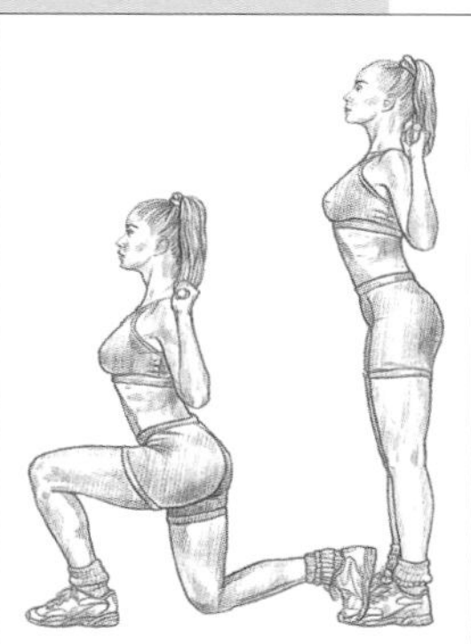
넓은 보폭으로 실시하면 대둔근이 집중 자극된다.

4 덤벨 포워드 런지 DUMBBELL FORWARD LUNGES

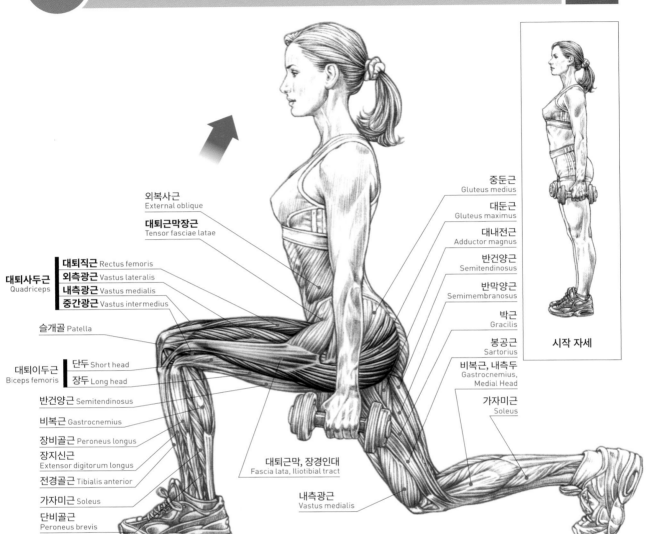

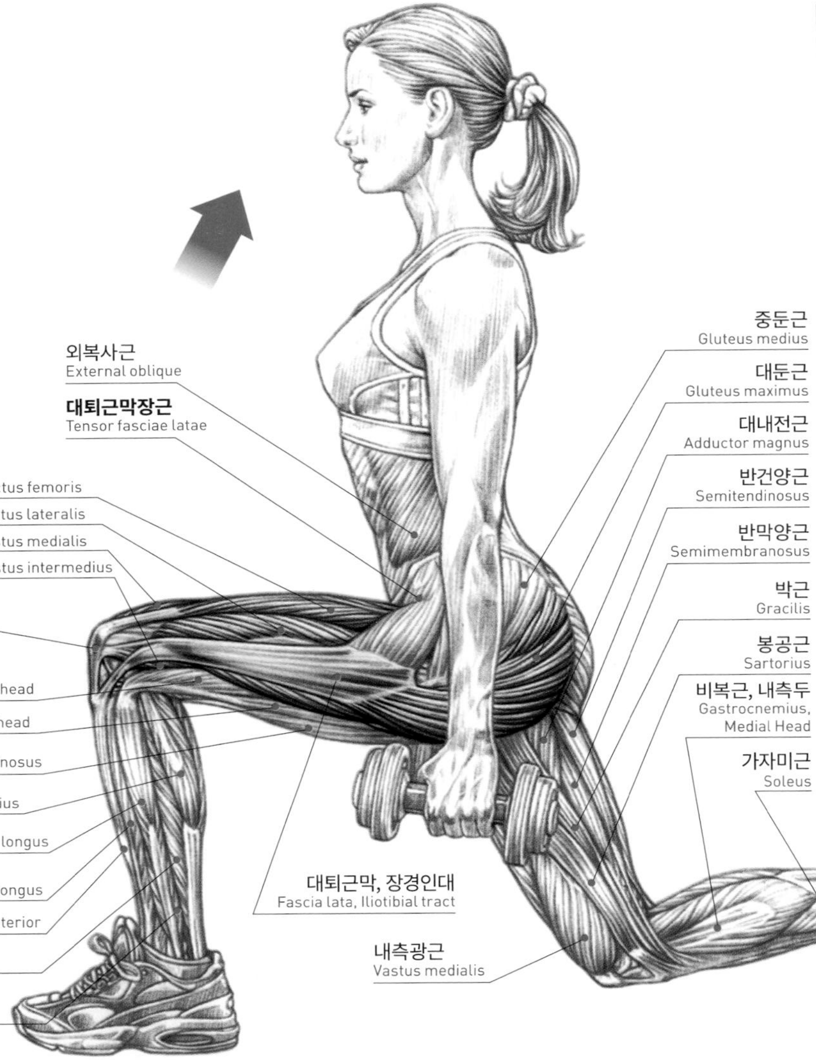

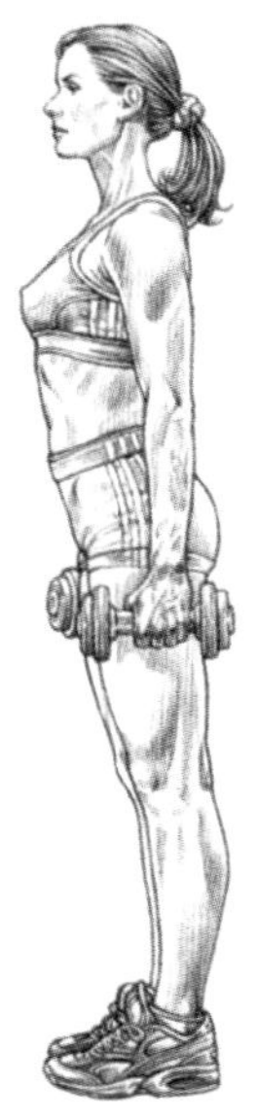

외복사근 External oblique
대퇴근막장근 Tensor fasciae latae
대퇴사두근 Quadriceps
대퇴직근 Rectus femoris
외측광근 Vastus lateralis
내측광근 Vastus medialis
중간광근 Vastus intermedius
슬개골 Patella
대퇴이두근 Biceps femoris
단두 Short head
장두 Long head
반건양근 Semitendinosus
비복근 Gastrocnemius
장비골근 Peroneus longus
장지신근 Extensor digitorum longus
전경골근 Tibialis anterior
가자미근 Soleus
단비골근 Peroneus brevis
대퇴근막, 장경인대 Fascia lata, Iliotibial tract
내측광근 Vastus medialis
중둔근 Gluteus medius
대둔근 Gluteus maximus
대내전근 Adductor magnus
반건양근 Semitendinosus
반막양근 Semimembranosus
박근 Gracilis
봉공근 Sartorius
비복근, 내측두 Gastrocnemius, Medial Head
가자미근 Soleus

시작 자세

1. 양손에 덤벨을 들고, 다리를 살짝 벌리고 선다.
2. 가슴을 곧게 편 상태에서 숨을 들이쉬면서 한쪽 발을 앞으로 크게 내딛자.
3. 앞쪽 넓적다리가 수평이나 수평보다 살짝 낮은 위치에 도달하면 숨을 내쉬며 근육의 긴장을 유지한 상태에서 다리를 뻗어 시작 자세로 돌아간다.

⇨ 이 운동은 주로 대둔근과 대퇴사두근을 자극한다.

변형 운동

- 보폭이 넓을수록 앞다리 대둔근이 더 동원되고, 뒷다리 장요근과 대퇴직근은 스트레칭된다.
- 보폭이 좁을수록 앞다리 대퇴사두근이 더 동원된다.

NOTE 운동의 특정 시점에 모든 체중이 앞다리에 실리기 때문에 균형 감각이 필요한 운동이다. 무릎 관절을 보호하기 위해 가벼운 중량부터 사용하는 것이 좋다.

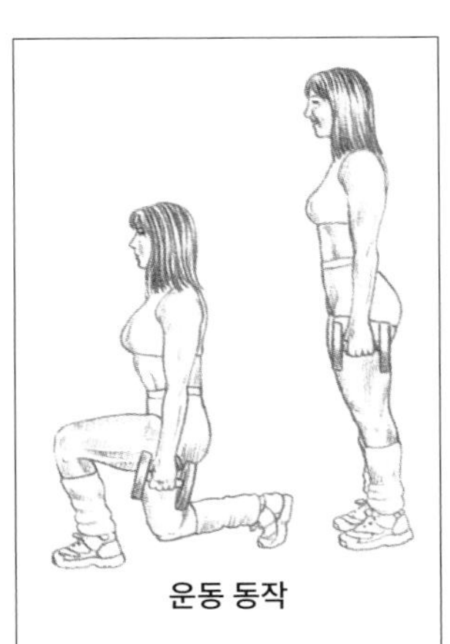
운동 동작

BENCH STEP-UPS 벤치 스텝업 5

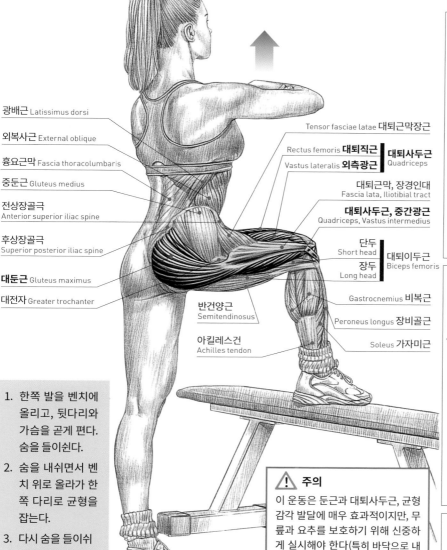

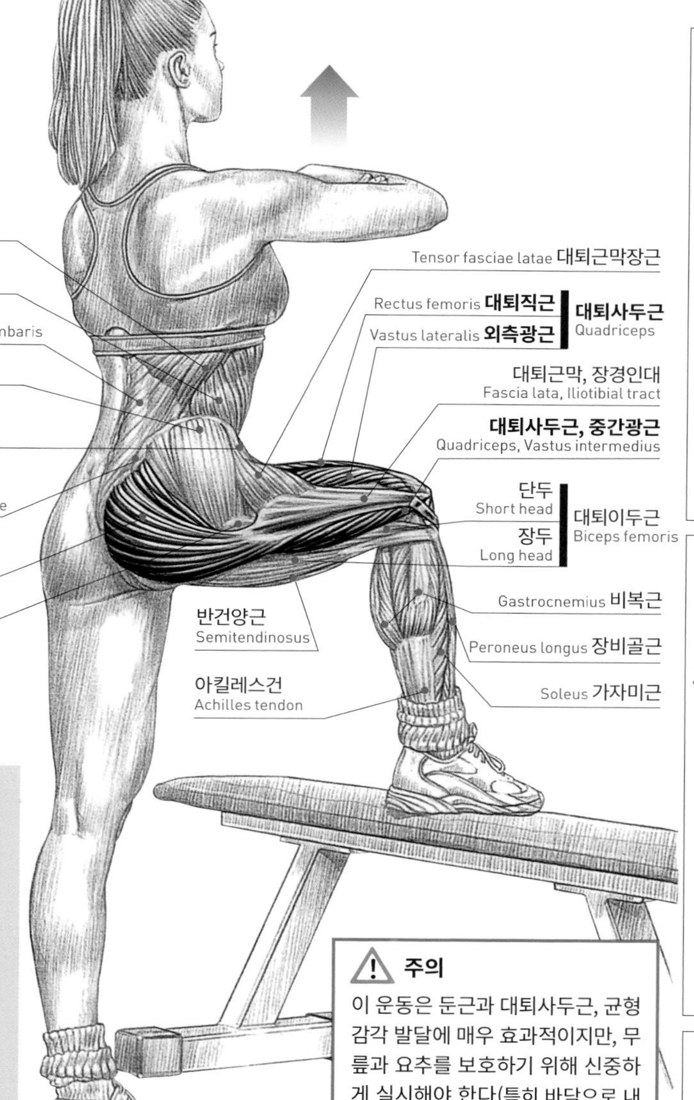
광배근 Latissimus dorsi
외복사근 External oblique
흉요근막 Fascia thoracolumbaris
중둔근 Gluteus medius
전상장골극 Anterior superior iliac spine
후상장골극 Superior posterior iliac spine
대둔근 Gluteus maximus
대전자 Greater trochanter
Tensor fasciae latae 대퇴근막장근
Rectus femoris 대퇴직근
Vastus lateralis 외측광근
대퇴사두근 Quadriceps
대퇴근막, 장경인대 Fascia lata, Iliotibial tract
대퇴사두근, 중간광근 Quadriceps, Vastus intermedius
단두 Short head
장두 Long head
대퇴이두근 Biceps femoris
반건양근 Semitendinosus
Gastrocnemius 비복근
Peroneus longus 장비골근
아킬레스건 Achilles tendon
Soleus 가자미근

마무리 자세

1. 한쪽 발을 벤치에 올리고, 뒷다리와 가슴을 곧게 편다. 숨을 들이쉰다.
2. 숨을 내쉬면서 벤치 위로 올라가 한쪽 다리로 균형을 잡는다.
3. 다시 숨을 들이쉬면서 몸을 통제하며 시작 자세로 돌아간다.

주의

이 운동은 둔근과 대퇴사두근, 균형 감각 발달에 매우 효과적이지만, 무릎과 요추를 보호하기 위해 신중하게 실시해야 한다(특히 바닥으로 내려올 때). 허리나 무릎이 안 좋은 사람에게는 권장하지 않는다.

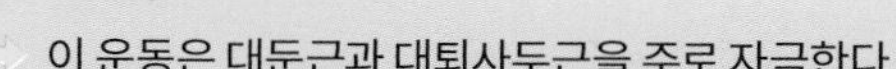

- 이 운동은 대둔근과 대퇴사두근을 주로 자극한다.
- 한쪽 다리만 사용하는 여타 유니래터럴 운동과 마찬가지로 몸이 좌우로 흔들려 무릎이 다치는 것을 방지하려면 동작을 통제하며 천천히 실시해야 한다.

변형 운동

- 왼쪽과 오른쪽 다리로 1회씩 번갈아 실시해도 된다.
- 혹은 근육의 긴장을 풀지 않고 한쪽 다리로만 실시해도 된다.
- 바닥에 닿은 발의 도움을 받지 않고 벤치 위로 올라가면 대둔근이 더 강하게 자극된다.
- 어깨에 막대를 걸쳐서 팔의 추진력을 못 쓰게 만들면 다리가 더 강하게 운동하게 된다.
- 바를 어깨에 걸치고 실시해도 된다(100, 200, 400m 단거리 주자들이 선호하는 방식).

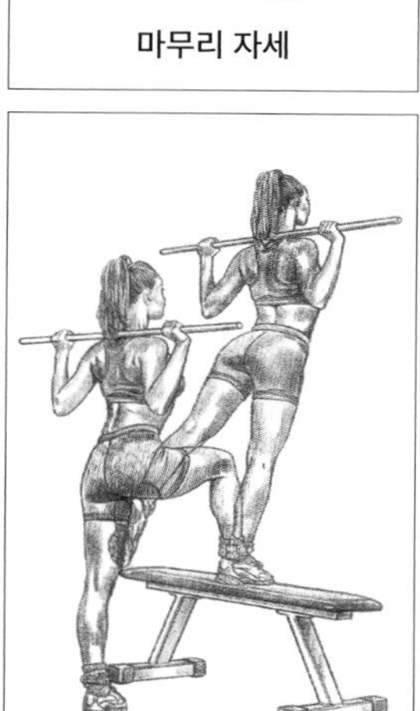

막대를 사용한 변형 운동

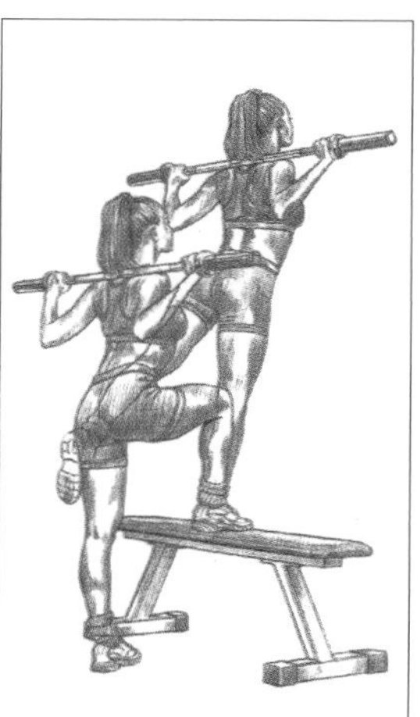

바를 사용한 변형 운동

6 스탠딩 힙 어브덕션 STANDING HIP ABDUCTIONS

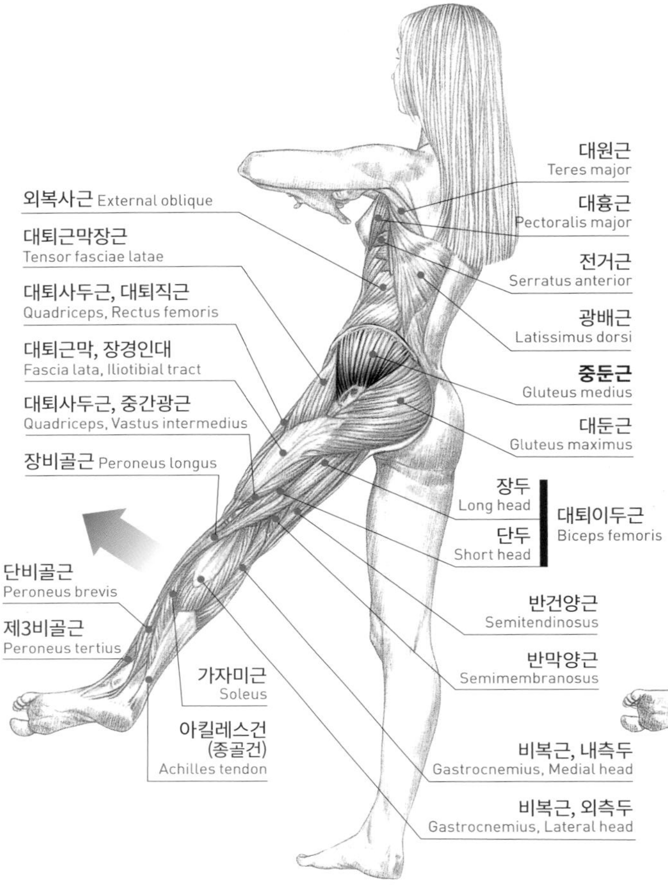

엉덩이
BUTTOCKS

외복사근 External oblique
대퇴근막장근 Tensor fasciae latae
대퇴사두근, 대퇴직근 Quadriceps, Rectus femoris
대퇴근막, 장경인대 Fascia lata, Iliotibial tract
대퇴사두근, 중간광근 Quadriceps, Vastus intermedius
장비골근 Peroneus longus
단비골근 Peroneus brevis
제3비골근 Peroneus tertius
가자미근 Soleus
아킬레스건 (종골건) Achilles tendon
대원근 Teres major
대흉근 Pectoralis major
전거근 Serratus anterior
광배근 Latissimus dorsi
중둔근 Gluteus medius
대둔근 Gluteus maximus
장두 Long head
단두 Short head
대퇴이두근 Biceps femoris
반건양근 Semitendinosus
반막양근 Semimembranosus
비복근, 내측두 Gastrocnemius, Medial head
비복근, 외측두 Gastrocnemius, Lateral head

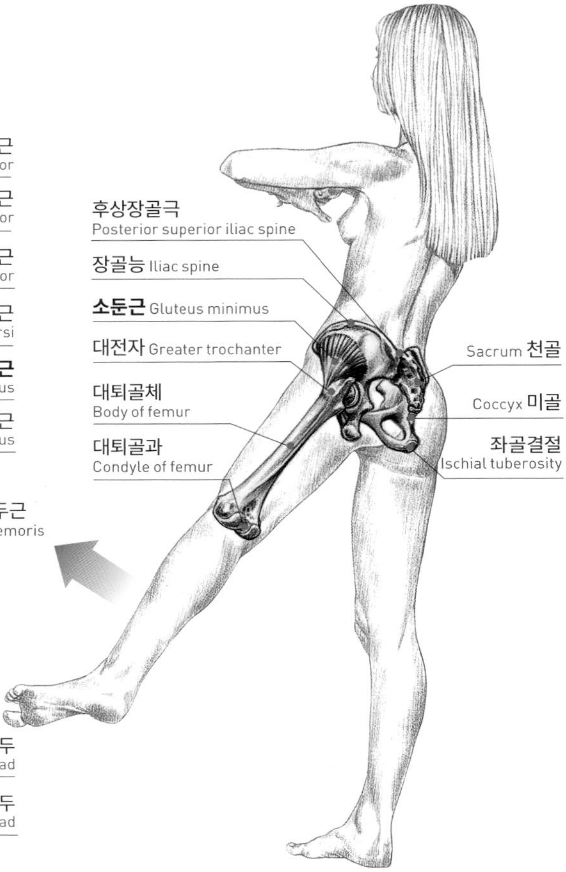

후상장골극 Posterior superior iliac spine
장골능 Iliac spine
소둔근 Gluteus minimus
대전자 Greater trochanter
대퇴골체 Body of femur
대퇴골과 Condyle of femur
Sacrum 천골
Coccyx 미골
좌골결절 Ischial tuberosity

1. 한쪽 다리로 서서 몸 앞으로 팔짱을 끼자. 안정감을 높이고 싶으면 한쪽 손을 고정된 물체에 올려도 된다. 숨을 들이쉰다.
2. 숨을 내쉬며 반대쪽 다리를 옆으로 최대한 높이 들어올린다. 다시 숨을 들이쉬며 천천히 시작 자세로 돌아간다. 동작을 반복한다.

⇨ 이 운동은 둔부 삼각근, 그중에서도 특히 중둔근과 심층부의 소둔근을 자극한다. 근육에 불타는 느낌이 들 때까지 장시간 반복하면 최고의 효과를 볼 수 있다.

- 다리를 살짝 앞으로 들면 대퇴근막장근이 더 강하게 자극된다.
- 다리를 살짝 뒤로 들면 대둔근 상부 섬유가 더 강하게 자극된다.

변형 운동

- 난이도를 높이려면 발목 중량이나 탄력밴드를 사용하자.
- 안정감을 높이려면 막대로 몸을 지탱하고 실시하자.

NOTE 고관절 외전은 대퇴골경과 관골(골반)이 만나는 지점까지로 제한된다. 따라서 다리를 수평 지점까지 들려고 애쓰는 것은 무의미하다.

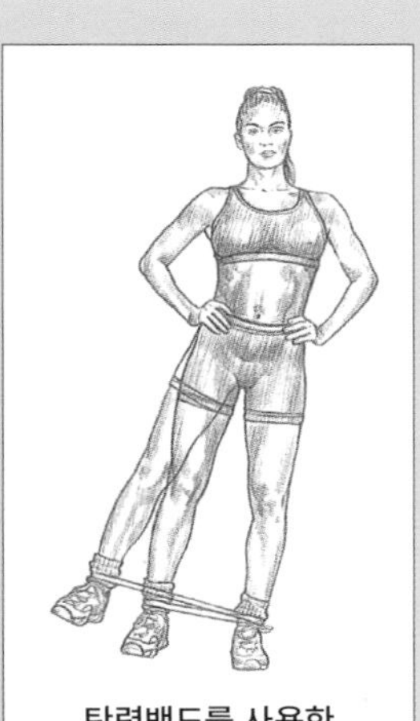
탄력밴드를 사용한 변형 운동

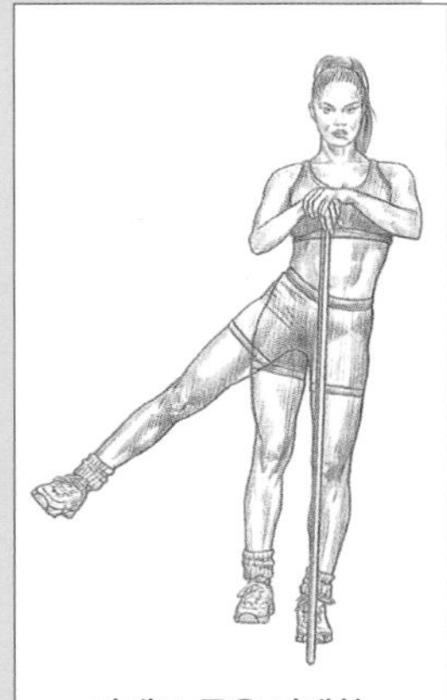
막대로 몸을 지탱한 변형 운동

탄력밴드를 이용한 스탠딩 힙 어브덕션
STANDING HIP ABDUCTIONS WITH AN ELASTIC BAND

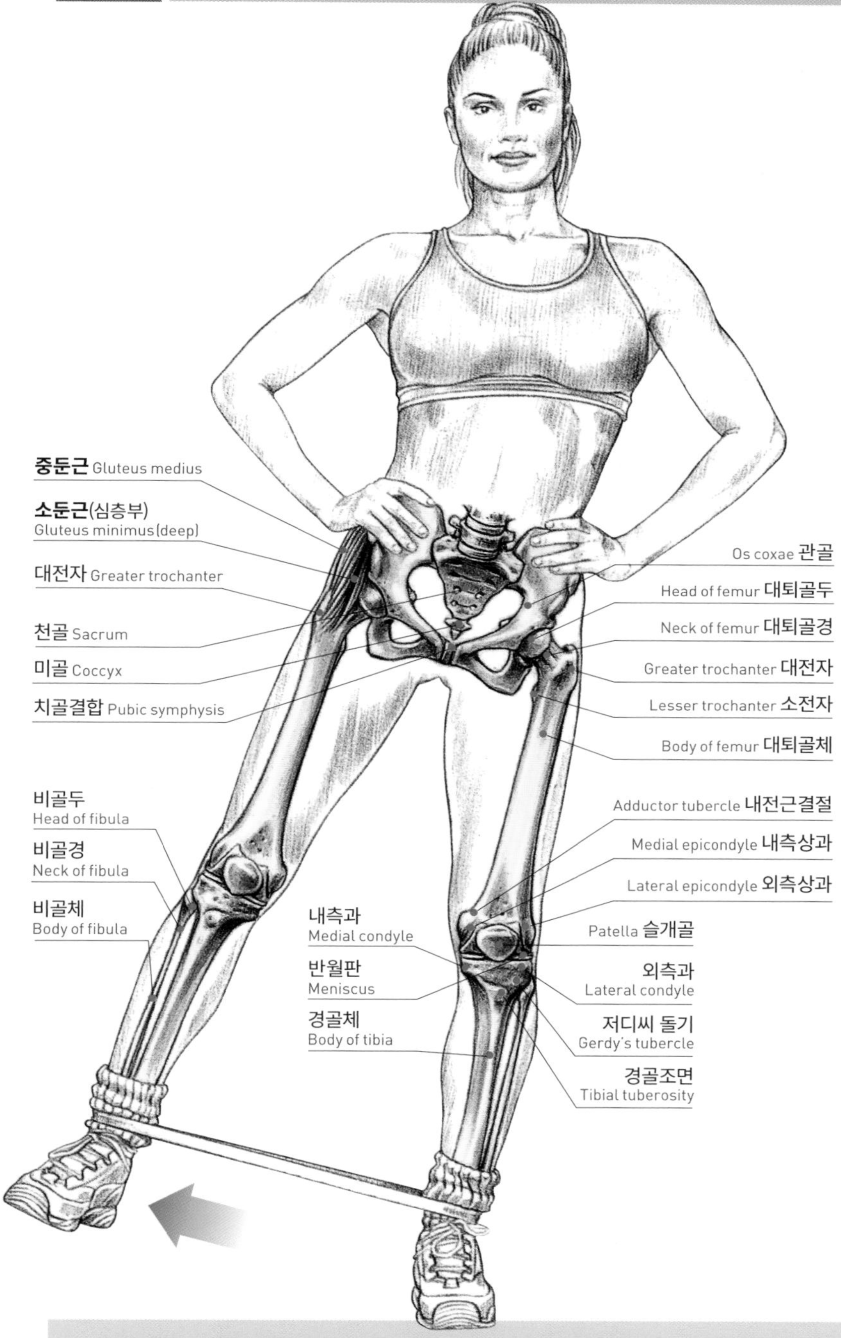

중둔근 Gluteus medius
소둔근(심층부) Gluteus minimus(deep)
대전자 Greater trochanter
천골 Sacrum
미골 Coccyx
치골결합 Pubic symphysis
비골두 Head of fibula
비골경 Neck of fibula
비골체 Body of fibula
내측과 Medial condyle
반월판 Meniscus
경골체 Body of tibia
Os coxae 관골
Head of femur 대퇴골두
Neck of femur 대퇴골경
Greater trochanter 대전자
Lesser trochanter 소전자
Body of femur 대퇴골체
Adductor tubercle 내전근결절
Medial epicondyle 내측상과
Lateral epicondyle 외측상과
Patella 슬개골
외측과 Lateral condyle
저디씨 돌기 Gerdy's tubercle
경골조면 Tibial tuberosity

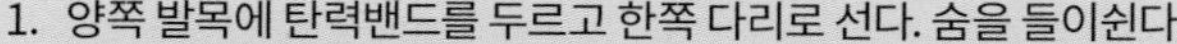

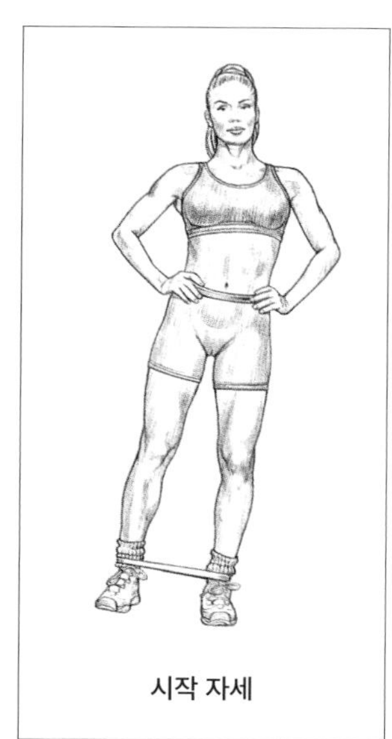

시작 자세

1. 양쪽 발목에 탄력밴드를 두르고 한쪽 다리로 선다. 숨을 들이쉰다.
2. 숨을 내쉬면서 반대쪽 다리를 옆으로 들어 벌려준다. 좁은 범위에서 고관절 외전을 실시하고, 다시 숨을 들이쉬며 시작 자세로 돌아간다.

⇨ 이 운동은 중둔근과 심층부의 소둔근을 자극한다.

⇨ 다른 운동과 마찬가지로 여러 번 반복해야 좋은 효과를 볼 수 있다. 탄력밴드 2개를 사용하면 운동 강도는 높아지지만 운동 범위는 좁아진다.

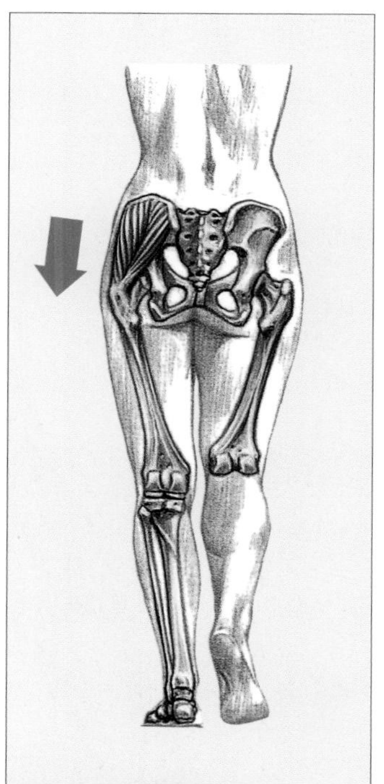

걸을 때 중둔근과 소둔근이 하는 역할

중둔근과 소둔근은 고관절 외전뿐만 아니라 걸음걸이에도 중요한 영향을 미친다. 두 근육은 한 발로 섰을 때 골반을 안정시켜 한쪽으로 기울어지지 않게 한다.

8 케이블 힙 어브덕션 CABLE HIP ABDUCTIONS

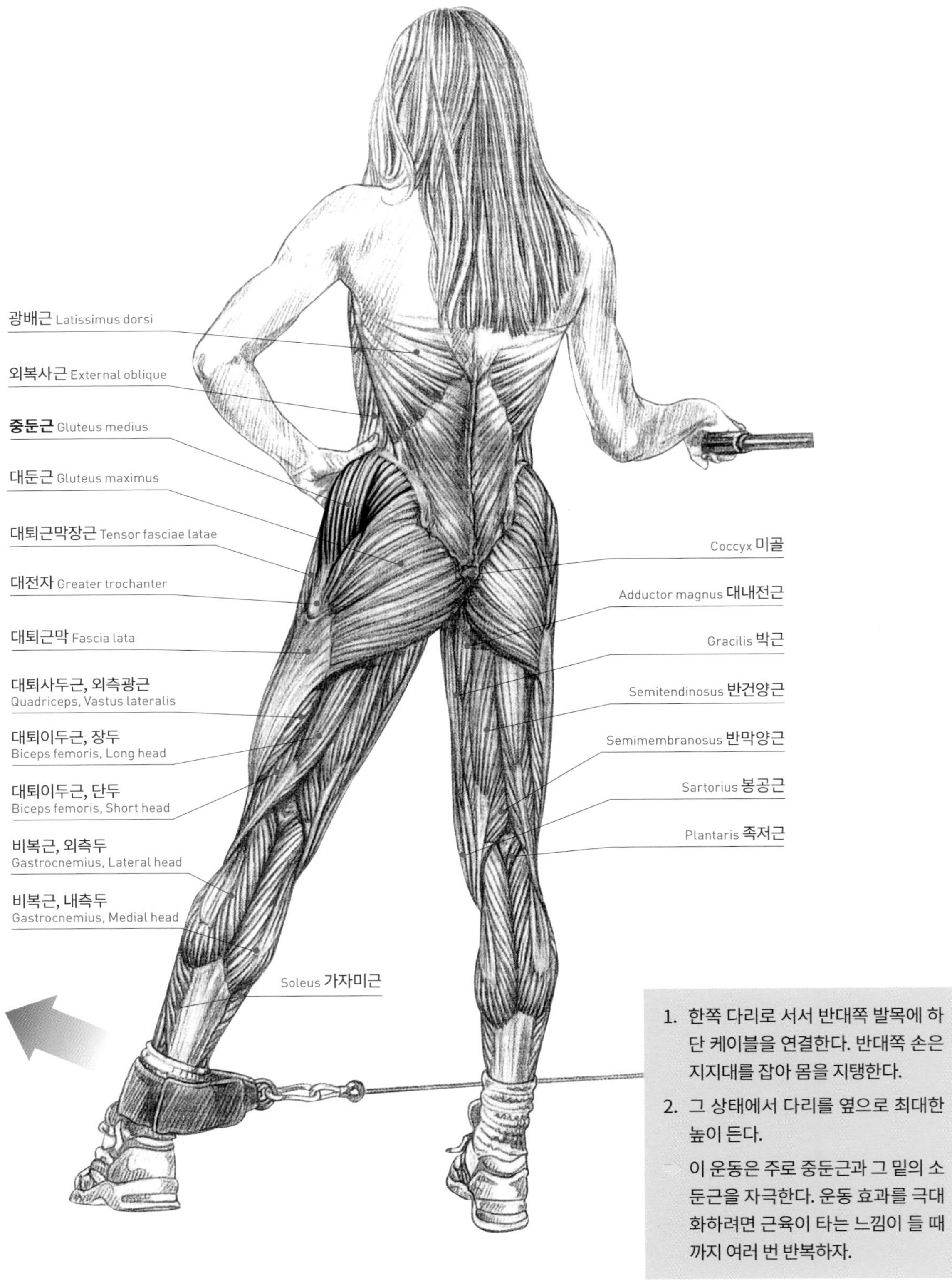
광배근 Latissimus dorsi
외복사근 External oblique
중둔근 Gluteus medius
대둔근 Gluteus maximus
대퇴근막장근 Tensor fasciae latae
대전자 Greater trochanter
대퇴근막 Fascia lata
대퇴사두근, 외측광근
Quadriceps, Vastus lateralis
대퇴이두근, 장두
Biceps femoris, Long head
대퇴이두근, 단두
Biceps femoris, Short head
비복근, 외측두
Gastrocnemius, Lateral head
비복근, 내측두
Gastrocnemius, Medial head
Soleus 가자미근
Coccyx 미골
Adductor magnus 대내전근
Gracilis 박근
Semitendinosus 반건양근
Semimembranosus 반막양근
Sartorius 봉공근
Plantaris 족저근

1. 한쪽 다리로 서서 반대쪽 발목에 하단 케이블을 연결한다. 반대쪽 손은 지지대를 잡아 몸을 지탱한다.
2. 그 상태에서 다리를 옆으로 최대한 높이 든다.

⇨ 이 운동은 주로 중둔근과 그 밑의 소둔근을 자극한다. 운동 효과를 극대화하려면 근육이 타는 느낌이 들 때까지 여러 번 반복하자.

고관절 가동성의 개인차

근육의 유연성과 인대의 탄력성에는 물론 개인차가 존재하지만, 고관절의 가동성을 결정하는 것은 고관절을 이루는 뼈의 형태다. 특히 이는 고관절 외전에 큰 영향을 미친다.

예시

- 대퇴골경이 수평에 가까우면(내반고) 관골구 위쪽 모서리와 충돌하기 때문에 외전이 제한된다.
- 대퇴골경이 수직에 가까우면(외반고) 관골구 위쪽 모서리와 충돌하지 않아 외전하기가 쉽다.

이처럼 고관절 외전의 정도는 구조적인 차이에 따라 결정되므로, 체형이 허락하지 않는 범위 이상으로 무리해서 고관절을 들려고 할 필요가 없다.

이렇게 구조적인 문제가 있음에도 불구하고 고관절을 억지로 외전하면 대퇴골경이 관골구 모서리에 부딪히게 되고, 이것을 상쇄하기 위해 골반이 반대쪽 대퇴골두로 기울어진다. 이와 같은 억지 외전을 반복하면 결국 미세 손상이 발생하게 되어 고관절 가동성이 더욱 제한되고, 통증을 동반한 염증까지 생길 수 있다.

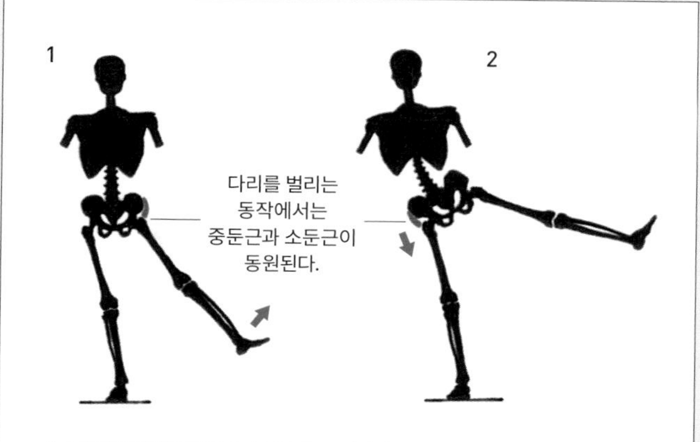
1
2
다리를 벌리는
동작에서는
중둔근과 소둔근이
동원된다.

1. 고관절 외전(대퇴골경이 관골구 모서리에 부딪혀 범위가 제한됨).
2. 고관절의 억지 외전(골반이 반대쪽 대퇴골두로 기울어짐).

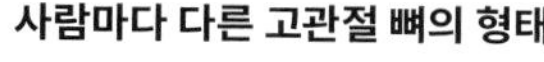

사람마다 다른 고관절 뼈의 형태

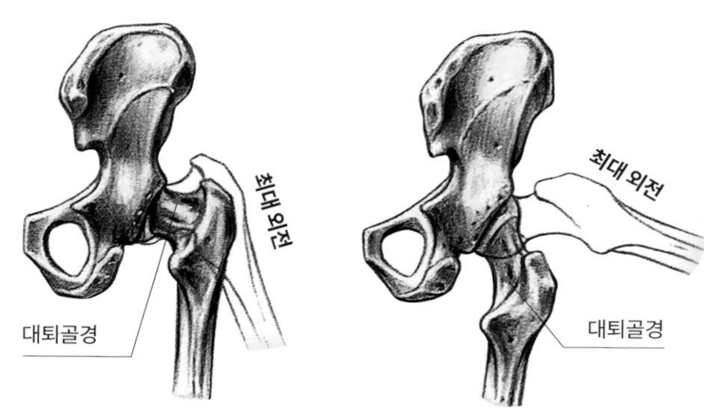
최대 외전
대퇴골경
최대 외전
대퇴골경

대퇴골경이 수평에 가까운 상태를 **내반고**(coxa vara)라고 하며, 내반고가 있으면 고관절 외전이 제한된다. 대퇴골경이 관골구 위쪽 모서리에 부딪히기 때문이다.

대퇴골경이 수직에 가까운 상태를 **외반고**(coxa valga)라고 하며, 외반고가 있으면 고관절을 더 멀리 외전할 수 있다.

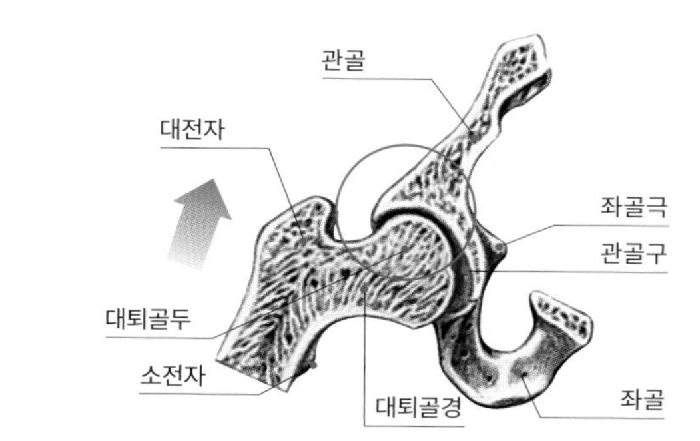
관골
대전자
좌골극
관골구
대퇴골두
소전자
대퇴골경
좌골

대퇴골경이 관골구 모서리에 부딪히면 외전이 제한된다.

9 스탠딩 머신 힙 어브덕션 STANDING MACHINE HIP ABDUCTIONS

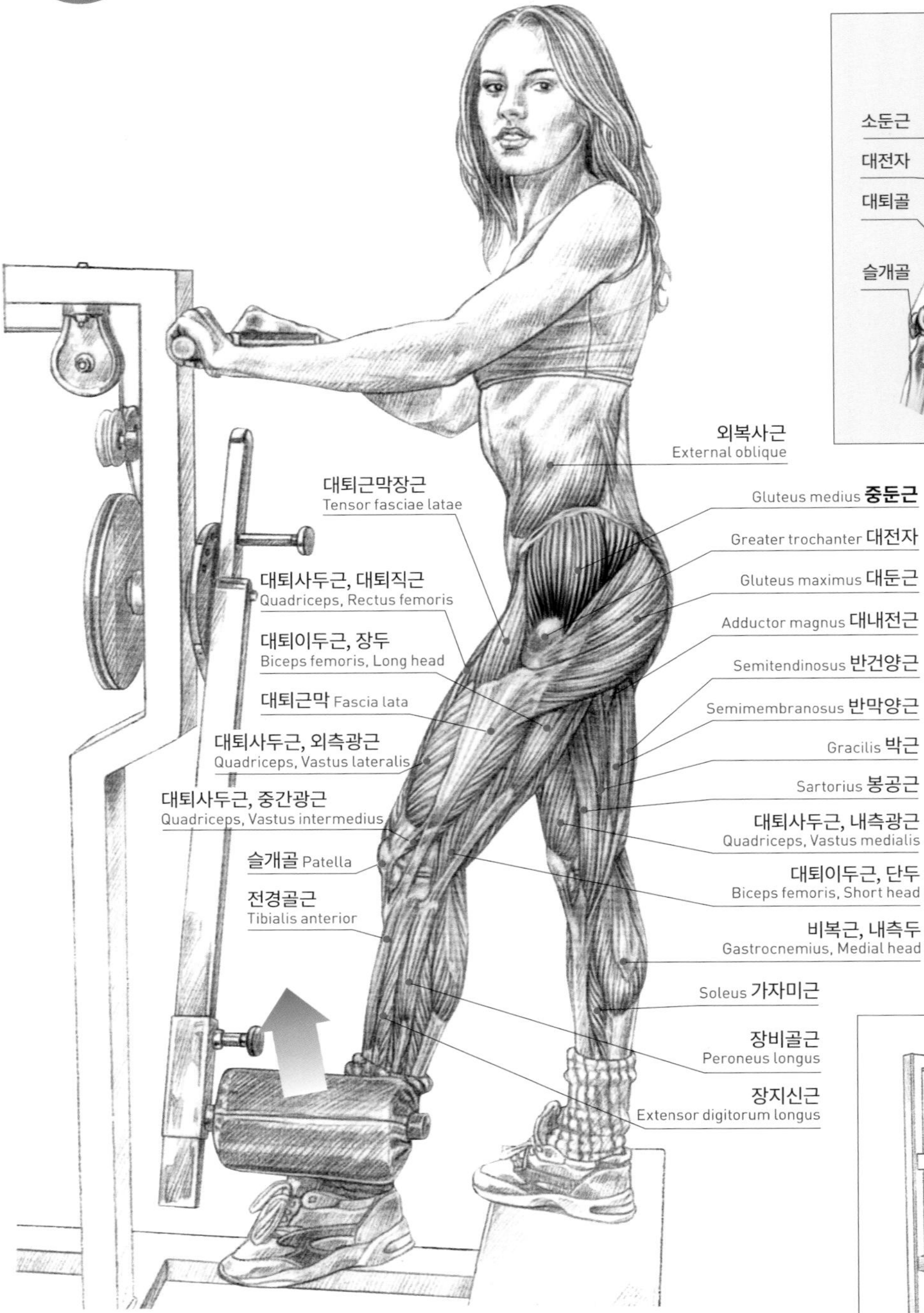

소둔근

소둔근
대전자
대퇴골
슬개골
관골
천골
미골
경골
비골

외복사근 External oblique
대퇴근막장근 Tensor fasciae latae
Gluteus medius 중둔근
Greater trochanter 대전자
대퇴사두근, 대퇴직근 Quadriceps, Rectus femoris
Gluteus maximus 대둔근
Adductor magnus 대내전근
대퇴이두근, 장두 Biceps femoris, Long head
Semitendinosus 반건양근
대퇴근막 Fascia lata
Semimembranosus 반막양근
대퇴사두근, 외측광근 Quadriceps, Vastus lateralis
Gracilis 박근
Sartorius 봉공근
대퇴사두근, 중간광근 Quadriceps, Vastus intermedius
대퇴사두근, 내측광근 Quadriceps, Vastus medialis
슬개골 Patella
대퇴이두근, 단두 Biceps femoris, Short head
전경골근 Tibialis anterior
비복근, 내측두 Gastrocnemius, Medial head
Soleus 가자미근
장비골근 Peroneus longus
장지신근 Extensor digitorum longus

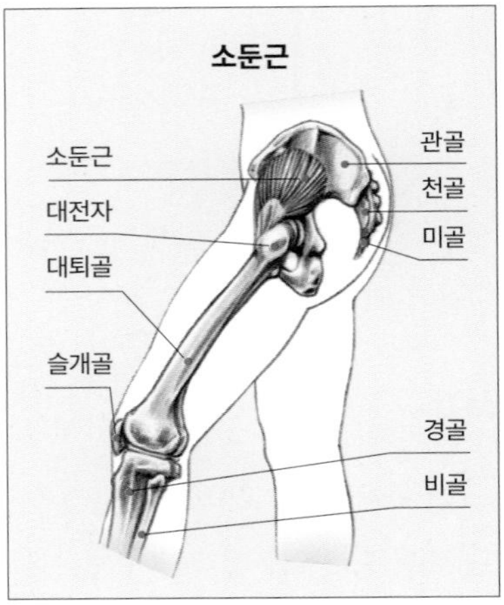

1. 머신에 한쪽 다리로 서서 반대쪽 다리 바깥쪽 발목에 패드를 댄다. 숨을 들이쉰다.
2. 숨을 내쉬면서 다리를 옆으로 최대한 높이 들었다가 다시 숨을 들이쉬면서 시작 자세로 천천히 돌아온다. 무리해서 고관절을 외전하지 않도록 주의하자.

➡ 중둔근과 그 밑의 소둔근을 발달시키기 좋은 운동이다. 최고의 효과를 보려면 여러 번 반복하자.

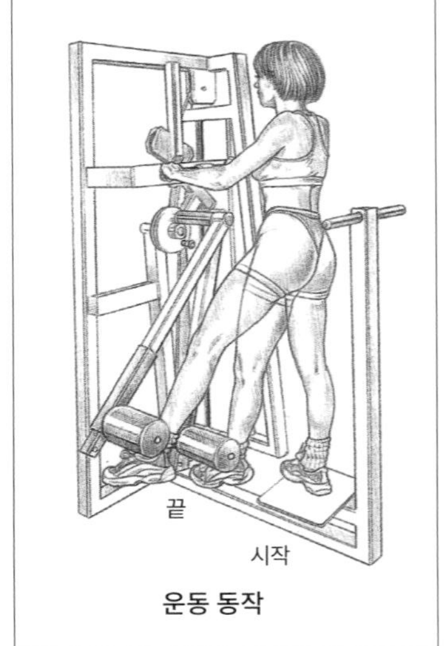
끝
시작
운동 동작

탄력밴드를 이용한 라잉 힙 어브덕션
LYING HIP ABDUCTIONS WITH AN ELASTIC BAND

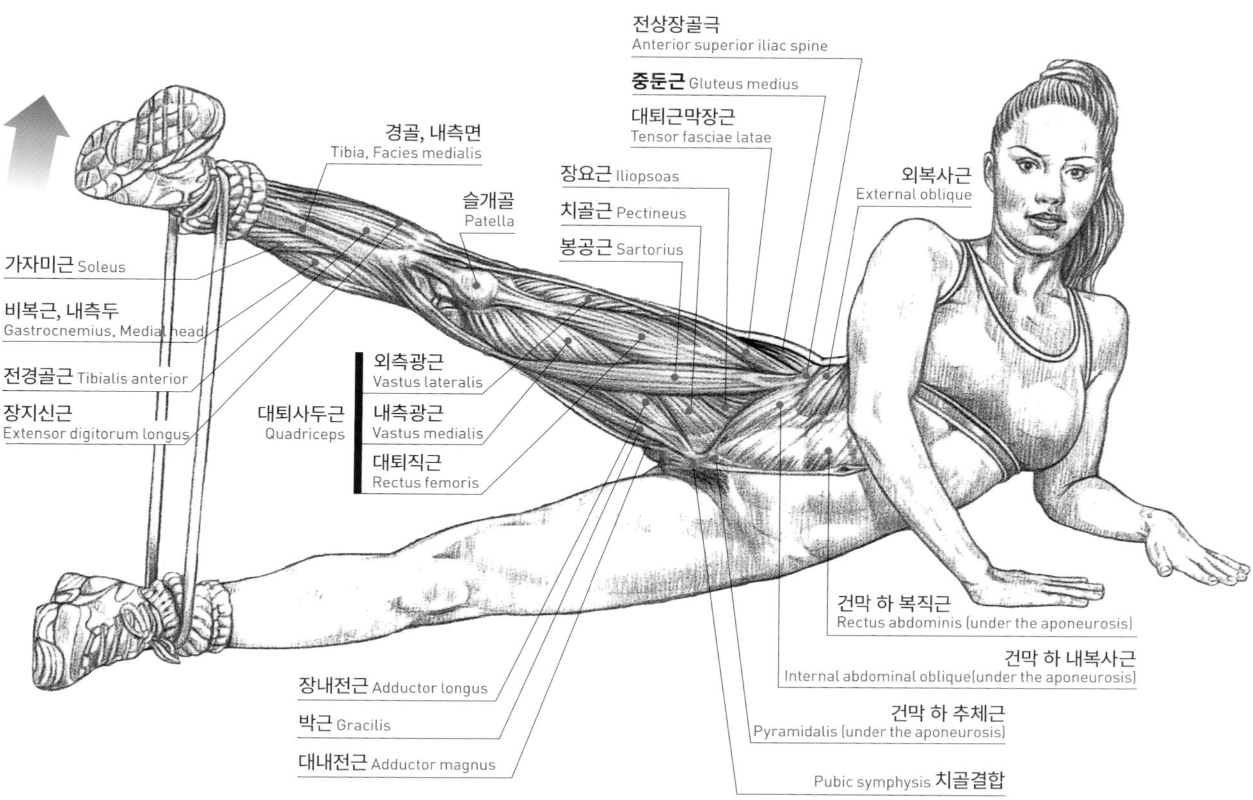

10

전상장골극 Anterior superior iliac spine
중둔근 Gluteus medius
대퇴근막장근 Tensor fasciae latae
경골, 내측면 Tibia, Facies medialis
장요근 Iliopsoas
외복사근 External oblique
슬개골 Patella
치골근 Pectineus
봉공근 Sartorius
가자미근 Soleus
비복근, 내측두 Gastrocnemius, Medial head
외측광근 Vastus lateralis
전경골근 Tibialis anterior
대퇴사두근 Quadriceps
내측광근 Vastus medialis
장지신근 Extensor digitorum longus
대퇴직근 Rectus femoris
건막 하 복직근 Rectus abdominis (under the aponeurosis)
건막 하 내복사근 Internal abdominal oblique(under the aponeurosis)
장내전근 Adductor longus
박근 Gracilis
건막 하 추체근 Pyramidalis (under the aponeurosis)
대내전근 Adductor magnus
Pubic symphysis 치골결합

시작 자세

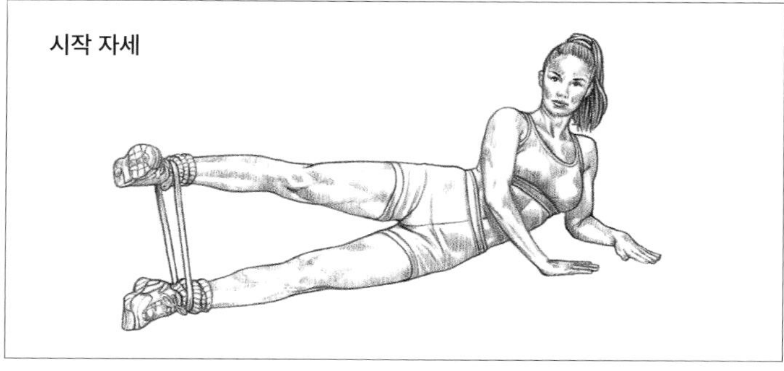

1. 옆으로 누워서 고개를 들고, 탄력밴드를 양쪽 발목에 두른다.
2. 무릎을 편 상태로 숨을 내쉬면서 위쪽 다리를 들어올린다. 다시 숨을 들이쉬면서 탄력밴드가 팽팽함을 잃지 않도록 주의하며 시작 자세로 돌아온다.

➡ 넓적다리의 곡선을 결정하는 중둔근과 그 밑의 소둔근을 자극하는 운동이다.

➡ 여러 번 반복할수록 좋은 효과를 볼 수 있다.

NOTE 운동 강도를 높이려면 탄력밴드 2개를 발목에 두르고 동작을 실시하자.

중둔근과 소둔근이 포개진 모습을 보여주는 여성 엉덩이 단면도

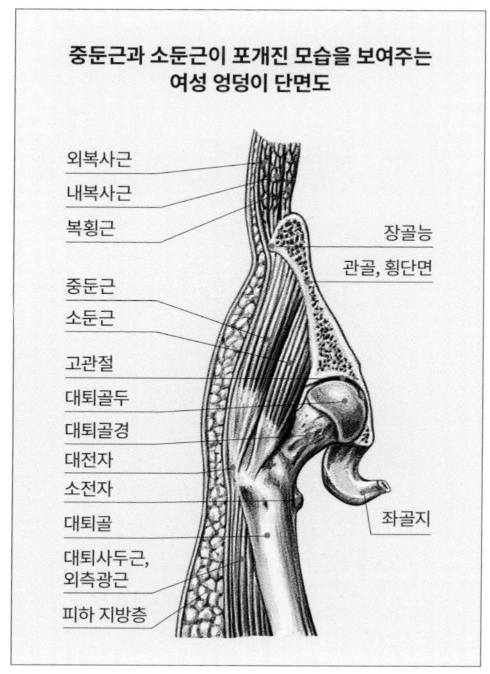
외복사근
내복사근
복횡근
장골능
관골, 횡단면
중둔근
소둔근
고관절
대퇴골두
대퇴골경
대전자
소전자
좌골지
대퇴골
대퇴사두근,
외측광근
피하 지방층

11 라잉 힙 어브덕션 LYING HIP ABDUCTIONS

엉덩이 BUTTOCKS

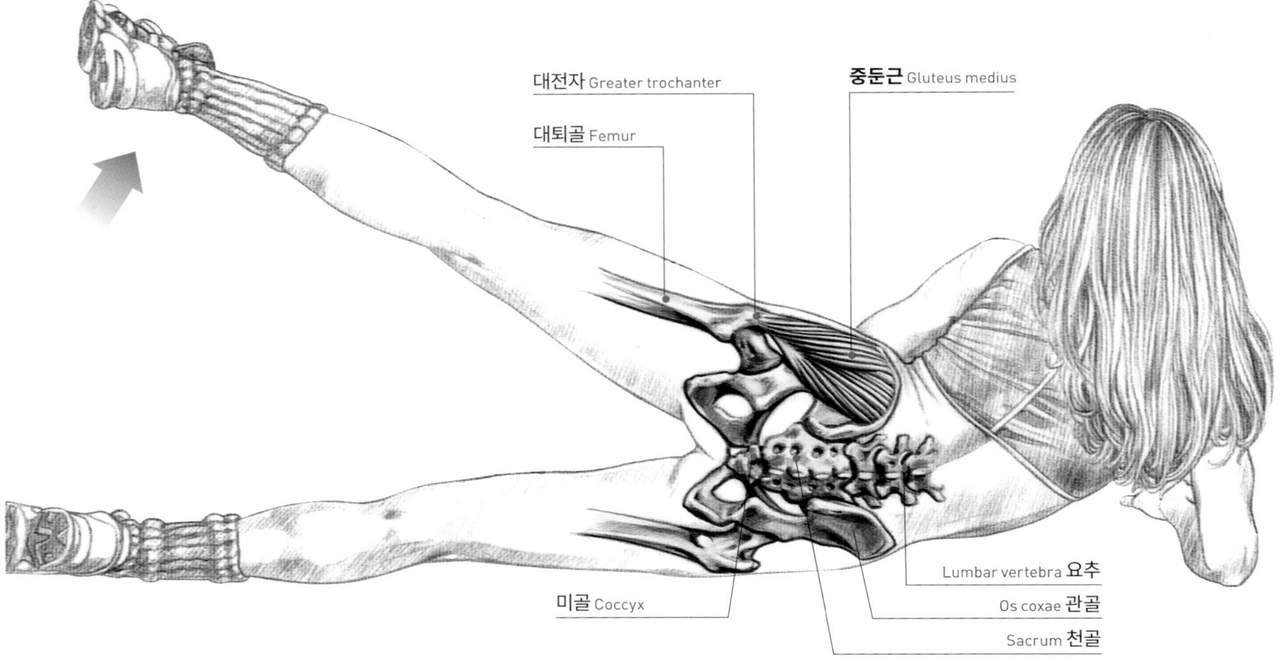
대전자 Greater trochanter
대퇴골 Femur
중둔근 Gluteus medius
Lumbar vertebra 요추
Os coxae 관골
Sacrum 천골
미골 Coccyx

운동 동작

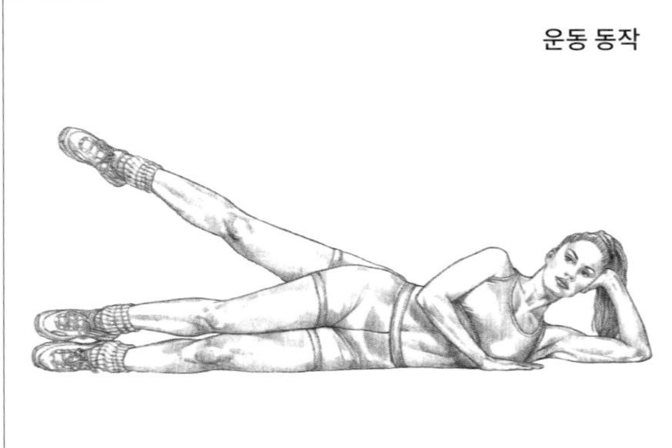

1. 옆으로 누워 한 손을 머리에 또는 바닥에 대고 상체를 지탱한다.
2. 무릎을 곧게 편 상태로 숨을 내쉬며 다리를 옆으로 들어올린다. 다리를 올리는 각도는 70도를 넘지 않도록 하자.

⇨ 중둔근과 소둔근을 자극하는 운동이다. 넓은 가동 범위로 해도 좋고, 좁은 가동 범위로 해도 좋다. 정점에서 몇 초 동안 등척성 수축을 해도 된다.

⇨ 다리는 살짝 앞이나 뒤로 들어도 좋고, 그냥 수직으로 들어도 좋다. 운동 효과를 높이려면 발목에 중량을 사용해도 되며, 탄력밴드나 로우 풀리 케이블을 발목에 착용하고 실시해도 된다.

다리를 올리는 3가지 방향

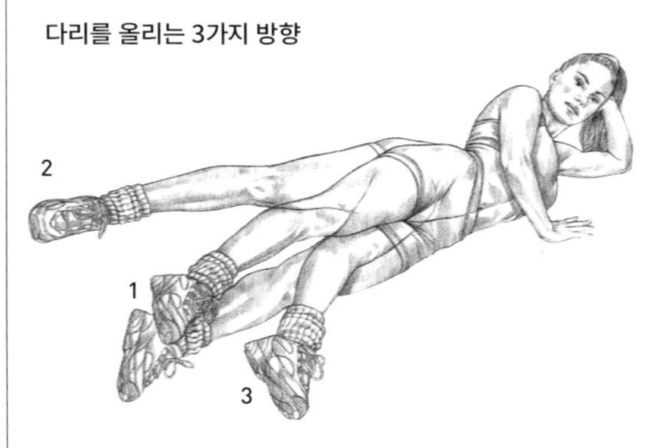
2
1
3

다리의 위치에 따라 동원되는 근육 부위

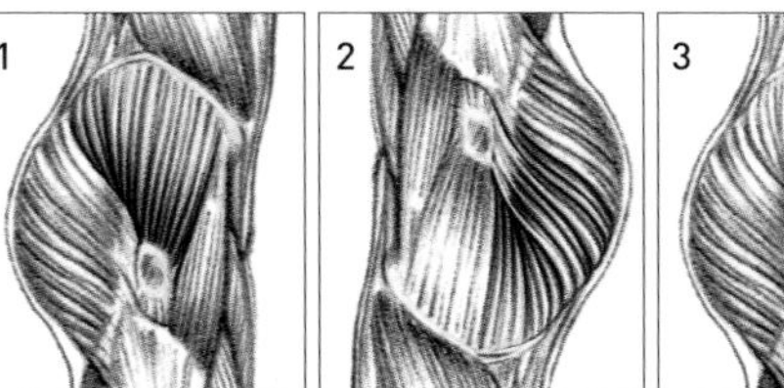
1
2
3

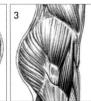

1. 다리를 수직으로 들었을 때
2. 다리를 살짝 뒤로 들었을 때
3. 다리를 살짝 앞으로 들었을 때

SEATED MACHINE HIP ABDUCTIONS 시티드 머신 힙 어브덕션 12

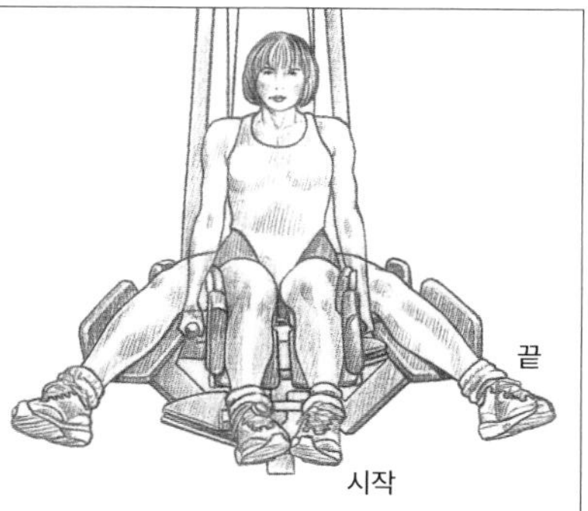

끝

시작

운동 동작

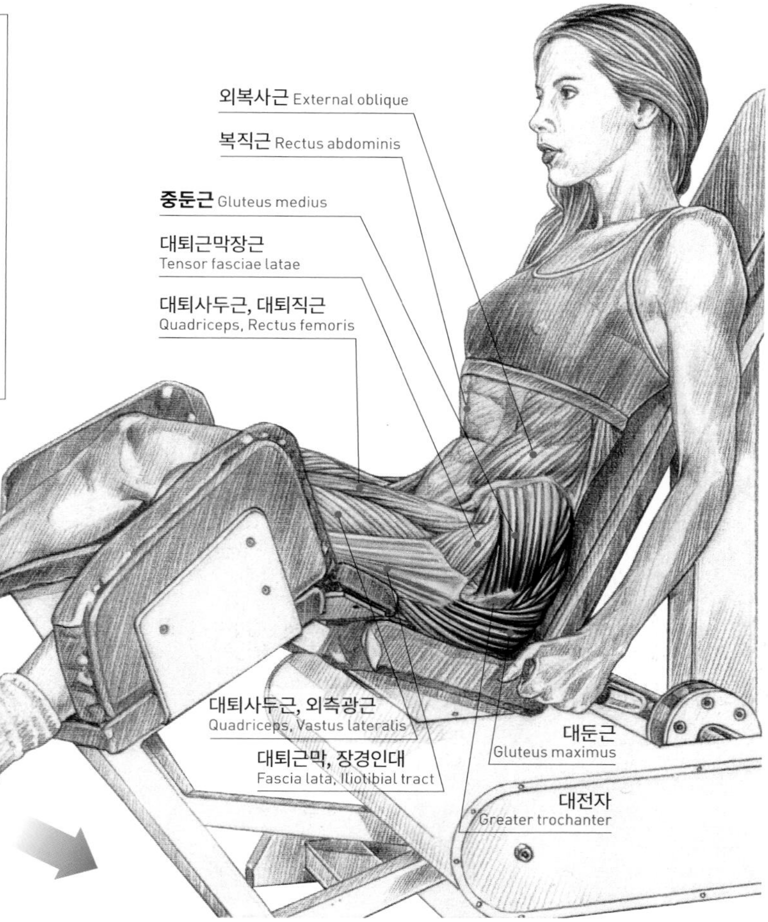

외복사근 External oblique

복직근 Rectus abdominis

중둔근 Gluteus medius

대퇴근막장근
Tensor fasciae latae

대퇴사두근, 대퇴직근
Quadriceps, Rectus femoris

대퇴사두근, 외측광근
Quadriceps, Vastus lateralis

대퇴근막, 장경인대
Fascia lata, Iliotibial tract

대둔근
Gluteus maximus

대전자
Greater trochanter

1. 머신에 앉는다. 두 손으로 머신의 손잡이를 잡고, 숨을 내쉬며 넓적다리를 최대한 넓게 벌린다. 숨을 들이쉬며 시작 자세로 돌아간다.
2. 등받이를 뒤로 젖힐수록 중둔근이 많이 사용되고, 등받이가 수직에 가까울수록 대둔근 위쪽이 많이 사용된다.

→ 한 세트를 실시할 때마다 몸을 앞뒤로 숙이거나 기대고 동작하여 상체 각도에 다양한 변화를 주는 것이 좋다.

NOTE 상체를 뒤로 기대고 10회 반복한 후 상체를 앞으로 숙이고 10회 반복한다. 이 운동은 여성에게 정말 좋다. 엉덩이 위쪽이 탄탄해지고, 넓적다리의 곡선이 살아나서 허리가 더 가늘어 보이는 효과가 있다.

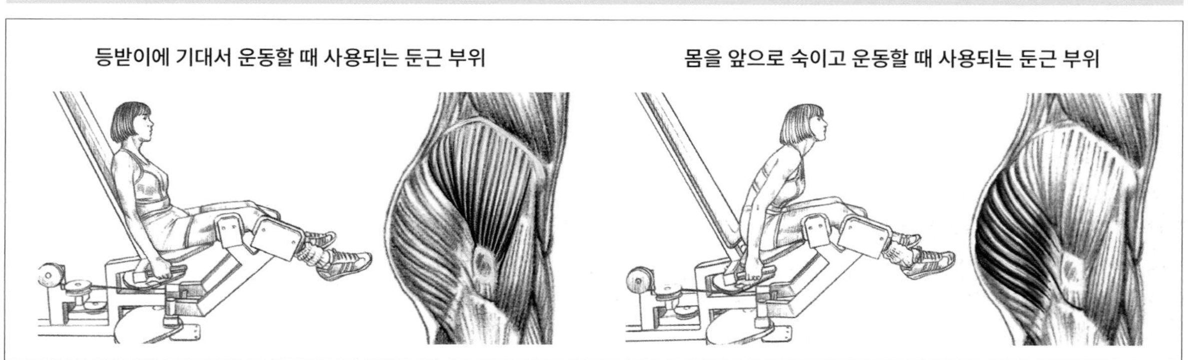
등받이에 기대서 운동할 때 사용되는 둔근 부위
몸을 앞으로 숙이고 운동할 때 사용되는 둔근 부위

13 사이드 힙 킥 SIDE HIP KICK

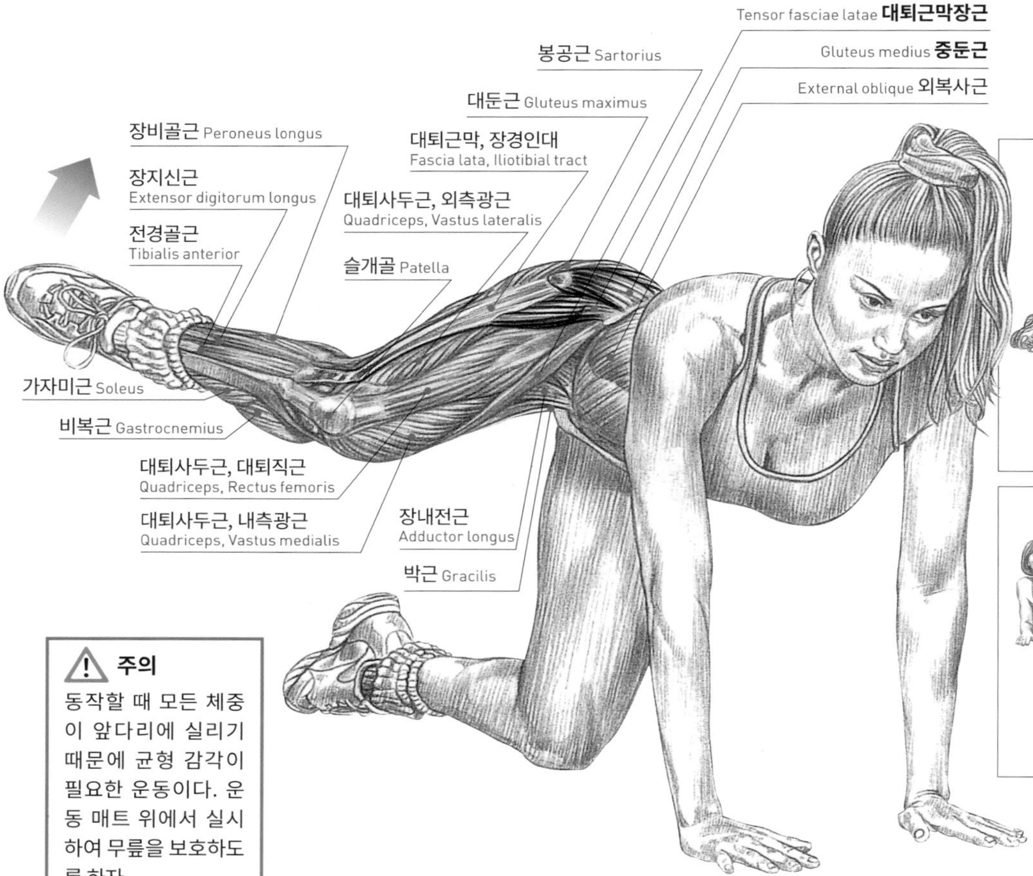

Tensor fasciae latae **대퇴근막장근**
Gluteus medius **중둔근**
External oblique 외복사근
봉공근 Sartorius
대둔근 Gluteus maximus
대퇴근막, 장경인대 Fascia lata, Iliotibial tract
대퇴사두근, 외측광근 Quadriceps, Vastus lateralis
슬개골 Patella
장비골근 Peroneus longus
장지신근 Extensor digitorum longus
전경골근 Tibialis anterior
가자미근 Soleus
비복근 Gastrocnemius
대퇴사두근, 대퇴직근 Quadriceps, Rectus femoris
대퇴사두근, 내측광근 Quadriceps, Vastus medialis
장내전근 Adductor longus
박근 Gracilis

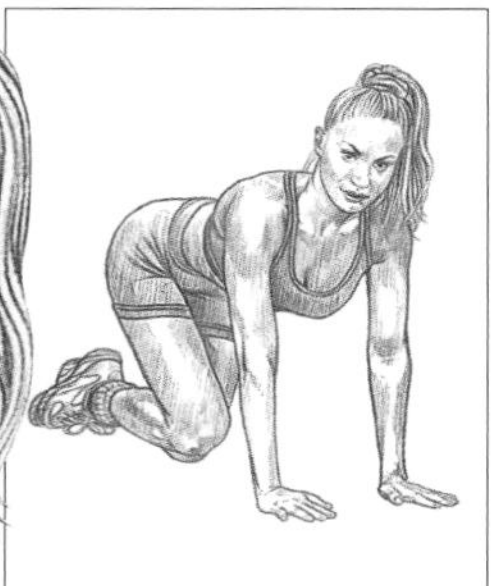

시작 자세

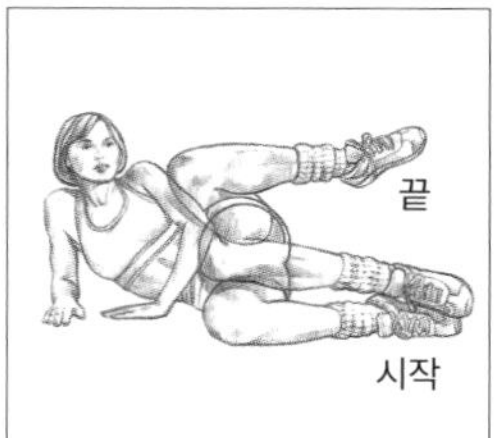

끝
시작
옆으로 누워서 하는 변형 운동

⚠ 주의
동작할 때 모든 체중이 앞다리에 실리기 때문에 균형 감각이 필요한 운동이다. 운동 매트 위에서 실시하여 무릎을 보호하도록 하자.

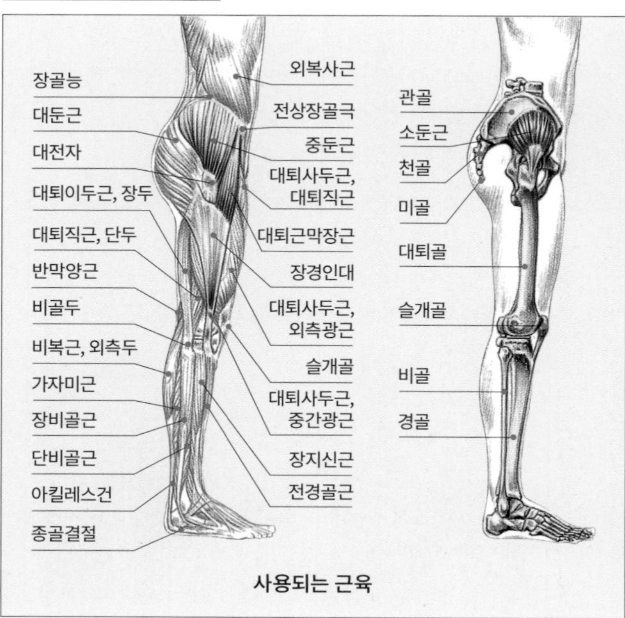
장골능
대둔근
대전자
대퇴이두근, 장두
대퇴직근, 단두
반막양근
비골두
비복근, 외측두
가자미근
장비골근
단비골근
아킬레스건
종골결절
외복사근
전상장골극
중둔근
대퇴사두근, 대퇴직근
대퇴근막장근
장경인대
대퇴사두근, 외측광근
슬개골
대퇴사두근, 중간광근
장지신근
전경골근
관골
소둔근
천골
미골
대퇴골
슬개골
비골
경골
사용되는 근육

1. 바닥에 무릎을 꿇고 양팔을 아래로 뻗은 후 한쪽 다리와 양팔에 체중을 싣는다.
2. 이 상태로 래터럴 레그 레이즈(혹은 힙 어브덕션)를 실시한다. 정점에서 1초간 멈췄다가 시작 자세로 돌아간 다음 동작을 반복한다.

- '더티 도그'라고도 부르는 이 운동은 주로 중둔근과 소둔근, 대퇴근막장근, 그리고 심부의 고관절 외회전근을 자극한다.
- 다리는 뻗고 해도 되고, 살짝 굽히고 해도 된다. 다리를 굽히고 하면 가동 범위가 더 넓어진다. 둔부 삼각근을 골고루 단련하려면 이 운동과 함께 플로어 힙 익스텐션(36p)을 번갈아 실시하자.
- 별도의 중량을 사용하지 않는 여타 운동과 마찬가지로 근육에 불타는 느낌이 들 때까지 반복해야 최고의 효과를 볼 수 있다.

MACHINE HIP EXTENSIONS 머신 힙 익스텐션 14

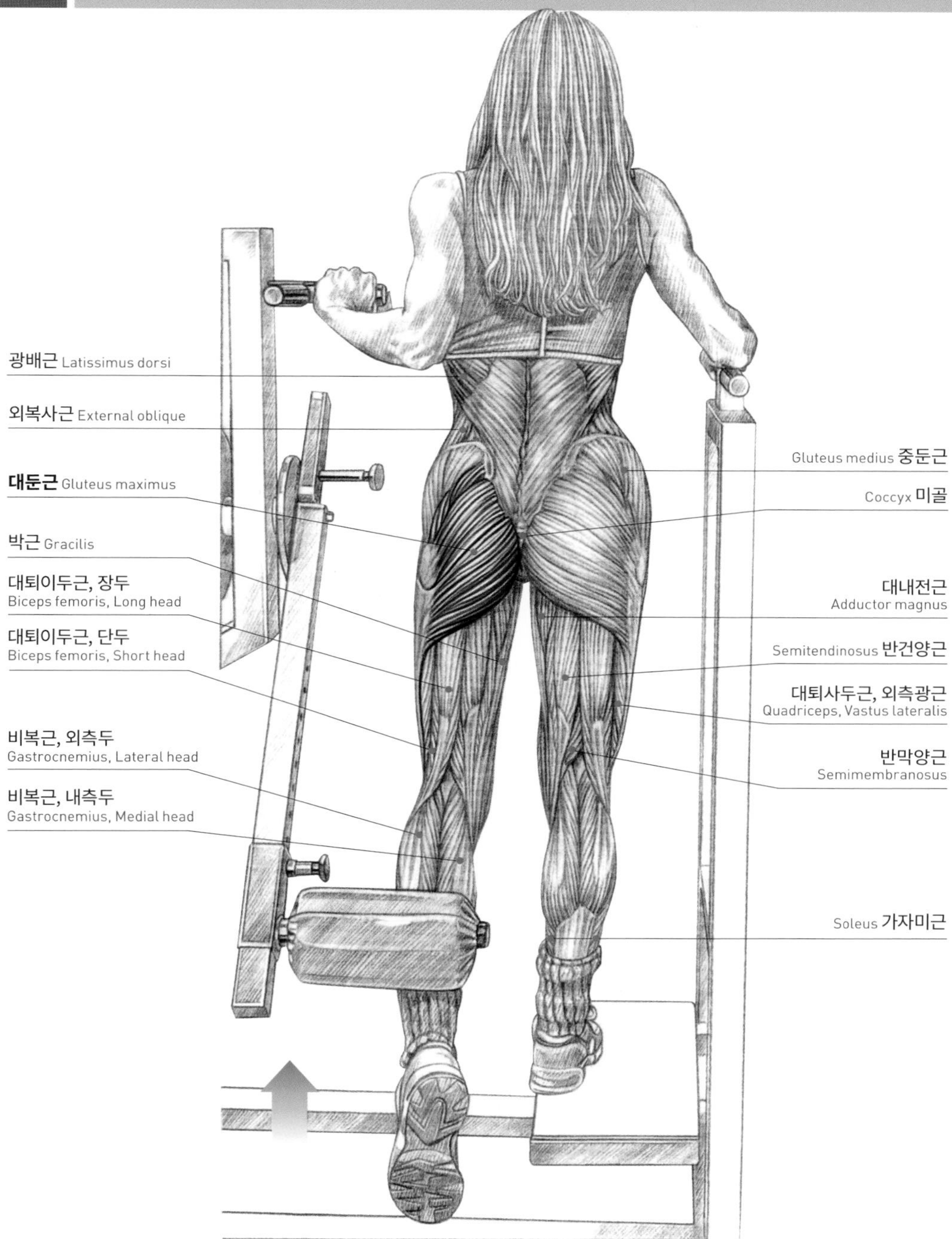
광배근 Latissimus dorsi
외복사근 External oblique
대둔근 Gluteus maximus
박근 Gracilis
대퇴이두근, 장두
Biceps femoris, Long head
대퇴이두근, 단두
Biceps femoris, Short head
비복근, 외측두
Gastrocnemius, Lateral head
비복근, 내측두
Gastrocnemius, Medial head
Gluteus medius 중둔근
Coccyx 미골
대내전근
Adductor magnus
Semitendinosus 반건양근
대퇴사두근, 외측광근
Quadriceps, Vastus lateralis
반막양근
Semimembranosus
Soleus 가자미근

1. 가슴을 앞으로 약간 내민 채 손잡이를 잡고 한쪽 다리로 몸을 지탱한 다음 반대쪽 다리의 종아리 중앙에 패드를 댄다.
2. 숨을 내쉬며 넓적다리를 뒤로 밀어 고관절을 과신전하자. 2초 동안 등척성 수축을 한 후 숨을 들이쉬며 시작 자세로 돌아온다.

⇨ 이 운동은 주로 대둔근을 자극하고, 반건양근과 반막양근, 대퇴이두근 장두를 부차적으로 자극한다.

⇨ 머신에서 고관절을 신전할 때는 무거운 중량+적은 세트로 운동해도 되고, 가벼운 중량+많은 세트로 운동해도 된다.

15 스탠딩 힙 익스텐션 STANDING HIP EXTENSIONS

시작 자세

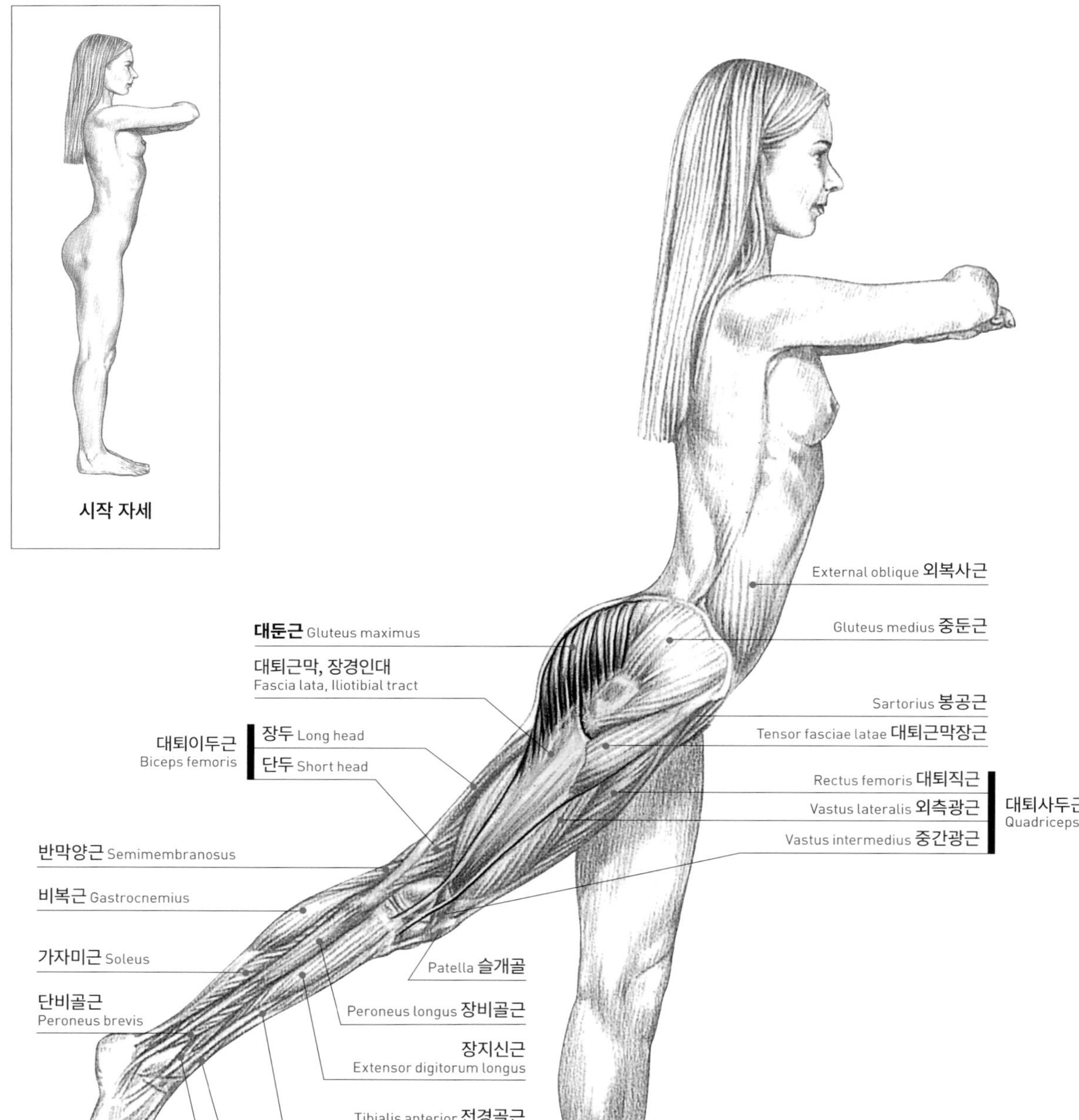
External oblique 외복사근
대둔근 Gluteus maximus
Gluteus medius 중둔근
대퇴근막, 장경인대
Fascia lata, Iliotibial tract
Sartorius 봉공근
대퇴이두근
Biceps femoris
장두 Long head
단두 Short head
Tensor fasciae latae 대퇴근막장근
Rectus femoris 대퇴직근
Vastus lateralis 외측광근
Vastus intermedius 중간광근
대퇴사두근
Quadriceps
반막양근 Semimembranosus
비복근 Gastrocnemius
가자미근 Soleus
Patella 슬개골
단비골근
Peroneus brevis
Peroneus longus 장비골근
장지신근
Extensor digitorum longus
Tibialis anterior 전경골근
Extensor pollicis longus 장무지신근
Peroneus tertius 제3비골근

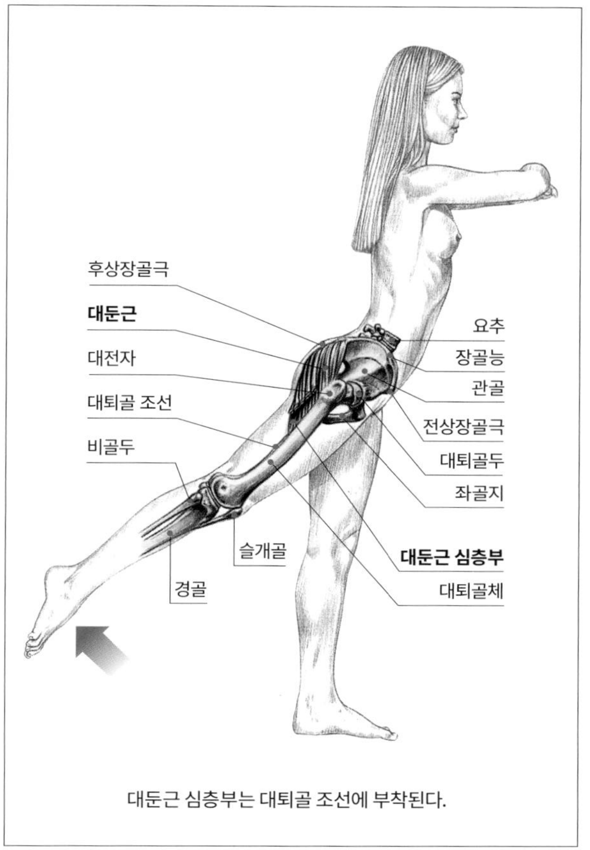
후상장골극
대둔근
대전자
대퇴골 조선
비골두
요추
장골능
관골
전상장골극
대퇴골두
좌골지
슬개골
대둔근 심층부
경골
대퇴골체

대둔근 심층부는 대퇴골 조선에 부착된다.

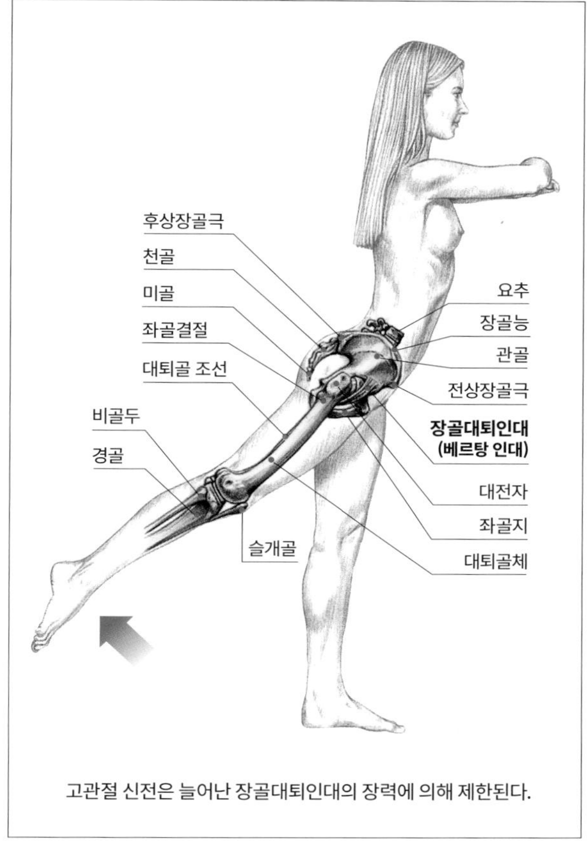
후상장골극
천골
미골
좌골결절
대퇴골 조선
비골두
경골
요추
장골능
관골
전상장골극
장골대퇴인대
(베르탕 인대)
대전자
좌골지
슬개골
대퇴골체

고관절 신전은 늘어난 장골대퇴인대의 장력에 의해 제한된다.

1. 한쪽 다리로 서서 골반을 앞으로 살짝 기울이고 팔짱을 낀다. 숨을 내쉬며 고관절을 신전한다.
2. 숨을 들이쉬며 천천히 시작 자세로 돌아왔다가 동작을 반복한다.
3. 고관절 신전은 늘어난 장골대퇴인대의 장력에 의해 제한된다는 점을 기억해 두자.

- 이 운동은 주로 대둔근을 자극하고, 대퇴이두근 단두를 제외한 슬굴곡근을 부차적으로 자극한다.
- 중량을 사용하지 않는 여타 운동과 마찬가지로 근육에 불타는 느낌이 들 때까지 여러 번 반복해야 최고의 효과를 볼 수 있다.
- 강도를 높이려면 발목 중량이나 탄력밴드를 사용하고, 안정감을 높이려면 막대를 잡고 실시하자.

변형 운동

막대를 이용하면 운동 시 균형을 잡는 데 도움이 된다.
또한 다리를 앞으로 접었다가 뒤로 당길 수도 있다.

막대를 사용한 변형 운동

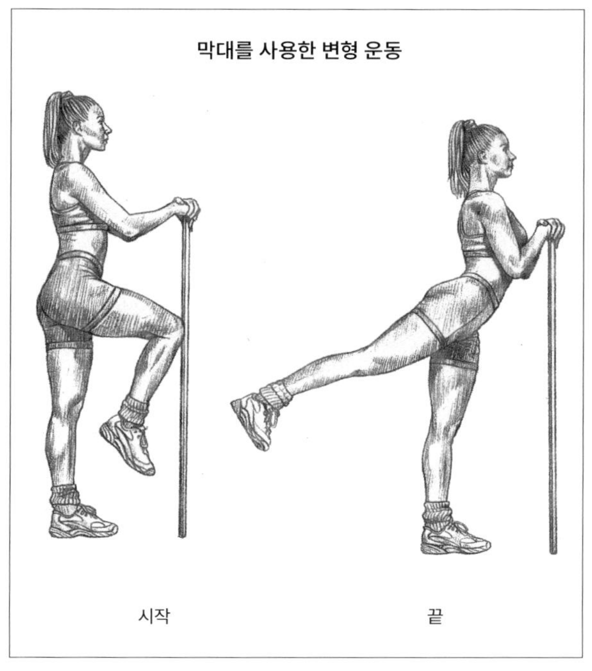

시작 끝

16 플로어 힙 익스텐션 FLOOR HIP EXTENSIONS

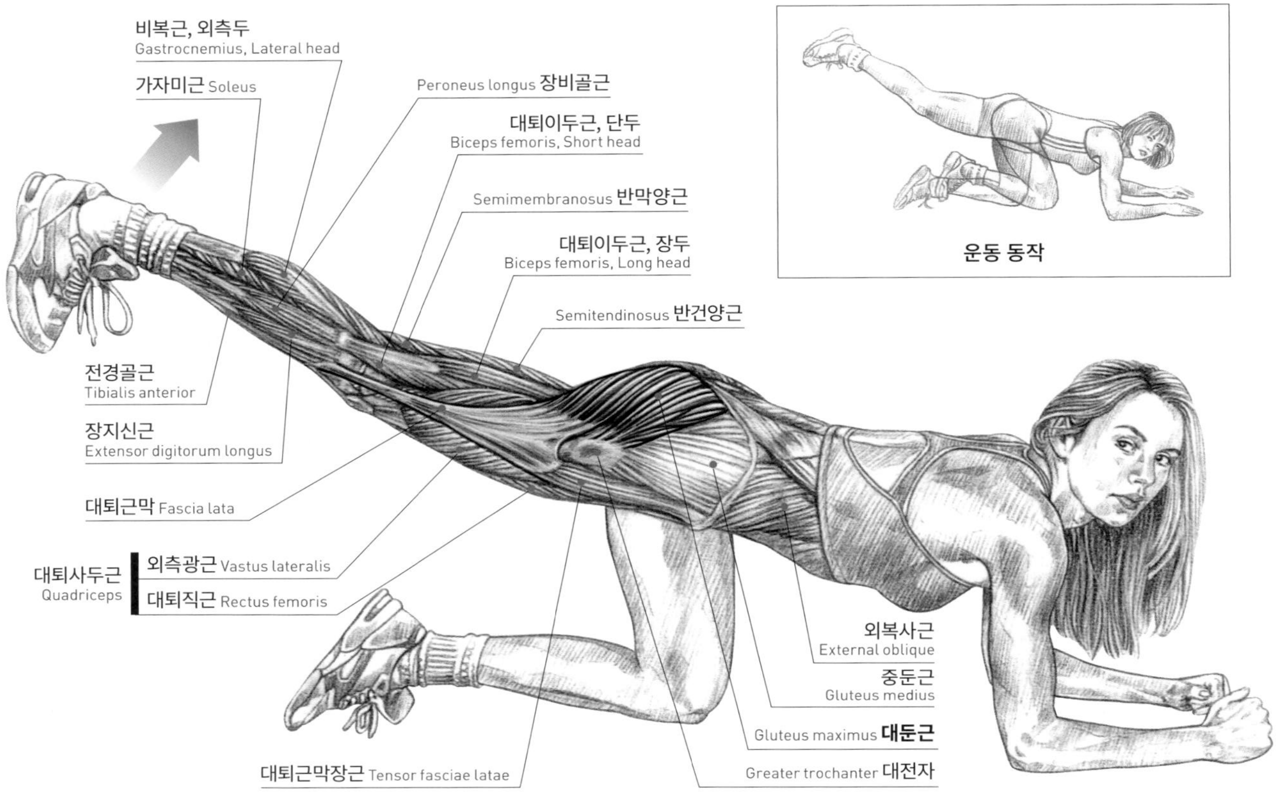

비복근, 외측두 Gastrocnemius, Lateral head
가자미근 Soleus
Peroneus longus 장비골근
대퇴이두근, 단두 Biceps femoris, Short head
Semimembranosus 반막양근
대퇴이두근, 장두 Biceps femoris, Long head
Semitendinosus 반건양근
전경골근 Tibialis anterior
장지신근 Extensor digitorum longus
대퇴근막 Fascia lata
대퇴사두근 Quadriceps
외측광근 Vastus lateralis
대퇴직근 Rectus femoris
외복사근 External oblique
중둔근 Gluteus medius
Gluteus maximus **대둔근**
Greater trochanter 대전자
대퇴근막장근 Tensor fasciae latae

운동 동작

1. 바닥에 무릎을 꿇고 엎드린 다음 팔을 바닥으로 뻗거나 팔꿈치를 구부려 팔뚝으로 몸을 지탱하자. 한쪽 무릎은 가슴 쪽으로 당겨 놓는다. 숨을 들이쉰다.
2. 숨을 내쉬면서 가슴 쪽으로 당긴 다리를 뒤로 보내며 고관절을 완전히 편다.

⇨ 이 운동은 다리를 뻗을 때는 슬굴곡근과 대둔근이 자극되고, 다리를 구부릴 때는 대둔근만 자극된다.

⇨ 다리를 뻗는 높이를 자신에게 맞게 조절하면서 실시하고, 정점에서는 1~2초간 등척성 수축을 한다. 운동 강도를 더 높이려면 발목 중량을 사용한다. 이 운동은 간단하면서도 운동 효과가 좋아 단체수업 등에서 인기가 많다.

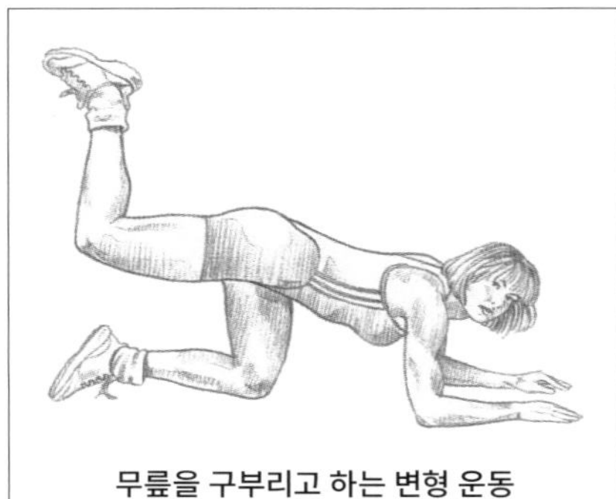

무릎을 구부리고 하는 변형 운동

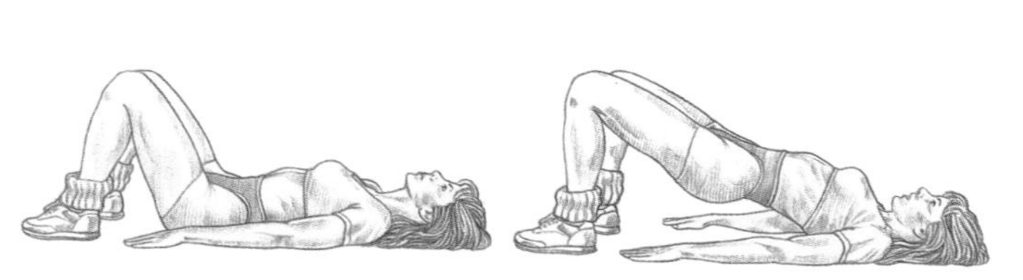

바닥에서 엉덩이를 들어올리는 힙 브릿지 동작도 사실 대둔근을 주로 사용하는 힙 익스텐션이라고 보면 된다. 이 운동도 플로어 힙 익스텐션과 마찬가지로 어디서든 별다른 도구 없이 실시할 수 있다.

풀업 및 딥 머신 힙 익스텐션
HIP EXTENSION WITH PULL-UP AND DIP MACHINE

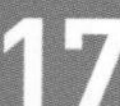

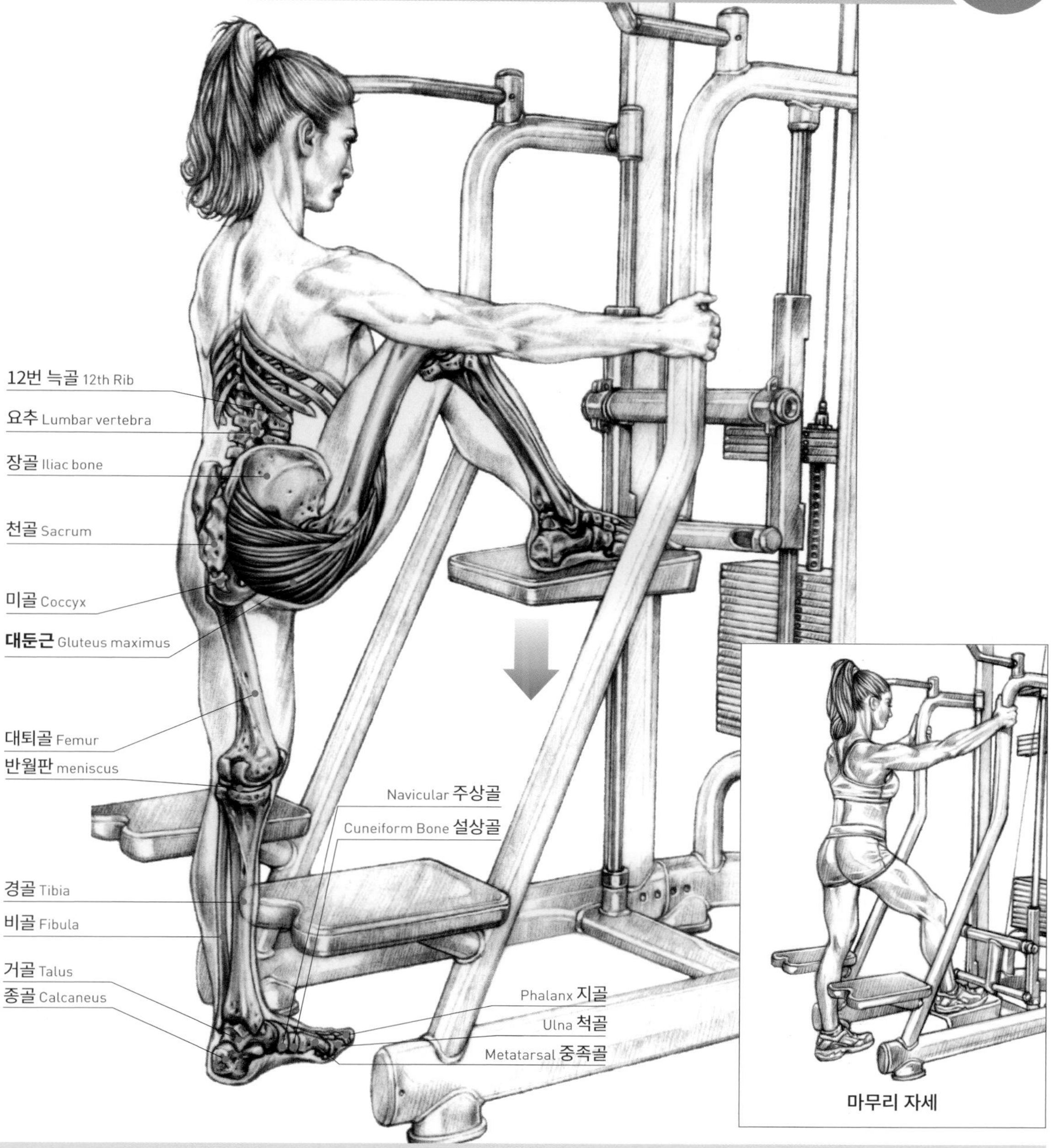

12번 늑골 12th Rib
요추 Lumbar vertebra
장골 Iliac bone
천골 Sacrum
미골 Coccyx
대둔근 Gluteus maximus
대퇴골 Femur
반월판 meniscus
경골 Tibia
비골 Fibula
거골 Talus
종골 Calcaneus
Navicular 주상골
Cuneiform Bone 설상골
Phalanx 지골
Ulna 척골
Metatarsal 중족골

마무리 자세

1. 풀업 및 딥 머신을 활용해 고관절을 확장하는 운동이다. 지지대를 잡고, 한 발로 선 다음 반대쪽 다리를 구부려 머신에 올린다.
2. 천천히 숨을 내쉬면서 다리를 뻗고, 숨을 들이쉬면서 시작 자세로 돌아간다.
3. 시작 자세로 돌아갈 때는 동작을 제어하며 천천히 돌아가도록 하자.

⇨ 이 운동은 주로 대둔근과 대퇴사두근을 단련하고 내전근을 스트레칭한다.

⇨ 이 동작의 장점은 허벅지를 구부렸을 때 대둔근을 집중적으로 스트레칭하여 해당 근육의 자극을 잘 느낄 수 있다는 것이다.
10~20회 반복하면 최고의 효과를 볼 수 있다.

NOTE 안정적으로 동작하려면 하중이 클수록 몸을 앞으로 더 많이 기울여야 하고 딥 머신을 더 단단히 잡아야 한다

18 엎드려서 하는 머신 힙 익스텐션
MACHINE HIP EXTENSIONS LYING DOWN

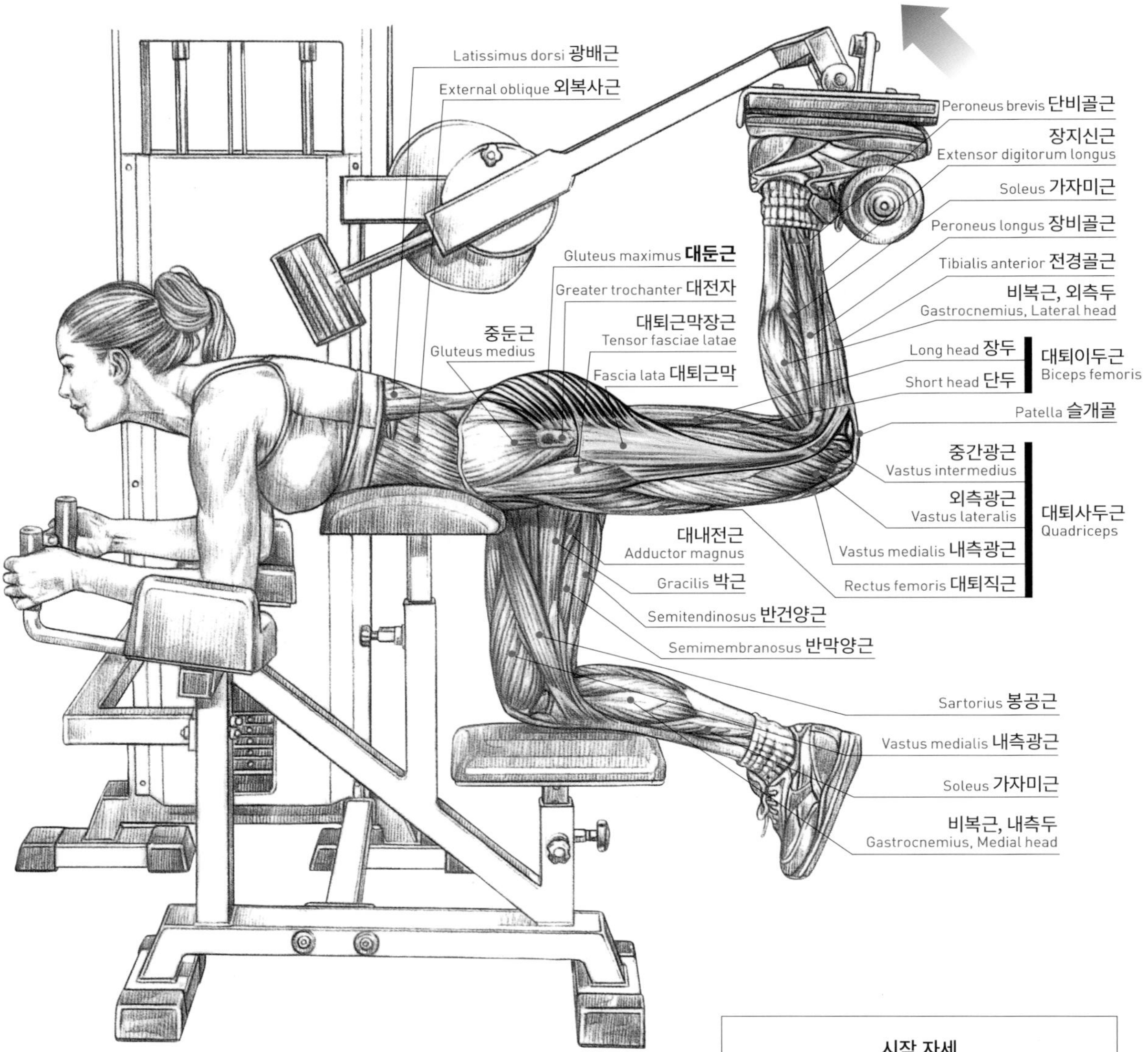

엉덩이
BUTTOCKS

Latissimus dorsi 광배근
External oblique 외복사근
Gluteus maximus **대둔근**
Greater trochanter 대전자
중둔근 Gluteus medius
대퇴근막장근 Tensor fasciae latae
Fascia lata 대퇴근막
Peroneus brevis 단비골근
장지신근 Extensor digitorum longus
Soleus 가자미근
Peroneus longus 장비골근
Tibialis anterior 전경골근
비복근, 외측두 Gastrocnemius, Lateral head
Long head 장두
Short head 단두
대퇴이두근 Biceps femoris
Patella 슬개골
중간광근 Vastus intermedius
외측광근 Vastus lateralis
Vastus medialis 내측광근
Rectus femoris 대퇴직근
대퇴사두근 Quadriceps
대내전근 Adductor magnus
Gracilis 박근
Semitendinosus 반건양근
Semimembranosus 반막양근
Sartorius 봉공근
Vastus medialis 내측광근
Soleus 가자미근
비복근, 내측두 Gastrocnemius, Medial head

1. 머신에 엎드려서 손잡이를 잡고, 한쪽 무릎을 바닥에 댄 다음 반대쪽 다리를 굽힌다.
2. 숨을 내쉬며 수직으로 발판을 밀어 고관절을 완전히 편다. 정점에서 1~2초 동안 등척성 수축을 하자. 숨을 들이쉬며 시작 자세로 돌아왔다가 동작을 반복한다.

⇨ 이 운동은 주로 대둔근을 자극한다. 이처럼 무릎을 굽히면 슬굴곡근의 긴장이 풀려서 슬굴곡근이 많이 동원되지 않는다.

⇨ 세트당 10~20회를 반복하면 좋은 효과를 볼 수 있다.

⇨ 중량을 늘리고 반복 횟수를 줄이면 운동 강도를 높일 수 있다.

NOTE 머신에 엎드려서 하는 힙 익스텐션은 바닥에서 하는 플로어 힙 익스텐션과 자세나 동작이 동일하다.

시작 자세

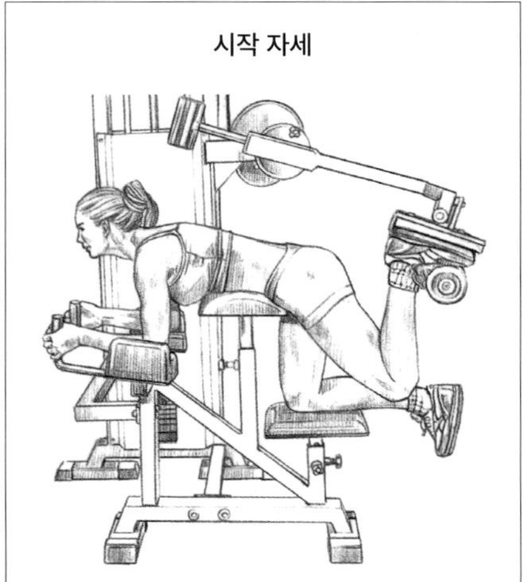

CABLE HIP EXTENTIONS 케이블 힙 익스텐션

19

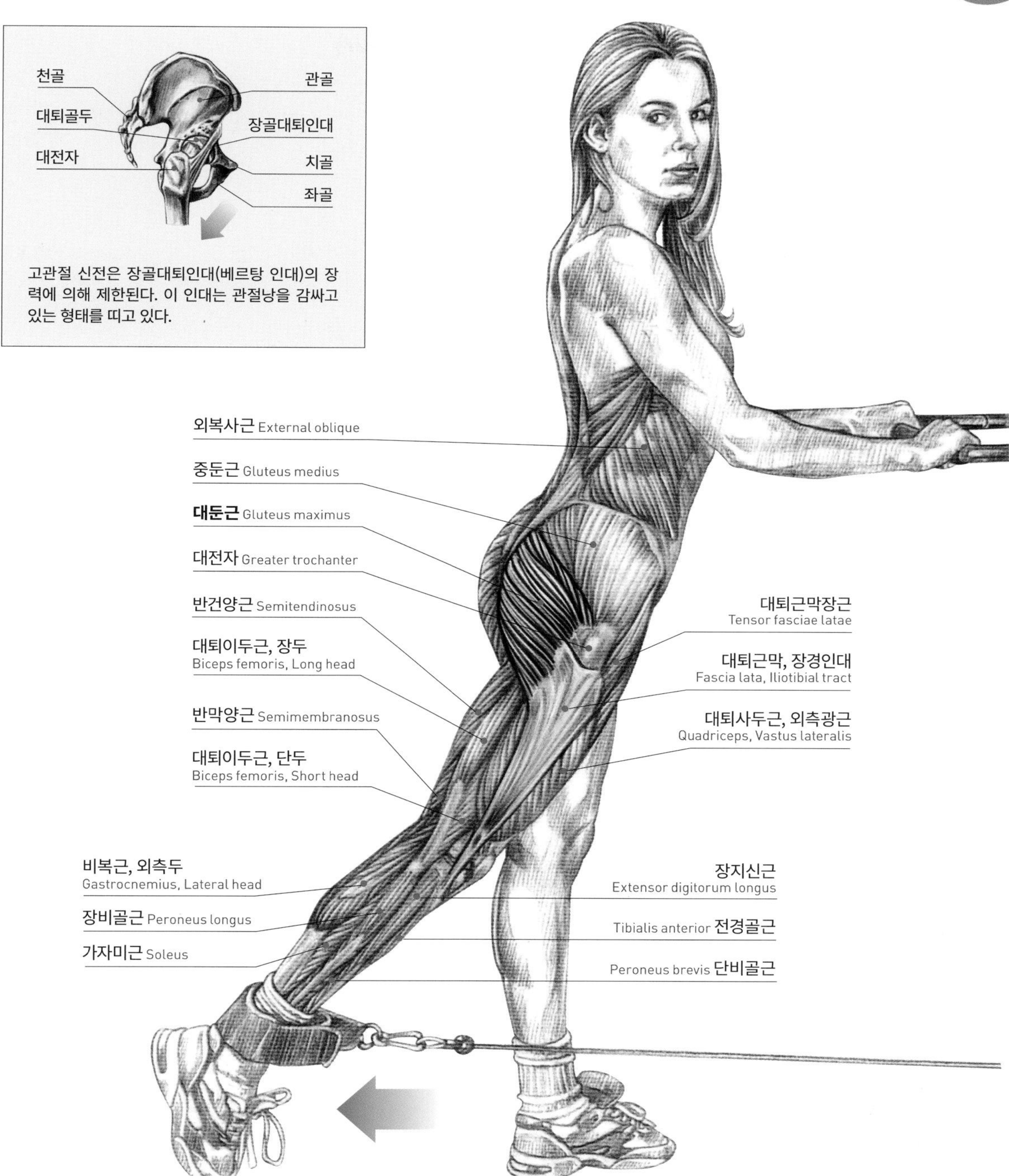
천골
관골
대퇴골두
장골대퇴인대
대전자
치골
좌골
고관절 신전은 장골대퇴인대(베르탕 인대)의 장력에 의해 제한된다. 이 인대는 관절낭을 감싸고 있는 형태를 띠고 있다.
외복사근 External oblique
중둔근 Gluteus medius
대둔근 Gluteus maximus
대전자 Greater trochanter
반건양근 Semitendinosus
대퇴이두근, 장두
Biceps femoris, Long head
반막양근 Semimembranosus
대퇴이두근, 단두
Biceps femoris, Short head
대퇴근막장근
Tensor fasciae latae
대퇴근막, 장경인대
Fascia lata, Iliotibial tract
대퇴사두근, 외측광근
Quadriceps, Vastus lateralis
비복근, 외측두
Gastrocnemius, Lateral head
장비골근 Peroneus longus
가자미근 Soleus
장지신근
Extensor digitorum longus
Tibialis anterior 전경골근
Peroneus brevis 단비골근

1. 머신을 보고 한쪽 다리로 서서 손잡이를 잡고 골반을 앞으로 기울인다, 반대쪽 다리에는 하단 케이블을 연결한다.
2. 케이블을 연결한 다리를 뒤로 당겨 고관절을 펴준다. 고관절 신전은 장골대퇴인대의 장력에 의해 제한된다는 점을 참고하자.

⇨ 이 운동은 주로 대둔근을 자극하고, 대퇴이두근 단두를 제외한 슬굴곡근을 부차적으로 자극한다. 엉덩이 형태를 다듬고, 탄탄하게 만드는 운동이니 여러 번 반복하자. 다리를 뒤로 당기면서 숨을 내쉬고, 시작 자세로 돌아오면서 숨을 들이쉰다.

둔근, 인간만의 특징

두 발로 걸을 수 있는 일부 유인원이 있긴 하지만 인간은 이족 보행에 완전히 적응한 극소수의 포유류이며, 유일한 영장류이다. 인간이 이족 보행을 함으로써 나타난 체형적 특징은 대둔근이 엄청나게 발달했다는 것이다. 결국 대둔근은 인체에서 가장 크고 강한 근육이 되었다.

발달한 둔근은 인간만의 특징이다. 다른 네발짐승은 인간에 비해 둔근이 비율적으로 훨씬 덜 발달했다. 인간의 둔근에 빗대곤 하는 말의 뒷다리와 궁둥이는 사실 슬굴곡근(인간의 넓적다리 뒤쪽)으로 이루어졌다.

고관절 신전근인 대둔근은 인간이 걸을 때 중요한 역할을 하지는 않는다. 골반의 위치를 바로잡는 역할(그리고 고관절 신전)은 슬굴곡근이 담당하기 때문이다. 걸으면서 둔근을 만져보면 둔근이 거의 수축하지 않는다는 것을 바로 알 수 있다. 하지만 언덕을 오를 때나 빨리 걸을 때 또는 달릴 때와 같이, 걸을 때 필요한 힘이 증가하면 대둔근이 동원되어 고관절을 힘차게 뻗고 상체를 펴게 된다.

이러한 생체역학적 개념을 알아두면 대둔근과 슬굴곡근을 사용하는 굿모닝(93p)이나 스트레이트 레그 데드리프트(163p) 같은 운동을 할 때, 하중이 클수록 대둔근의 동원이 증가하고, 슬굴곡근의 동원이 감소하는 이유를 알 수 있다.

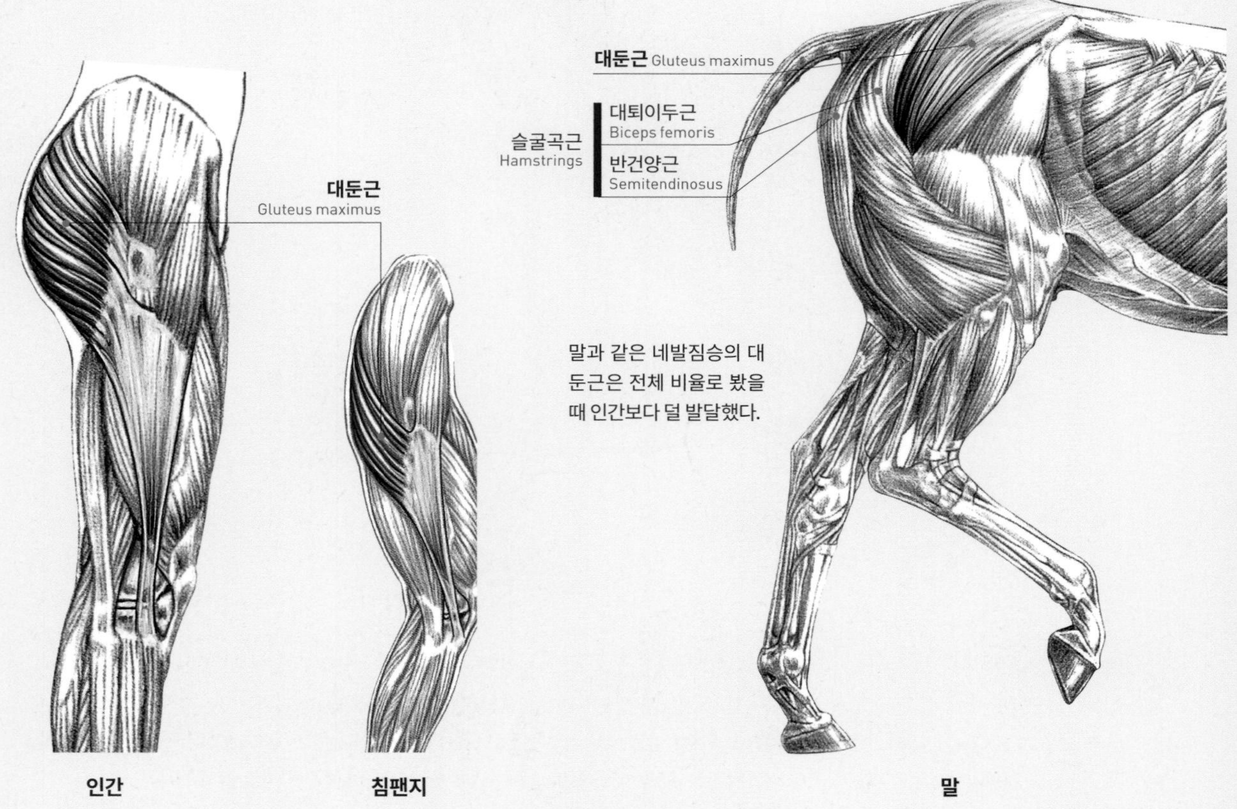
대둔근
Gluteus maximus
대둔근 Gluteus maximus
슬굴곡근
Hamstrings
대퇴이두근
Biceps femoris
반건양근
Semitendinosus
말과 같은 네발짐승의 대둔근은 전체 비율로 봤을 때 인간보다 덜 발달했다.
인간
침팬지
말

탄력밴드를 이용한 플로어 힙 익스텐션 20
FLOOR HIP EXTENSIONS WITH AN ELASTIC BAND

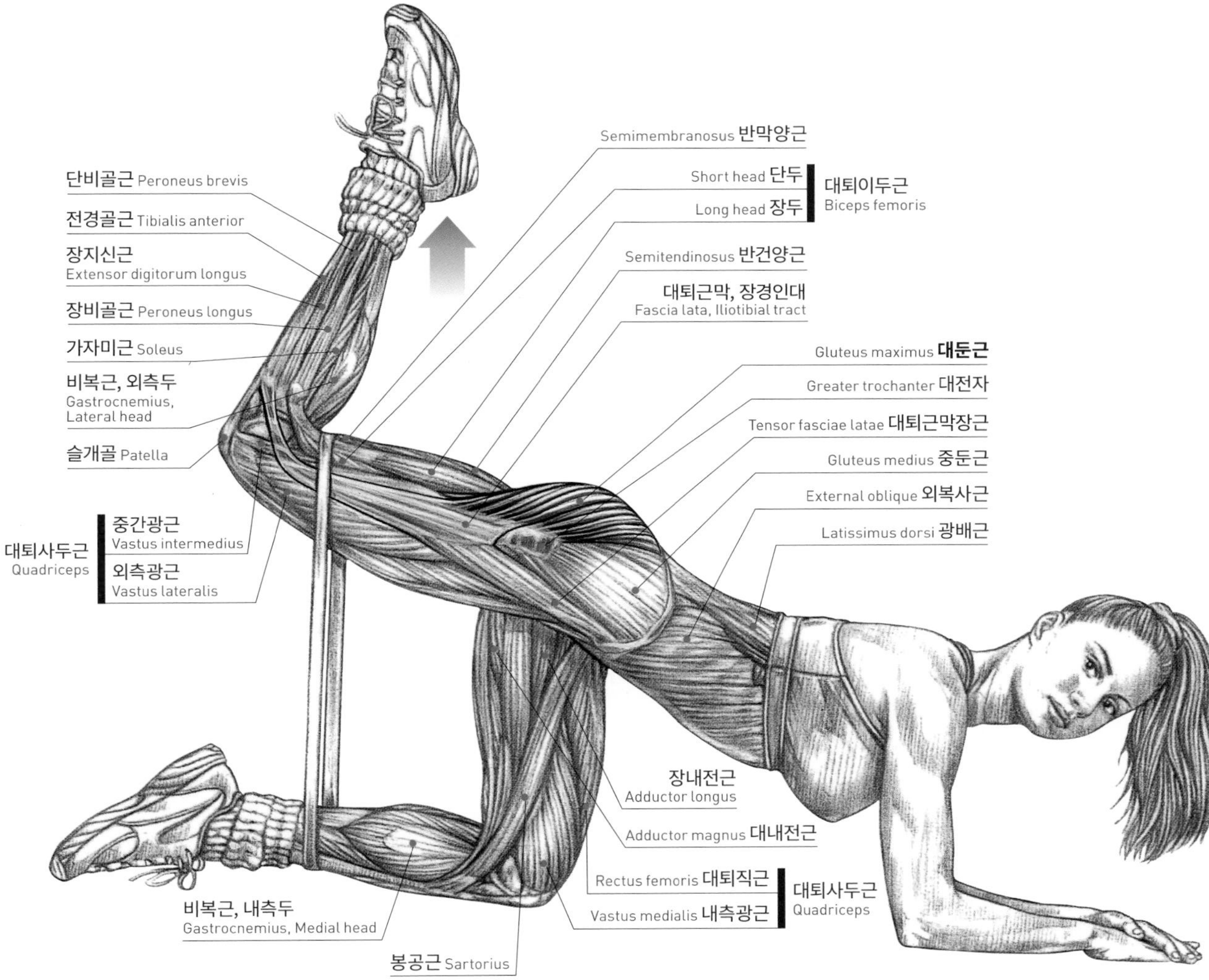

Semimembranosus 반막양근
Short head 단두
Long head 장두
대퇴이두근 Biceps femoris
Semitendinosus 반건양근
대퇴근막, 장경인대 Fascia lata, Iliotibial tract
Gluteus maximus **대둔근**
Greater trochanter 대전자
Tensor fasciae latae 대퇴근막장근
Gluteus medius 중둔근
External oblique 외복사근
Latissimus dorsi 광배근
단비골근 Peroneus brevis
전경골근 Tibialis anterior
장지신근 Extensor digitorum longus
장비골근 Peroneus longus
가자미근 Soleus
비복근, 외측두 Gastrocnemius, Lateral head
슬개골 Patella
중간광근 Vastus intermedius
외측광근 Vastus lateralis
대퇴사두근 Quadriceps
장내전근 Adductor longus
Adductor magnus 대내전근
Rectus femoris 대퇴직근
Vastus medialis 내측광근
대퇴사두근 Quadriceps
비복근, 내측두 Gastrocnemius, Medial head
봉공근 Sartorius

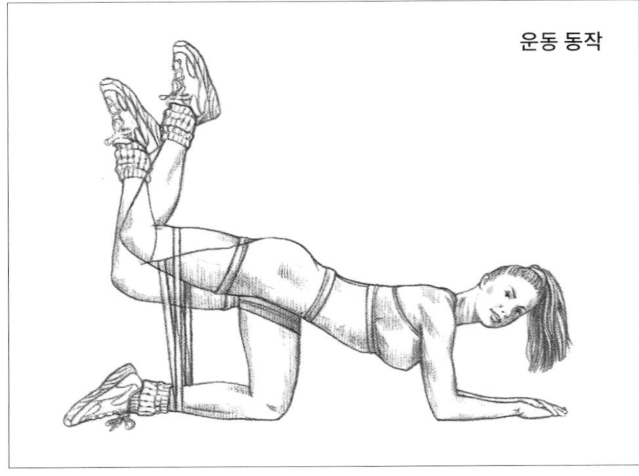

운동 동작

1. 바닥에 무릎을 꿇고 양팔을 구부려 팔뚝으로 몸을 지탱한다.
2. 무릎을 굽힌 상태로 한쪽 무릎을 바닥에서 들어올린다. 이때 넓적다리를 수평 지점보다 살짝 낮게 들자. 탄력밴드는 위로 든 다리의 무릎 관절 위쪽과 바닥에 놓인 다리의 발목에 두른다.
3. 숨을 내쉬면서 다리를 최대한 높이 들어 고관절을 완전히 신전하자. 숨을 들이쉬며 탄력밴드의 팽팽함을 유지하며 시작 자세로 돌아온다. 동작을 반복한다.

➡ 가동 범위가 좁은 이 운동은 대둔근을 주로 자극하고, 슬굴곡근을 부차적으로 자극한다. 여러 번 반복해야 최고의 효과를 볼 수 있다.

21 벤치 힙 익스텐션 BENCH HIP EXTENSIONS

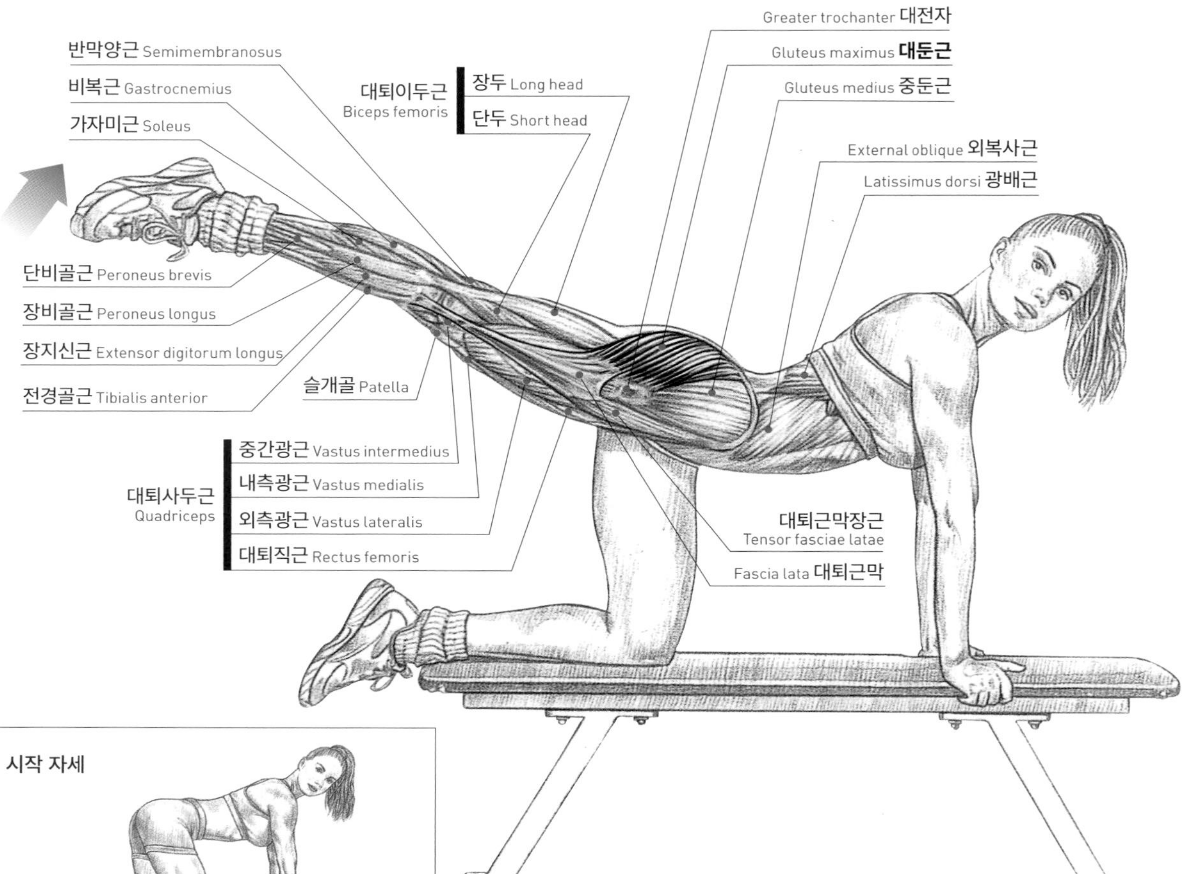

반막양근 Semimembranosus
비복근 Gastrocnemius
가자미근 Soleus
대퇴이두근 Biceps femoris
장두 Long head
단두 Short head
Greater trochanter 대전자
Gluteus maximus **대둔근**
Gluteus medius 중둔근
External oblique 외복사근
Latissimus dorsi 광배근
단비골근 Peroneus brevis
장비골근 Peroneus longus
장지신근 Extensor digitorum longus
전경골근 Tibialis anterior
슬개골 Patella
대퇴사두근 Quadriceps
중간광근 Vastus intermedius
내측광근 Vastus medialis
외측광근 Vastus lateralis
대퇴직근 Rectus femoris
대퇴근막장근 Tensor fasciae latae
Fascia lata 대퇴근막

시작 자세

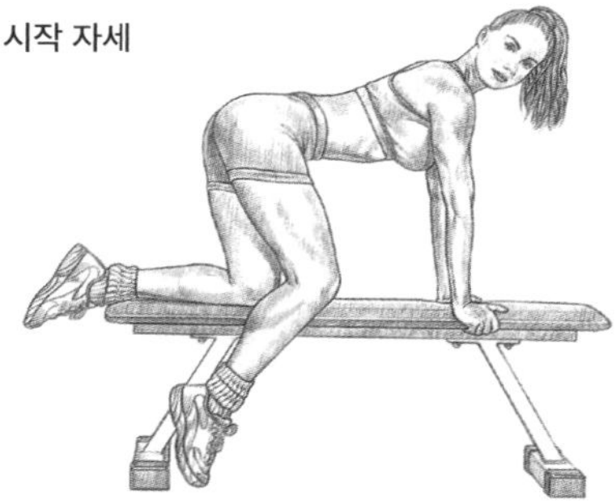

1. 벤치에 한쪽 무릎을 꿇고, 반대쪽 다리는 벤치 옆으로 뺀다. 양팔은 벤치를 잡고, 등은 곧게 펴거나 살짝 아치를 만든다.
2. 엉덩이에 힘을 준 상태로 바닥에서 다리를 들어 고관절을 완전히 신전한다.
3. 발이 바닥에 닿지 않도록 주의하며 시작 자세로 돌아온 후 동작을 반복한다.

- 다리를 펴고 실시하면 슬굴곡근(단두를 제외한 대퇴이두근, 반건양근, 반막양근)과 대둔근을 자극할 수 있다.
- 신전 동작 마지막에 무릎을 굽히면 슬굴곡근의 자극 강도를 낮출 수 있다.

➡ 이 운동은 바닥에서 하는 힙 익스텐션보다 대둔근이 동원되는 느낌을 더 잘 느낄 수 있다. 정점에서 등척성 수축을 1~2초 정도 해도 좋다.

➡ 발목 중량을 사용하면 강도를 높일 수 있다. 근육에 불타는 느낌이 들 때까지 여러 번 반복해야 최고의 효과를 볼 수 있다.

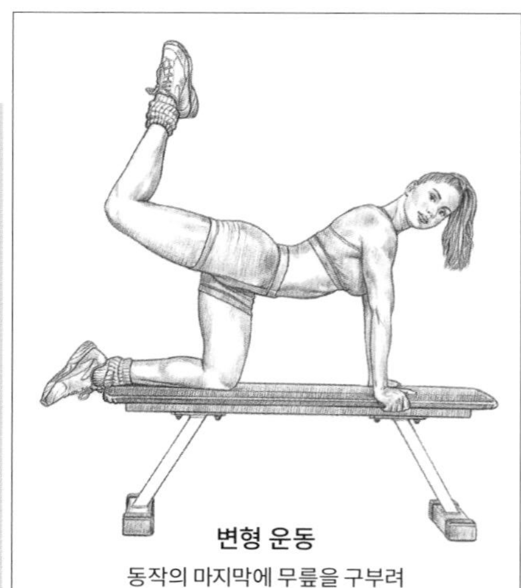
변형 운동
동작의 마지막에 무릎을 구부려 고관절을 신전한다.

PRONE HIP EXTENSIONS 엎드려서 하는 힙 익스텐션 22

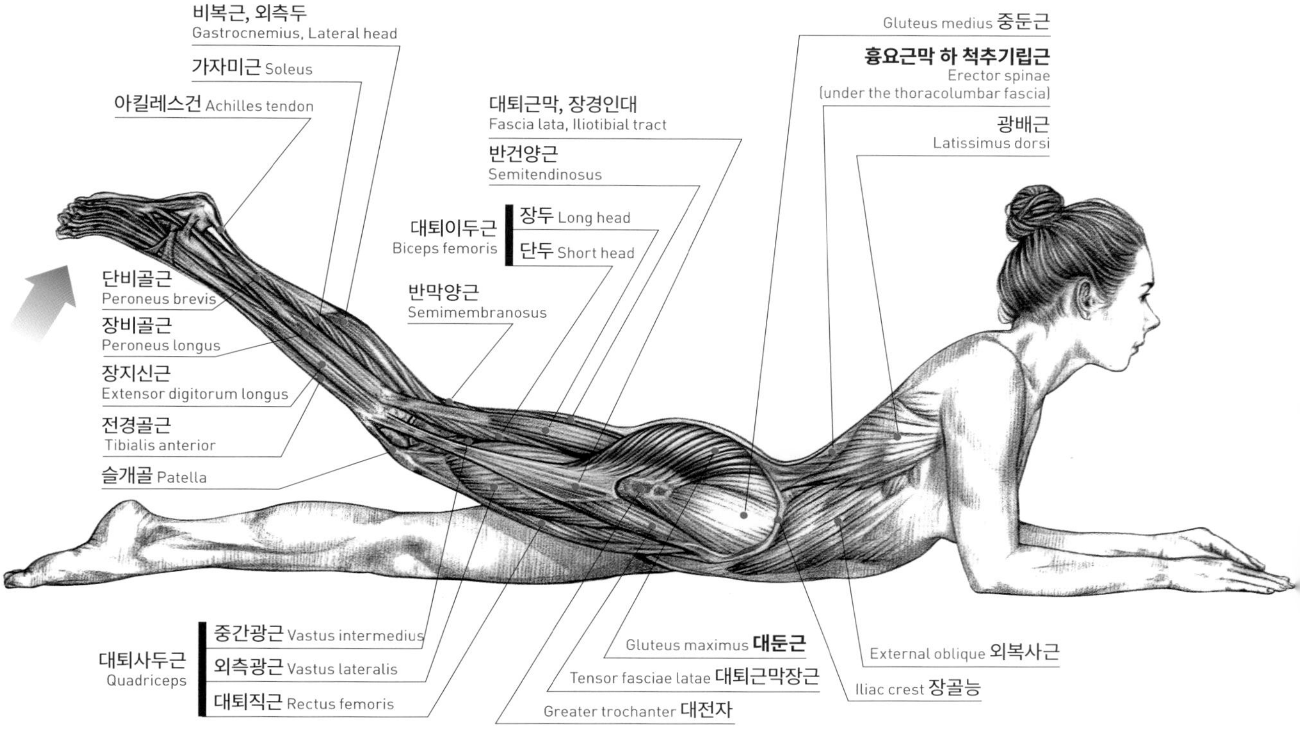

비복근, 외측두
Gastrocnemius, Lateral head
가자미근 Soleus
아킬레스건 Achilles tendon
단비골근
Peroneus brevis
장비골근
Peroneus longus
장지신근
Extensor digitorum longus
전경골근
Tibialis anterior
슬개골 Patella
대퇴근막, 장경인대
Fascia lata, Iliotibial tract
반건양근
Semitendinosus
대퇴이두근
Biceps femoris
장두 Long head
단두 Short head
반막양근
Semimembranosus
Gluteus medius 중둔근
흉요근막 하 척추기립근
Erector spinae
(under the thoracolumbar fascia)
광배근
Latissimus dorsi
대퇴사두근
Quadriceps
중간광근 Vastus intermedius
외측광근 Vastus lateralis
대퇴직근 Rectus femoris
Gluteus maximus 대둔근
Tensor fasciae latae 대퇴근막장근
Greater trochanter 대전자
External oblique 외복사근
Iliac crest 장골능

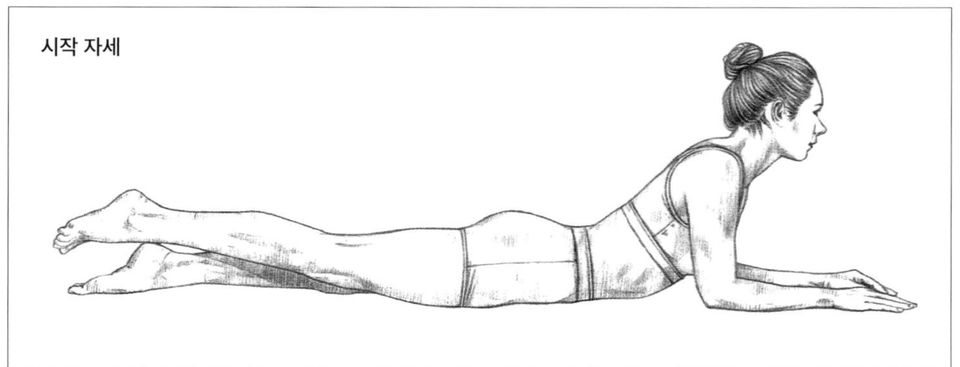
시작 자세

1. 바닥에 배를 깔고 눕는다. 상완을 수직으로 세워 팔뚝으로 몸을 지탱하고, 등에 작은 아치를 만든다. 그다음 한쪽 다리를 바닥에서 살짝 들어올린다.
2. 위로 든 다리를 최대한 높이 들었다가 시작 자세로 돌아오되, 발이 바닥에 닿지 않도록 주의한다. 반복해서 실시하자.

- 이 운동은 대둔근을 주로 자극하고, 슬굴곡근과 허리의 요추, 천골 부근에 있는 척추기립근을 부차적으로 자극한다.
- 매회 다리를 끝까지 든 상태에서 1~2초간 등척성 수축을 해도 좋다. 호흡은 다리를 높이 들 때 내쉬고, 시작 자세로 돌아올 때 들이쉰다.

23 탄력밴드를 이용한 스탠딩 힙 익스텐션

STANDING HIP EXTENSIONS WITH AN ELASTIC BAND

엉덩이 BUTTOCKS

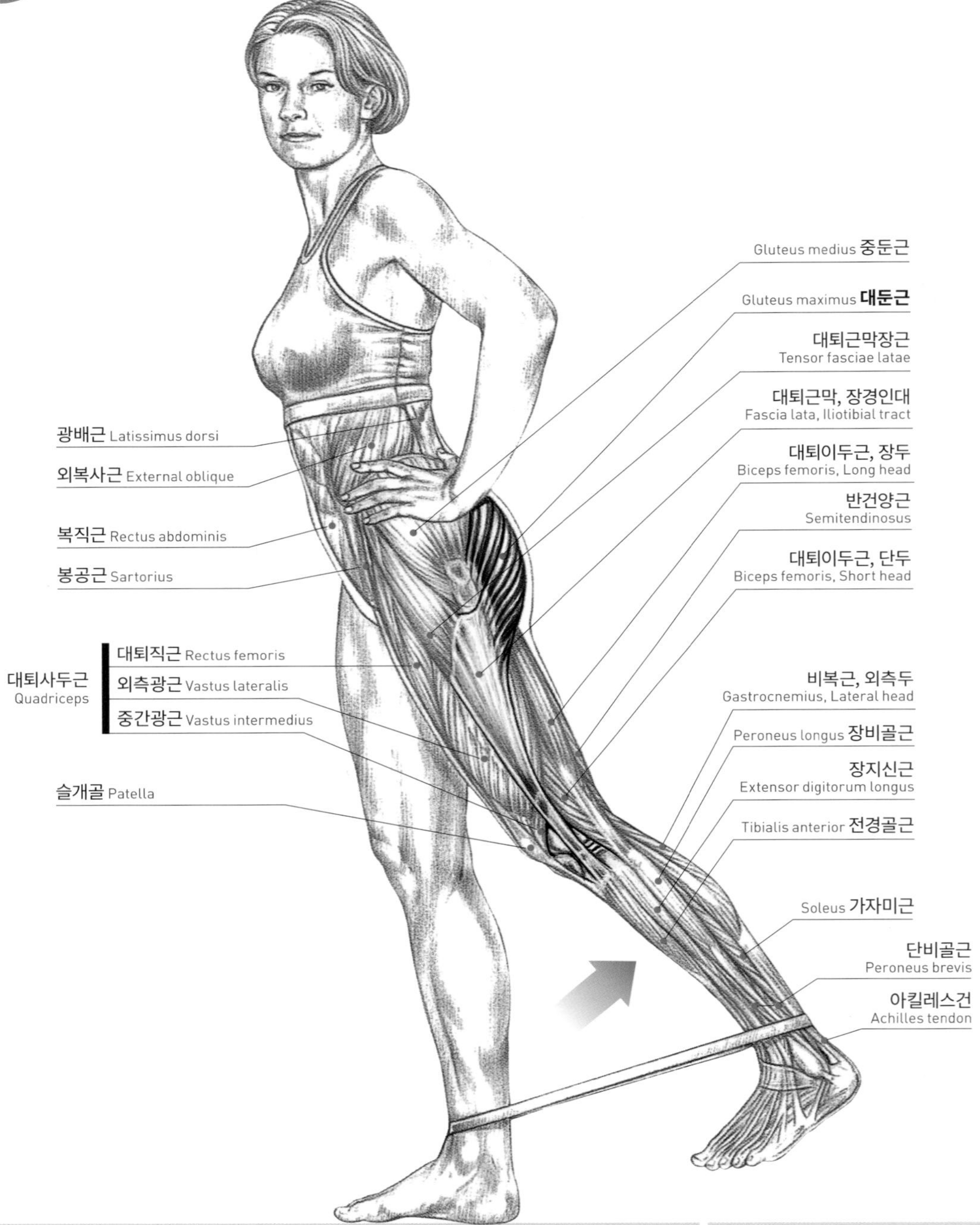

Gluteus medius 중둔근
Gluteus maximus 대둔근
대퇴근막장근 Tensor fasciae latae
대퇴근막, 장경인대 Fascia lata, Iliotibial tract
대퇴이두근, 장두 Biceps femoris, Long head
반건양근 Semitendinosus
대퇴이두근, 단두 Biceps femoris, Short head
비복근, 외측두 Gastrocnemius, Lateral head
Peroneus longus 장비골근
장지신근 Extensor digitorum longus
Tibialis anterior 전경골근
Soleus 가자미근
단비골근 Peroneus brevis
아킬레스건 Achilles tendon
광배근 Latissimus dorsi
외복사근 External oblique
복직근 Rectus abdominis
봉공근 Sartorius
대퇴사두근 Quadriceps
대퇴직근 Rectus femoris
외측광근 Vastus lateralis
중간광근 Vastus intermedius
슬개골 Patella

1. 양쪽 발목에 탄력밴드를 두르고, 한쪽 다리로 서서 양손을 허리 쪽 엉덩이에 올린다. 숨을 들이쉰다.
2. 숨을 내쉬면서 탄력밴드의 팽팽함을 유지하며 반대쪽 다리를 뒤로 뻗어 고관절을 뒤쪽으로 신전한다. 다시 숨을 들이쉬며 시작 자세로 돌아왔다가 동작을 반복한다.
3. 다른 운동과 마찬가지로 근육에 불타는 느낌이 들 때까지 여러 번 반복해야 최고의 효과를 볼 수 있다.

➡ 이 운동은 대둔근을 주로 자극하고, 대퇴이두근 단두를 제외한 슬굴곡근을 부차적으로 자극한다. 대퇴이두근 단두는 다리를 굽힐 때만 사용되므로 고관절을 신전할 때는 동원되지 않는다.

HIP BRIDGES 힙 브릿지 24

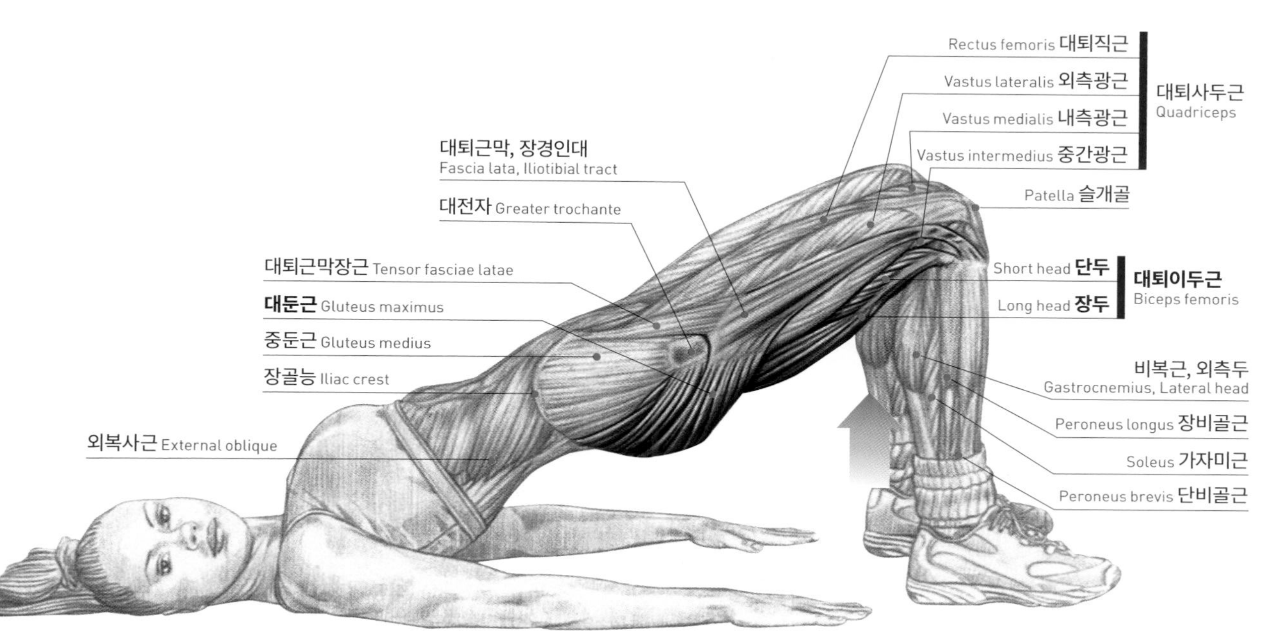
Rectus femoris 대퇴직근
Vastus lateralis 외측광근
Vastus medialis 내측광근
Vastus intermedius 중간광근
대퇴사두근
Quadriceps
대퇴근막, 장경인대
Fascia lata, Iliotibial tract
대전자 Greater trochante
Patella 슬개골
대퇴근막장근 Tensor fasciae latae
Short head 단두
Long head 장두
대퇴이두근
Biceps femoris
대둔근 Gluteus maximus
중둔근 Gluteus medius
장골능 Iliac crest
비복근, 외측두
Gastrocnemius, Lateral head
Peroneus longus 장비골근
외복사근 External oblique
Soleus 가자미근
Peroneus brevis 단비골근

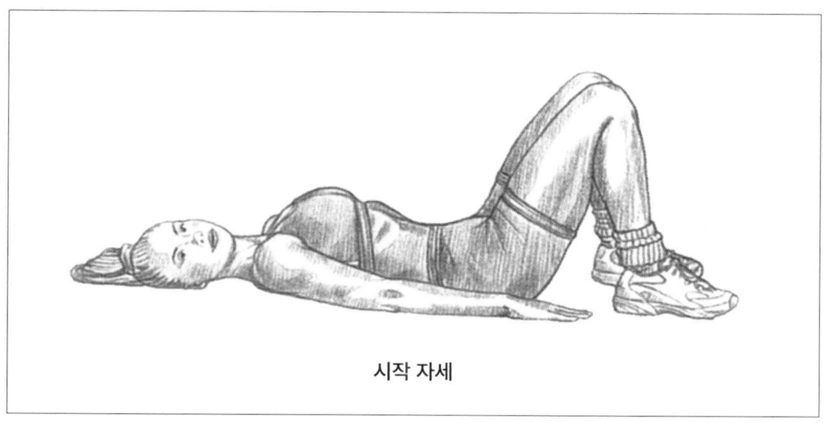

시작 자세

1. 등을 바닥에 대고 누운 다음 무릎을 굽혀 양발을 지면에 붙인다. 그다음 손바닥을 아래쪽으로 향하게 한 채로 양팔을 몸의 방향에 맞춰 편다.
2. 숨을 내쉬면서 발로 바닥을 밀어 엉덩이를 바닥에서 들어올린다.
3. 정점에서 2초간 멈췄다가 숨을 들이쉬면서 골반을 내린다. 이때 엉덩이가 바닥에 닿지 않게 하고, 동작을 반복한다.

➡ 이 운동은 대둔근과 슬굴곡근을 주로 자극한다. 동작을 여러 번 반복하며 매회 정점에서 근육의 수축을 느끼는 것이 중요하다.

NOTE 이 운동은 동작이 쉽고 운동 효과가 좋아서 단체 수업에서 자주 활용된다.

25 원-레그 힙 브릿지 ONE-LEG HIP BRIDGES

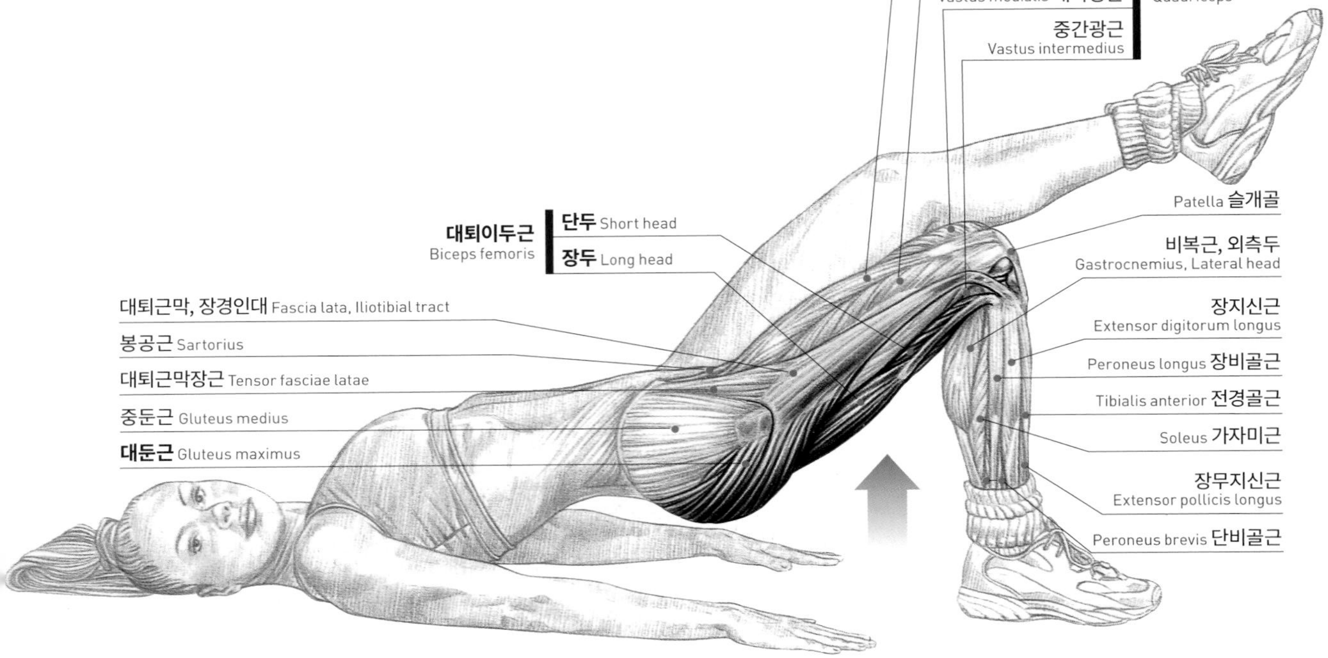

Rectus femoris 대퇴직근
Vastus lateralis 외측광근
Vastus medialis 내측광근
중간광근
Vastus intermedius
대퇴사두근
Quadriceps
Patella 슬개골
비복근, 외측두
Gastrocnemius, Lateral head
장지신근
Extensor digitorum longus
Peroneus longus 장비골근
Tibialis anterior 전경골근
Soleus 가자미근
장무지신근
Extensor pollicis longus
Peroneus brevis 단비골근
대퇴이두근
Biceps femoris
단두 Short head
장두 Long head
대퇴근막, 장경인대 Fascia lata, Iliotibial tract
봉공근 Sartorius
대퇴근막장근 Tensor fasciae latae
중둔근 Gluteus medius
대둔근 Gluteus maximus

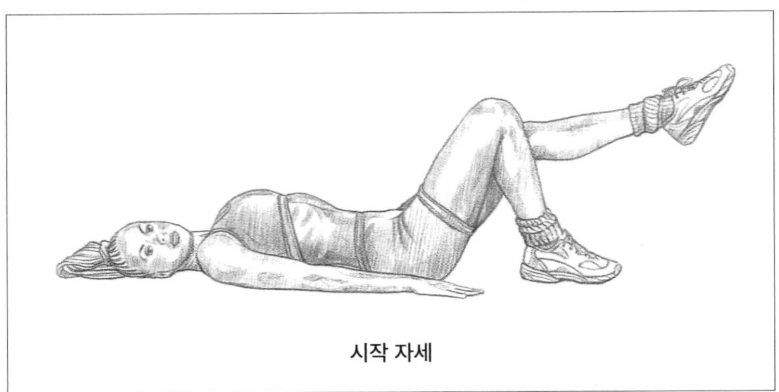

시작 자세

1. 바닥에 누워 팔을 몸 옆에 내려놓고, 손바닥을 아래쪽으로 돌린다. 한쪽 다리는 굽혀서 바닥에 놓고, 반대쪽 다리는 바닥에 닿지 않게 앞으로 뻗는다.
2. 숨을 내쉬면서 발바닥으로 바닥을 최대한 강하게 밀어 엉덩이를 들어올린다.
3. 정점에서 2초간 멈췄다가 숨을 들이쉬면서 골반을 내린다. 이때 엉덩이가 바닥에 닿지 않게 하고, 동작을 반복한다.

- 이 운동은 대둔근과 슬굴곡근(반건양근, 반막양근, 대퇴이두근)을 주로 자극한다.
- 여러 번 반복해야 하는 운동이다. 매회 정점에서 근육의 수축을 느끼는 것이 중요하다.

NOTE 한쪽으로 한 세트를 마친 다음 반대쪽으로 해도 되고, 왼쪽과 오른쪽 다리로 1회씩 번갈아 운동해도 된다. 후자의 경우에는 매회 바닥에 등을 댄 상태로 다리를 바꿔 주자.

BENCH BRIDGES 벤치 브릿지 26

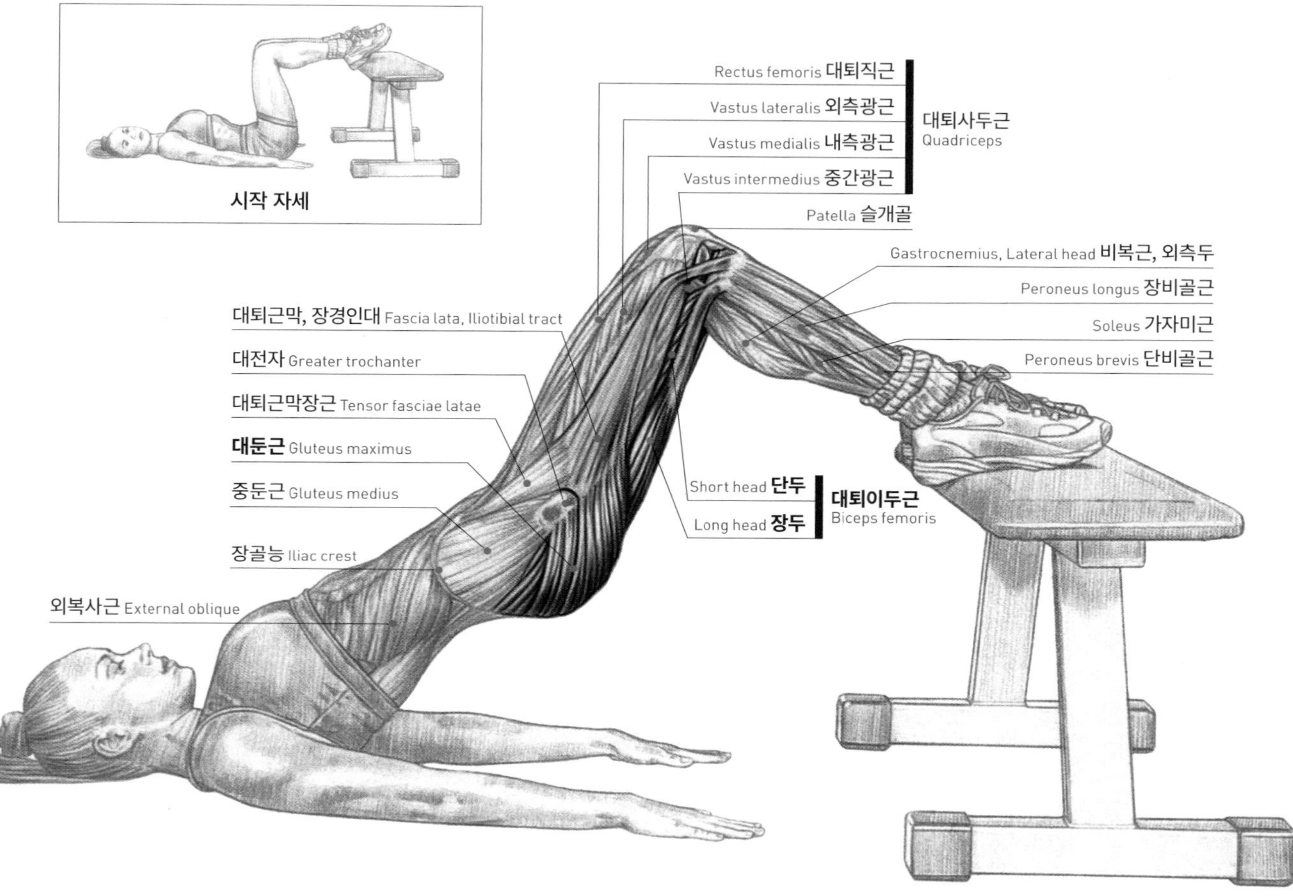
시작 자세
Rectus femoris 대퇴직근
Vastus lateralis 외측광근
Vastus medialis 내측광근
Vastus intermedius 중간광근
대퇴사두근
Quadriceps
Patella 슬개골
Gastrocnemius, Lateral head 비복근, 외측두
Peroneus longus 장비골근
Soleus 가자미근
Peroneus brevis 단비골근
대퇴근막, 장경인대 Fascia lata, Iliotibial tract
대전자 Greater trochanter
대퇴근막장근 Tensor fasciae latae
대둔근 Gluteus maximus
중둔근 Gluteus medius
장골능 Iliac crest
외복사근 External oblique
Short head 단두
Long head 장두
대퇴이두근
Biceps femoris

1. 바닥에 누워 팔을 몸 옆에 내려놓고, 손바닥을 아래로 돌린다. 넓적다리는 바닥과 수직으로 세우고, 양발은 벤치에 올리자.
2. 숨을 내쉬면서 바닥에서 엉덩이를 최대한 들어올린다.
3. 자세를 2초간 유지했다가 숨을 들이쉬며 내려온다. 이때 엉덩이가 바닥에 닿지 않게 하고, 동작을 반복한다.

➡ 이 운동은 대둔근도 자극하지만, 특히 슬굴곡근을 중점적으로 자극한다. 힙 브릿지(45p)를 할 때보다 슬굴곡근이 훨씬 더 강하게 자극된다.

➡ 천천히 실시해야 하는 운동이다. 근육의 수축을 느끼는 것이 중요하고, 세트당 10~15회를 반복하면 최고의 효과를 볼 수 있다.

NOTE 운동 중 등 하부에 무리가 가지 않도록 엉덩이와 복근에 최대한 힘을 준다. 브릿지 동작도 사실은 고관절 신전 운동임을 기억하자.

종아리를 벤치에 올리고 하는 변형 운동

시작 끝

변형 운동

- 가동 범위를 좁혀서 골반을 바닥으로 조금만 내리는 식으로 운동해도 좋다.
- 벤치에 종아리를 올린 상태로 골반을 들면 비복근과 함께 슬굴곡근이 더 강하게 자극된다.

대둔근 스트레칭 GLUTEUS MAXIMUS STRETCHING

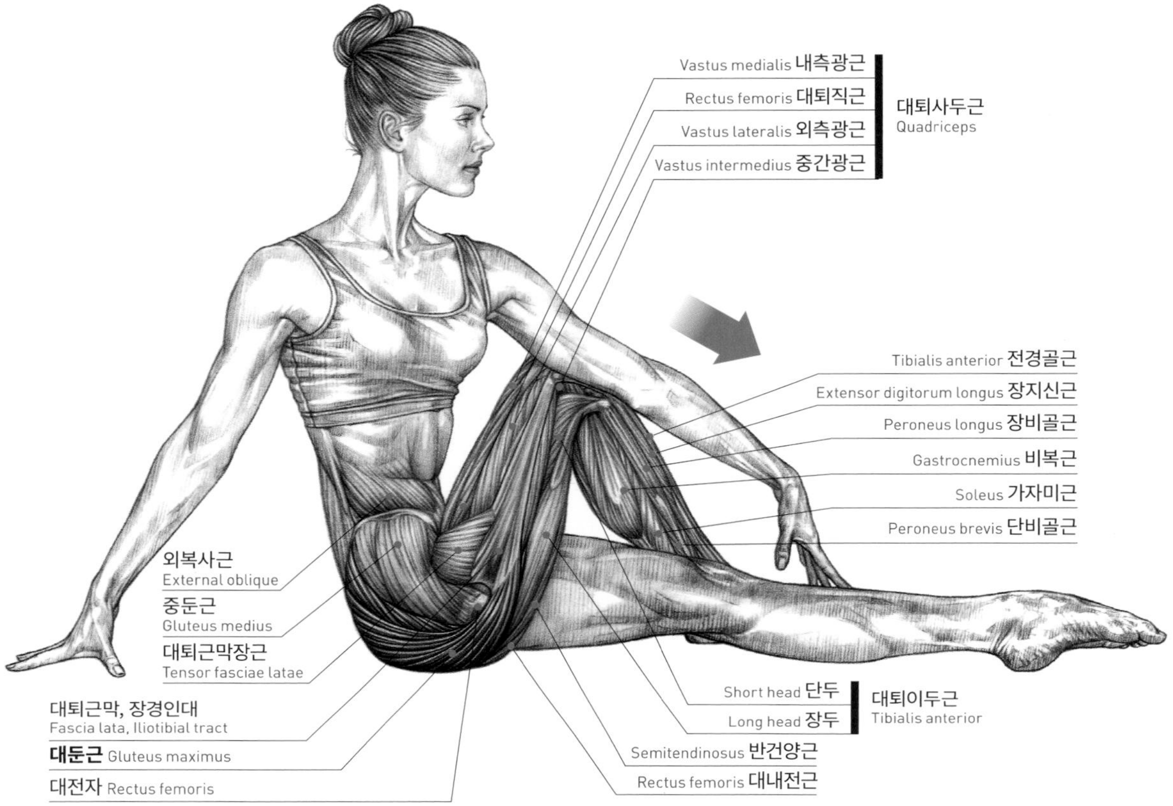

Vastus medialis 내측광근
Rectus femoris 대퇴직근
Vastus lateralis 외측광근
Vastus intermedius 중간광근
대퇴사두근 Quadriceps

Tibialis anterior 전경골근
Extensor digitorum longus 장지신근
Peroneus longus 장비골근
Gastrocnemius 비복근
Soleus 가자미근
Peroneus brevis 단비골근

외복사근 External oblique
중둔근 Gluteus medius
대퇴근막장근 Tensor fasciae latae
대퇴근막, 장경인대 Fascia lata, Iliotibial tract
대둔근 Gluteus maximus
대전자 Rectus femoris

Short head 단두
Long head 장두
대퇴이두근 Tibialis anterior
Semitendinosus 반건양근
Rectus femoris 대내전근

요추 부위의 스트레칭 변형

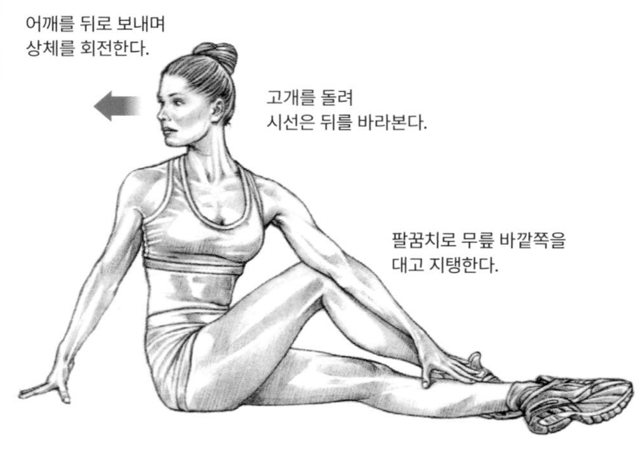
어깨를 뒤로 보내며
상체를 회전한다.
고개를 돌려
시선은 뒤를 바라본다.
팔꿈치로 무릎 바깥쪽을
대고 지탱한다.

이 응용 동작은 내복사근, 척추기립근, 두판상근을 이완하고, 외복사근, 회전근 및 다발성, 흉쇄유돌근을 스트레칭한다.

1. 한쪽 다리를 쭉 뻗고 반대쪽 다리는 구부려서 뻗은 다리의 바깥쪽에 놓는다. 반대쪽 팔꿈치로 구부린 다리의 무릎 바깥쪽을 안쪽으로 지긋이 밀어준다.

⇨ 이 운동은 주로 대둔근을 스트레칭하고 부차적으로 모든 골반-대퇴근(이상근, 쌍자근, 대퇴방형근, 내폐쇄근, 외폐쇄근)도 스트레칭한다.

변형 운동

- 팔꿈치가 아닌 양손으로 누르고 무릎을 밀 수도 있다.

스트레칭 근육

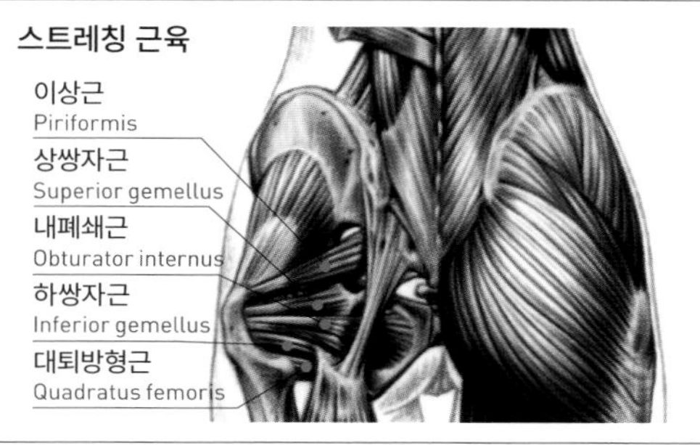
이상근
Piriformis
상쌍자근
Superior gemellus
내폐쇄근
Obturator internus
하쌍자근
Inferior gemellus
대퇴방형근
Quadratus femoris

대둔근과 햄스트링 스트레칭
GLUTEUS MAXIMUS AND HAMSTRING STRETCHING

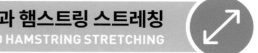

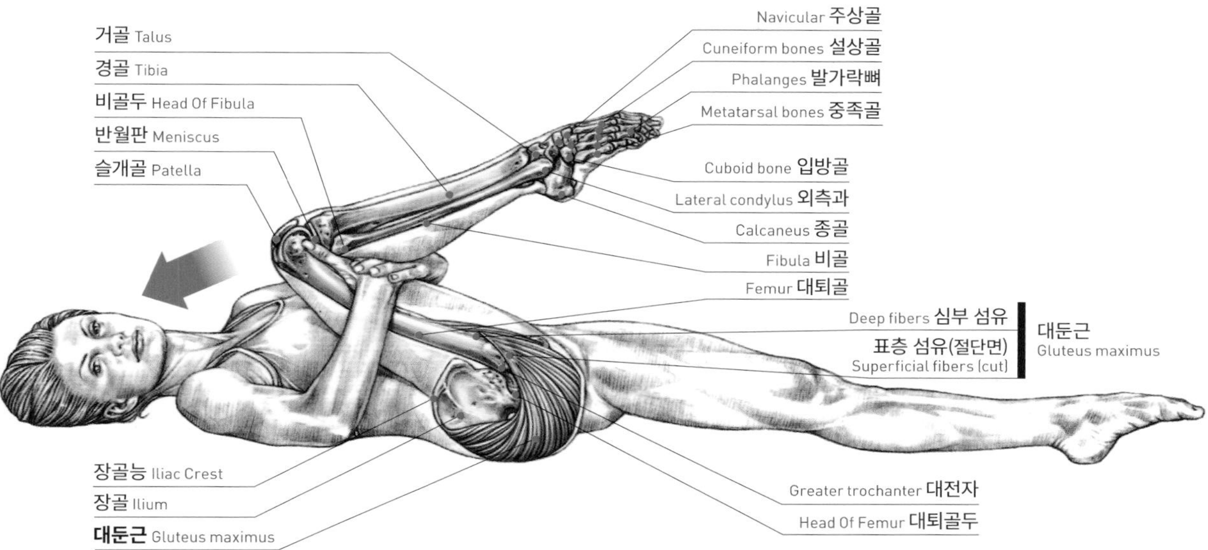
거골 Talus
경골 Tibia
비골두 Head Of Fibula
반월판 Meniscus
슬개골 Patella
Navicular 주상골
Cuneiform bones 설상골
Phalanges 발가락뼈
Metatarsal bones 중족골
Cuboid bone 입방골
Lateral condylus 외측과
Calcaneus 종골
Fibula 비골
Femur 대퇴골
Deep fibers 심부 섬유
표층 섬유(절단면)
Superficial fibers (cut)
대둔근
Gluteus maximus
장골능 Iliac Crest
장골 Ilium
대둔근 Gluteus maximus
Greater trochanter 대전자
Head Of Femur 대퇴골두

1. 다리를 쭉 뻗고 바닥에 등을 대고 눕는다.
2. 무릎을 구부린 상태에서 손을 사용하여 한쪽 다리를 가슴 앞쪽으로 부드럽게 가져온다(슬굴곡근을 이완시키기 위해).
3. 천천히 호흡하고 대둔근의 스트레칭을 느끼며 자세를 유지한다.
4. 시작 자세로 돌아가 반대쪽 다리도 같은 방법으로 실시한다.

변형 운동

무릎을 뻗은 상태에서 다리를 가슴 앞쪽으로 당길 수도 있다. 이렇게 하면 대둔근보다 슬굴곡근이 더 강하게 스트레칭된다. 단, 슬굴곡근이 뻣뻣한 사람은 다리를 뻗는 스트레칭 동작을 할 때 고관절 굴곡이 제한될 수 있다는 점을 유의하자.

무릎 확장 변형

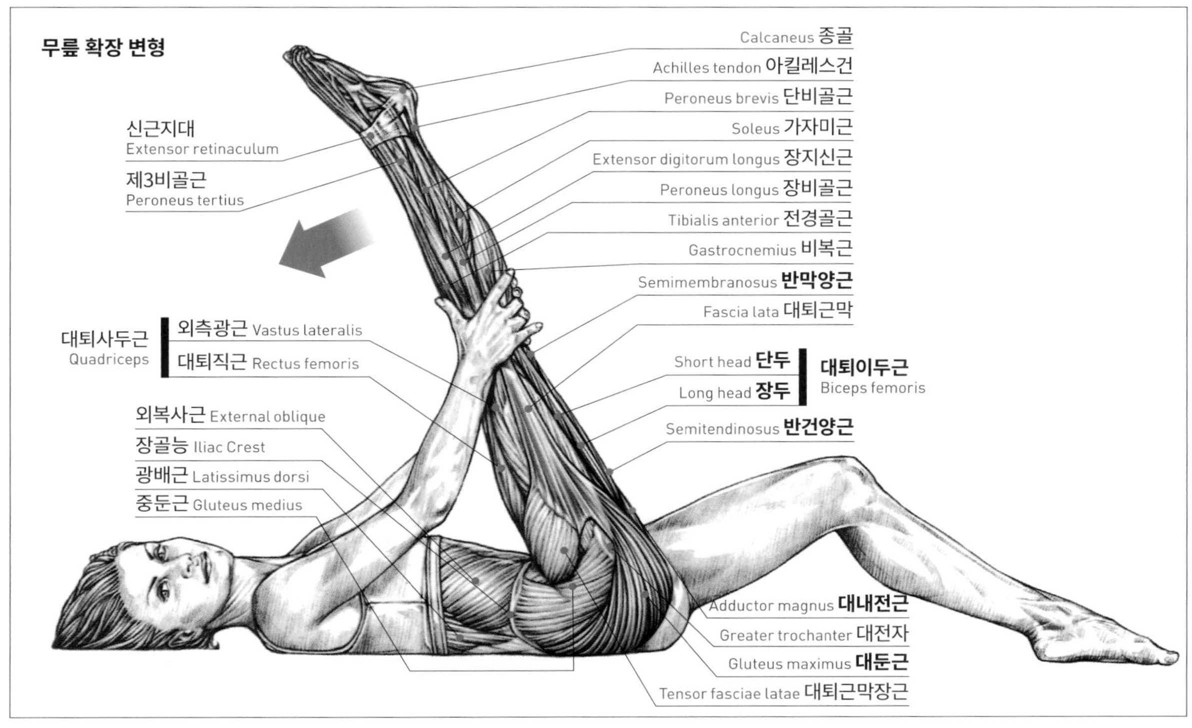
신근지대
Extensor retinaculum
제3비골근
Peroneus tertius
대퇴사두근
Quadriceps
외측광근 Vastus lateralis
대퇴직근 Rectus femoris
외복사근 External oblique
장골능 Iliac Crest
광배근 Latissimus dorsi
중둔근 Gluteus medius
Calcaneus 종골
Achilles tendon 아킬레스건
Peroneus brevis 단비골근
Soleus 가자미근
Extensor digitorum longus 장지신근
Peroneus longus 장비골근
Tibialis anterior 전경골근
Gastrocnemius 비복근
Semimembranosus 반막양근
Fascia lata 대퇴근막
Short head 단두
Long head 장두
대퇴이두근
Biceps femoris
Semitendinosus 반건양근
Adductor magnus 대내전근
Greater trochanter 대전자
Gluteus maximus 대둔근
Tensor fasciae latae 대퇴근막장근

27 골반 뒤로 기울이기 POSTERIOR PELVIC TILTS

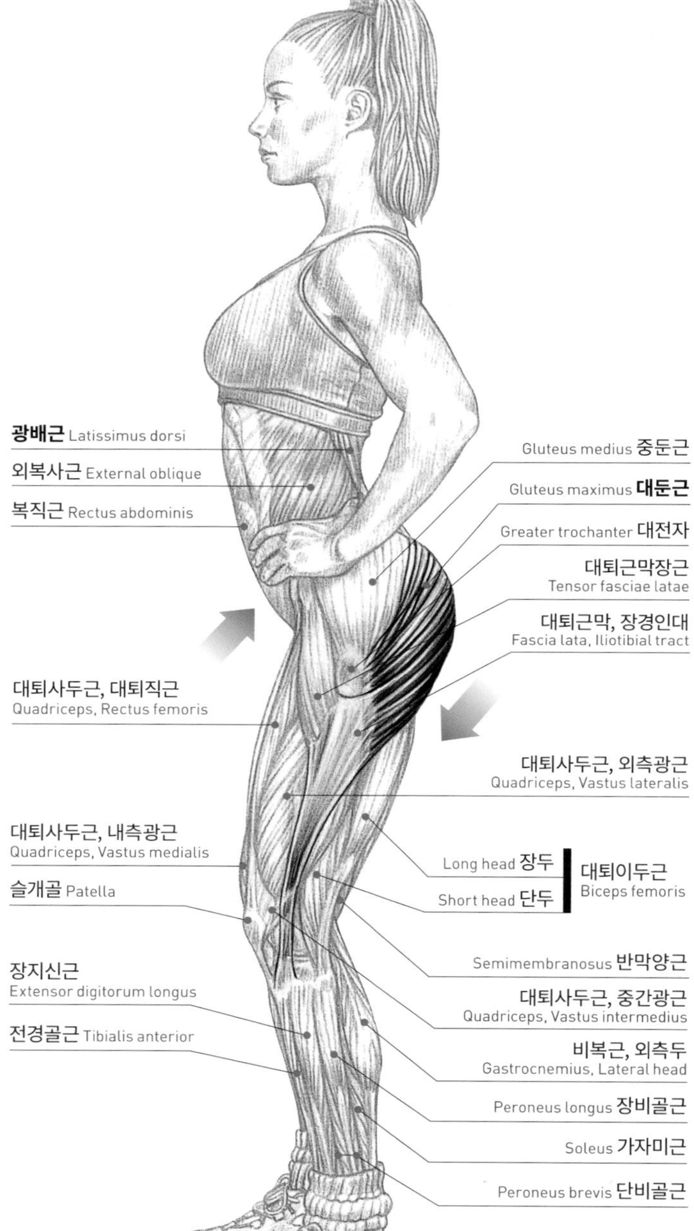
광배근 Latissimus dorsi
외복사근 External oblique
복직근 Rectus abdominis
대퇴사두근, 대퇴직근 Quadriceps, Rectus femoris
대퇴사두근, 내측광근 Quadriceps, Vastus medialis
슬개골 Patella
장지신근 Extensor digitorum longus
전경골근 Tibialis anterior
Gluteus medius 중둔근
Gluteus maximus 대둔근
Greater trochanter 대전자
대퇴근막장근 Tensor fasciae latae
대퇴근막, 장경인대 Fascia lata, Iliotibial tract
대퇴사두근, 외측광근 Quadriceps, Vastus lateralis
Long head 장두
Short head 단두
대퇴이두근 Biceps femoris
Semimembranosus 반막양근
대퇴사두근, 중간광근 Quadriceps, Vastus intermedius
비복근, 외측두 Gastrocnemius, Lateral head
Peroneus longus 장비골근
Soleus 가자미근
Peroneus brevis 단비골근

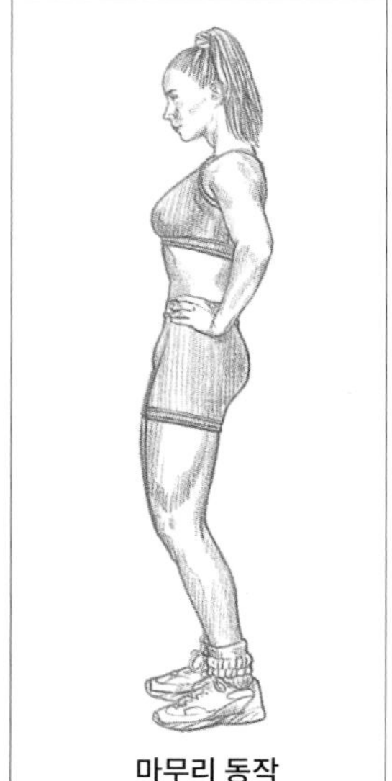

마무리 동작

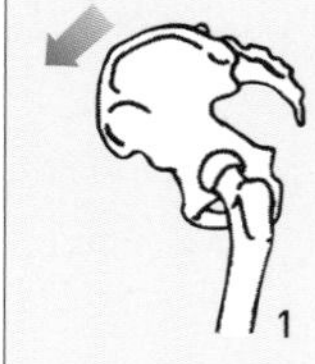
1
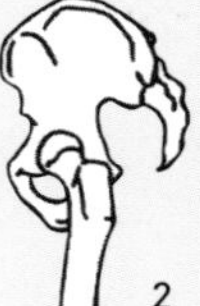
2
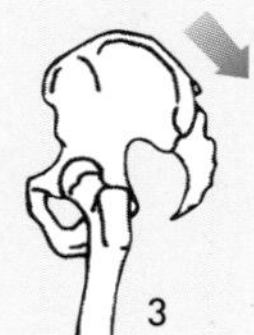
3

1. 골반을 앞으로 기울이는 전방 경사
2. 골반의 중립 상태
3. 골반을 뒤로 기울이는 후방 경사

1. 엉덩이에 손을 올리고 서자. 양발은 평행으로 놓고, 무릎을 살짝 굽히며 허리에 아치를 만든 다음 엉덩이가 뒤로 나오게 골반을 앞으로 기울인다.
2. 이 상태에서 서서히 골반을 뒤로 젖힌다. 그와 동시에 2~3초간 엉덩이 근육을 강하게 조이고 최대한 수축한다.
3. 시작 자세로 돌아갔다가 동작을 반복하자.

- 이 운동은 주로 대둔근과 그보다 깊숙한 곳의 고관절 외회전근(외폐쇄근을 제외한 이상근, 내폐쇄근, 상쌍자근, 하쌍자근)을 자극한다. 대둔근 기능에 대한 감각을 익히기 좋은 훌륭한 초보자용 운동이다.
- 골반 뒤로 기울이기는 중량을 사용한 운동보다는 강도가 약하므로 여러 번 반복해야 효과를 볼 수 있다. 최고의 효과를 보려면 중량을 사용하는 운동을 루틴에 함께 포함시키자.

SMALL LATERAL THIGH FLEXIONS 스몰 래터럴 타이 플렉션 28

요추 Lumbar vertebra
장골능 Iliac crest
관골 Os coxae
천골 Sacrum
추체근 Pyramidalis
상쌍자근 Superior gemellus
하쌍자근 Inferior gemellus
대퇴방형근 Quadratus femoris
내폐쇄근 Obturator internus
대퇴골 Femur
반월판 Meniscus
비골 Fibula
경골 Tibia

Latissimus dorsi 광배근
External oblique 외복사근
Gluteus medius 중둔근
Gluteus maximus **대둔근**
Adductor magnus 대내전근
Semitendinosus 반건양근
대퇴근막, 장경인대 Fascia lata, Iliotibial tract
대퇴사두근, 외측광근 Quadriceps, Vastus lateralis
Gracilis 박근
Long head 장두 / Short head 단두 — 대퇴이두근 Biceps femoris
Semimembranosus 반막양근
Plantaris 족저근
Peroneus longus 장비골근
비복근, 외측두 Gastrocnemius, Lateral head / 비복근, 내측두 Gastrocnemius, Medial head / Soleus 가자미근 — 하퇴삼두근 Triceps surae
Peroneus brevis 단비골근

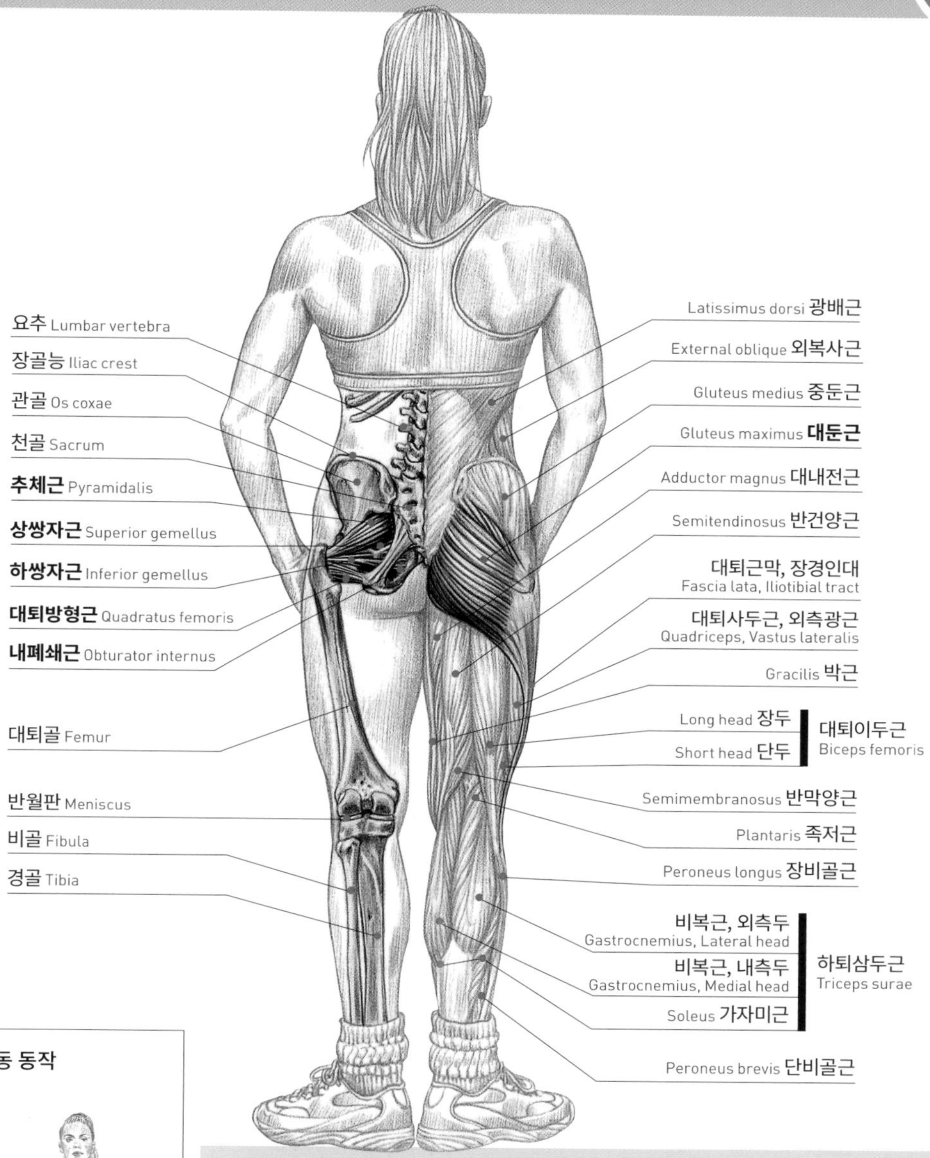

운동 동작

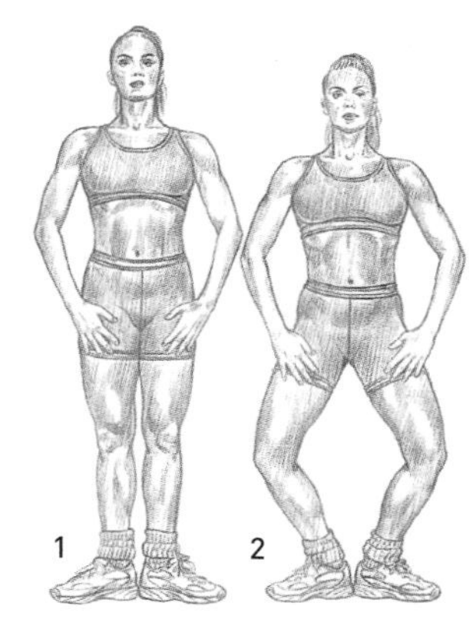
1
2

1. 시작 자세
2. 넓적다리 굽히기

1. 넓적다리에 손을 올리고 서자. 등을 곧게 펴고, 발뒤꿈치를 맞댄 채로 발끝은 바깥쪽으로 향하게 한다. 이때 발은 무릎과 동일한 축에 놓여야 한다.
2. 무릎을 아래로 1/3 정도 굽혔다가 3~4초에 걸쳐 둔근을 최대한 쥐어짜며 시작 자세로 돌아간다.

⇨ 이 운동은 대둔근과 깊숙한 곳의 넓적다리 외회전근(추체근, 대퇴방형근, 내폐쇄근, 상쌍자근, 하쌍자근)을 주로 자극한다.

⇨ 근육의 수축에 집중하며 천천히 실시하자. 다른 운동과 마찬가지로 여러 번 반복해야 효과를 볼 수 있다. 세트를 마칠 때 대둔근을 더 강하게 자극하고 싶다면 둔근을 20초 이상 강하게 쥐어짜며 등척성 수축을 유지하자.

⇨ 발을 바깥으로 돌릴 수 있는 범위나 고관절 유연성은 사람마다 다르므로 무리하게 동작하지 않도록 주의한다.

LEGS

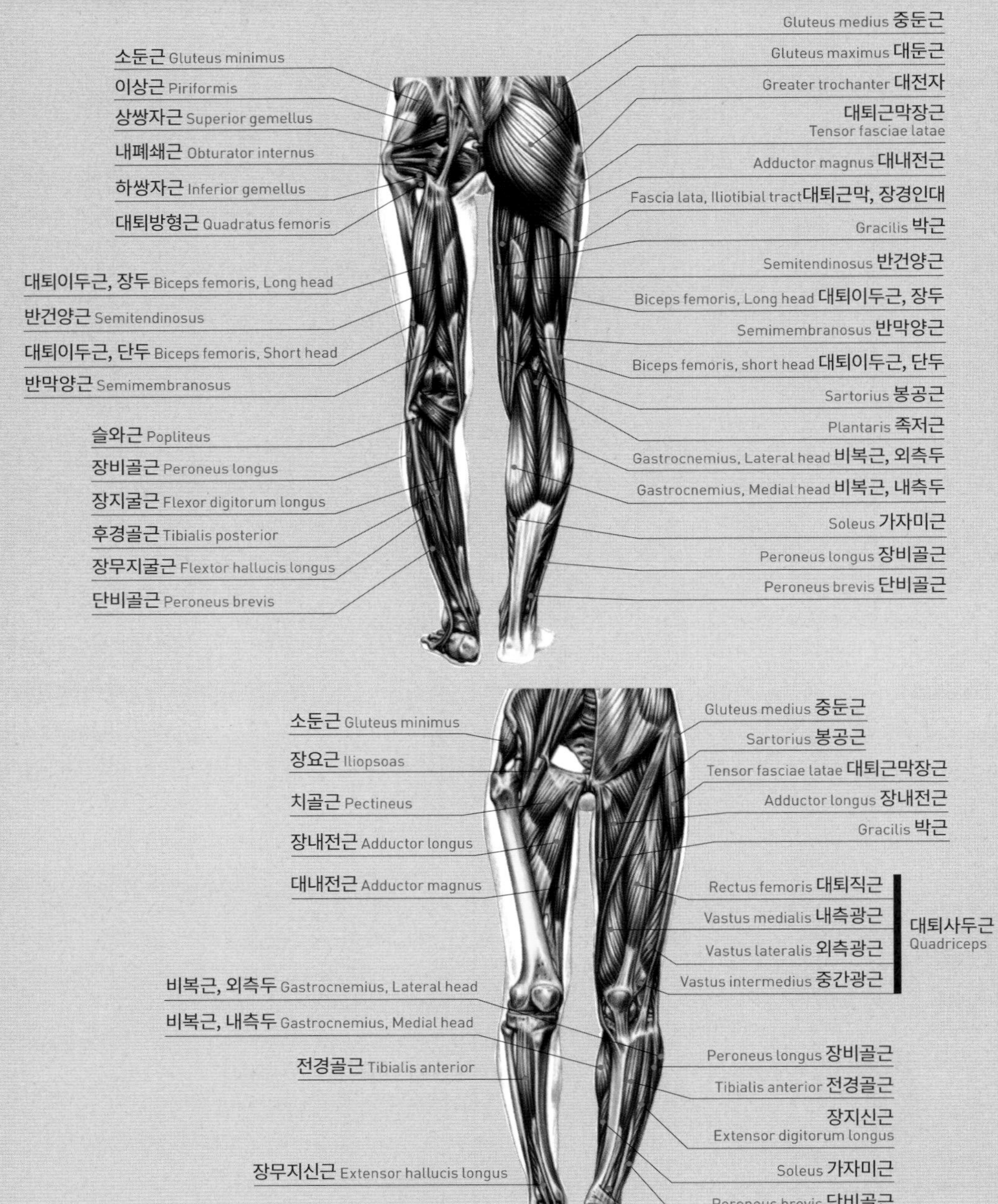
소둔근 Gluteus minimus
이상근 Piriformis
상쌍자근 Superior gemellus
내폐쇄근 Obturator internus
하쌍자근 Inferior gemellus
대퇴방형근 Quadratus femoris
대퇴이두근, 장두 Biceps femoris, Long head
반건양근 Semitendinosus
대퇴이두근, 단두 Biceps femoris, Short head
반막양근 Semimembranosus
슬와근 Popliteus
장비골근 Peroneus longus
장지굴근 Flexor digitorum longus
후경골근 Tibialis posterior
장무지굴근 Flextor hallucis longus
단비골근 Peroneus brevis
Gluteus medius 중둔근
Gluteus maximus 대둔근
Greater trochanter 대전자
대퇴근막장근
Tensor fasciae latae
Adductor magnus 대내전근
Fascia lata, Iliotibial tract대퇴근막, 장경인대
Gracilis 박근
Semitendinosus 반건양근
Biceps femoris, Long head 대퇴이두근, 장두
Semimembranosus 반막양근
Biceps femoris, short head 대퇴이두근, 단두
Sartorius 봉공근
Plantaris 족저근
Gastrocnemius, Lateral head 비복근, 외측두
Gastrocnemius, Medial head 비복근, 내측두
Soleus 가자미근
Peroneus longus 장비골근
Peroneus brevis 단비골근
소둔근 Gluteus minimus
장요근 Iliopsoas
치골근 Pectineus
장내전근 Adductor longus
대내전근 Adductor magnus
비복근, 외측두 Gastrocnemius, Lateral head
비복근, 내측두 Gastrocnemius, Medial head
전경골근 Tibialis anterior
장무지신근 Extensor hallucis longus
Gluteus medius 중둔근
Sartorius 봉공근
Tensor fasciae latae 대퇴근막장근
Adductor longus 장내전근
Gracilis 박근
Rectus femoris 대퇴직근
Vastus medialis 내측광근
Vastus lateralis 외측광근
Vastus intermedius 중간광근
대퇴사두근
Quadriceps
Peroneus longus 장비골근
Tibialis anterior 전경골근
장지신근
Extensor digitorum longus
Soleus 가자미근
Peroneus brevis 단비골근
Extensor hallucis longus 장무지신근

02

다리 운동

1. 바벨 스쿼트
2. 막대를 이용한 스쿼트
3. 파워 스쿼트
4. 프런트 스쿼트
5. 탄력밴드를 이용한 스쿼트
6. 막대를 이용한 프런트 스쿼트
7. 스미스 머신에서 하는 스쿼트
8. 로만 체어에서 하는 스쿼트
9. 덤벨 스쿼트
10. 다리 사이에서 들어올리는 덤벨 스쿼트
11. 스쿼트
12. 와이드 스쿼트
13. 사이드 런지
14. 원-레그 플렉션
15. 핵 스쿼트
16. 인클라인 레그 프레스
17. 머신 레그 익스텐션
18. 스탠딩 레그 리프트
19. 중량을 사용한 레그 리프트

- ↗ 대퇴사두근 스트레칭

20. 사이드 레그 리프트 어덕션
21. 케이블 어덕션
22. 머신 어덕션
23. 공을 이용한 스탠딩 어덕션
24. 굿모닝
25. 막대를 이용한 굿모닝
26. 라잉 레그 컬
27. 스탠딩 레그 컬
28. 시티드 레그 컬
29. 벤치에서 하는 레그 컬
30. 바닥에서 하는 레그 컬
31. 닐링 햄스트링 컬

- ↗ 슬굴곡근(햄스트링) 스트레칭
- ↗ 골반 앞쪽으로 기울이기

32. 스탠딩 카프 레이즈
33. 머신 스탠딩 카프 레이즈
34. 덩키 카프 레이즈

- ↗ 종아리 스트레칭

35. 원-레그 카프 레이즈
36. 스탠딩 바벨 카프 레이즈
37. 시티드 바벨 카프 레이즈
38. 시티드 머신 카프 레이즈

남성과 여성의 체형 차이

남성과 여성의 신체는 해부학적 구조 자체는 비슷하지만, 크기와 길이에 차이가 있다. 일반적으로 여성의 뼈는 남성처럼 크지 않다. 여성의 뼈는 더 매끄럽고 약하며, 근육이 부착되고 힘줄이 지나가는 통로 역할을 하는 뼈의 돌출부와 홈도 덜 두드러진다. 남성은 근육이 발달해서 이와 정반대의 모습을 보인다.

여성의 흉곽은 일반적으로 더 둥글고 남성처럼 크지 않다. 여성의 어깨 골격 너비는 비율적으로 남성과 동일하지만 남성은 근육이 발달해서 어깨가 더 넓어 보인다. 여성은 남성보다 허리 곡선이 더 두드러지며, 골반도 앞으로 기울어져 있다(전방 경사). 그래서 등이 굽은 여성을 자주 볼 수 있다. 여성의 허리가 더 길고 가는 이유는 흉곽 아래쪽이 더 잘록하고, 골반이 대부분 남성보다 낮은 곳에 있기 때문이다.

남성과 여성 골격의 가장 큰 차이는 골반 높이다. 여성의 골반은 출산하기 좋게 만들어졌다. 그래서 남성보다 높이가 낮고 비율적으로 더 넓다. 여성은 천골이 더 넓고, 태아가 빠져나가기 좋게 골반환도 더 넓고 둥글다. 넓은 골반환 때문에 양쪽 관골구(대퇴골두가 박힌 구멍)가 더 벌어져 있어서 양쪽 대전자 사이의 거리도 넓고, 결과적으로 엉덩이가 더 넓다.

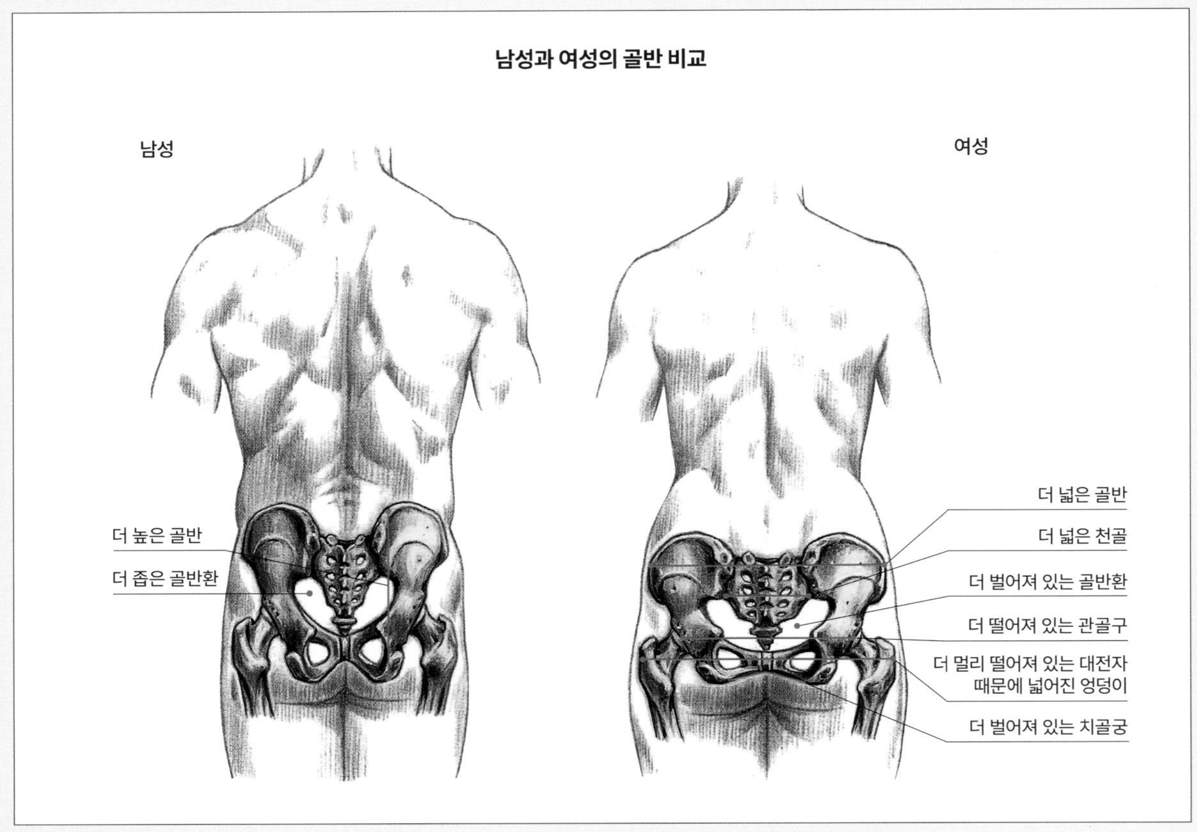
남성과 여성의 골반 비교
남성
여성
더 높은 골반
더 좁은 골반환
더 넓은 골반
더 넓은 천골
더 벌어져 있는 골반환
더 떨어져 있는 관골구
더 멀리 떨어져 있는 대전자
때문에 넓어진 엉덩이
더 벌어져 있는 치골궁

남녀의 열린 골반하구 비교

✻ 여성의 골반환이 더 넓고 둥글다는 점에 주목하자.

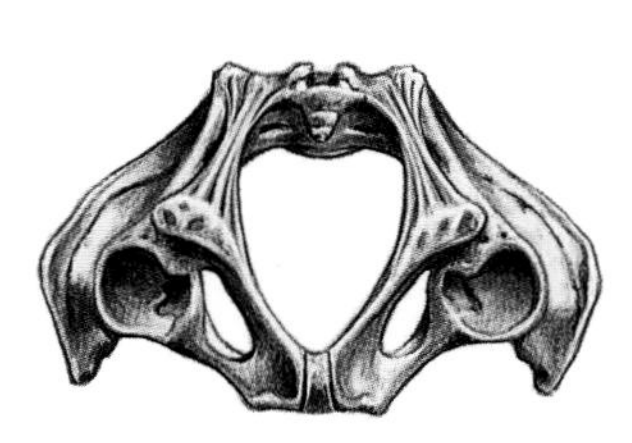

남성 골반

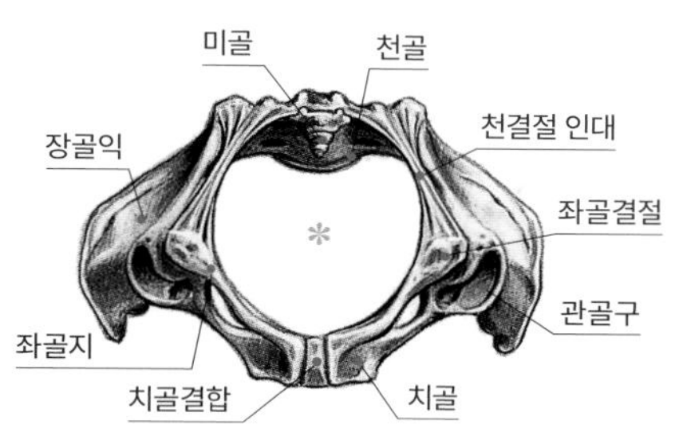

미골
천골
장골익
천결절 인대
좌골결절
관골구
좌골지
치골결합
치골

여성 골반

여성의 골반은 출산하기 좋게
남성의 골반보다 더 넓게 트여 있다.

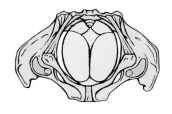

아기의 두개골이 보이는
여성의 골반 도해

여성의 엉덩이 너비는 대퇴골의 위치에도 영향을 미친다. 여성의 대퇴골은 남성보다 더 기울어져 있어서 다리가 X자 형태가 되기도 한다.

골반이 넓고 대퇴골이 크게 기울어져 있으면 외반슬이 발생할 수 있는데, 특히 여성은 관절이 느슨해서 외반슬이 더 두드러져 보인다. 외반슬이 생기면 다리가 전형적인 X자 형태가 된다. 그러면 무릎 관절이 과도하게 사용되고, 내측측부인대가 과신전된다. 또한 외측 반월상연골, 대퇴골 외측과를 감싸고 있는 연골, 경골조면에 지나친 하중이 가해져 무릎 관절이 더 빨리 마모될 수 있다. 병적인 외반슬이 생기면 체중이 발목 안쪽에 실리고, 발바닥 아치가 사라진다(평발). 그러면 발바닥의 특정 근육들이 과도하게 늘어나 통증이 생길 수 있다.

이처럼 사람마다 체형이 다르다는 것을 명심해야 한다. 특히 여성은 외반슬에 취약하고, 남성은 내반슬(안짱다리, O자 다리)에 취약하다는 점을 기억해 두자. 외반슬이 두드러지게 나타난 사람은 조심스럽게 트레이닝해야 하며, 무거운 중량을 사용하면 안 된다. 또한 무릎과 발목의 문제가 악화되지 않도록 신중하게 동작을 수행해야 한다.

트레이닝할 때 고려해야 할 여성의 하체 골격 특징

골반이 남성보다
비율적으로 더 넓고,
높이가 낮다.

양쪽 관골구 사이의
거리가 더 멀다.

양쪽 전자 사이의
거리가 더 멀다.

골반이 넓고 대퇴골이
기울어져 있어서
외반슬, 즉 다리가 X자
형태가 된다. 그러면
무릎 관절이 과도하게
사용되고, 내측측부
인대가 과신전된다.
또한 외측 반월상연골,
대퇴골 외측과를
감싸고 있는 연골,
경골조면에 지나친
하중이 가해져 무릎
관절이 더 빨리 마모될
수 있다.

남성보다 천골이
더 넓다.

여성의 천골이
더 넓다는 것은
골반환 지름도
더 넓다는 뜻이다.

여성의 대퇴골은
수직으로
서 있지 않고,
기울어져 있다.

외반슬 때문에
다리가 X자로 휘면
발바닥 아치가
약해져 평발이 될
수 있다. 평발이
되면 발바닥의 긴
근육들이 과신전돼
발과 다리에 통증이
느껴지기도 한다.

치골결합의 분리

치골결합은 인간의 생식기 위에 있는 치골과 치골이 만나는 부분이다. 신체의 앞면에 V자 모양으로 있는 뼈가 치골이고, 이는 골반의 한 부분이다. 두 개의 치골이 만나서 치골결합을 이룬다.

두 개의 치골이 치골결합의 중심선에서 대칭을 이루고, 두 치골의 만나는 부분이 서로 어긋나 있지 않은 상태가 정상적인 골반의 형태이다. 골반이 건강하고 제 위치에 있으면 위로는 척추, 아래로는 다리가 정상 위치에 있게 된다.

이러한 치골결합이 벌어지고 분리되는 문제는 출산 후 여성에게 나타날 수 있는데, 평소 자세 습관이 좋지 않은 경우에도 발생할 수 있다. 평소 의자에 앉을 때 무릎과 발을 가지런히 모으지 않거나 좌식 생활, 의자에 걸터앉는 자세 등의 삐딱하고 불균형한 자세는 골반을 틀어지고 벌어지게 만들어 치골결합에도 벌어짐과 손상을 유발할 수 있다. 치골결합이 벌어지면 통증과 체형 변화가 나타나게 된다.

임신 중 릴렉신 같은 호르몬 분비량이 증가하면 근육이 이완되고, 인대가 평소보다 더 부드러워진다. 이처럼 일시적으로 과도하게 느슨해진 인대는 평소에는 그리 가동성이 높지 않은 골반 관절에 큰 영향을 미친다.

분만 중에는 치골결합의 결합력이 약해져 벌어지는데, 그러면 골반환이 느슨해지고 지름이 늘어나 아기가 더 쉽게 통과할 수 있게 된다. 따라서 출산 후 트레이닝을 재개할 때는 주의해야 한다. 인대가 예전 탄력을 회복할 수 있도록 충분한 시간을 주고, 스쿼트나 바닥에서 무거운 중량을 들어올리는 동작은 피해야 하며, 벤치 스텝업과 같은 스텝 운동처럼 충격이 심한 운동도 해서는 안 된다.

치골결합이 분리되면 걷기가 힘들 정도로 통증이 발생할 수 있으니 주의하자.

45도 각도에서 바라본 골반

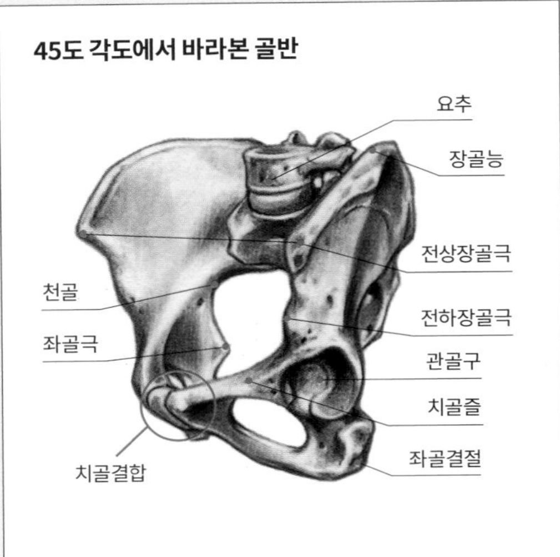
요추
장골능
전상장골극
천골
전하장골극
좌골극
관골구
치골즐
좌골결절
치골결합

치골결합

상부 인대
치골결합
치골 밑의 궁상인대

치골결합은 교차하는 여러 섬유와 인대의 힘으로 연결돼 있다. 그중에서 가장 힘이 센 인대는 치골 밑의 궁상인대다.

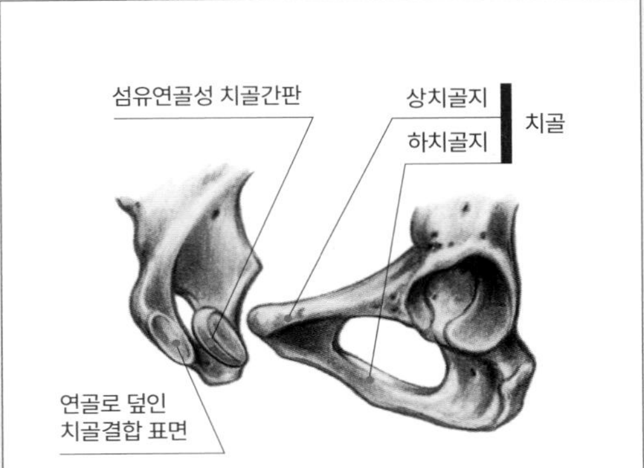
섬유연골성 치골간판
상치골지
하치골지
치골
연골로 덮인
치골결합 표면

치골간판은 섬유연골로 이루어져 있다. 치골간판은 운동 중 충격을 흡수하며, 치골결합이 미끄러지고, 압축되고, 비틀어질 수 있게 한다. 치골간판은 양쪽 치골 사이에 있고, 치골결합 표면은 초자연골로 덮여 있다.

BARBELL SQUATS 바벨 스쿼트

1

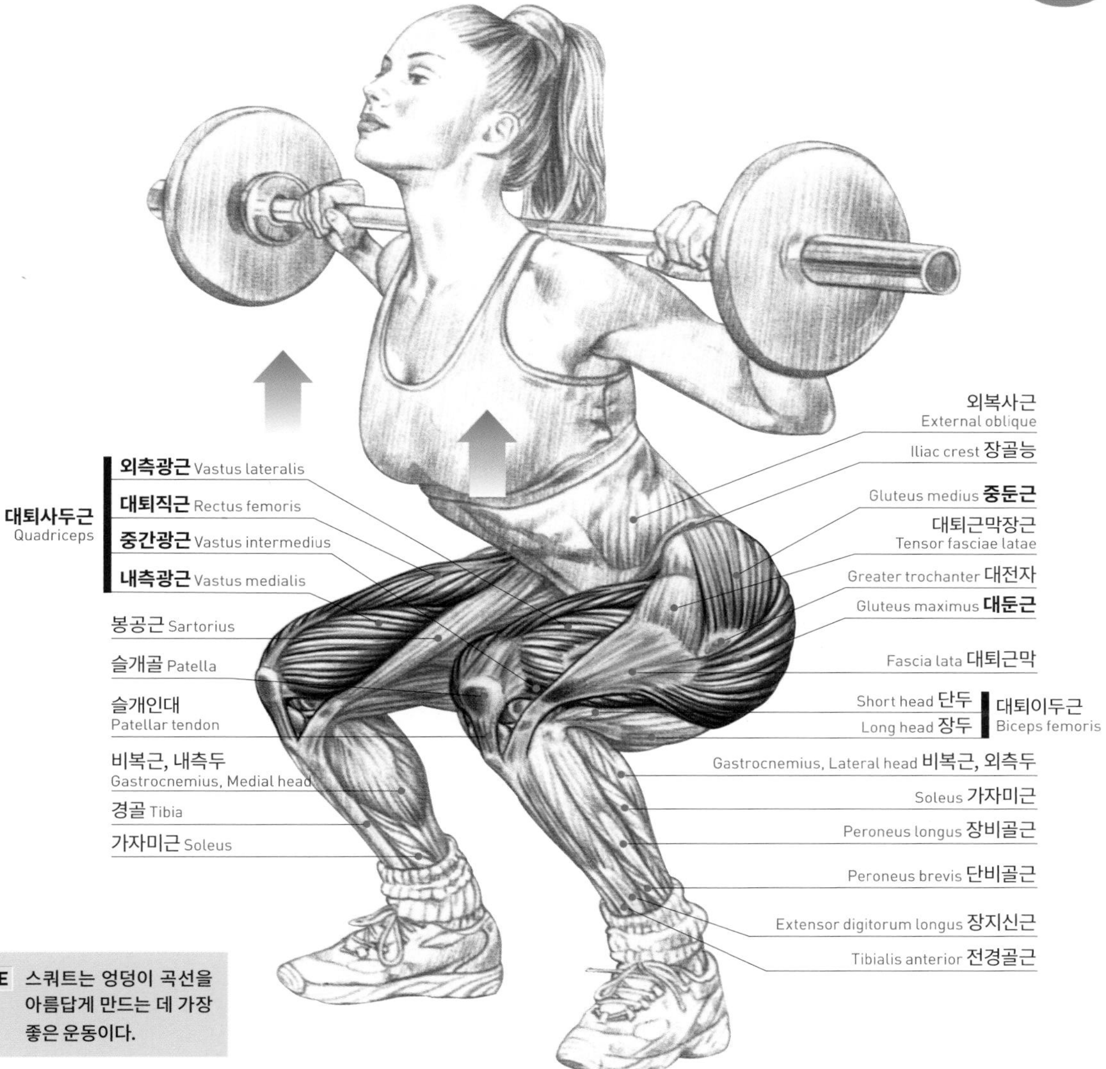

외측광근 Vastus lateralis
대퇴직근 Rectus femoris
중간광근 Vastus intermedius
내측광근 Vastus medialis
대퇴사두근 Quadriceps
봉공근 Sartorius
슬개골 Patella
슬개인대 Patellar tendon
비복근, 내측두 Gastrocnemius, Medial head
경골 Tibia
가자미근 Soleus

외복사근 External oblique
Iliac crest 장골능
Gluteus medius 중둔근
대퇴근막장근 Tensor fasciae latae
Greater trochanter 대전자
Gluteus maximus 대둔근
Fascia lata 대퇴근막
Short head 단두
Long head 장두
대퇴이두근 Biceps femoris
Gastrocnemius, Lateral head 비복근, 외측두
Soleus 가자미근
Peroneus longus 장비골근
Peroneus brevis 단비골근
Extensor digitorum longus 장지신근
Tibialis anterior 전경골근

NOTE 스쿼트는 엉덩이 곡선을 아름답게 만드는 데 가장 좋은 운동이다.

1. 받침대에 놓인 바벨 밑으로 들어가 후면 삼각근보다 약간 위쪽의 승모근에 바벨을 걸친다. 양손으로 바를 완전히 감싸 쥐고(양손 간격은 개인 체형에 따라 달라진다) 팔꿈치를 뒤로 당긴다.
2. 숨을 깊이 들이쉬어 흉곽 안에 숨을 채운다. 그러면 상체가 앞으로 구부러지는 걸 방지할 수 있다. 골반을 살짝 앞으로 젖혀서 등에 약간 아치를 만들고, 코어를 수축하고 받침대에서 바를 든다.
3. 한두 걸음 뒤로 물러나 양발을 어깨너비로 벌려 평행으로 놓는다 (발끝을 바깥으로 살짝 돌려도 좋다). 그다음 고관절을 축으로 상체를 약간 앞으로 기울인 상태에서 무릎을 구부려 천천히 내려간다. 부상을 방지하려면 동작 시 등이 둥글게 구부러지지 않도록 주의해야 한다.
4. 넓적다리가 바닥과 수평이 되면 다리를 뻗고 상체를 들어서 시작 자세로 돌아온다. 동작 마지막에 숨을 내쉰다.

⇨ 스쿼트는 대퇴사두근, 둔근, 내전근, 척추기립근, 복근, 슬굴곡근을 주로 자극한다.

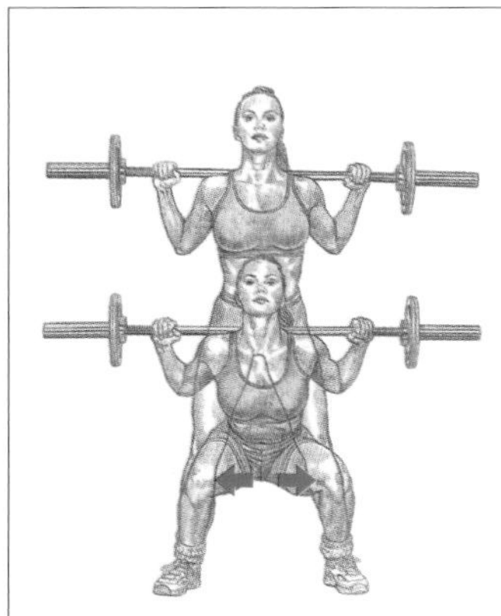

스쿼트를 실시할 때는 무릎이 안쪽으로 모이지 않도록 주의해야 한다.

스쿼트는 최고의 웨이트 트레이닝 운동으로 꼽힌다. 전신의 거의 모든 근육을 자극하며 심혈관계에도 긍정적인 영향을 미친다. 흉부를 확장해서 폐활량도 키워준다.

변형 운동

- 발목이 뻣뻣하거나 대퇴골이 긴 사람은 발뒤꿈치 밑에 받침대를 놓아 상체가 지나치게 숙여지는 것을 방지하자. 이 변형 운동은 대퇴사두근의 자극을 증가시킨다.
- 등에 걸친 바의 위치에 변화를 주면(즉 후면 삼각근에 닿도록 밑으로 내리면) 팔이 벌어지고, 등의 힘이 증가해서 더 무거운 중량을 들 수 있다. 파워리프터가 많이 쓰는 테크닉이다.
- 스쿼트는 스미스 머신에서 해도 된다. 그러면 상체가 과도하게 숙여지는 것을 신경 쓰지 않고 대퇴사두근에만 집중할 수 있다.

추간판 탈출증

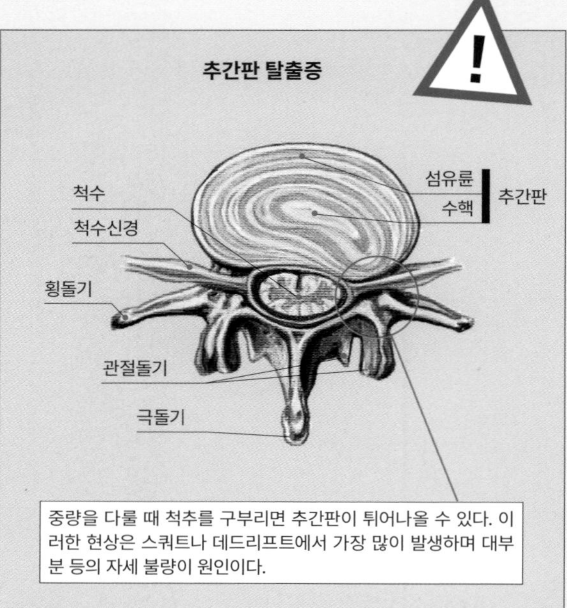

척수
척수신경
횡돌기
관절돌기
극돌기
섬유륜
수핵
추간판

중량을 다룰 때 척추를 구부리면 추간판이 튀어나올 수 있다. 이러한 현상은 스쿼트나 데드리프트에서 가장 많이 발생하며 대부분 등의 자세 불량이 원인이다.

바를 잡는 2가지 방법

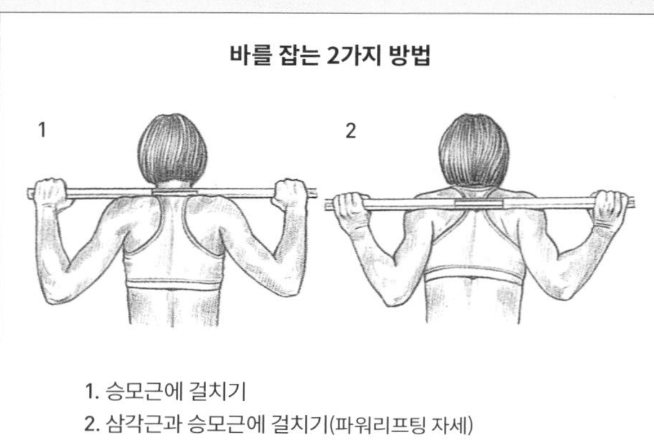

1
2

1. 승모근에 걸치기
2. 삼각근과 승모근에 걸치기(파워리프팅 자세)

스쿼트를 할 때 다리 길이에 따른 몸의 기울기 차이

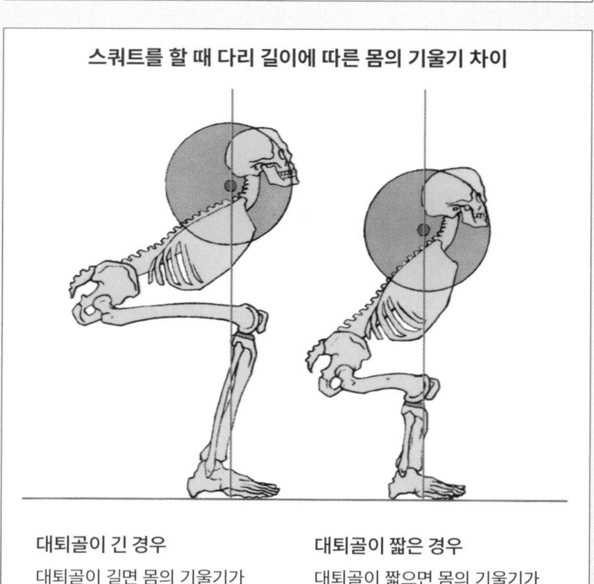

대퇴골이 긴 경우

대퇴골이 길면 몸의 기울기가 현저하게 크다.

대퇴골이 짧은 경우

대퇴골이 짧으면 몸의 기울기가 상대적으로 적다.

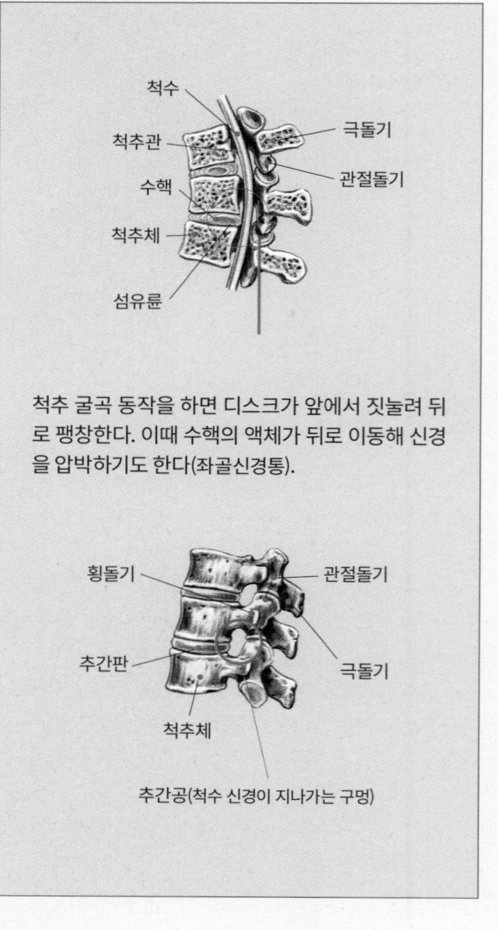

척수
척추관
수핵
척추체
섬유륜
극돌기
관절돌기

척추 굴곡 동작을 하면 디스크가 앞에서 짓눌려 뒤로 팽창한다. 이때 수핵의 액체가 뒤로 이동해 신경을 압박하기도 한다(좌골신경통).

횡돌기
관절돌기
추간판
극돌기
척추체

추간공(척수 신경이 지나가는 구멍)

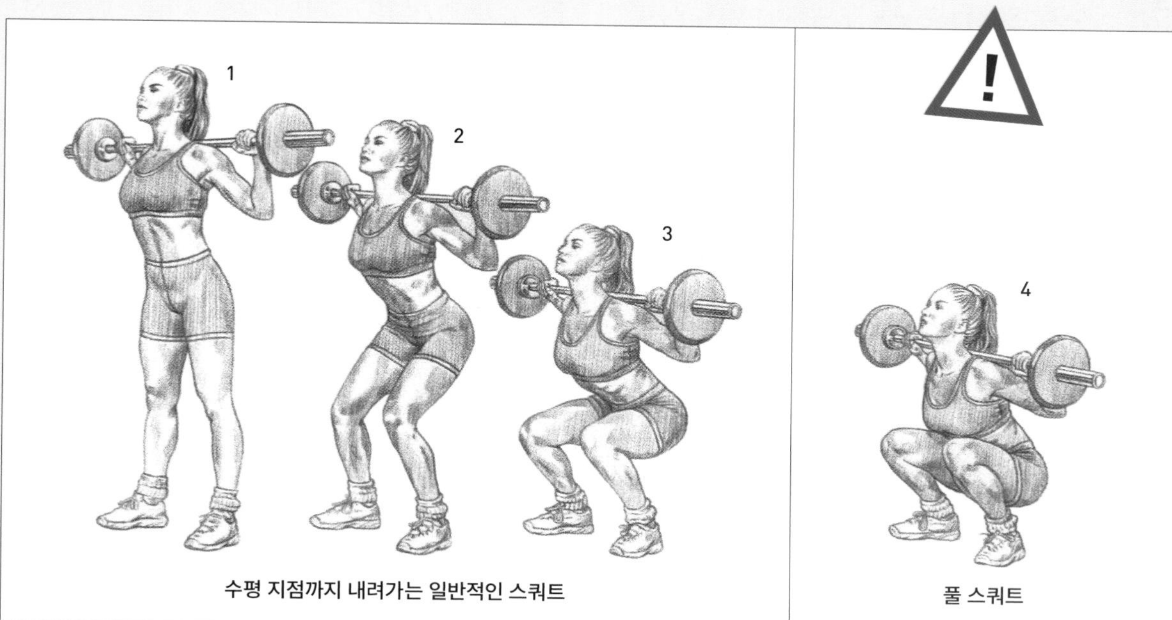
1
2
3
4

수평 지점까지 내려가는 일반적인 스쿼트

풀 스쿼트

스쿼트를 할 때 발의 위치

일반적으로 스쿼트를 할 때 양발은 어깨너비 정도로 벌리고 발끝을 평행으로 놓거나, 살짝 밖으로 돌린다. 하지만 모든 사람에게 똑같은 자세가 적용되야 하는 것은 아니라는 점을 명심하자. 반드시 개인의 체형을 고려해야 하며, 발과 무릎이 같은 방향을 봐야 한다. 예를 들어 평소 팔자걸음으로 걷는 사람은 스쿼트를 할 때에도 양발을 팔자걸음 형태로 놔야 한다.

어떤 운동이든 무거운 중량을 사용할 때는 반드시 브레이싱을 하자

- 숨을 깊이 들이쉬어서 폐에 공기를 가득 채워 가슴을 확장하면 흉곽이 지탱되고, 상체가 앞으로 구부러지는 것을 막을 수 있다.
- 복부의 모든 근육을 수축하면 코어가 지탱되고, 복강 내압이 높아져서 상체가 앞으로 처지는 것을 막을 수 있다.
- 마지막으로 허리 근육을 수축해서 허리를 아치로 만들면 척추를 곧게 세울 수 있다.

  이 세 동작을 동시에 실시하는 것을 브레이싱(bracing)이라고 한다.

브레이싱을 하면 등이 둥글게 구부러져 척추가 굴곡되는 것을 막을 수 있다. 무거운 중량으로 운동할 때 등이 구부러지면 추간판 탈출증이 발생할 수 있으니 꼭 참고하자.

1-2-3. 네거티브 단계

둔근을 효과적으로 단련하기 위해서는 넓적다리가 바닥과 수평이 되도록 다리를 내리는 것이 중요하다.

4. 엉덩이를 더 강하게 단련하고 싶다면 대퇴부가 수평 지점보다 더 아래로 내려오는 풀 스쿼트를 해도 좋지만, 이 테크닉은 발목이 정말 유연하거나 대퇴골이 짧은 사람에 한하여 신중하게 실시해야 한다. 스쿼트는 등이 둥글게 말리면 심각한 부상을 초래할 수 있는 운동이므로 항상 조심스럽게 실시해야 한다.

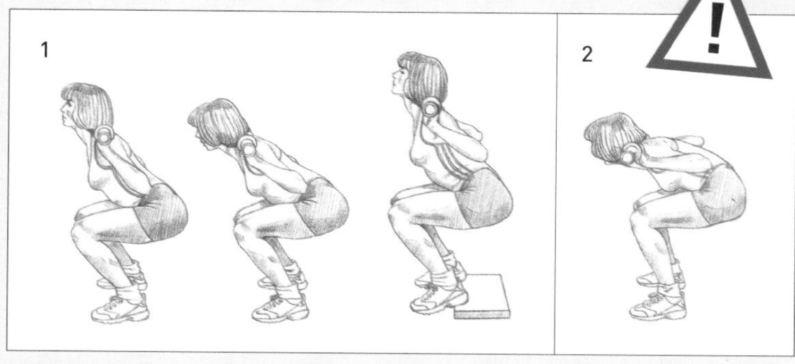
1
2

1. 바른 자세

   스쿼트를 할 때는 등을 항상 곧게 펴야 한다. 개인별 체형(다리 길이, 발목 유연성)이나 테크닉(양발 너비, 뒤꿈치 받침대 사용 여부, 바벨의 높이)에 따라 상체 각도가 달라질 수는 있지만, 늘 고관절을 축으로 상체를 기울여야 한다.

2. 잘못된 자세

   스쿼트를 할 때는 절대로 등을 구부려서는 안 된다. 대부분의 요통이나 추간판 탈출증은 이러한 실수 때문에 발생한다.

2 막대를 이용한 스쿼트 SQUATS WITH A STAFF

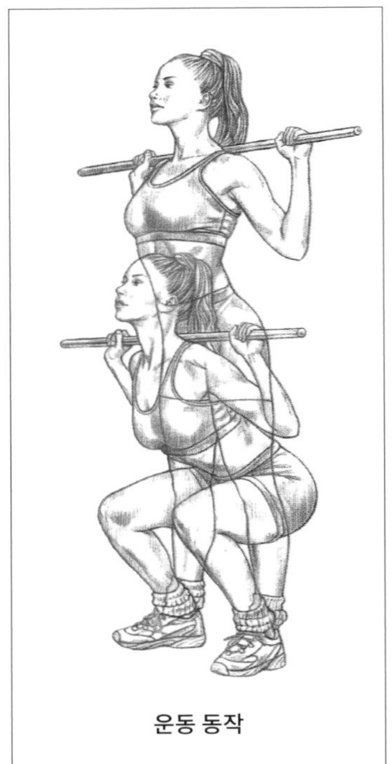

운동 동작

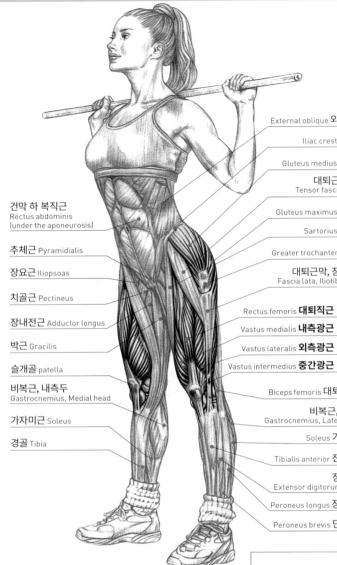

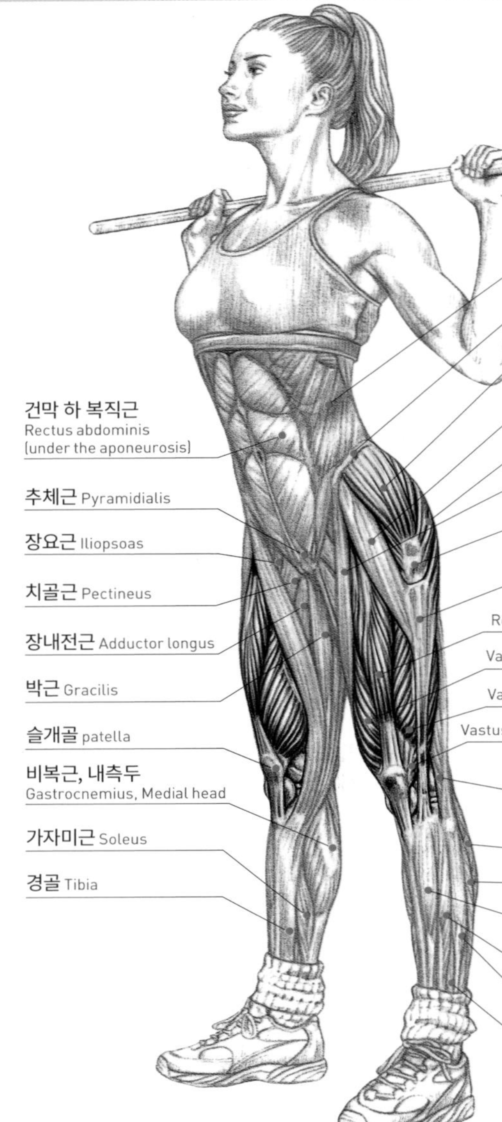
External oblique 외복사근
Iliac crest 장골능
Gluteus medius 중둔근
대퇴근막장근 Tensor fasciae latae
Gluteus maximus 대둔근
Sartorius 봉공근
Greater trochanter 대전자
대퇴근막, 장경인대 Fascia lata, Iliotibial tract
Rectus femoris 대퇴직근
Vastus medialis 내측광근
Vastus lateralis 외측광근
Vastus intermedius 중간광근
대퇴사두근 Quadriceps
Biceps femoris 대퇴이두근
비복근, 외측두 Gastrocnemius, Lateral head
Soleus 가자미근
Tibialis anterior 전경골근
장지신근 Extensor digitorum longus
Peroneus longus 장비골근
Peroneus brevis 단비골근
건막 하 복직근 Rectus abdominis (under the aponeurosis)
추체근 Pyramidialis
장요근 Iliopsoas
치골근 Pectineus
장내전근 Adductor longus
박근 Gracilis
슬개골 patella
비복근, 내측두 Gastrocnemius, Medial head
가자미근 Soleus
경골 Tibia

1. 양발을 어깨너비 정도로 벌리고, 가슴을 편다. 등에 살짝 아치를 만들고, 후면 삼각근 약간 위쪽의 승모근에 막대를 걸친다.
2. 숨을 들이쉬고 복근을 수축하면서 쭈그려 앉는다. 이때 등을 둥글게 구부리거나 발뒤꿈치를 바닥에서 들지 않도록 주의하자.
3. 넓적다리가 바닥과 수평이 되면 다리를 뻗어 시작 자세로 돌아온다. 동작 마지막에 숨을 내쉰다.

➡ 이 운동은 바벨 스쿼트와 마찬가지로 주로 대퇴사두근과 대둔근을 자극한다. 웜업 운동으로 제격이며, 중량을 사용한 스쿼트로 넘어가기 전에 운동 감각을 익히는 용도로 실시해도 좋다. 동작을 통제하면서 세트당 10~20회를 반복하면 좋은 효과를 볼 수 있다.

변형 운동

운동 강도를 높이려면 넓적다리가 수평 지점에 도달한 상태에서 2~5초간 정지해도 좋다.

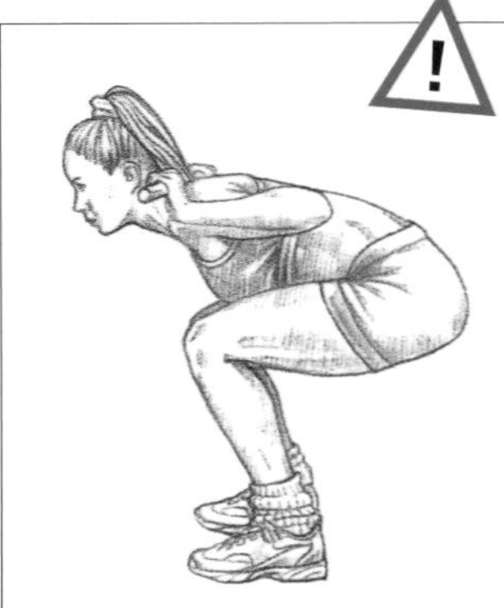

스쿼트는 막대로 하든, 바벨로 하든 허리 부상을 피하는 것이 중요하다. 동작 시 절대로 등을 둥글게 구부리지 말자.

POWER SQUATS 파워 스쿼트 3

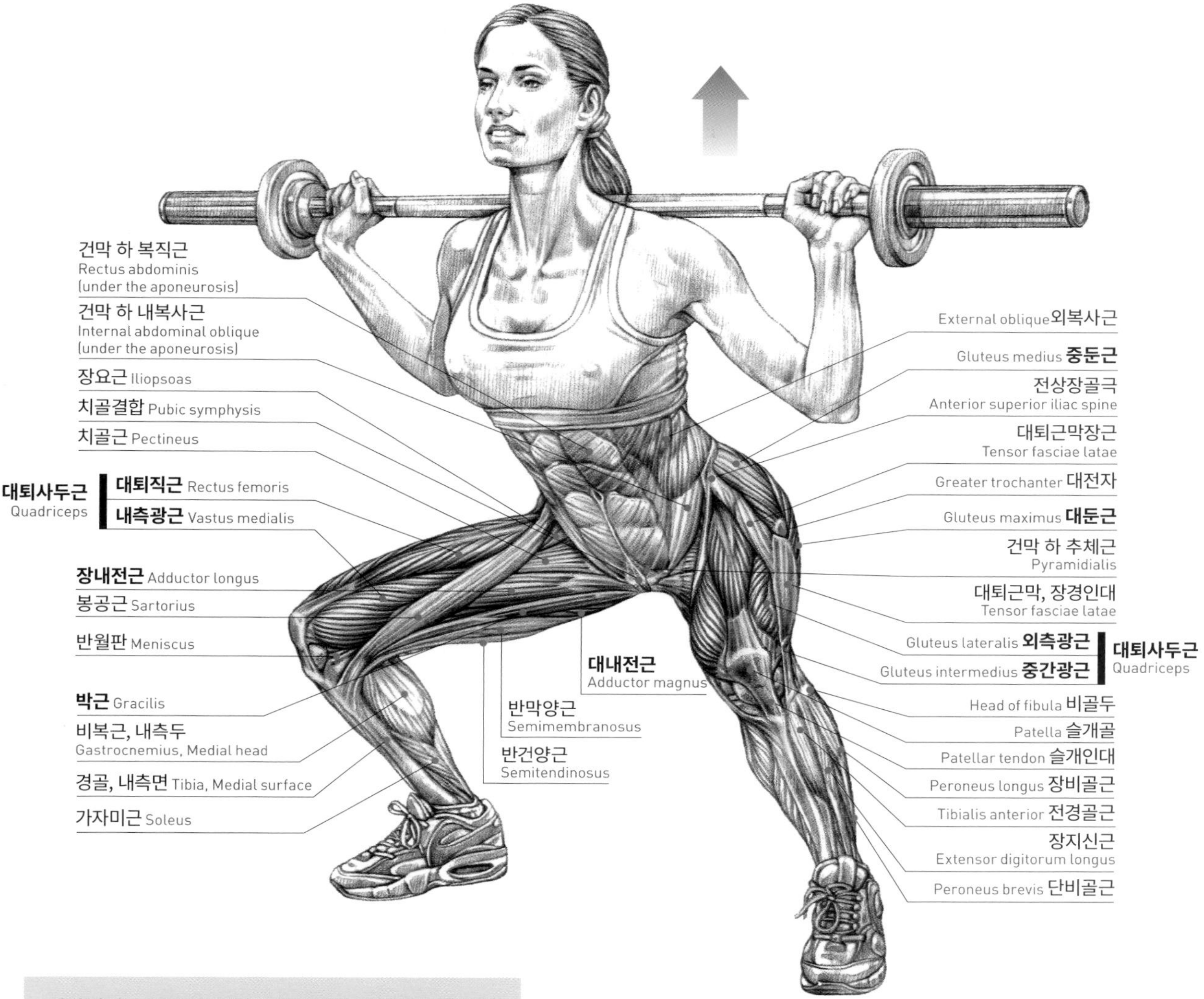

건막 하 복직근
Rectus abdominis
(under the aponeurosis)

건막 하 내복사근
Internal abdominal oblique
(under the aponeurosis)

장요근 Iliopsoas

치골결합 Pubic symphysis

치골근 Pectineus

대퇴사두근 Quadriceps: **대퇴직근** Rectus femoris / **내측광근** Vastus medialis

장내전근 Adductor longus

봉공근 Sartorius

반월판 Meniscus

박근 Gracilis

비복근, 내측두
Gastrocnemius, Medial head

경골, 내측면 Tibia, Medial surface

가자미근 Soleus

대내전근
Adductor magnus

반막양근
Semimembranosus

반건양근
Semitendinosus

External oblique 외복사근

Gluteus medius **중둔근**

전상장골극
Anterior superior iliac spine

대퇴근막장근
Tensor fasciae latae

Greater trochanter 대전자

Gluteus maximus **대둔근**

건막 하 추체근
Pyramidialis

대퇴근막, 장경인대
Tensor fasciae latae

대퇴사두근 Quadriceps: Gluteus lateralis **외측광근** / Gluteus intermedius **중간광근**

Head of fibula 비골두

Patella 슬개골

Patellar tendon 슬개인대

Peroneus longus 장비골근

Tibialis anterior 전경골근

장지신근
Extensor digitorum longus

Peroneus brevis 단비골근

일반적인 스쿼트와 똑같은 방식으로 실시하되 다리를 넓게 벌리고, 발끝을 밖으로 돌리고 실시한다는 점이 다르다. 그러면 넓적다리 안쪽이 강하게 자극된다.

➡ 이 운동은 아래의 근육을 강화한다.

- 대퇴사두근
- 내전근 전체(대내전근, 장내전근, 단내전근, 소내전근, 치골근, 박근)
- 둔근, 대퇴이두근
- 천골요부 근육 전체

NOTE 스쿼트 시 다리를 넓게 벌리면 상체를 더욱 곧게 세울 수 있다. 파워리프팅 선수 중에는 등에 가해지는 압박을 덜기 위해 다리를 넓게 벌리고 스쿼트를 하는 선수도 있다. 반면 다른 일부 파워리프팅 선수들은 몸통이 허벅지 위에 놓여 허리에 가해지는 압박을 덜어주는 일반 스쿼트를 선호한다.

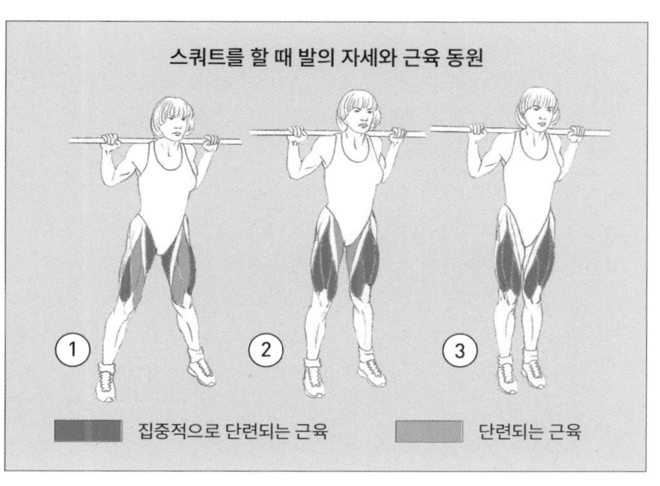
스쿼트를 할 때 발의 자세와 근육 동원
1
2
3
집중적으로 단련되는 근육
단련되는 근육

4 프런트 스쿼트 FRONT SQUATS

운동 동작

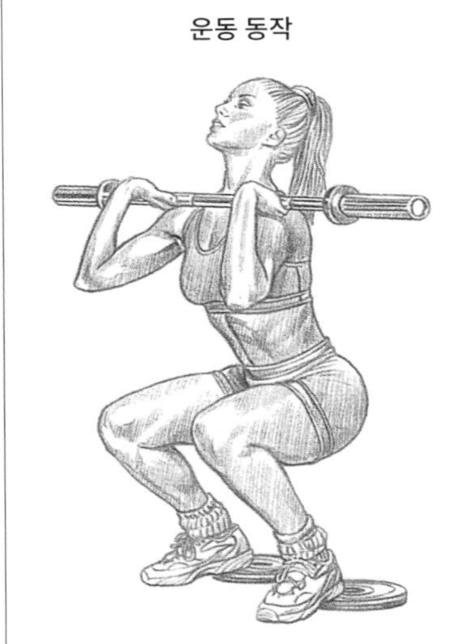

넓적다리는 수평으로 굽히고, 팔꿈치는 옆으로 벌리고, 상체는 최대한 곧게 세운다.

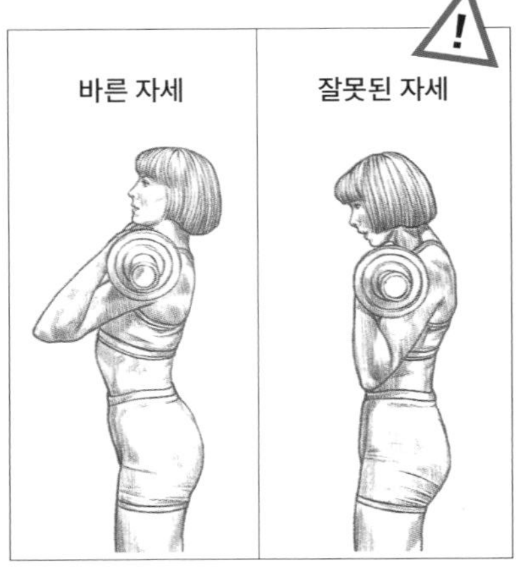
바른 자세
잘못된 자세

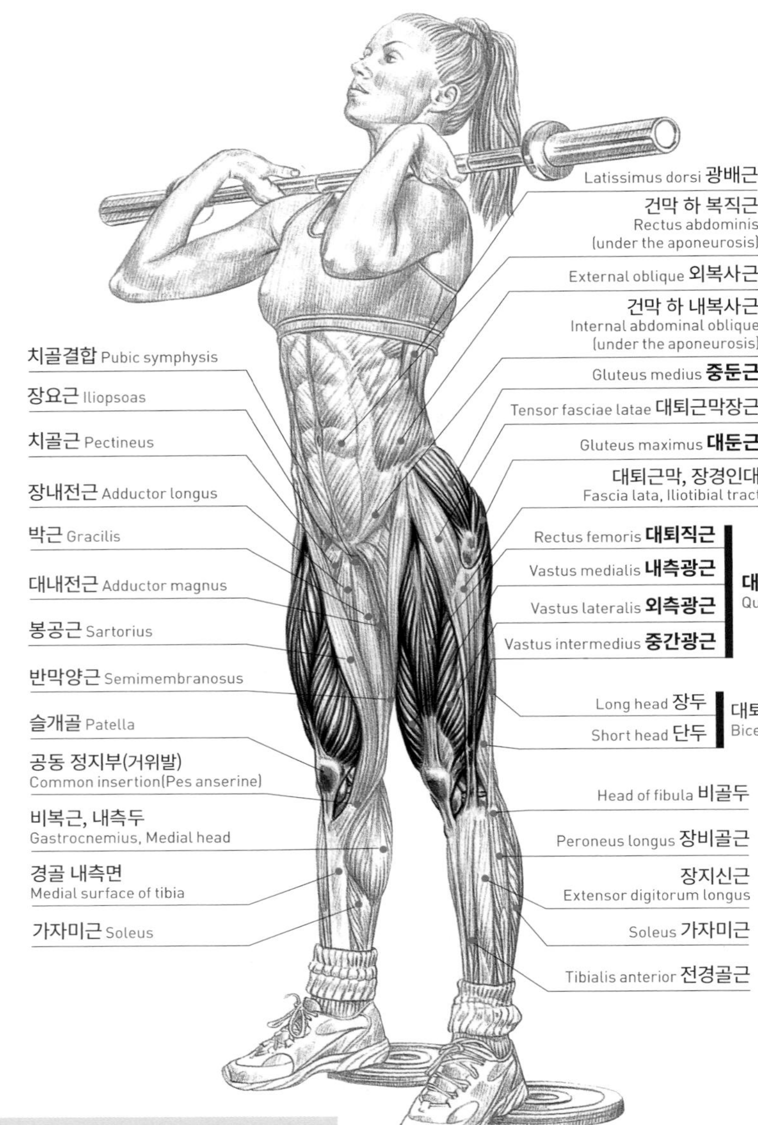
Latissimus dorsi 광배근
건막 하 복직근
Rectus abdominis
(under the aponeurosis)
External oblique 외복사근
건막 하 내복사근
Internal abdominal oblique
(under the aponeurosis)
Gluteus medius 중둔근
Tensor fasciae latae 대퇴근막장근
Gluteus maximus 대둔근
대퇴근막, 장경인대
Fascia lata, Iliotibial tract
Rectus femoris 대퇴직근
Vastus medialis 내측광근
Vastus lateralis 외측광근
Vastus intermedius 중간광근
대퇴사두근
Quadriceps
Long head 장두
Short head 단두
대퇴이두근
Biceps femoris
Head of fibula 비골두
Peroneus longus 장비골근
장지신근
Extensor digitorum longus
Soleus 가자미근
Tibialis anterior 전경골근
치골결합 Pubic symphysis
장요근 Iliopsoas
치골근 Pectineus
장내전근 Adductor longus
박근 Gracilis
대내전근 Adductor magnus
봉공근 Sartorius
반막양근 Semimembranosus
슬개골 Patella
공동 정지부(거위발)
Common insertion(Pes anserine)
비복근, 내측두
Gastrocnemius, Medial head
경골 내측면
Medial surface of tibia
가자미근 Soleus

1. 양발을 어깨너비 정도로 벌리고 서서 오버핸드 그립으로 바를 잡아 흉근 상단에 올려놓자. 바가 앞으로 미끄러지지 않도록 가슴을 쫙 펴고, 팔꿈치를 최대한 높이 드는 것이 중요하다.
2. 상체가 앞으로 고꾸라지지 않도록 숨을 깊이 들이쉬어 흉강 내압을 유지한다. 등은 살짝 아치를 만들고, 복근을 수축한 다음 넓적다리가 바닥과 수평이 될 때까지 내려간다. 다시 시작 자세로 돌아와 동작 마지막에 숨을 내쉬자.

➡ 바를 앞으로 들면 상체를 앞으로 굽힐 수 없기 때문에 등이 항상 곧게 펴질 것이다. 좀 더 쉽게 운동하고 싶으면 발뒤꿈치 밑에 원판을 깔고 실시하자.

➡ 프런트 스쿼트는 일반 스쿼트보다 대퇴사두근을 더 강하게 자극한다. 단, 일반 스쿼트를 할 때보다 가벼운 중량을 사용해야 한다. 완벽한 동작으로 수행하면 둔근과 슬굴곡근, 복근, 척추기립근까지 자극된다.

⚠ 주의

동작 시 앞으로 넘어지는 것을 방지하려면 팔꿈치를 최대한 높이 들고, 가슴을 펴고, 등을 약간 아치로 만드는 것이 중요하다.

SQUATS WITH AN ELASTIC BAND 탄력밴드를 이용한 스쿼트 5

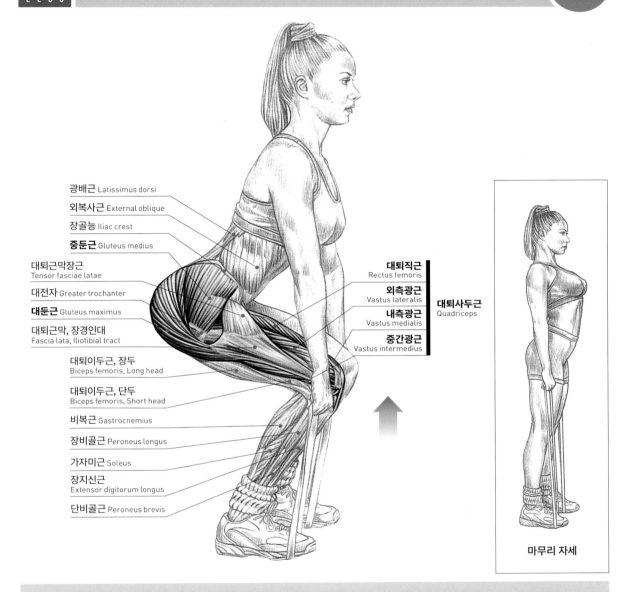

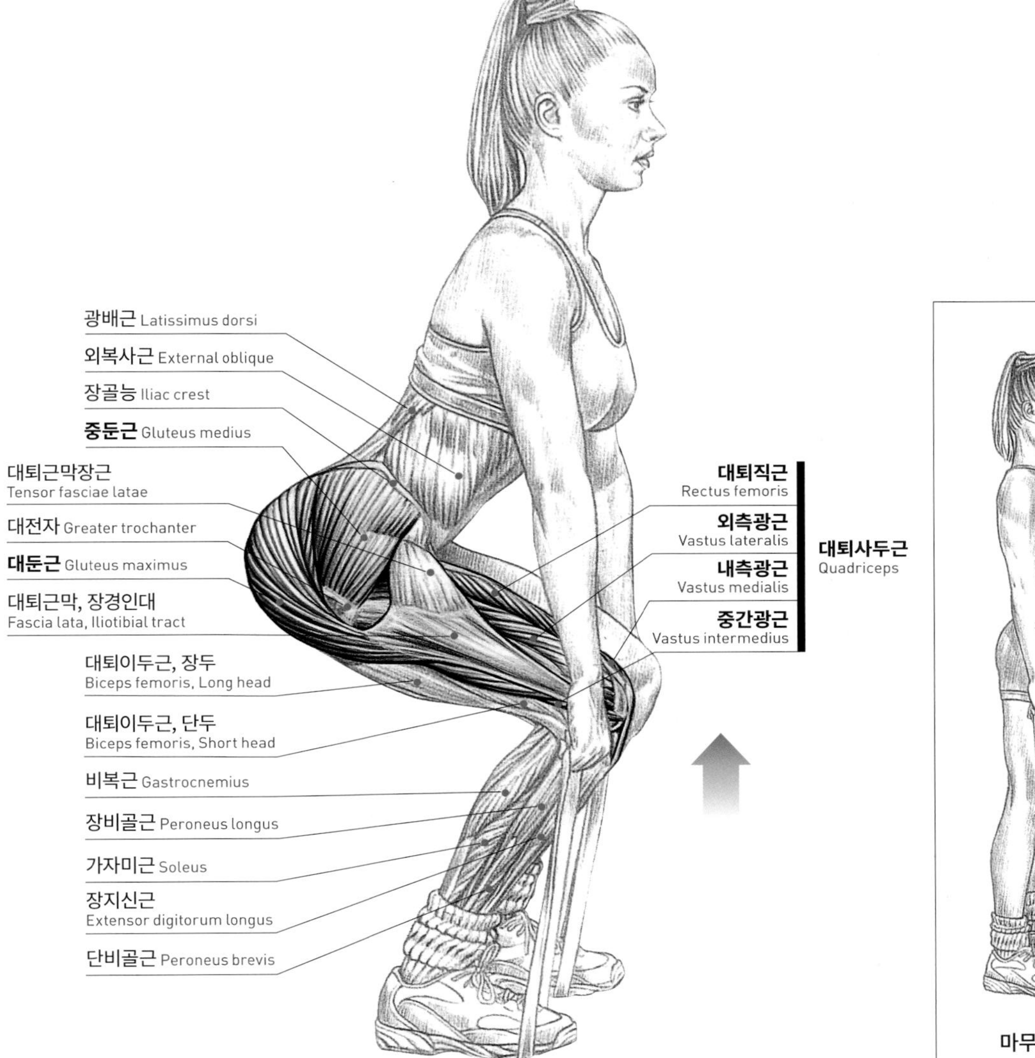
광배근 Latissimus dorsi
외복사근 External oblique
장골능 Iliac crest
중둔근 Gluteus medius
대퇴근막장근
Tensor fasciae latae
대전자 Greater trochanter
대둔근 Gluteus maximus
대퇴근막, 장경인대
Fascia lata, Iliotibial tract
대퇴이두근, 장두
Biceps femoris, Long head
대퇴이두근, 단두
Biceps femoris, Short head
비복근 Gastrocnemius
장비골근 Peroneus longus
가자미근 Soleus
장지신근
Extensor digitorum longus
단비골근 Peroneus brevis
대퇴직근
Rectus femoris
외측광근
Vastus lateralis
내측광근
Vastus medialis
중간광근
Vastus intermedius
대퇴사두근
Quadriceps

마무리 자세

1. 다리를 어깨너비 정도로 벌리고 서서 등을 살짝 아치로 만들고 고정한다. 그다음 다리를 굽혀 넓적다리를 수평으로 만들자.
2. 팔을 뻗어 양발로 밟은 탄력밴드를 오버핸드 그립으로 잡고, 숨을 들이쉰 후 참는다.
3. 복근과 허리 근육을 수축한 채로 다리를 뻗어 일어난다. 동작 마지막에 숨을 내쉬자.
4. 등이 구부러지지 않도록 주의하면서 동작을 반복한다.

➡ 이 운동은 대퇴사두근과 둔근을 주로 자극하고, 척추기립근을 부차적으로 자극한다. 밴드의 탄성에 따라 운동 강도가 다르지만, 일반적으로 세트당 10~20회를 반복하면 좋은 결과를 볼 수 있다.

변형 운동

동작 마지막에 상체가 곧게 세워졌을 때 어깨를 으쓱하면 승모근 상단까지 자극할 수 있다.

NOTE 넓적다리를 구부리는 여타 운동은 다리를 막 펴기 시작할 때가 가장 힘들지만, 탄력밴드를 사용한 스쿼트를 할 때는 다리를 완전히 펴서 탄력밴드의 팽팽함이 극대화됐을 때가 가장 힘들다.

6 막대를 이용한 프런트 스쿼트
ANTERIOR SQUATS WITH A STAFF

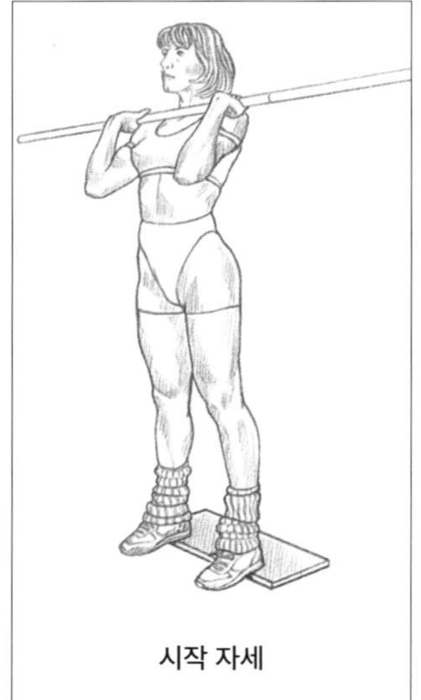

시작 자세

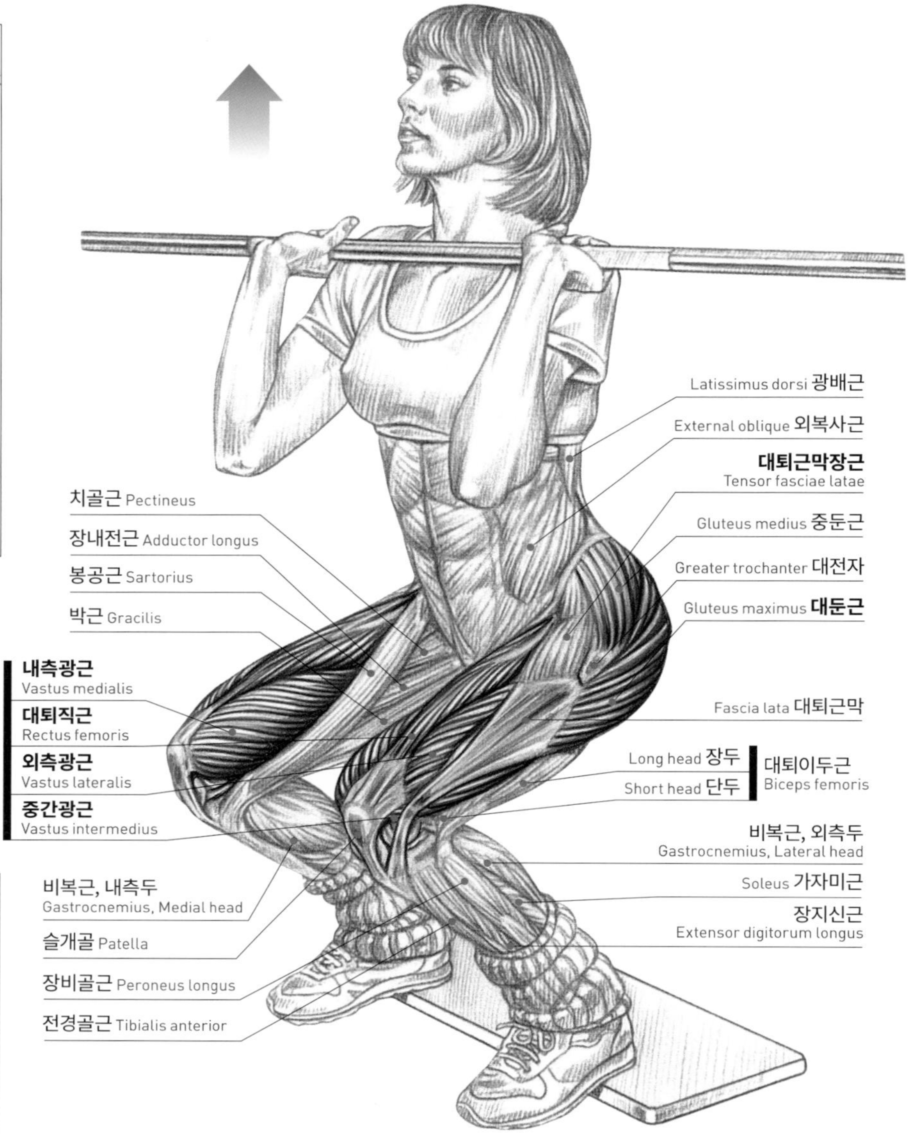

Latissimus dorsi 광배근
External oblique 외복사근
대퇴근막장근 Tensor fasciae latae
Gluteus medius 중둔근
Greater trochanter 대전자
Gluteus maximus **대둔근**
Fascia lata 대퇴근막
대퇴이두근 Biceps femoris: Long head 장두, Short head 단두
비복근, 외측두 Gastrocnemius, Lateral head
Soleus 가자미근
장지신근 Extensor digitorum longus

치골근 Pectineus
장내전근 Adductor longus
봉공근 Sartorius
박근 Gracilis
대퇴사두근 Quadriceps: **내측광근** Vastus medialis, **대퇴직근** Rectus femoris, **외측광근** Vastus lateralis, **중간광근** Vastus intermedius
비복근, 내측두 Gastrocnemius, Medial head
슬개골 Patella
장비골근 Peroneus longus
전경골근 Tibialis anterior

다리를 머신에 고정한 채로 실시하는 스쿼트도 대퇴사두근을 강하게 자극한다.

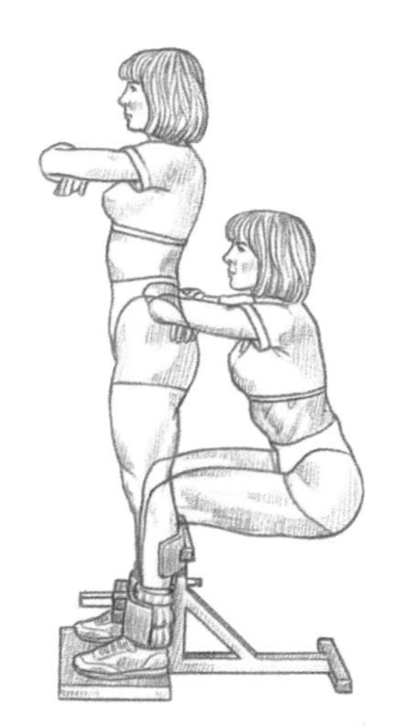

1. 양발을 어깨너비 정도로 벌리고 서서 바를 오버핸드 그립으로 잡아 상부 흉근과 전면 삼각근에 걸쳐 놓는다.
2. 가슴을 쫙 펴고, 등에 살짝 아치를 만든다. 숨을 들이쉬며 넓적다리를 굽힌다.
3. 넓적다리가 바닥과 수평이 되면 시작 자세로 돌아온다. 동작 마지막에 숨을 내쉰다.

⇨ 동작을 완벽히 수행하려면 팔꿈치를 잘 들어야 한다. 발뒤꿈치에 발판을 깔면 동작 시 좀 더 수월하게 균형을 잡을 수 있다. 이 운동은 주로 대퇴사두근을 자극하고, 부차적으로 대둔근을 자극한다.

NOTE 막대를 사용한 스쿼트는 바벨을 사용한 스쿼트로 넘어가기 전에 넓적다리 굴곡 동작을 숙달하기 좋은 운동이다.

SQUATS AT A FRAME GUIDE 스미스 머신에서 하는 스쿼트 7

대퇴사두근, 대퇴직근 Quadriceps, Rectus femoris
대퇴사두근, 외측광근 Quadriceps, Vastus lateralis
장요근 Iliopsoas
치골근 Pectineus
장내전근 Adductor longus
박근 Gracilis
봉공근 Sartorius
대퇴사두근, 내측광근 Quadriceps, Vastus medialis
슬개골 Patella
거위발 Pes anserine
반막양근 Semimembranosus
반건양근 Semitendinosus
비복근, 내측두 Gastrocnemius, Medial head
경골 Tibia
외복사근 External oblique
복직근 Rectus abdominis
대퇴근막장근 Tensor fasciae latae
중둔근 Gluteus medius
대전자 Greater trochanter
대둔근 Gluteus maximus
대퇴근막, 장경인대 Fascia lata, Iliotibial tract
대퇴이두근 Long head 장두, Short head 단두
비복근, 외측두 Gastrocnemius, Lateral head
Peroneus longus 장비골근
장지신근 Extensor digitorum longus
Soleus 가자미근
전경골근 Tibialis anterior

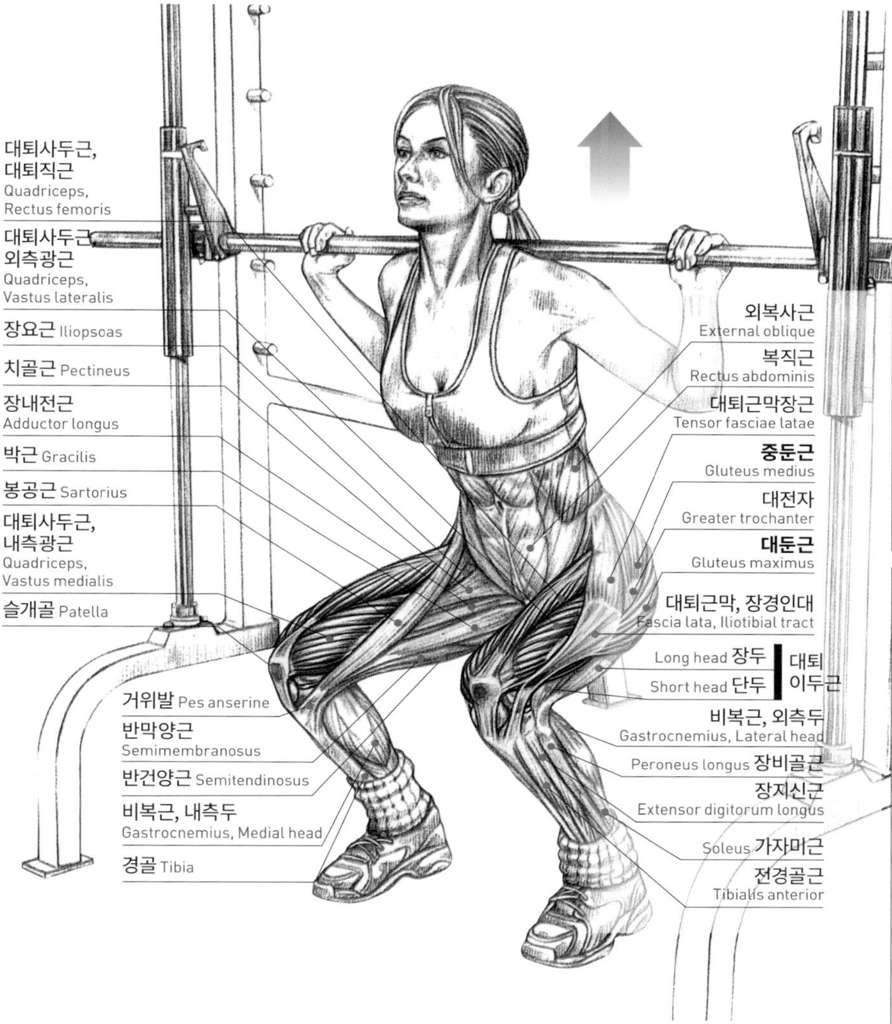

운동 동작

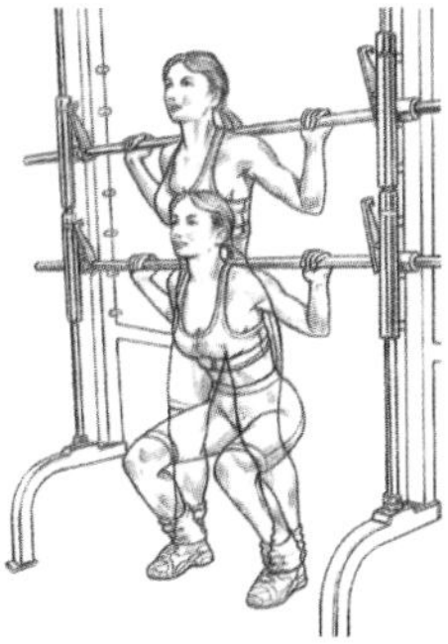

일반적인 스미스 머신 스쿼트

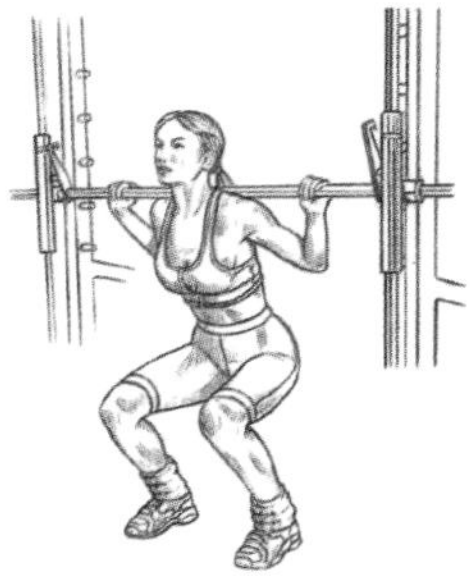

양발을 바 밑에 놓으면 대퇴사두근과 대둔근이 강하게 자극된다.

1. 삼각근 약간 위쪽의 승모근에 바가 닿도록 밑으로 들어가서 양손으로 바를 꽉 잡는다. 양발을 어깨너비 정도로 벌리고 팔꿈치를 뒤로 당긴 후 숨을 깊이 들이쉬어 가슴을 확장한다. 그러면 흉곽이 지탱되고 상체가 앞으로 구부러지는 것을 막을 수 있다.
2. 골반을 앞으로 젖혀서 등에 살짝 아치를 만든 다음 복근을 수축한다. 시선은 전방에 고정하고 머신의 안전장치를 풀어 받침대에서 바를 든다.
3. 동작을 통제하면서 무릎을 구부려 앉되 등이 둥글게 구부러지지 않도록 주의한다. 넓적다리가 수평이 되면 다리를 뻗어 시작 자세로 돌아오고 동작 마지막에 숨을 내쉰다.

변형 운동

- 양발을 바 밑에 놓고 운동하면 대퇴사두근과 대둔근이 주로 자극된다.
- 양발을 바 앞에 놓고 운동하면 내려갈 때 고관절 굴곡의 범위가 제한돼서 상체를 많이 숙일 수 없다. 그러면 대퇴사두근에 자극이 집중되고, 대둔근의 운동은 제한된다. 한편 양발을 넓게 벌리고 스쿼트를 하면 넓적다리 내전근과 대퇴사두근 외측광근이 더 강하게 자극된다.

발을 앞으로 내민 스미스 머신 스쿼트

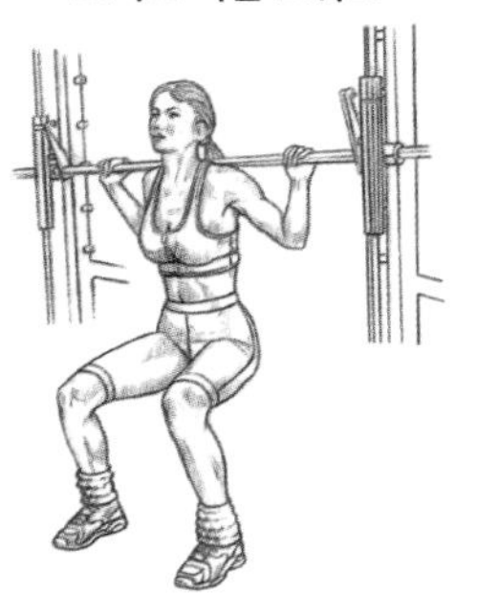

양발을 바 앞에 놓으면 대퇴사두근이 강하게 자극된다.

8 로만 체어에서 하는 스쿼트 SQUATS IN A ROMAN CHAIR

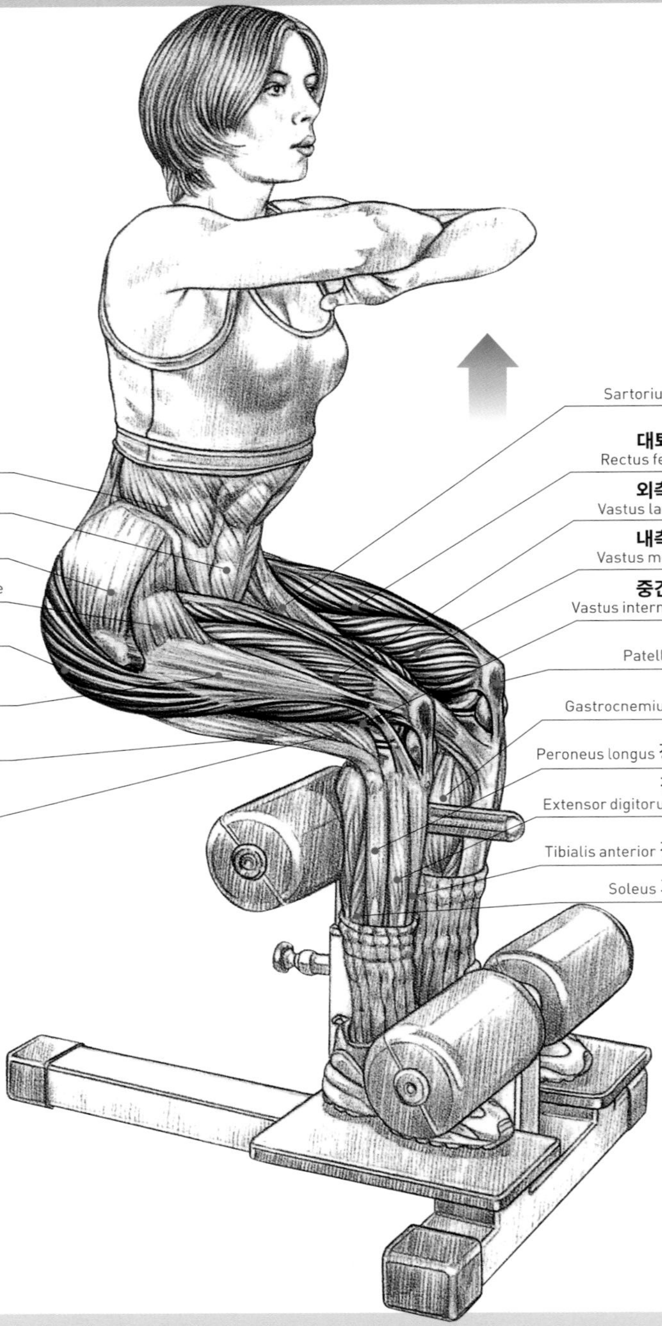

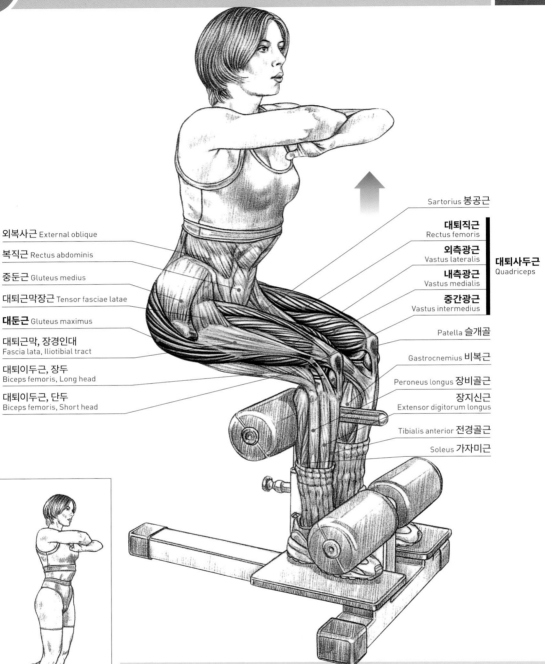

외복사근 External oblique
복직근 Rectus abdominis
중둔근 Gluteus medius
대퇴근막장근 Tensor fasciae latae
대둔근 Gluteus maximus
대퇴근막, 장경인대 Fascia lata, Iliotibial tract
대퇴이두근, 장두 Biceps femoris, Long head
대퇴이두근, 단두 Biceps femoris, Short head

Sartorius 봉공근
대퇴직근 Rectus femoris
외측광근 Vastus lateralis
내측광근 Vastus medialis
중간광근 Vastus intermedius
대퇴사두근 Quadriceps
Patella 슬개골
Gastrocnemius 비복근
Peroneus longus 장비골근
장지신근 Extensor digitorum longus
Tibialis anterior 전경골근
Soleus 가자미근

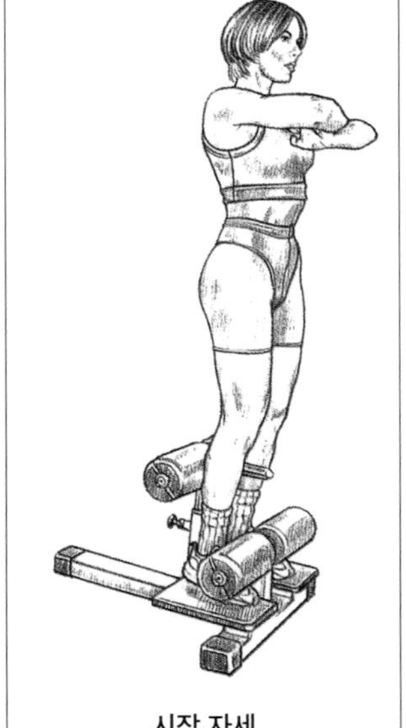

시작 자세

1. 팔짱을 낀 채 머신 패드 밑에 발을 끼우고 서서 등에 살짝 아치를 만든다.
2. 상체를 곧게 세운 채로 숨을 들이쉬며 넓적다리를 천천히 굽힌다.
3. 넓적다리가 바닥과 수평이 되면 다리를 뻗어 시작 자세로 돌아온다. 동작 마지막에 숨을 내쉰다.

➡ 로만 체어에서 스쿼트를 하면 상체를 숙이지 않아도 된다. 따라서 대둔근의 운동량은 감소하고, 대퇴사두근에 자극이 집중된다.

DUMBBELL SQUATS 덤벨 스쿼트 9

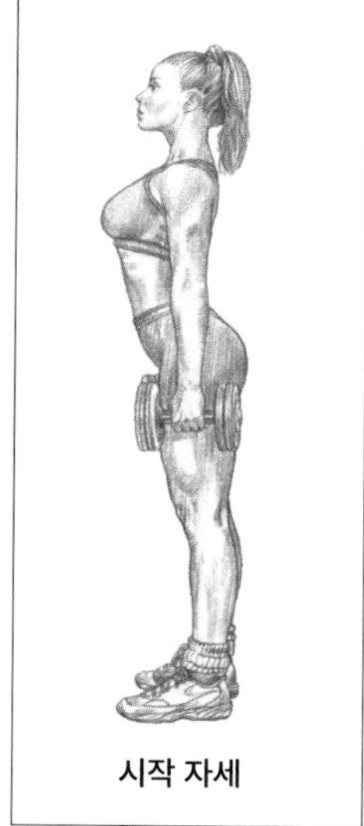
시작 자세

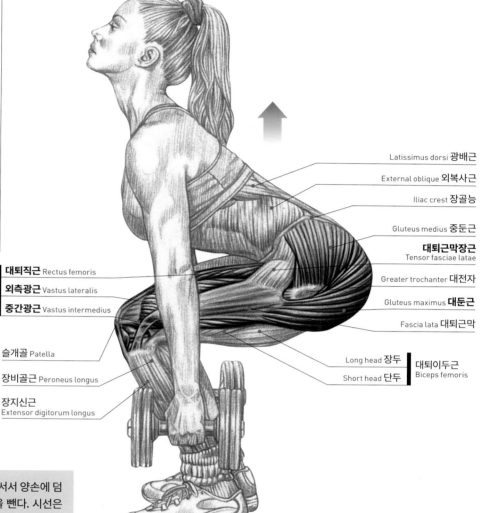

Latissimus dorsi 광배근
External oblique 외복사근
Iliac crest 장골능
Gluteus medius 중둔근
대퇴근막장근 Tensor fasciae latae
Greater trochanter 대전자
Gluteus maximus 대둔근
Fascia lata 대퇴근막
대퇴이두근 Biceps femoris: Long head 장두, Short head 단두
대퇴사두근 Quadriceps: 대퇴직근 Rectus femoris, 외측광근 Vastus lateralis, 중간광근 Vastus intermedius
슬개골 Patella
장비골근 Peroneus longus
장지신근 Extensor digitorum longus

1. 양발을 살짝 벌리고 서서 양손에 덤벨을 쥐고, 팔의 힘을 뺀다. 시선은 앞을 향한다.
2. 등에 살짝 아치를 만들어 고정한 다음 숨을 들이쉬면서 넓적다리를 굽힌다.
3. 넓적다리가 바닥과 수평이 되면 다리를 펴서 시작 자세로 돌아온다. 동작 마지막에 숨을 내쉰다.

⇨ 이 운동은 주로 대퇴사두근과 둔근을 자극한다.

NOTE 운동 시 무거운 중량을 사용할 필요가 없다. 가벼운 중량으로 세트당 15~20회를 반복하면 최고의 효과를 볼 수 있다.

두 발 동물의 적응

인간과 가장 비슷한 동물인 침팬지도 대둔근이 덜 발달하고 가슴이 커서 상체를 세우기가 어렵고, 두 발로 잘 걷지도 못한다. 이족 보행에 완벽히 적응한 영장류는 인간뿐이다.

인간의 모든 신체 구조는 이족 보행에 적합하도록 진화했다. 대둔근이 많이 발달한 것도 그중 하나이고, 상체 크기도 줄어들어 세우기가 쉽다. 또한 고릴라나 침팬지와 달리 인간은 무릎을 편 채로 유지할 수 있어서 선 자세로 오래 있을 수 있다.

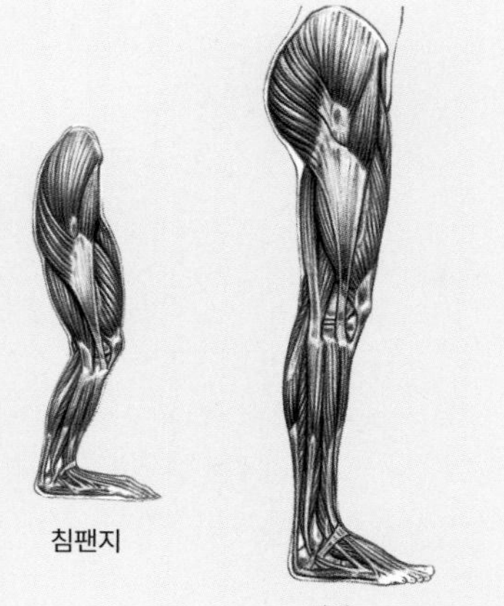
침팬지
인간

10 다리 사이에서 들어올리는 덤벨 스쿼트
DUMBBELL SQUATS

시작 자세

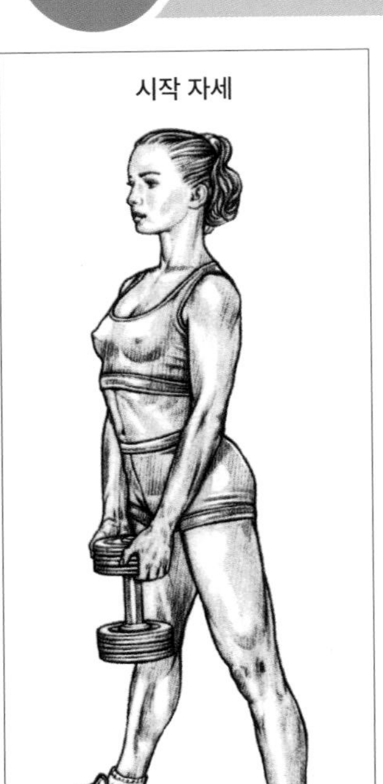

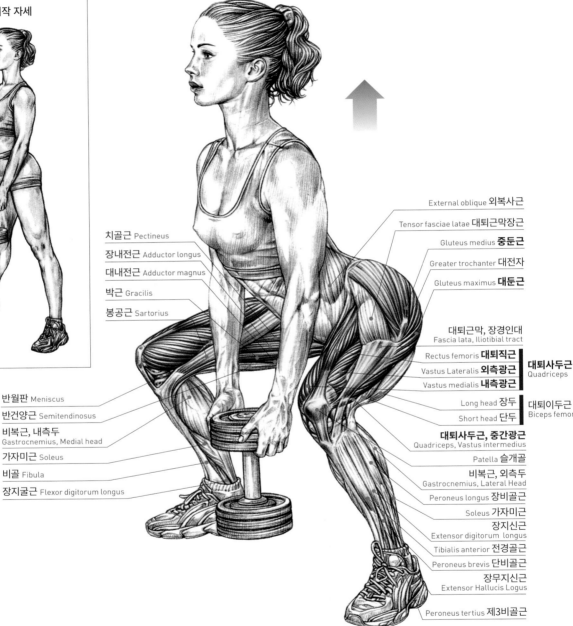

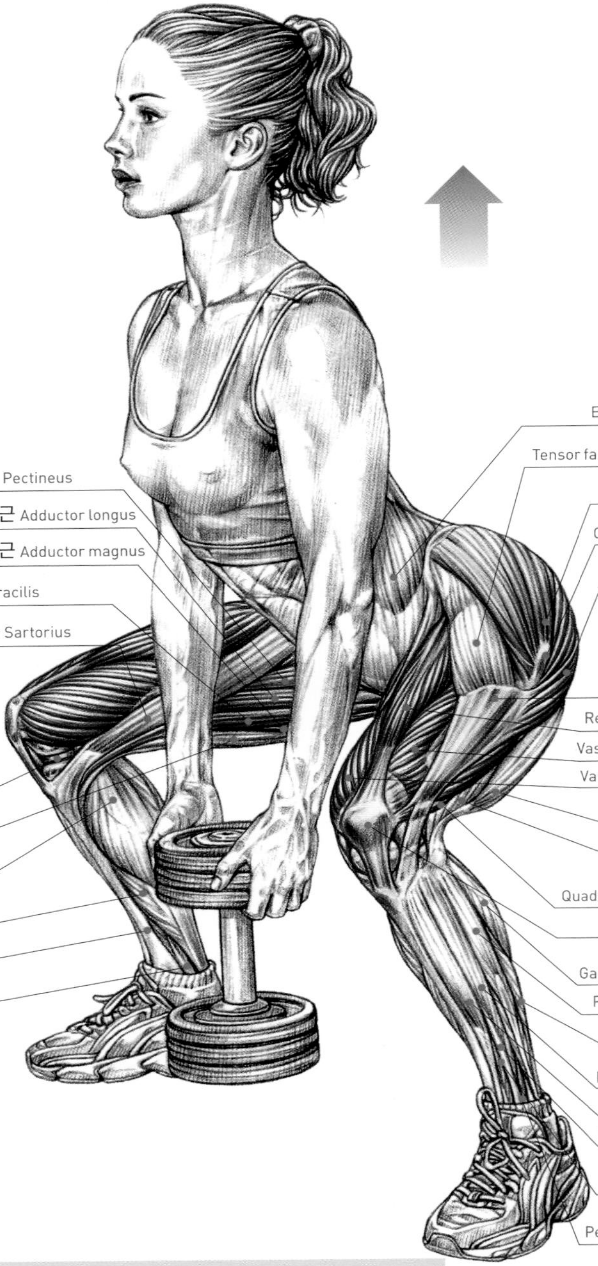

치골근 Pectineus
장내전근 Adductor longus
대내전근 Adductor magnus
박근 Gracilis
봉공근 Sartorius

반월판 Meniscus
반건양근 Semitendinosus
비복근, 내측두 Gastrocnemius, Medial head
가자미근 Soleus
비골 Fibula
장지굴근 Flexor digitorum longus

External oblique 외복사근
Tensor fasciae latae 대퇴근막장근
Gluteus medius **중둔근**
Greater trochanter 대전자
Gluteus maximus **대둔근**
대퇴근막, 장경인대 Fascia lata, Iliotibial tract
Rectus femoris **대퇴직근**
Vastus Lateralis **외측광근**
Vastus medialis **내측광근**
대퇴사두근 Quadriceps
Long head 장두
Short head 단두
대퇴이두근 Biceps femoris
대퇴사두근, 중간광근 Quadriceps, Vastus intermedius
Patella 슬개골
비복근, 외측두 Gastrocnemius, Lateral Head
Peroneus longus 장비골근
Soleus 가자미근
장지신근 Extensor digitorum longus
Tibialis anterior 전경골근
Peroneus brevis 단비골근
장무지신근 Extensor Hallucis Logus
Peroneus tertius 제3비골근

다리를 넓게 벌리고 서서 발끝이 바깥쪽을 향하게 하고 다리 사이에 덤벨을 둔다

- 시선은 정면을 바라보고 등을 약간 아치로 만든다. 그다음 숨을 들이쉬면서 무릎을 구부린다. 이때 등을 둥글게 구부리지 않도록 주의하자.
- 넓적다리가 수평 위치에 도달하면 숨을 내쉬면서 시작 자세로 돌아간다.

➡ 이 운동은 대퇴사두근과 둔근을 단련한다.

NOTE 다리를 넓게 벌리면 내전근을 강화할 수 있다.

SQUATS 스쿼트 11

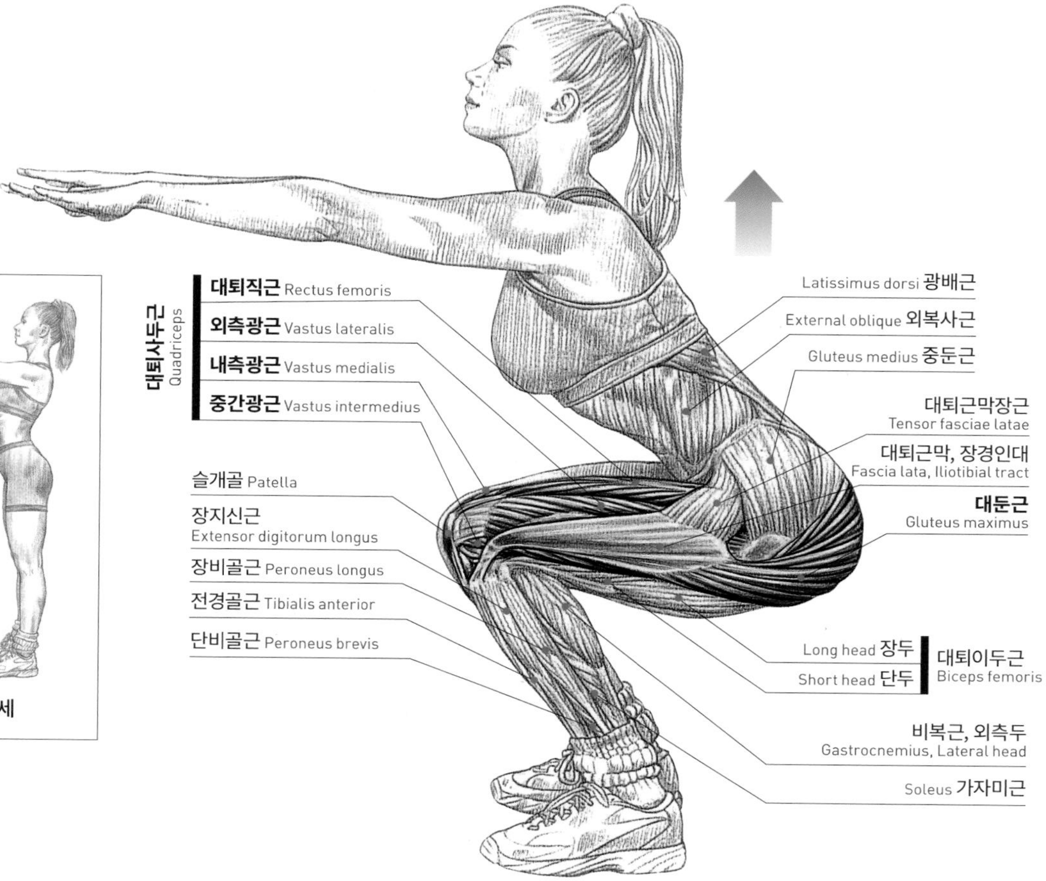

대퇴사두근 Quadriceps
대퇴직근 Rectus femoris
외측광근 Vastus lateralis
내측광근 Vastus medialis
중간광근 Vastus intermedius

슬개골 Patella
장지신근 Extensor digitorum longus
장비골근 Peroneus longus
전경골근 Tibialis anterior
단비골근 Peroneus brevis

Latissimus dorsi 광배근
External oblique 외복사근
Gluteus medius 중둔근
대퇴근막장근 Tensor fasciae latae
대퇴근막, 장경인대 Fascia lata, Iliotibial tract
대둔근 Gluteus maximus
대퇴이두근 Biceps femoris
Long head 장두
Short head 단두
비복근, 외측두 Gastrocnemius, Lateral head
Soleus 가자미근

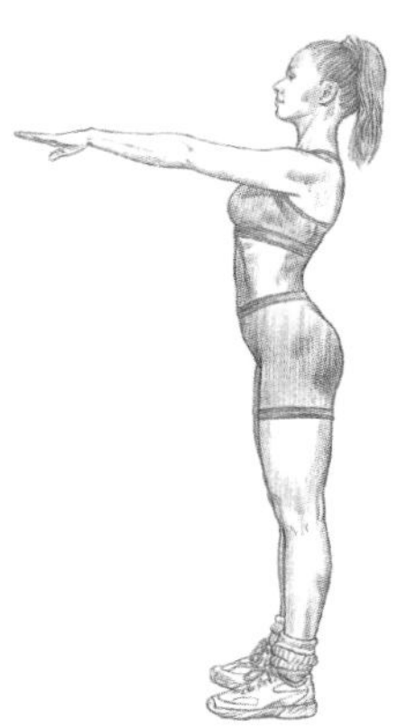

시작 자세

1. 팔을 앞으로 뻗고, 양발을 살짝 벌리고 서서 가슴을 펴고 등에는 살짝 아치를 만든다. 그다음 숨을 들이쉬며 쭈그려 앉는다.
2. 넓적다리가 수평이 되면 다리를 뻗고 상체를 세워 시작 자세로 돌아온다. 동작 마지막에 숨을 내쉰다.

이 운동은 주로 대퇴사두근과 둔근을 자극한다. 하강 동작을 숙달하는 것이 중요하며, 앉았다 일어날 때 몸을 비틀면 안 된다. 등은 아주 곧게 펴고, 발뒤꿈치는 바닥에 붙이자. 동작을 통제하며 세트당 15~20회를 반복하면 최고의 효과를 볼 수 있다.

변형 운동

- 몸 앞으로 팔짱을 끼거나, 팔을 몸 옆으로 내리고 해도 된다.
- 수평 지점에서 몇 초 동안 자세를 유지하여 넓적다리를 등척성 수축해도 좋고, 양팔을 앞으로 뻗고 실시해도 좋다. 이 변형 동작들 역시 대퇴사두근과 둔근을 주로 자극한다.
- 발목이 뻣뻣하거나 대퇴골이 긴 사람은 발뒤꿈치 밑에 받침대를 깔자. 그러면 상체가 지나치게 앞으로 숙여져 균형이 흐트러지는 것을 막을 수 있다. 이 변형 운동은 대퇴사두근에 자극을 집중시킬 수 있고, 하체 웜업으로 아주 좋다. 본격적으로 스쿼트를 하기 전에 운동 감각에 익숙해지기 좋은 초보자용 운동이기도 하다.

변형 운동

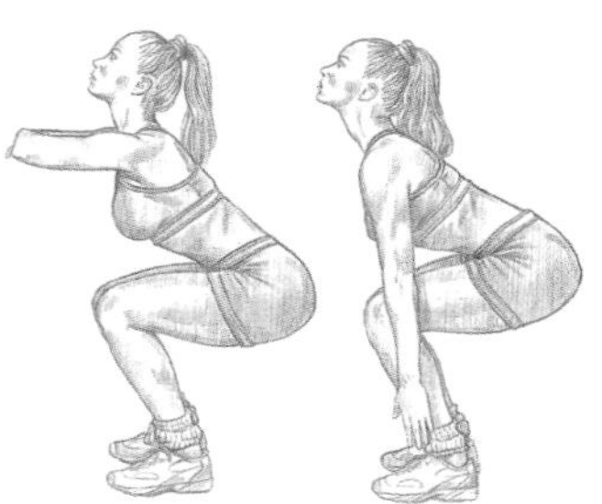

팔장을 낀 자세 팔을 옆으로 내린 자세

12 와이드 스쿼트 WIDE SQUATS

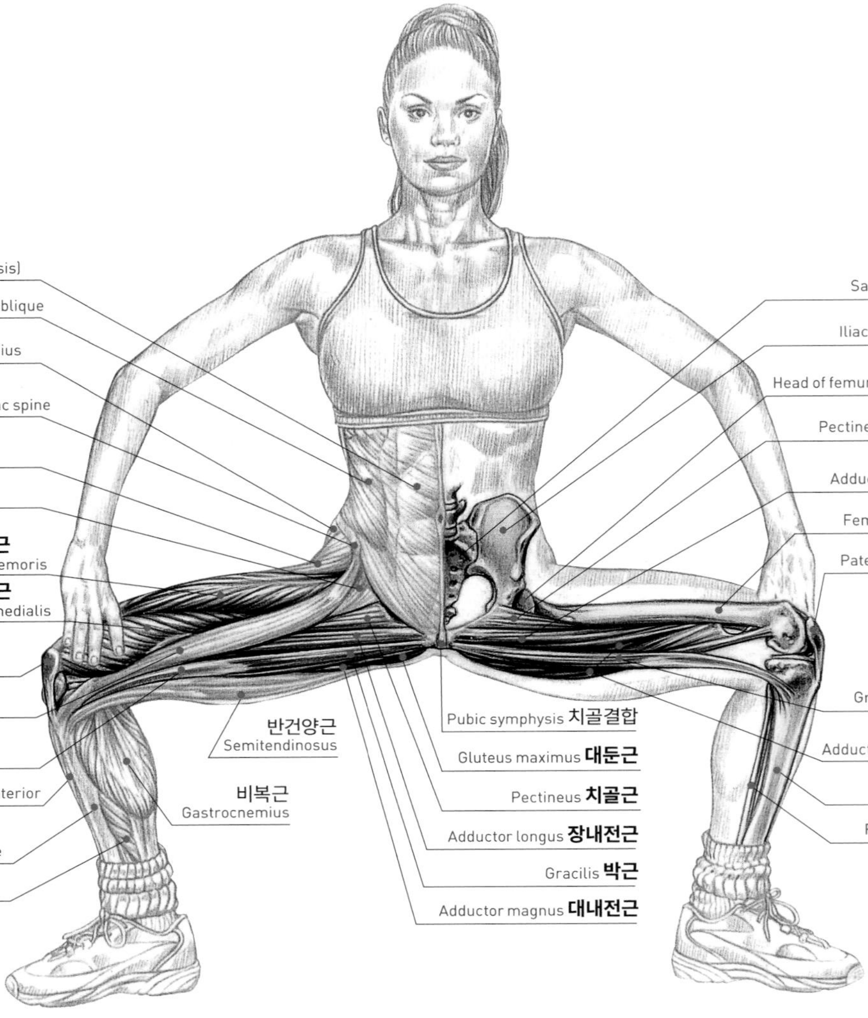

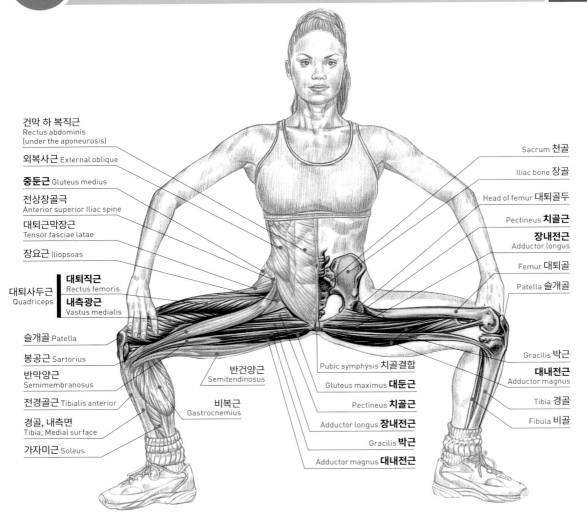

건막 하 복직근
Rectus abdominis
(under the aponeurosis)
외복사근 External oblique
중둔근 Gluteus medius
전상장골극
Anterior superior Iliac spine
대퇴근막장근
Tensor fasciae latae
장요근 Iliopsoas
대퇴사두근 Quadriceps
대퇴직근 Rectus femoris
내측광근 Vastus medialis
슬개골 Patella
봉공근 Sartorius
반막양근
Semimembranosus
전경골근 Tibialis anterior
경골, 내측면
Tibia, Medial surface
가자미근 Soleus
반건양근
Semitendinosus
비복근
Gastrocnemius
Pubic symphysis 치골결합
Gluteus maximus **대둔근**
Pectineus **치골근**
Adductor longus **장내전근**
Gracilis **박근**
Adductor magnus **대내전근**
Sacrum 천골
Iliac bone 장골
Head of femur 대퇴골두
Pectineus **치골근**
장내전근
Adductor longus
Femur 대퇴골
Patella 슬개골
Gracilis 박근
대내전근
Adductor magnus
Tibia 경골
Fibula 비골

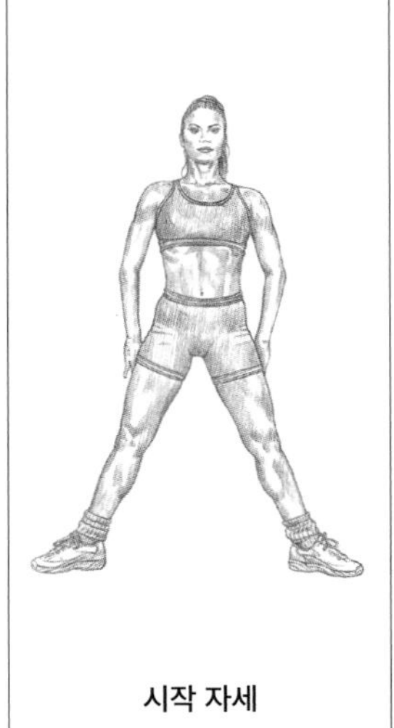

시작 자세

1. 다리를 벌리고, 발끝을 밖으로 돌리고 선다. 등은 곧게 펴고, 가슴도 쫙 펴자.
2. 숨을 들이쉬며 넓적다리를 수평 지점까지 굽힌다.
3. 시작 자세로 돌아와 동작 마지막에 숨을 내쉰다.

➡ 이 운동은 천천히 실시하면서 근육의 느낌에 집중해야 한다. 완전히 일어선 후에는 엉덩이 근육을 강하게 쥐어짜자. 넓적다리가 수평 지점에 도달하면 몇 초간 등척성 수축을 해도 된다. 다른 운동과 마찬가지로 여러 번 반복해야 효과를 볼 수 있다. 근육에 불타는 느낌이 들 때까지 세트당 적어도 20회씩 반복하자.

➡ 동원되는 근육은 대퇴사두근, 그중에서도 외측광근과 내전근 전체(대내전근, 장내전근, 단내전근, 치골근, 박근), 둔근(대둔근, 중둔근, 소둔근), 그리고 둔근 깊숙한 곳에 있는 작은 크기의 넓적다리 외회전근이다.

변형 운동

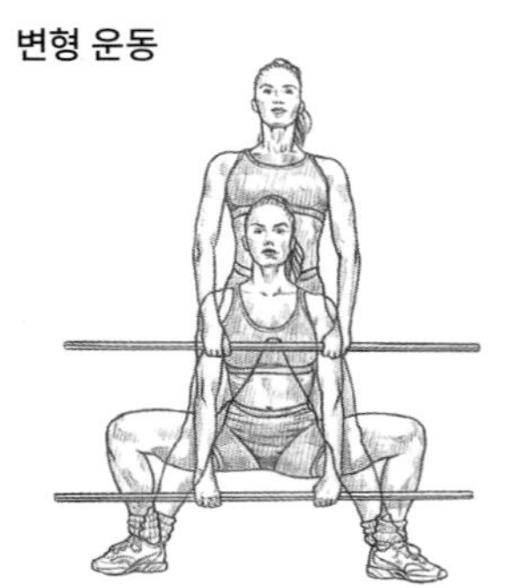

어깨에 바를 걸치고 해도 된다. 그러면 등이 더 곧게 펴진다. 혹은 바를 앞으로 들고 경골과 넓적다리를 따라 미끄러뜨리는 식으로 운동해도 된다.
이 두 가지 변형 운동은 상체 움직임을 제한해서 하체에 자극을 집중시킨다.

SIDE LUNGES 사이드 런지 13

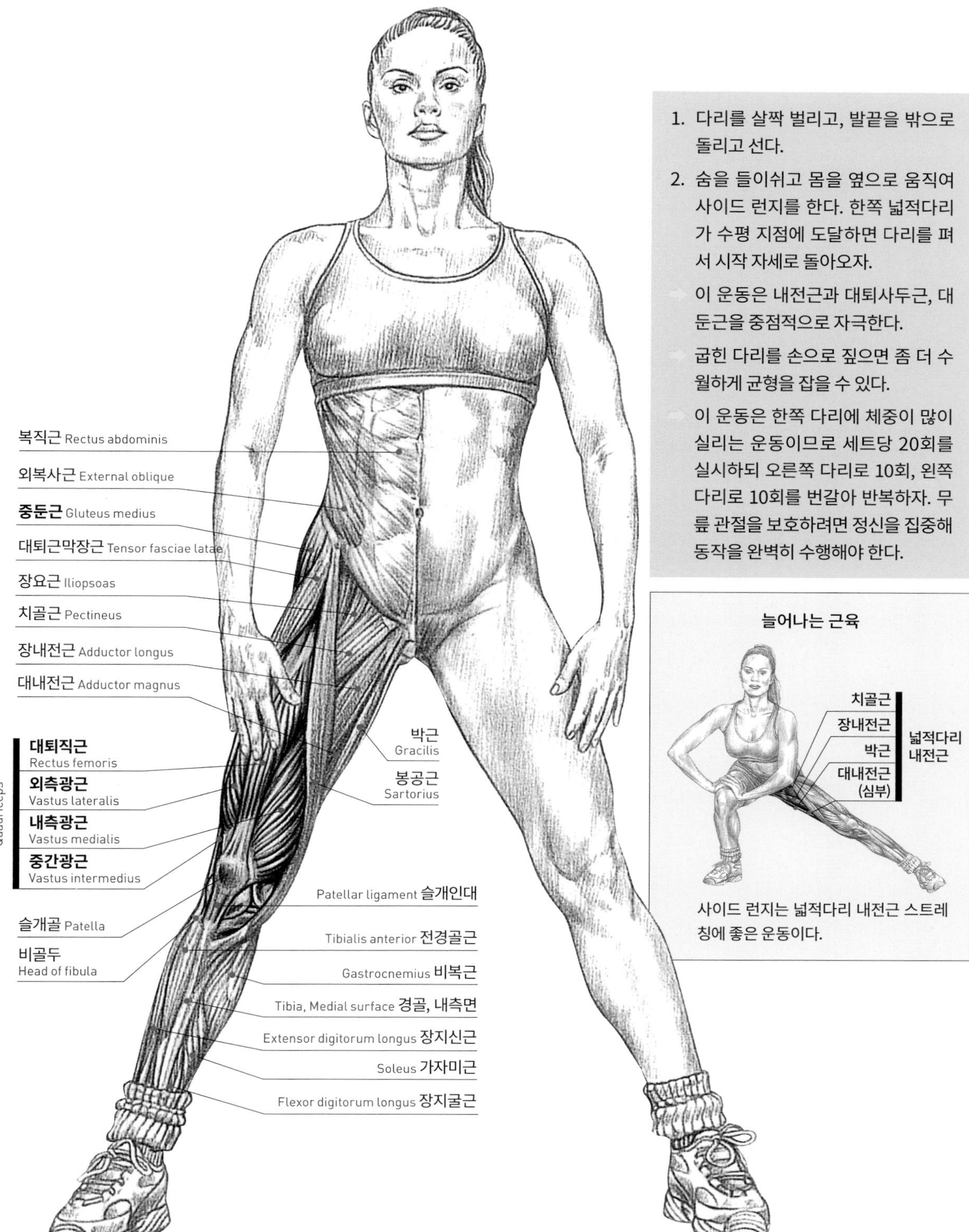
복직근 Rectus abdominis
외복사근 External oblique
중둔근 Gluteus medius
대퇴근막장근 Tensor fasciae latae
장요근 Iliopsoas
치골근 Pectineus
장내전근 Adductor longus
대내전근 Adductor magnus
박근 Gracilis
봉공근 Sartorius
대퇴사두근 Quadriceps
대퇴직근 Rectus femoris
외측광근 Vastus lateralis
내측광근 Vastus medialis
중간광근 Vastus intermedius
Patellar ligament 슬개인대
슬개골 Patella
Tibialis anterior 전경골근
비골두 Head of fibula
Gastrocnemius 비복근
Tibia, Medial surface 경골, 내측면
Extensor digitorum longus 장지신근
Soleus 가자미근
Flexor digitorum longus 장지굴근

1. 다리를 살짝 벌리고, 발끝을 밖으로 돌리고 선다.
2. 숨을 들이쉬고 몸을 옆으로 움직여 사이드 런지를 한다. 한쪽 넓적다리가 수평 지점에 도달하면 다리를 펴서 시작 자세로 돌아오자.

➡ 이 운동은 내전근과 대퇴사두근, 대둔근을 중점적으로 자극한다.

➡ 굽힌 다리를 손으로 짚으면 좀 더 수월하게 균형을 잡을 수 있다.

➡ 이 운동은 한쪽 다리에 체중이 많이 실리는 운동이므로 세트당 20회를 실시하되 오른쪽 다리로 10회, 왼쪽 다리로 10회를 번갈아 반복하자. 무릎 관절을 보호하려면 정신을 집중해 동작을 완벽히 수행해야 한다.

늘어나는 근육

치골근
장내전근
박근
대내전근 (심부)
넓적다리 내전근

사이드 런지는 넓적다리 내전근 스트레칭에 좋은 운동이다.

14 원-레그 플렉션 ONE-LEG FLEXIONS

시작 자세

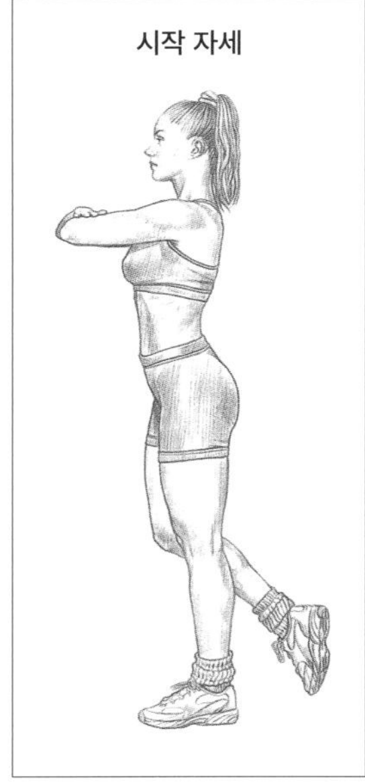

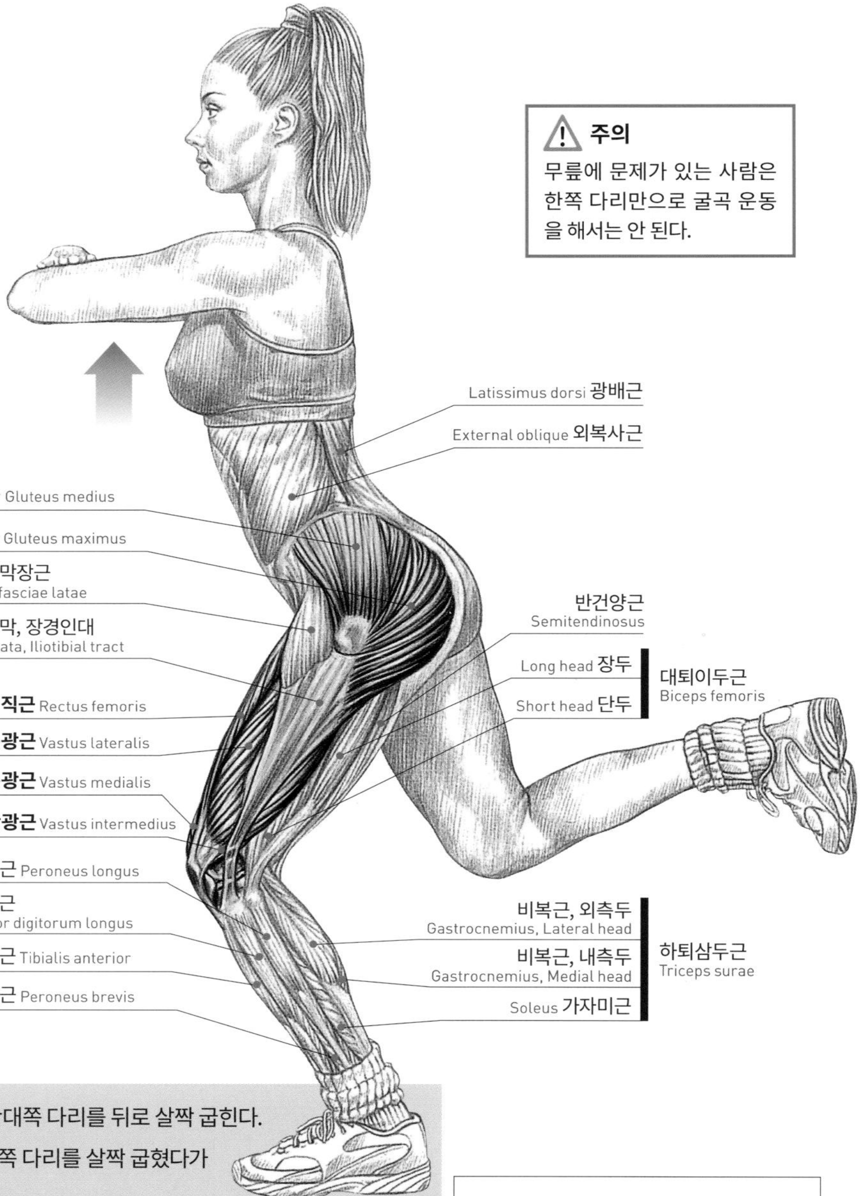

⚠ 주의
무릎에 문제가 있는 사람은 한쪽 다리만으로 굴곡 운동을 해서는 안 된다.

Latissimus dorsi 광배근
External oblique 외복사근
중둔근 Gluteus medius
대둔근 Gluteus maximus
대퇴근막장근 Tensor fasciae latae
대퇴근막, 장경인대 Fascia lata, Iliotibial tract
반건양근 Semitendinosus
대퇴이두근 Biceps femoris: Long head 장두, Short head 단두
대퇴사두근 Quadriceps: 대퇴직근 Rectus femoris, 외측광근 Vastus lateralis, 내측광근 Vastus medialis, 중간광근 Vastus intermedius
장비골근 Peroneus longus
장지신근 Extensor digitorum longus
전경골근 Tibialis anterior
단비골근 Peroneus brevis
하퇴삼두근 Triceps surae: 비복근, 외측두 Gastrocnemius, Lateral head; 비복근, 내측두 Gastrocnemius, Medial head; Soleus 가자미근

1. 팔짱을 끼고 한쪽 다리로 선 다음 반대쪽 다리를 뒤로 살짝 굽힌다.
2. 숨을 들이쉬며 바닥을 딛고 있는 한쪽 다리를 살짝 굽혔다가 숨을 내쉬며 시작 자세로 돌아온다.

➡ 이 운동은 양다리로 1세트씩 번갈아 천천히 실시해야 한다. 주로 동원되는 근육은 대퇴사두근과 대둔근이다.

➡ 이 운동은 체중이 대부분 한쪽 다리에 실리기 때문에 균형 감각이 필요하다. 다리를 구부리면 무릎 관절이 불안정해지므로 지나치게 구부리지 않도록 주의하자.

변형 운동

- 대퇴사두근에 자극을 더 주고 싶다면 매회 다리를 살짝 굽힌 채로 자세를 유지해보자.
- 이 운동은 반대쪽 다리를 앞으로 들고 실시해도 된다.
- 안정감을 높이려면 막대로 몸을 지탱해도 된다.

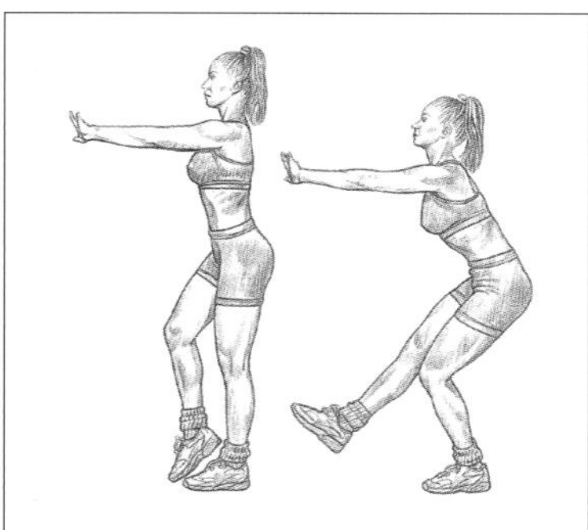

다리를 앞으로 들고 하는 변형 운동

무릎의 불안정성

무릎을 신전하면 내측과 외측측부인대가 늘어나 관절의 회전을 막는다. 그래서 무릎을 신전한 채 한 발로 서 있을 때는 근육을 사용하지 않아도 관절이 안정된다.

반면 무릎을 구부리면 내측과 외측측부인대가 이완된다. 이 자세에서는 오직 근육을 사용해야 관절을 안정시킬 수 있다.

무릎을 구부린 상태에서 회전하면 회전하는 쪽으로 반월판이 이동한다. 이후 무릎을 신전할 때 동작을 제대로 통제하지 못하면 반월판이 제자리로 빠르게 돌아오지 못하고, 관절구 사이에 끼어서 비교적 심하게 손상될 수 있다. 만약 반월판이 끼었을 때 작은 조각이 떨어져 나왔다면 그 조각을 제거하기 위해 수술을 해야 할 수도 있다.

따라서 한 발로 서서 넓적다리를 굽히는 런지와 같은 비대칭 운동을 할 때는 무릎을 보호하기 위해 동작의 속도와 자세를 올바르게 수행해야 한다.

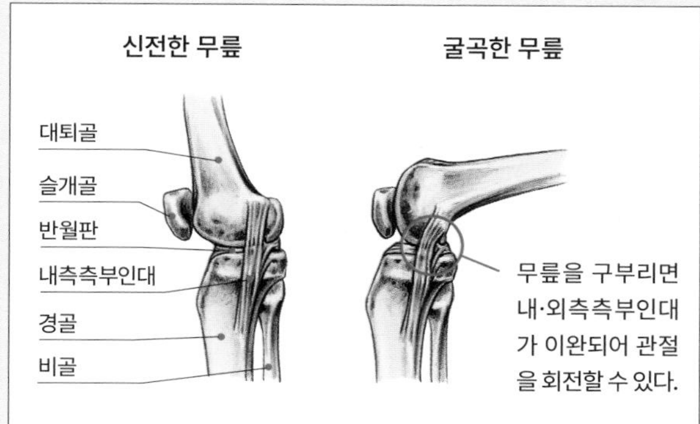
신전한 무릎
굴곡한 무릎
대퇴골
슬개골
반월판
내측측부인대
경골
비골
무릎을 구부리면 내·외측측부인대가 이완되어 관절을 회전할 수 있다.

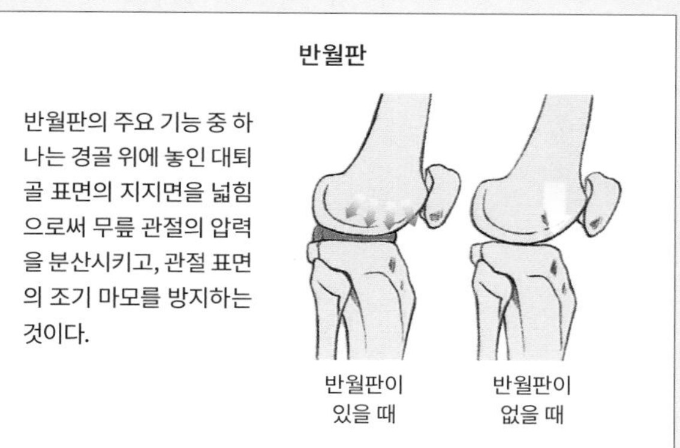
반월판
반월판의 주요 기능 중 하나는 경골 위에 놓인 대퇴골 표면의 지지면을 넓힘으로써 무릎 관절의 압력을 분산시키고, 관절 표면의 조기 마모를 방지하는 것이다.
반월판이 있을 때
반월판이 없을 때

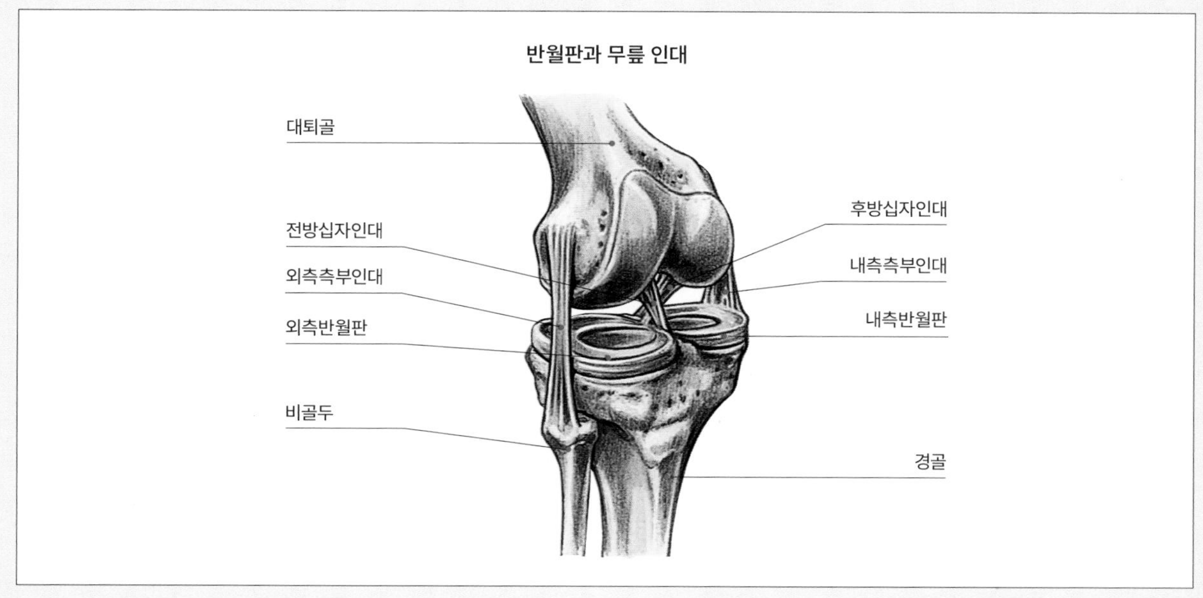
반월판과 무릎 인대
대퇴골
전방십자인대
외측측부인대
외측반월판
비골두
후방십자인대
내측측부인대
내측반월판
경골

15 핵 스쿼트 HACK SQUATS

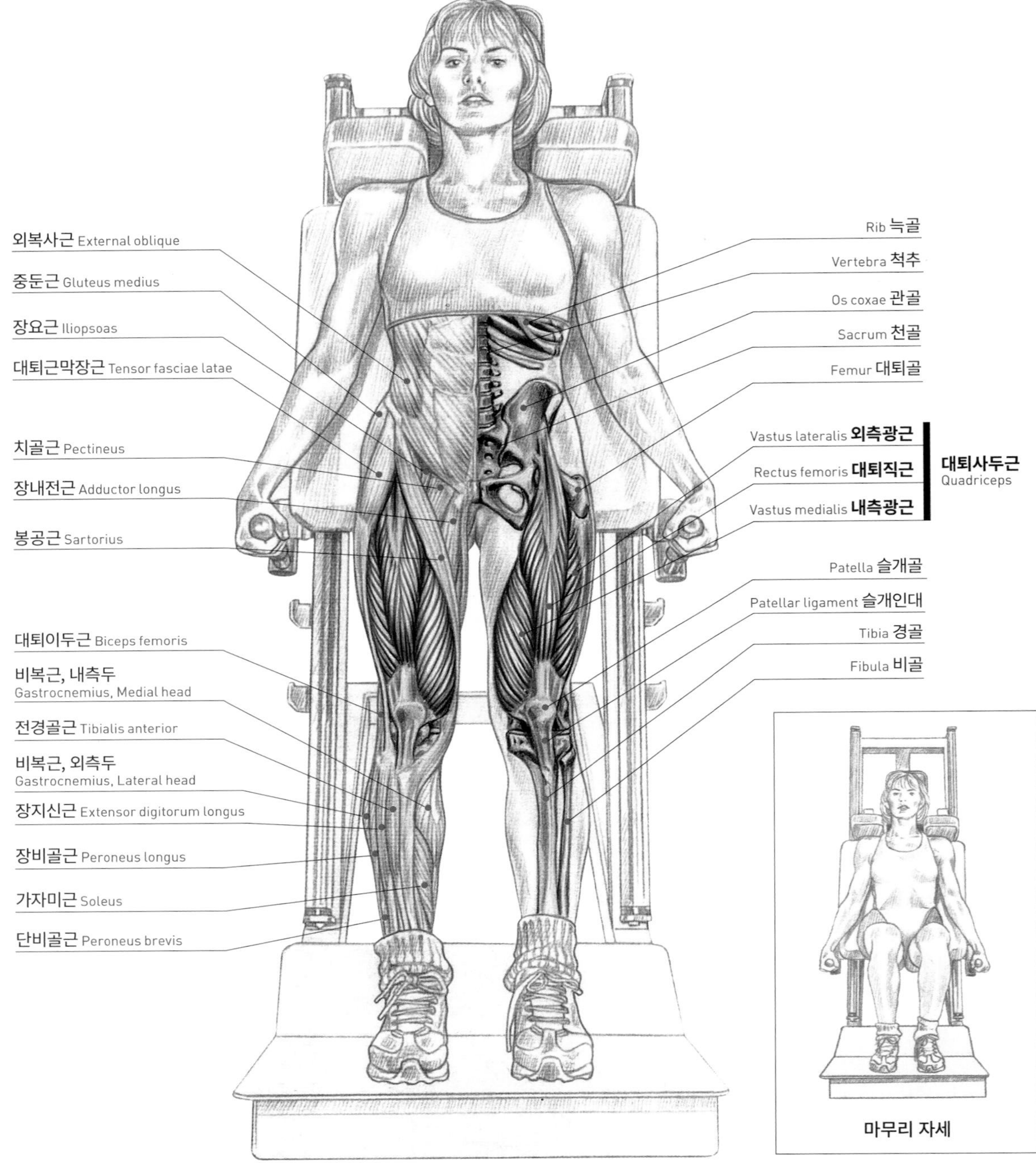
외복사근 External oblique
중둔근 Gluteus medius
장요근 Iliopsoas
대퇴근막장근 Tensor fasciae latae
치골근 Pectineus
장내전근 Adductor longus
봉공근 Sartorius
대퇴이두근 Biceps femoris
비복근, 내측두 Gastrocnemius, Medial head
전경골근 Tibialis anterior
비복근, 외측두 Gastrocnemius, Lateral head
장지신근 Extensor digitorum longus
장비골근 Peroneus longus
가자미근 Soleus
단비골근 Peroneus brevis
Rib 늑골
Vertebra 척추
Os coxae 관골
Sacrum 천골
Femur 대퇴골
Vastus lateralis 외측광근
Rectus femoris 대퇴직근
Vastus medialis 내측광근
대퇴사두근 Quadriceps
Patella 슬개골
Patellar ligament 슬개인대
Tibia 경골
Fibula 비골

마무리 자세

1. 머신에 들어가 등받이에 등을 대고, 패드 밑에 어깨를 집어넣자. 양발은 적당히 벌려 준다.
2. 숨을 들이쉬며 안전장치를 푼 다음 다리를 굽힌다. 넓적다리가 바닥과 수평이 되면 시작 자세로 돌아오고 동작 마지막에 숨을 내쉰다.

이 운동은 대퇴사두근을 중점적으로 자극한다. 발을 앞으로 내밀고 운동할수록 둔근이 자극되고, 양발을 넓게 벌릴수록 내전근이 동원된다. 등을 보호하려면 복근을 수축해서 골반과 척추가 옆으로 움직이지 않게 해야 한다.

INCLINE LEG PRESS 인클라인 레그 프레스 16

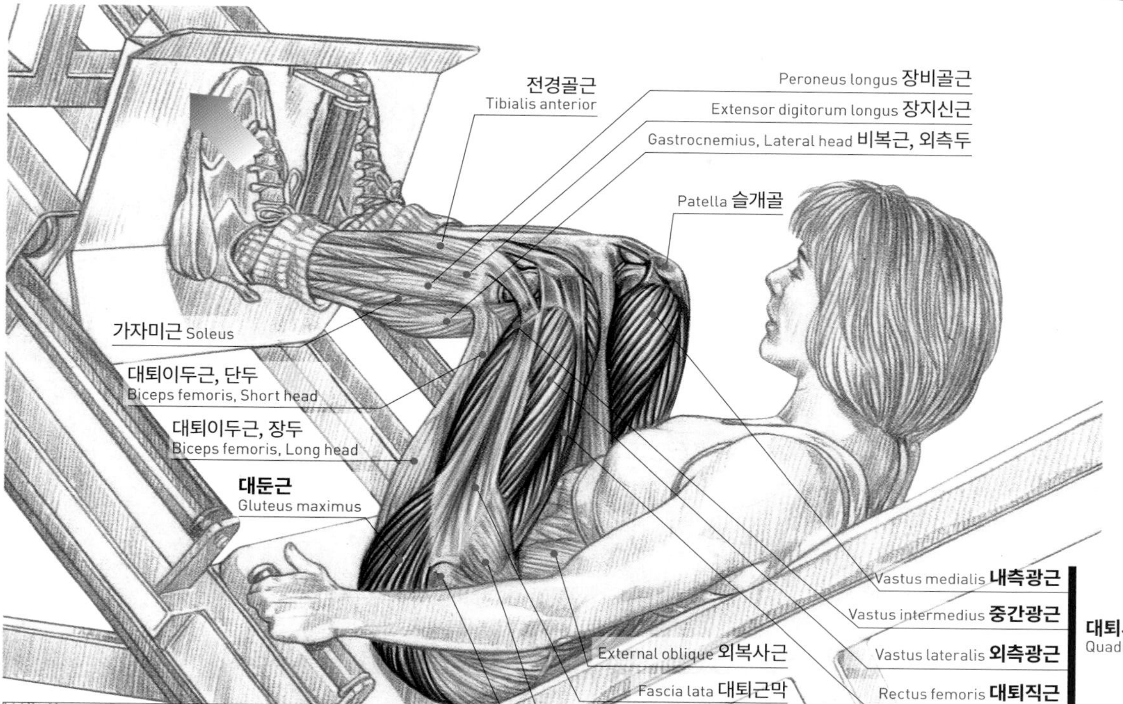

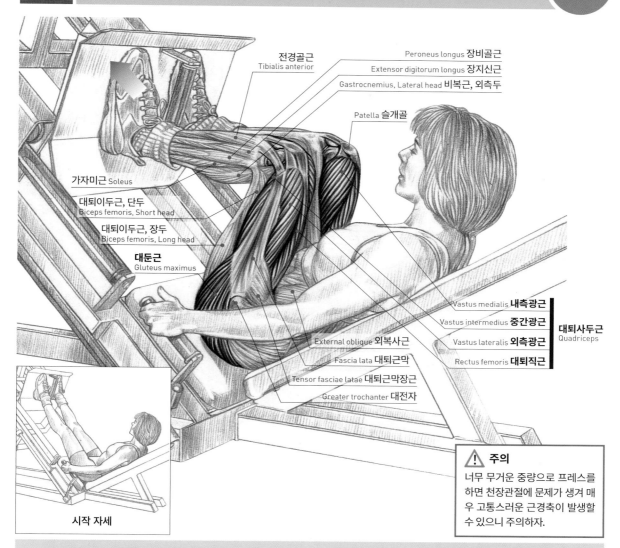

전경골근 Tibialis anterior
Peroneus longus 장비골근
Extensor digitorum longus 장지신근
Gastrocnemius, Lateral head 비복근, 외측두
Patella 슬개골
가자미근 Soleus
대퇴이두근, 단두 Biceps femoris, Short head
대퇴이두근, 장두 Biceps femoris, Long head
대둔근 Gluteus maximus
Vastus medialis **내측광근**
Vastus intermedius **중간광근**
Vastus lateralis **외측광근**
Rectus femoris **대퇴직근**
대퇴사두근 Quadriceps
External oblique 외복사근
Fascia lata 대퇴근막
Tensor fasciae latae 대퇴근막장근
Greater trochanter 대전자

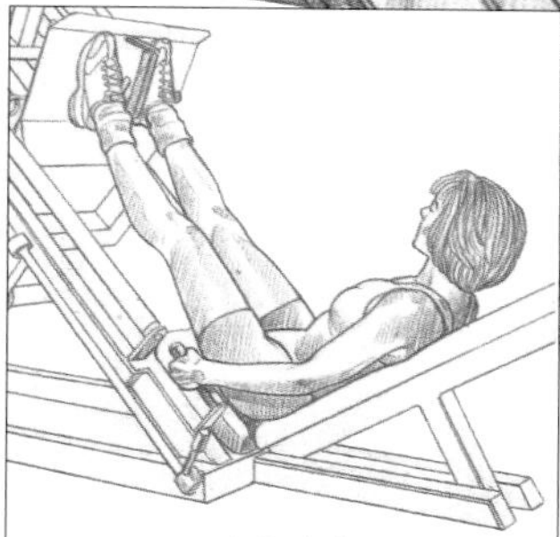

시작 자세

⚠ 주의
너무 무거운 중량으로 프레스를 하면 천장관절에 문제가 생겨 매우 고통스러운 근경축이 발생할 수 있으니 주의하자.

1. 머신에 올라가 등받이에 등을 기대고, 양발을 적당히 벌린다.
2. 숨을 들이쉬며 안전장치를 풀고 무릎을 최대한 굽혀 넓적다리가 가슴에 닿을 정도로 끌어당긴다.
3. 시작 자세로 돌아가 동작 마지막에 숨을 내쉰다.

발판 아래쪽을 밟고 운동하면 주로 대퇴사두근이 자극된다. 반면에 발판 위쪽을 밟고 운동하면 둔근과 슬굴곡근이 더 자극된다. 또한 발을 넓게 벌리면 내전근에 자극이 집중된다.

NOTE 이 운동은 등이나 허리에 문제가 있어서 스쿼트를 하기 힘든 사람도 할 수 있다. 동작 시 절대 등과 엉덩이가 등받이에서 들리면 안 된다.

발판 위쪽에 발을 놨을 때

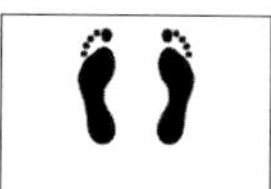

엉덩이와 슬굴곡근이 강하게 자극된다.

발판 아래쪽에 발을 놨을 때

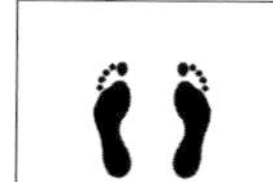

대퇴사두근이 강하게 자극된다.

발을 넓게 벌렸을 때

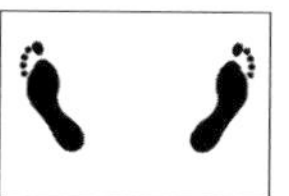

내전근이 강하게 자극된다.

발을 모았을 때

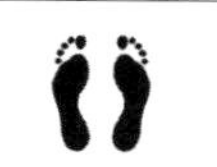

대퇴사두근이 강하게 자극된다.

17 머신 레그 익스텐션 MACHINE LEG EXTENTION

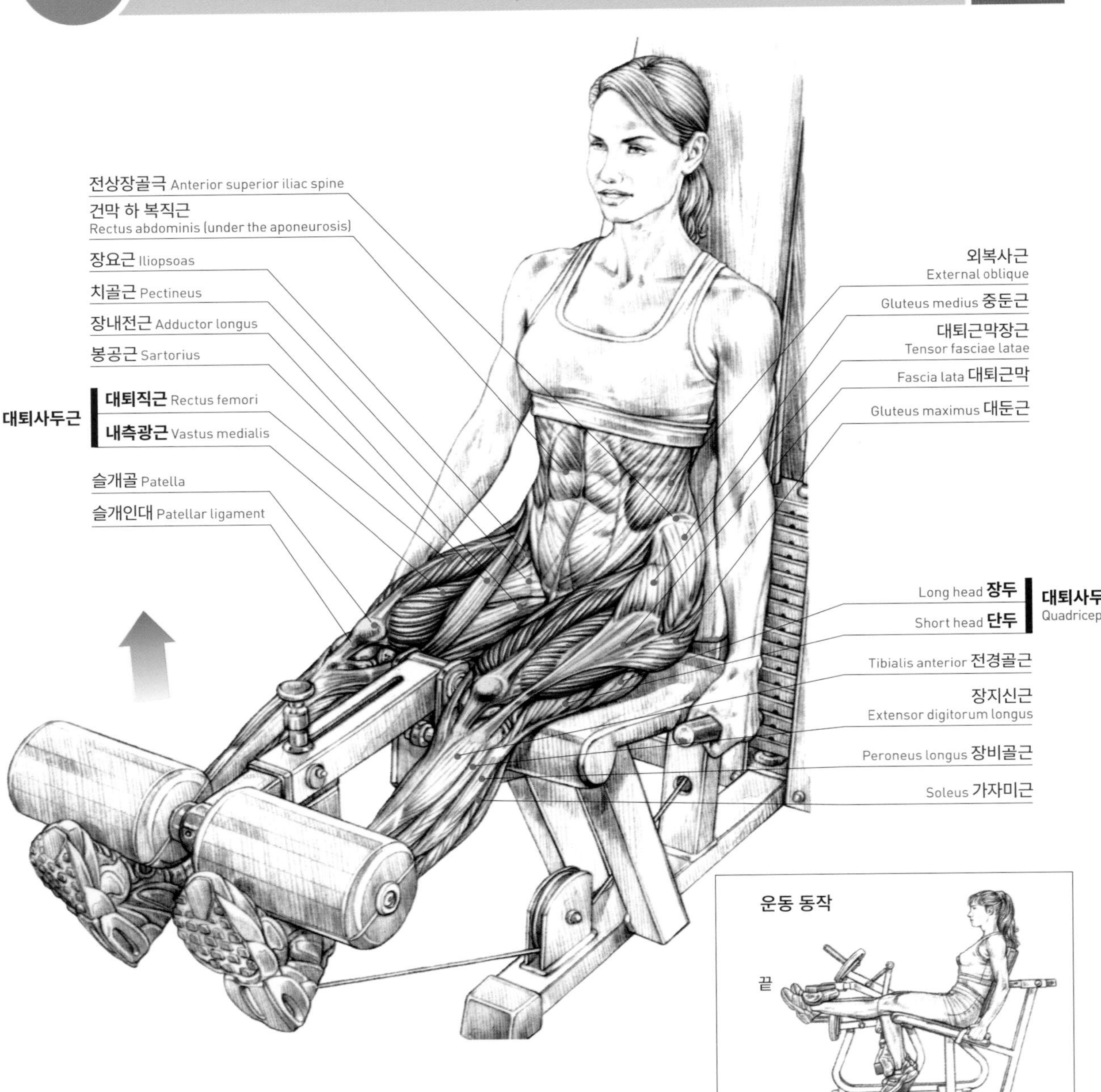
전상장골극 Anterior superior iliac spine
건막 하 복직근
Rectus abdominis (under the aponeurosis)
장요근 Iliopsoas
치골근 Pectineus
장내전근 Adductor longus
봉공근 Sartorius
대퇴사두근
대퇴직근 Rectus femori
내측광근 Vastus medialis
슬개골 Patella
슬개인대 Patellar ligament
외복사근
External oblique
Gluteus medius 중둔근
대퇴근막장근
Tensor fasciae latae
Fascia lata 대퇴근막
Gluteus maximus 대둔근
Long head 장두
Short head 단두
대퇴사두근
Quadriceps
Tibialis anterior 전경골근
장지신근
Extensor digitorum longus
Peroneus longus 장비골근
Soleus 가자미근
운동 동작
끝
시작

1. 머신에 앉아 양손으로 손잡이나 좌석을 잡고 상체를 고정한다. 무릎은 굽히고, 발목을 패드 밑에 넣자.
2. 숨을 내쉬며 다리를 수평으로 뻗는다. 시작 자세로 돌아가며 숨을 들이쉰다.

⇨ 대퇴사두근을 고립하기 가장 좋은 운동이다. 등을 뒤로 기댈수록 골반도 뒤로 젖혀진다는 사실을 기억하자. 그러면 대퇴사두근 중앙의 다관절 근육인 대퇴직근이 늘어나서 다리를 펼 때 더 많은 힘이 가해지게 된다.

⇨ 강도 높은 운동을 하는 데 필요한 힘과 다리 근육의 감각을 길러주므로 초보자에게 좋은 운동이다.

NOTE 이 운동은 등이나 허리에 문제가 있어서 스쿼트를 하기 힘든 사람도 할 수 있다. 동작 시 절대 등과 엉덩이가 등받이에서 들리면 안 된다.

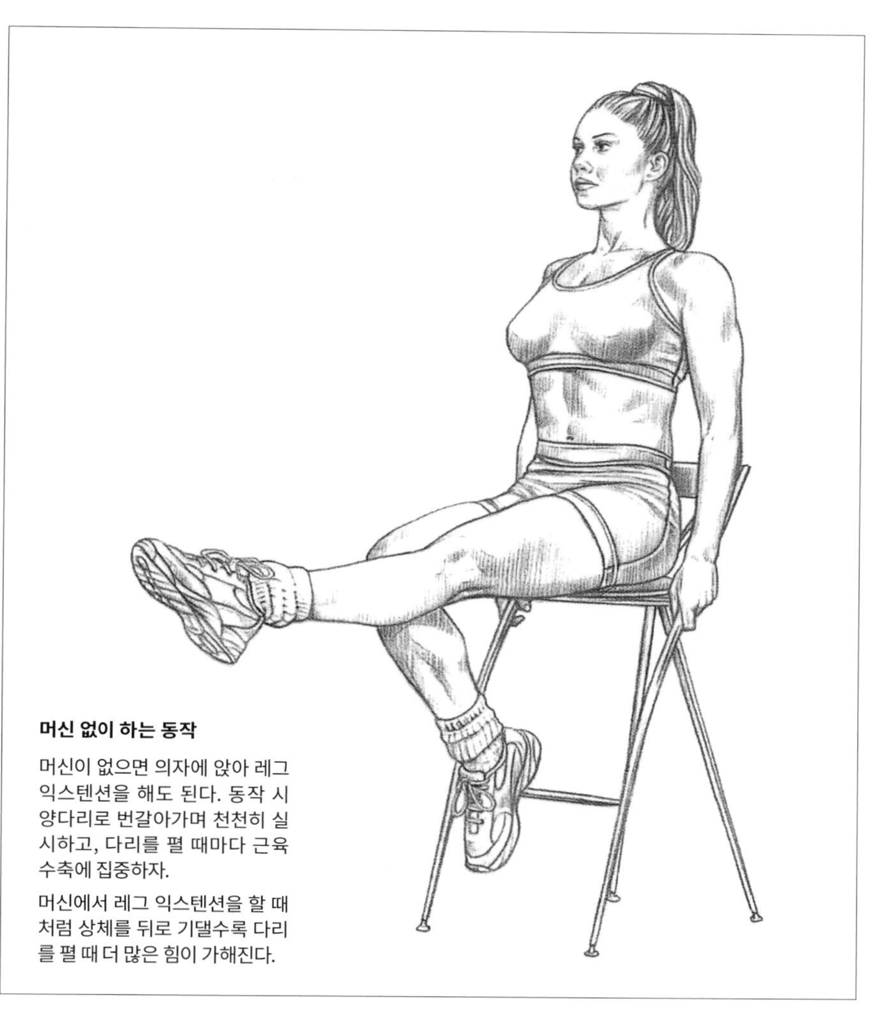

머신 없이 하는 동작

머신이 없으면 의자에 앉아 레그 익스텐션을 해도 된다. 동작 시 양다리로 번갈아가며 천천히 실시하고, 다리를 펼 때마다 근육 수축에 집중하자.

머신에서 레그 익스텐션을 할 때처럼 상체를 뒤로 기댈수록 다리를 펼 때 더 많은 힘이 가해진다.

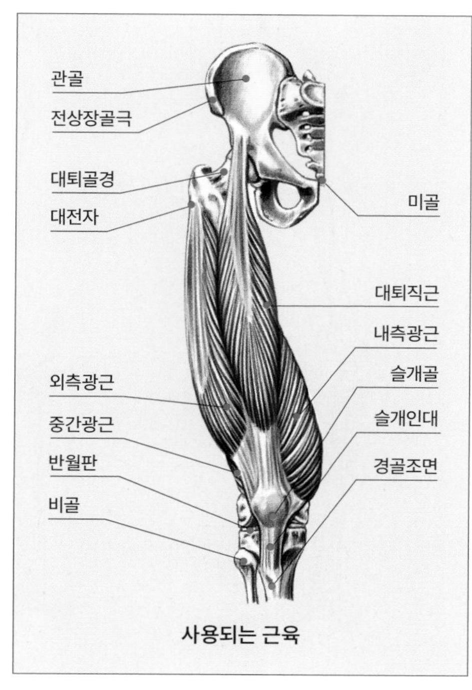
관골
전상장골극
대퇴골경
대전자
미골
대퇴직근
내측광근
슬개골
외측광근
슬개인대
중간광근
경골조면
반월판
비골

사용되는 근육

인대 과신전

> **⚠ 주의**
> 여성은 출산 과정에서 인대가 과신전되곤 한다. 그러면 비교적 가동성이 좋지 않은 골반 관절들(치골이나 천장 관절)이 조금씩 움직여서 아기가 쉽게 빠져나갈 수 있다.

인대가 과신전되면 체형에도 변화가 생기는데, 무릎 반장슬이 대표적이다. 반장슬이란 무릎이 과도하게 신전되어 다리가 뒤로 살짝 휜 것처럼 보이는 증상을 말한다. 웨이트 트레이닝을 할 때는 특히 이러한 슬관절의 형태에 유의해야 한다. 내반슬(안짱다리, O자 다리)은 큰 문제를 일으키지 않지만, 외반슬(X자 다리)과 반장슬(뒤로 살짝 휜 다리)은 무거운 중량으로 운동할 때 더욱 주의해야 한다.

반장슬이 병적으로 심각해지는 경우는 매우 드물지만 반장슬 때문에 여러 합병증을 앓는 사람을 종종 찾아볼 수 있다. 대표적인 것이 반월판의 문제다. 무릎을 너무 빨리 펴서 반월판이 제때 미끄러질 시간이 없거나 무거운 중량으로 대퇴 운동을 할 때 반월판이 집히는 경우가 여기에 해당된다. 그래서 트레이너들은 운동 중에 무릎을 완전히 펴지 말라고 하거나, 중량을 사용한 레그 프레스나 스쿼트를 할 때도 무릎을 완전히 편 채로 힘을 주지 말라고 지도한다.

하지만 이런 주의 사항은 반장슬이 심각한 사람에게만 해당된다는 사실을 기억해 두자. 대부분 사람은 무릎을 편 채로 힘을 줘도 관절이 척주처럼 포개져 있기 때문에 별다른 문제가 발생하지 않는다.

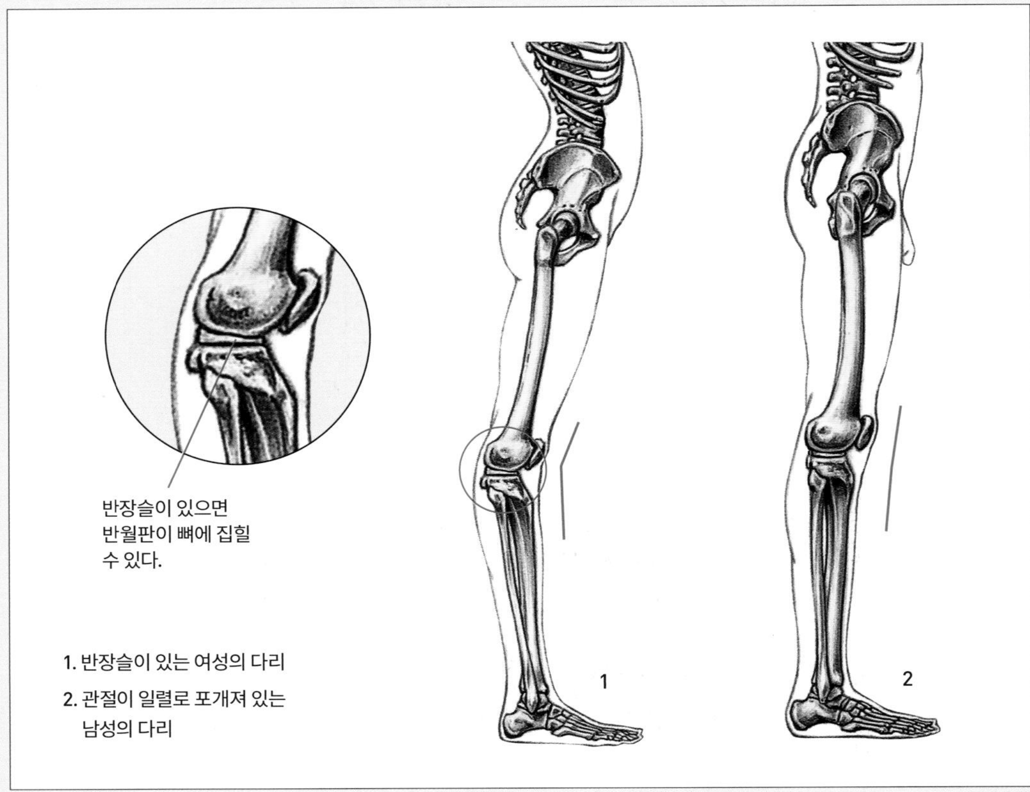
반장슬이 있으면
반월판이 뼈에 집힐
수 있다.
1
2

1. 반장슬이 있는 여성의 다리
2. 관절이 일렬로 포개져 있는 남성의 다리

슬개골 탈구

> ⚠ **주의**
> 여성 인대의 과신전은 월경 주기에 따라 달라지며, 배란기에 가장 심해진다. 그래서 이 시기에는 무릎 부상 위험이 가장 크다.

인간의 대퇴사두근은 대퇴골을 축으로 슬개골을 바깥쪽 사선 방향으로 당긴다. 이로 인해 슬개골은 바깥쪽 측면으로 탈구되려는 성향이 생긴다. 슬개골 탈구란 무릎뼈, 즉 슬개골이 원래 있어야 할 자리에서 탈구되거나 움직인 상태를 말한다. 하지만 대퇴사두근 내측광근 섬유들이 슬개골을 안쪽으로 당기고, 대퇴골 외측 관절구(대퇴골 외측과)가 튀어나와 있어서 슬개골 탈구를 방지한다.

그러나 여성은 남성보다 대퇴골이 더 사선으로 기울어져 있고, 대퇴골 외측과가 덜 튀어나와 있으며 인대가 유연하고, 대퇴사두근 외측광근과 내측광근 하부의 근력이 약해 슬개골이 바깥쪽으로 탈구되는 경우가 많다. 이런 탈구를 예방하려면 대퇴사두근 하부, 특히 내측광근 발달에 좋은 레그 익스텐션(76p)을 하는 것이 좋다.

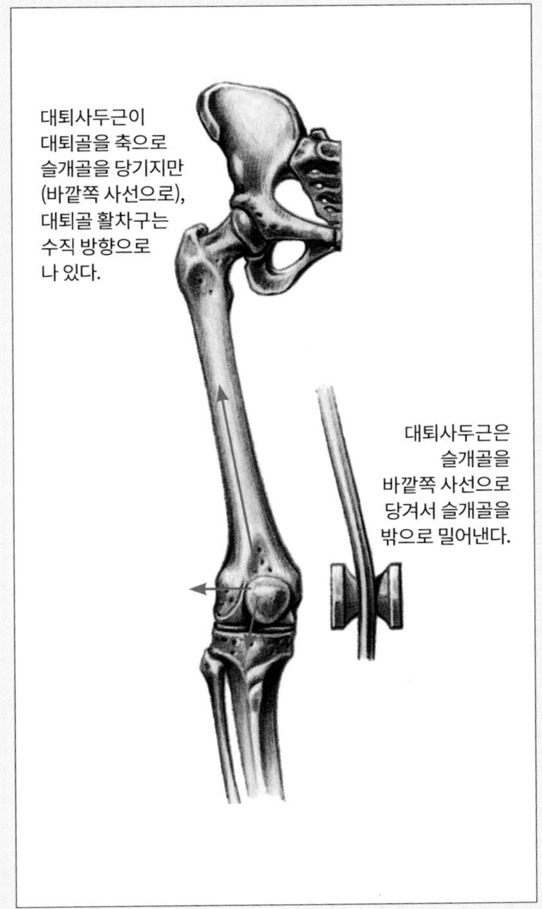

대퇴사두근이
대퇴골을 축으로
슬개골을 당기지만
(바깥쪽 사선으로),
대퇴골 활차구는
수직 방향으로
나 있다.
대퇴사두근은
슬개골을
바깥쪽 사선으로
당겨서 슬개골을
밖으로 밀어낸다.

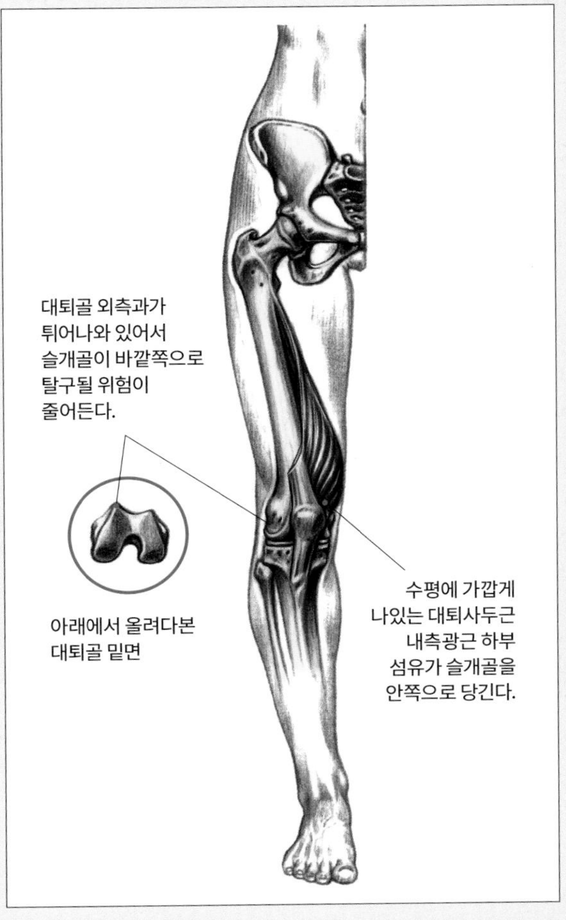

대퇴골 외측과가
튀어나와 있어서
슬개골이 바깥쪽으로
탈구될 위험이
줄어든다.
아래에서 올려다본
대퇴골 밑면
수평에 가깝게
나있는 대퇴사두근
내측광근 하부
섬유가 슬개골을
안쪽으로 당긴다.

18 스탠딩 레그 리프트 STANDING LEG LIFT

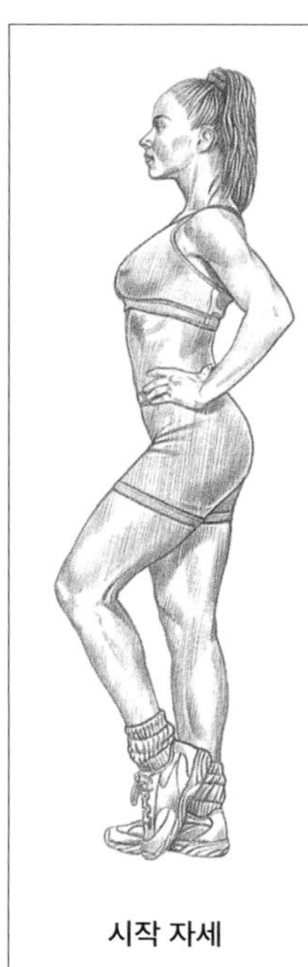

시작 자세

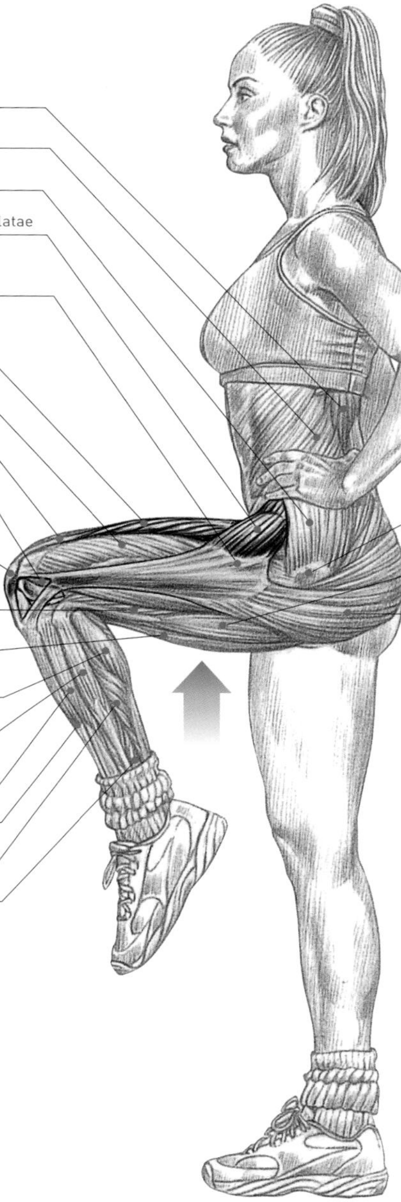

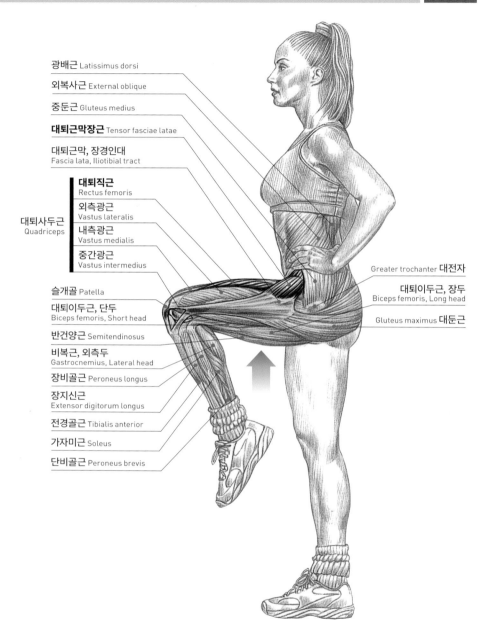

광배근 Latissimus dorsi
외복사근 External oblique
중둔근 Gluteus medius
대퇴근막장근 Tensor fasciae latae
대퇴근막, 장경인대 Fascia lata, Iliotibial tract

대퇴사두근 Quadriceps
- **대퇴직근** Rectus femoris
- 외측광근 Vastus lateralis
- 내측광근 Vastus medialis
- 중간광근 Vastus intermedius

슬개골 Patella
대퇴이두근, 단두 Biceps femoris, Short head
반건양근 Semitendinosus
비복근, 외측두 Gastrocnemius, Lateral head
장비골근 Peroneus longus
장지신근 Extensor digitorum longus
전경골근 Tibialis anterior
가자미근 Soleus
단비골근 Peroneus brevis

Greater trochanter 대전자
대퇴이두근, 장두 Biceps femoris, Long head
Gluteus maximus 대둔근

1. 한쪽 다리로 서서 등을 곧게 편다. 양손은 엉덩이에 올리고, 반대쪽 다리는 반쯤 구부려 발끝이 바닥에 닿게 한다.
2. 구부린 다리를 들어 넓적다리가 바닥과 수평이 되게 하자. 발이 바닥에 닿지 않도록 주의하면서 바닥 가까이로 내렸다 올렸다를 반복한다.

⇨ 이 운동은 주로 대퇴직근과 대퇴근막장근을 자극한다. 다른 고관절 굴곡근(장요근, 봉공근, 치골근)도 모두 동원되지만 자극 강도는 강하지 않다.

⇨ 운동 효과를 더 높이려면 넓적다리를 최대한 힘차고 빠르게 들었다가 천천히 내려보자.

⇨ 대퇴사두근에서 관절 2개를 지나가는 다관절 근육은 대퇴직근뿐이다. 대퇴직근은 무릎관절과 고관절을 지나가므로 다리를 강하게 펴는 동시에 고관절을 힘차게 굽히는 역할을 수행한다. 이 운동은 그중 두 번째 기능을 단련한다.

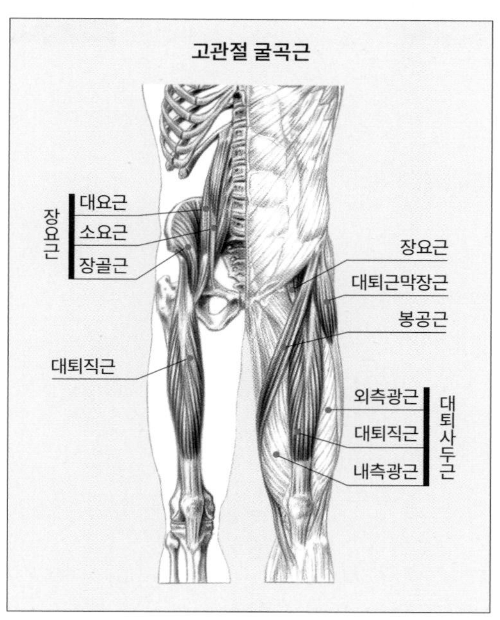
고관절 굴곡근
장요근
대요근
소요근
장골근
장요근
대퇴근막장근
봉공근
대퇴직근
외측광근
대퇴직근
내측광근
대퇴사두근

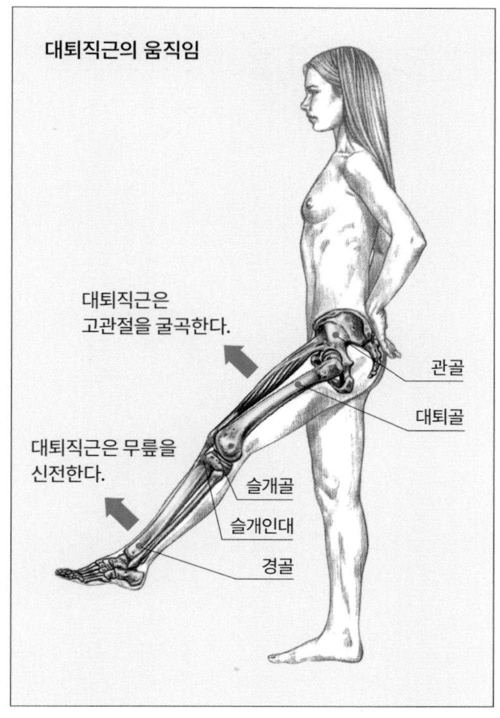
대퇴직근의 움직임
대퇴직근은
고관절을 굴곡한다.
관골
대퇴골
대퇴직근은 무릎을
신전한다.
슬개골
슬개인대
경골

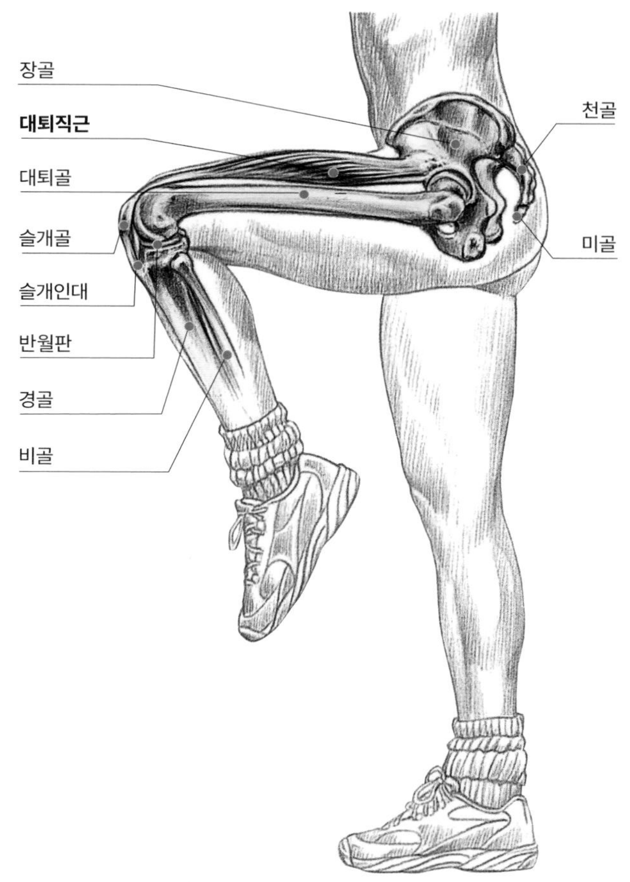
대퇴직근의 역할
장골
대퇴직근
대퇴골
슬개골
슬개인대
반월판
경골
비골
천골
미골

대퇴직근은 대퇴사두근에서 유일한 다관절 근육으로, 근육의 경로가 두 관절(이 경우 무릎 관절과 고관절)을 통과한다. 따라서 대퇴직근은 허벅지 위로 다리를 강력하게 신전하는 역할을 할 뿐만 아니라 이 운동에서 우리가 관심을 갖는 기능인 강력한 고관절 굴곡근이기도 하다.

19 중량을 사용한 레그 리프트 LEG LIFT WITH WEIGHTS

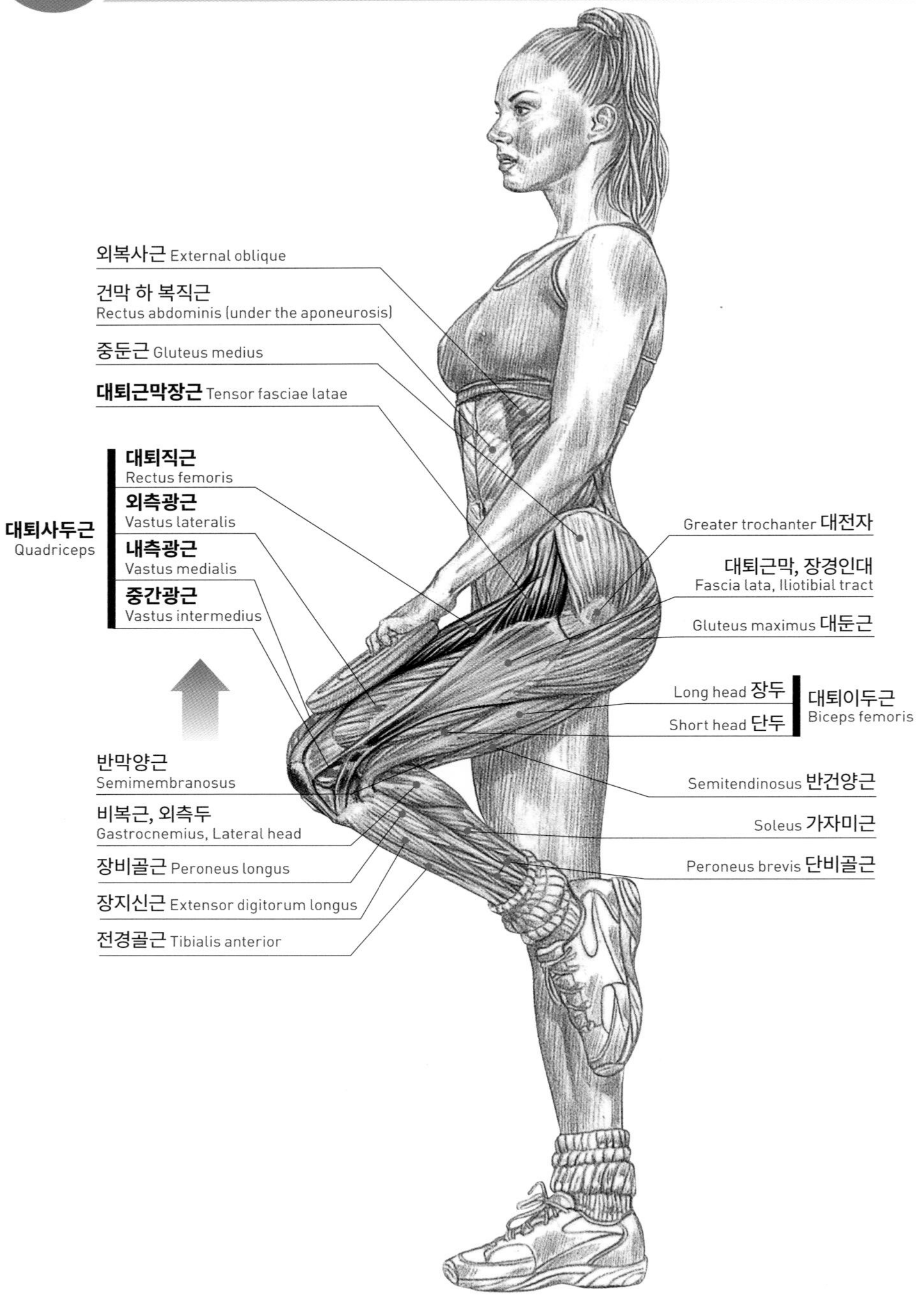

외복사근 External oblique
건막 하 복직근 Rectus abdominis (under the aponeurosis)
중둔근 Gluteus medius
대퇴근막장근 Tensor fasciae latae

대퇴사두근 Quadriceps
- **대퇴직근** Rectus femoris
- **외측광근** Vastus lateralis
- **내측광근** Vastus medialis
- **중간광근** Vastus intermedius

반막양근 Semimembranosus
비복근, 외측두 Gastrocnemius, Lateral head
장비골근 Peroneus longus
장지신근 Extensor digitorum longus
전경골근 Tibialis anterior

Greater trochanter 대전자
대퇴근막, 장경인대 Fascia lata, Iliotibial tract
Gluteus maximus 대둔근

대퇴이두근 Biceps femoris
- Long head 장두
- Short head 단두

Semitendinosus 반건양근
Soleus 가자미근
Peroneus brevis 단비골근

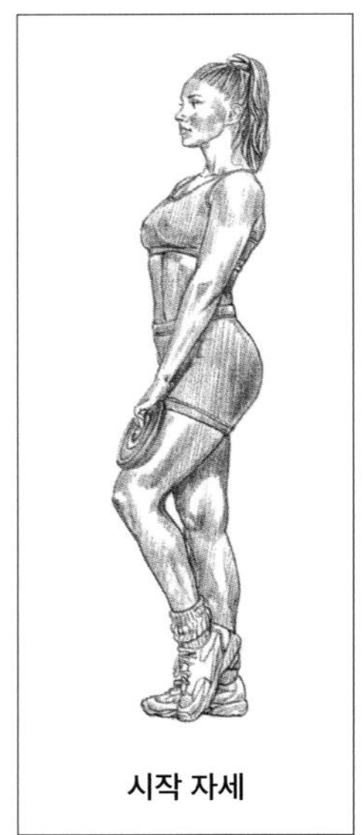

시작 자세

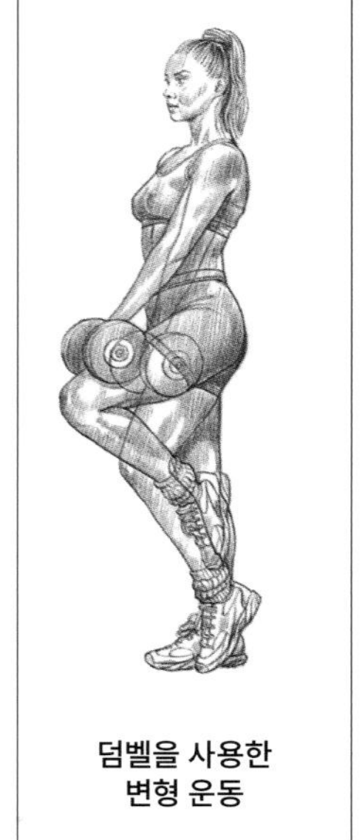

덤벨을 사용한 변형 운동

1. 한쪽 다리로 서서 등을 곧게 편다. 그다음 반대쪽 다리를 구부려 넓적다리 위에 중량이나 덤벨을 올린다.
2. 넓적다리를 최대한 높이 들었다가 내린다. 동작을 반복한다.

⇒ 이 운동은 주로 대퇴직근과 대퇴근막장근을 자극한다. 또한 자극 강도는 강하지 않지만, 부차적으로 넓적 다리의 여타 굴곡근(장요근, 봉공근, 치골근)도 모두 자극한다.

NOTE 안정감을 높이려면 등을 벽이나 고정된 물체에 기대고 운동하자. 이 운동을 하는 방법은 2가지다.

- 무거운 중량(9kg 이상)을 넓적다리에 올리고 고관절을 천천히 굴곡한다. 이 운동법은 근육 매스 성장에 좋다.
- 가벼운 중량(9kg 미만)을 사용해 다리를 여러 번 빨리 굽히는 식으로 15회 이상 길게 반복하자. 이 운동법은 무릎을 빨리 드는 것이 생명인 육상 단거리나 허들 선수들이 주로 사용한다.

QUADRICEPS STRETCHING 대퇴사두근 스트레칭

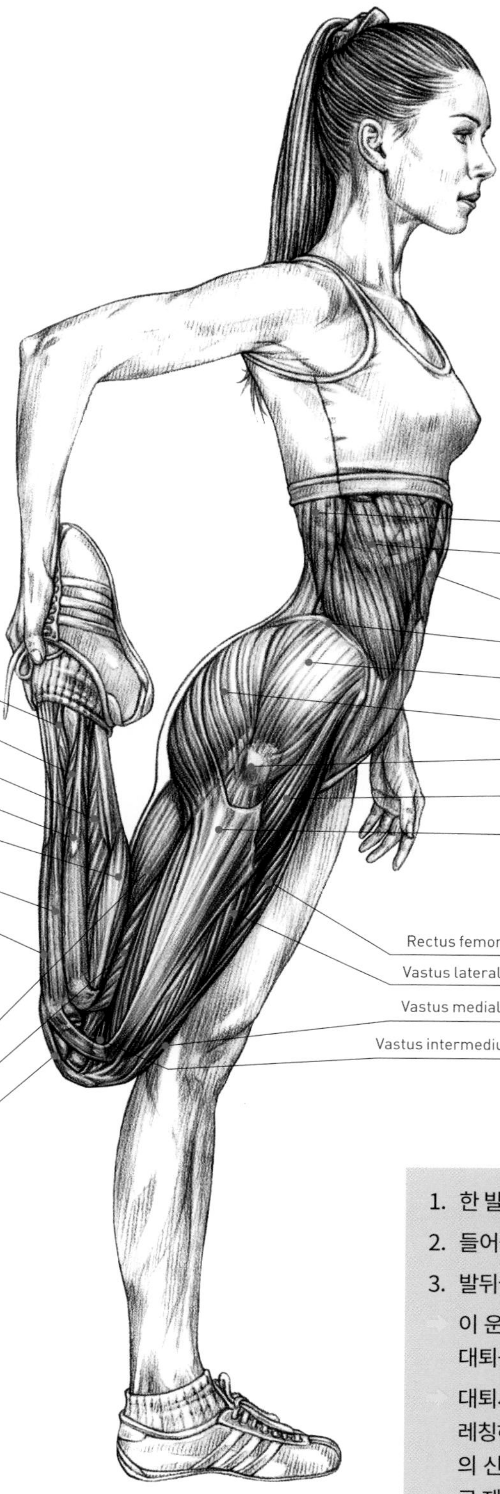

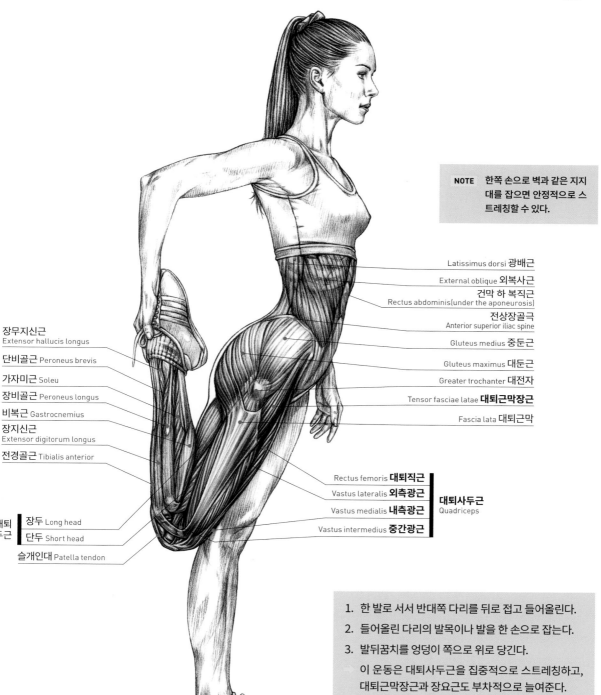

NOTE 한쪽 손으로 벽과 같은 지지대를 잡으면 안정적으로 스트레칭할 수 있다.

Latissimus dorsi 광배근
External oblique 외복사근
건막 하 복직근
Rectus abdominis(under the aponeurosis)
전상장골극
Anterior superior iliac spine
Gluteus medius 중둔근
Gluteus maximus 대둔근
Greater trochanter 대전자
Tensor fasciae latae 대퇴근막장근
Fascia lata 대퇴근막
장무지신근
Extensor hallucis longus
단비골근 Peroneus brevis
가자미근 Soleu
장비골근 Peroneus longus
비복근 Gastrocnemius
장지신근
Extensor digitorum longus
전경골근 Tibialis anterior
Rectus femoris 대퇴직근
Vastus lateralis 외측광근
Vastus medialis 내측광근
Vastus intermedius 중간광근
대퇴사두근
Quadriceps
대퇴이두근
장두 Long head
단두 Short head
슬개인대 Patella tendon

1. 한 발로 서서 반대쪽 다리를 뒤로 접고 들어올린다.
2. 들어올린 다리의 발목이나 발을 한 손으로 잡는다.
3. 발뒤꿈치를 엉덩이 쪽으로 위로 당긴다.

→ 이 운동은 대퇴사두근을 집중적으로 스트레칭하고, 대퇴근막장근과 장요근도 부차적으로 늘여준다.

→ 대퇴사두근의 다관절 근육인 대퇴직근을 좀 더 스트레칭하려면 허벅지를 최대한 뒤로 당겨주자. 허벅지의 신장은 장골대퇴인대의 장력으로 인해 자연적으로 제한된다.

20 사이드 레그 리프트 어덕션 SIDE LEG LIFT ADDUCTIONS

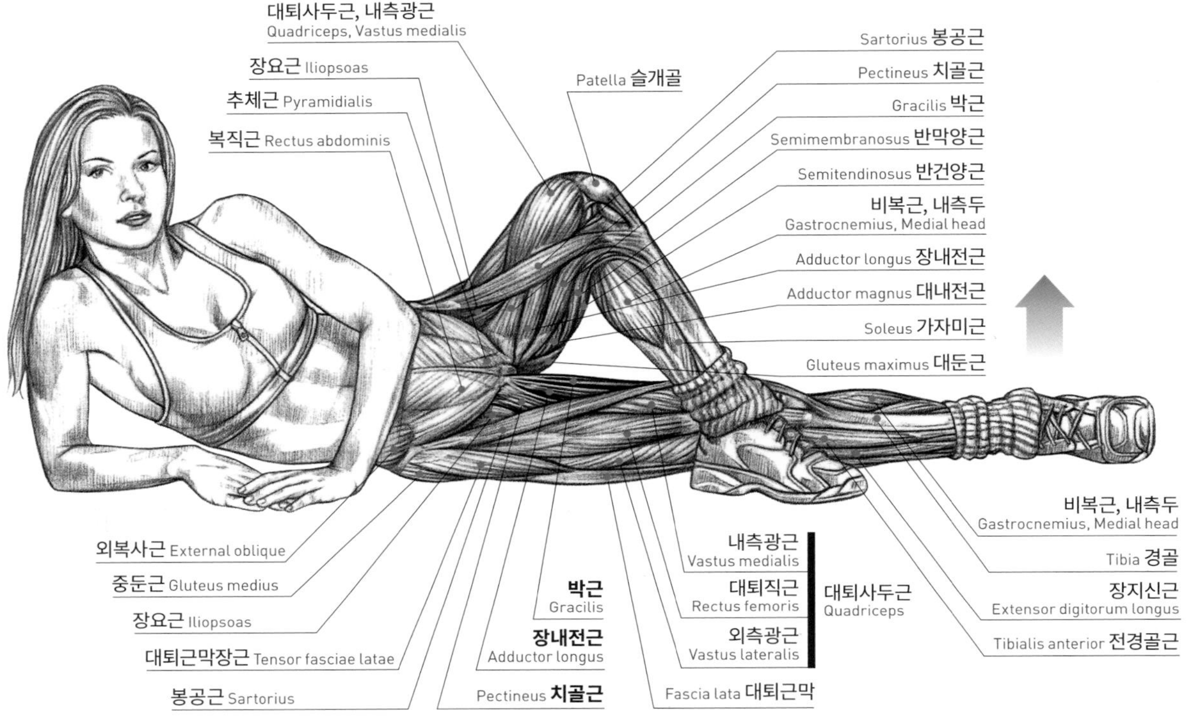
대퇴사두근, 내측광근
Quadriceps, Vastus medialis
장요근 Iliopsoas
추체근 Pyramidialis
복직근 Rectus abdominis
Patella 슬개골
Sartorius 봉공근
Pectineus 치골근
Gracilis 박근
Semimembranosus 반막양근
Semitendinosus 반건양근
비복근, 내측두
Gastrocnemius, Medial head
Adductor longus 장내전근
Adductor magnus 대내전근
Soleus 가자미근
Gluteus maximus 대둔근
외복사근 External oblique
중둔근 Gluteus medius
장요근 Iliopsoas
대퇴근막장근 Tensor fasciae latae
봉공근 Sartorius
박근
Gracilis
장내전근
Adductor longus
Pectineus 치골근
내측광근
Vastus medialis
대퇴직근
Rectus femoris
외측광근
Vastus lateralis
대퇴사두근
Quadriceps
Fascia lata 대퇴근막
비복근, 내측두
Gastrocnemius, Medial head
Tibia 경골
장지신근
Extensor digitorum longus
Tibialis anterior 전경골근

운동 동작

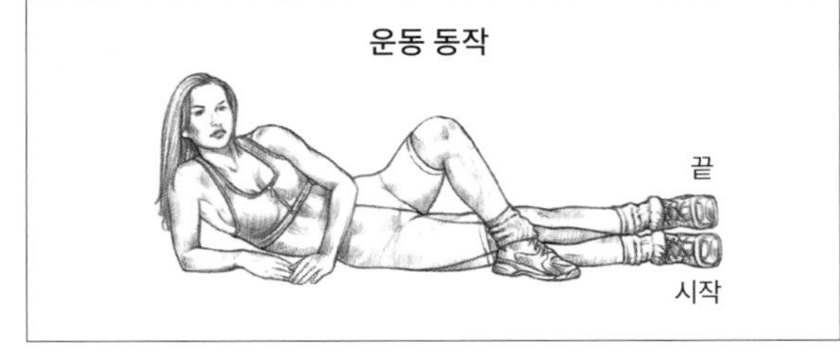
끝
시작

1. 옆으로 누워 한쪽 팔뚝으로 몸을 지탱한다. 바닥에 놓인 다리는 쭉 펴고 반대쪽 다리는 굽혀서 바닥에 놓인 다리의 무릎 앞에 발바닥을 내려놓는다.
2. 바닥에 놓인 다리를 최대한 높이 들어올린다. 2~3초간 수축했다가 시작 자세로 돌아온 다음 동작을 반복한다.

이 운동은 가동 범위가 매우 좁지만 치골근과 단내전근, 소내전근, 장내전근의 자극을 충분히 느낄 수 있다. 그중에서도 대내전근과 박근에 대부분 자극이 집중된다. 세트당 10~20회를 천천히 반복하면 최고의 효과를 볼 수 있다. 매회 다리를 위로 들고 10초 동안 등척성 수축을 하는 식으로 운동해도 된다.

옆으로 누워서 하는 내전근 운동

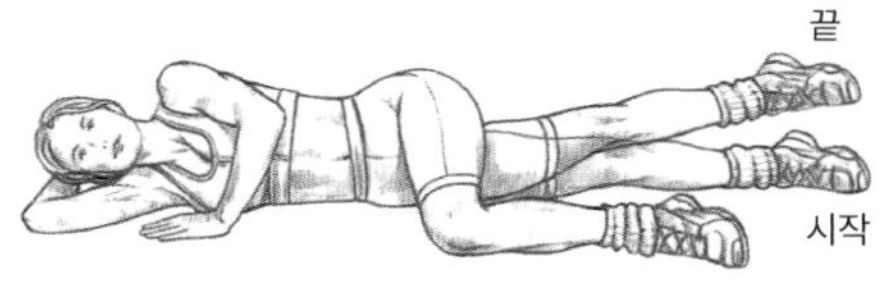
끝
시작

변형 운동

옆으로 누워서 양쪽 무릎을 모두 바닥에 대고 실시해도 된다. 이 운동은 충분히 두꺼운 매트 위에서 실시해야 대전자의 압박을 줄일 수 있다.

CABLE ADDUCTIONS 케이블 어덕션 21

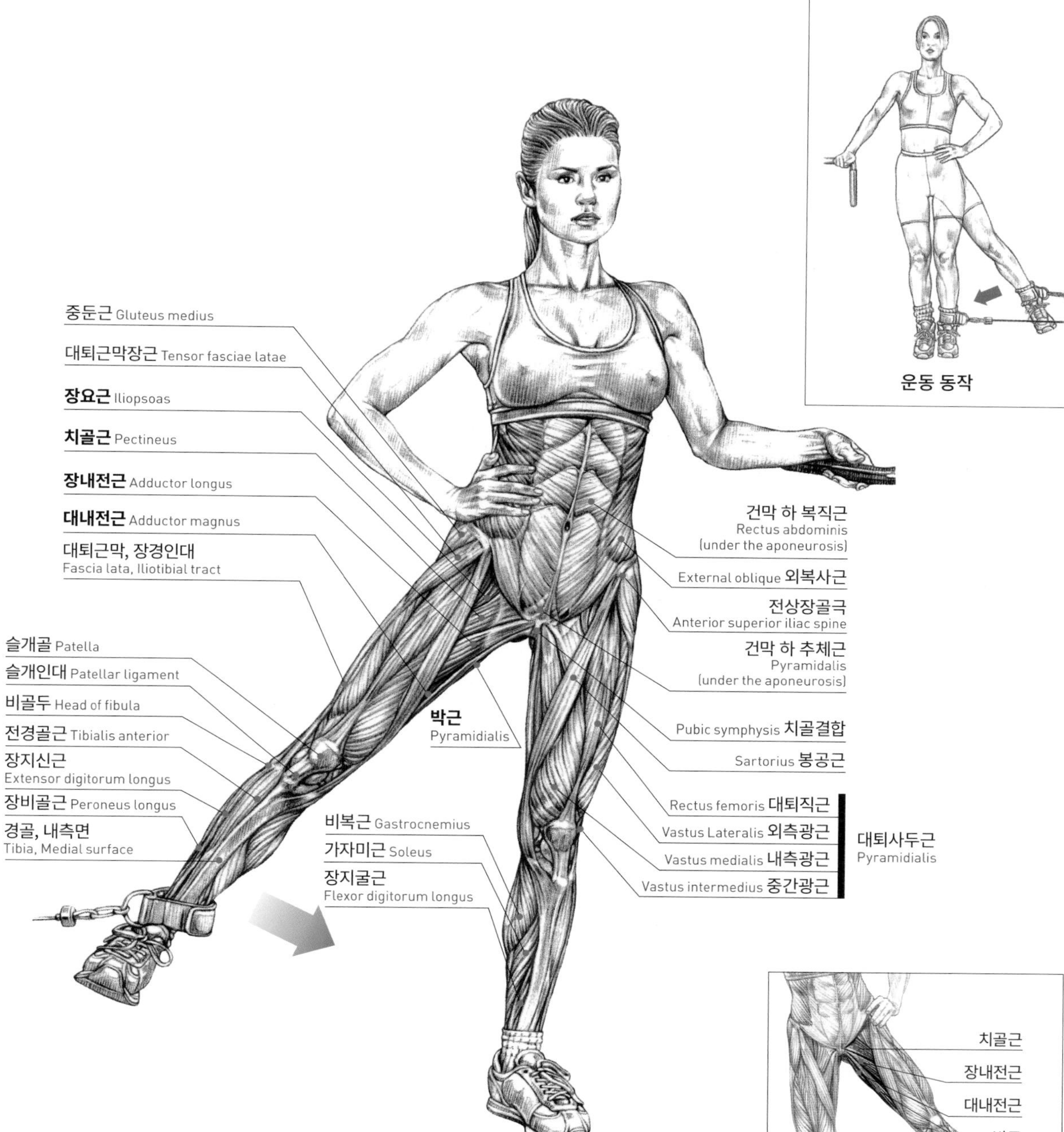
운동 동작
중둔근 Gluteus medius
대퇴근막장근 Tensor fasciae latae
장요근 Iliopsoas
치골근 Pectineus
장내전근 Adductor longus
대내전근 Adductor magnus
대퇴근막, 장경인대
Fascia lata, Iliotibial tract
슬개골 Patella
슬개인대 Patellar ligament
비골두 Head of fibula
전경골근 Tibialis anterior
장지신근
Extensor digitorum longus
장비골근 Peroneus longus
경골, 내측면
Tibia, Medial surface
박근
Pyramidialis
비복근 Gastrocnemius
가자미근 Soleus
장지굴근
Flexor digitorum longus
건막 하 복직근
Rectus abdominis
(under the aponeurosis)
External oblique 외복사근
전상장골극
Anterior superior iliac spine
건막 하 추체근
Pyramidalis
(under the aponeurosis)
Pubic symphysis 치골결합
Sartorius 봉공근
Rectus femoris 대퇴직근
Vastus Lateralis 외측광근
Vastus medialis 내측광근
Vastus intermedius 중간광근
대퇴사두근
Pyramidialis
치골근
장내전근
대내전근
박근
시작
끝

1. 한쪽 다리로 서서 반대쪽 발목에 로우 풀리 케이블을 연결한다. 그다음 반대쪽 손으로 머신이나 고정된 물체를 잡고 몸을 지탱하자.
2. 케이블에 연결된 다리를 서 있는 다리 앞으로 교차시키듯이 당긴다.

➡ 이 운동은 내전근 전체(치골근, 단내전근, 소내전근, 장내전근, 대내전근, 박근)를 자극한다. 넓적다리 안쪽의 데피니션을 살리기 좋은 운동이므로 여러 번 반복해 실시하는 것이 좋다.

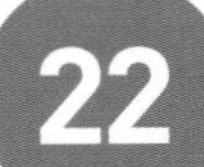

22 머신 어덕션 MACHINE ADDUCTIONS

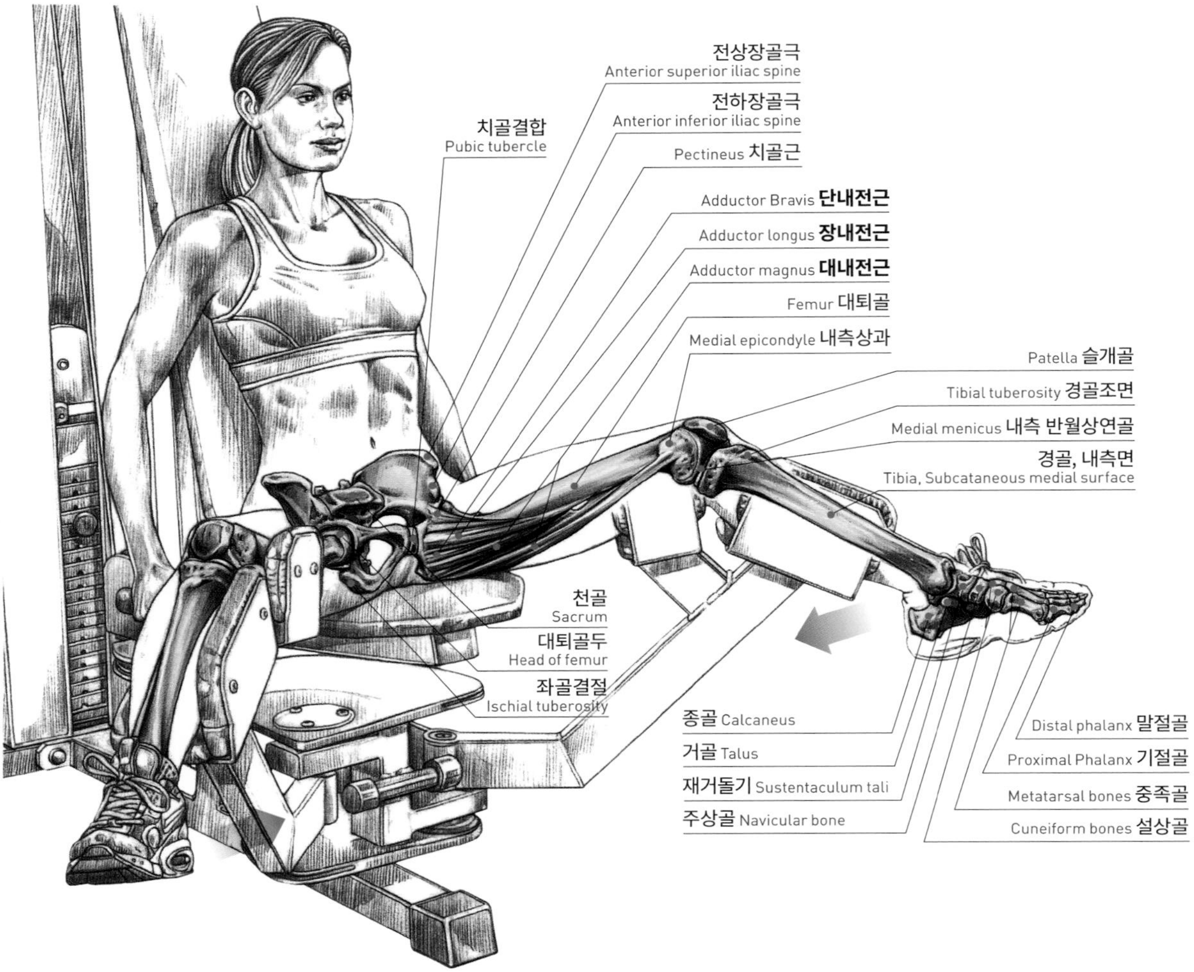

전상장골극 Anterior superior iliac spine
전하장골극 Anterior inferior iliac spine
치골결합 Pubic tubercle
Pectineus 치골근
Adductor Bravis **단내전근**
Adductor longus **장내전근**
Adductor magnus **대내전근**
Femur 대퇴골
Medial epicondyle 내측상과
Patella 슬개골
Tibial tuberosity 경골조면
Medial menicus 내측 반월상연골
경골, 내측면 Tibia, Subcataneous medial surface
천골 Sacrum
대퇴골두 Head of femur
좌골결절 Ischial tuberosity
종골 Calcaneus
거골 Talus
재거돌기 Sustentaculum tali
주상골 Navicular bone
Distal phalanx 말절골
Proximal Phalanx 기절골
Metatarsal bones 중족골
Cuneiform bones 설상골

1. 머신에 앉아 다리를 벌린다. 숨을 들이쉰다.
2. 숨을 내쉬면서 넓적다리를 쥐어짜며 다리를 가운데로 모았다가 다시 숨을 들이쉬면서 동작을 통제하며 천천히 시작 자세로 돌아간다.

➡ 이 운동은 내전근 전체(치골근, 단내전근, 대내전근, 장내전근, 박근)를 자극한다. 케이블 어덕션(85p)을 할 때보다 무거운 중량을 사용할 수 있지만 가동범위에는 제한이 따를 수밖에 없다. 근육이 불타는 느낌이 들 때까지 여러 번 반복해야 최고의 효과를 볼 수 있다.

NOTE 이 운동은 내전근을 강화한다. 내전근은 갑자기 운동하면 근육이 짧아지며 부상이 발생하기 쉽다. 따라서 중량을 점진적으로 늘려 나가고, 세트를 마칠 때마다 스트레칭과 같은 마무리 운동을 병행할 것을 권장한다.

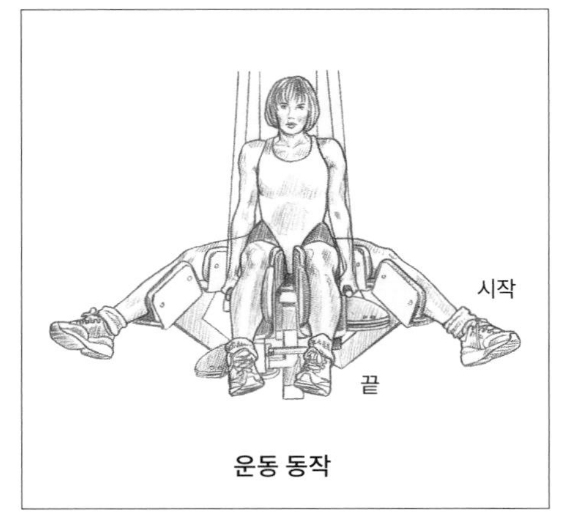
시작
끝
운동 동작

내전근

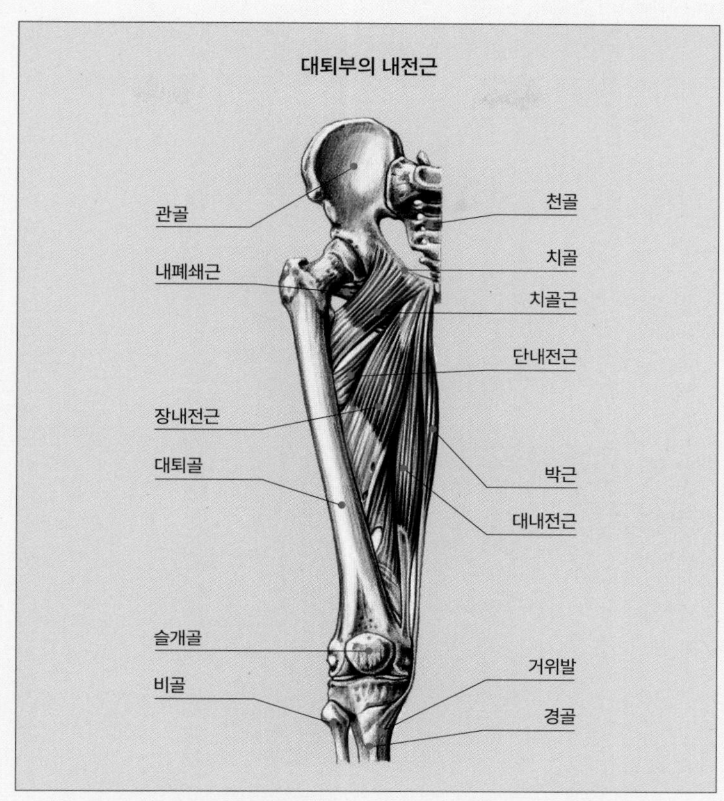
대퇴부의 내전근
관골
내폐쇄근
장내전근
대퇴골
슬개골
비골
천골
치골
치골근
단내전근
박근
대내전근
거위발
경골

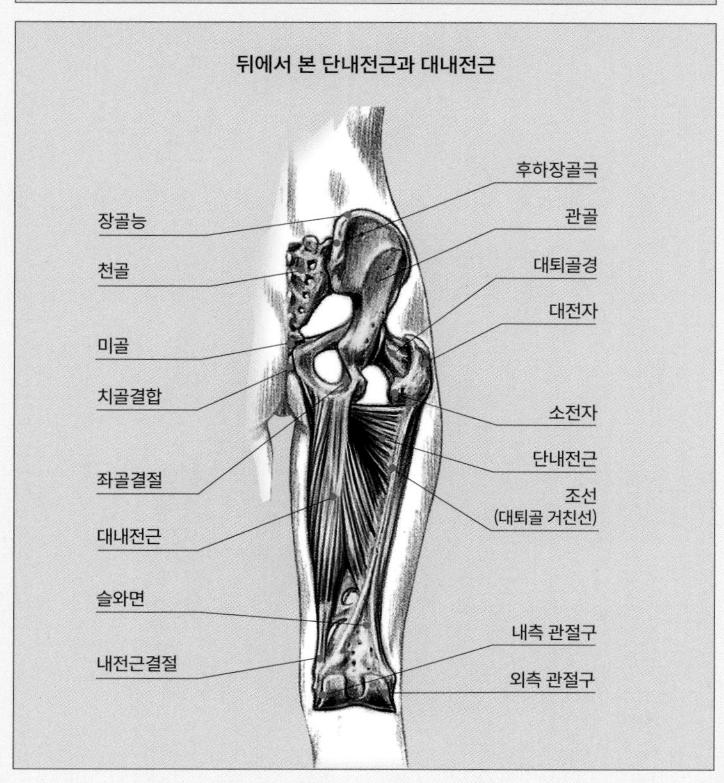
뒤에서 본 단내전근과 대내전근
장골능
천골
미골
치골결합
좌골결절
대내전근
슬와면
내전근결절
후하장골극
관골
대퇴골경
대전자
소전자
단내전근
조선
(대퇴골 거친선)
내측 관절구
외측 관절구

대퇴이두근 단두

슬굴곡근을 이루는 근육 중에서 단일 관절 근육은 대퇴이두근 단두뿐이다. 대퇴이두근 단두는 다리를 굽힐 때만 사용된다.

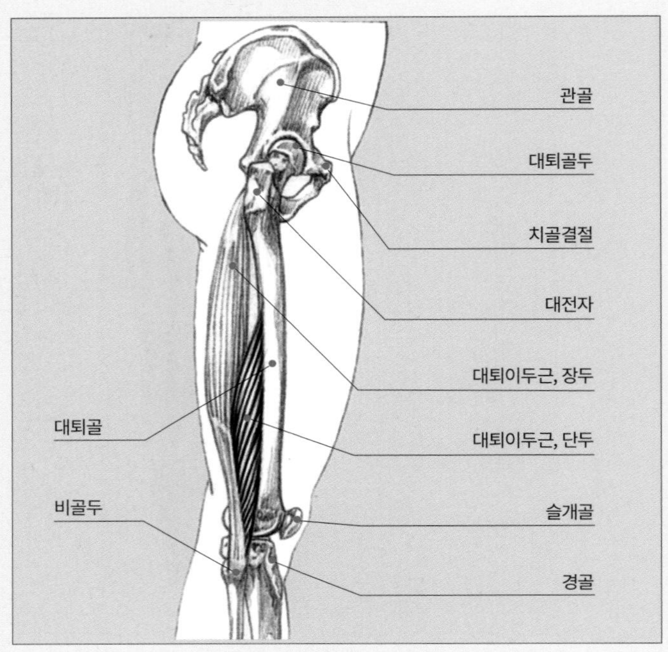
관골
대퇴골두
치골결절
대전자
대퇴이두근, 장두
대퇴골
대퇴이두근, 단두
비골두
슬개골
경골

슬와근

무릎 뒤쪽 깊숙한 곳에 위치한 슬와근은 넓적다리를 향해 종아리를 굽힐 때 슬굴곡근, 비복근과 함께 동원된다.

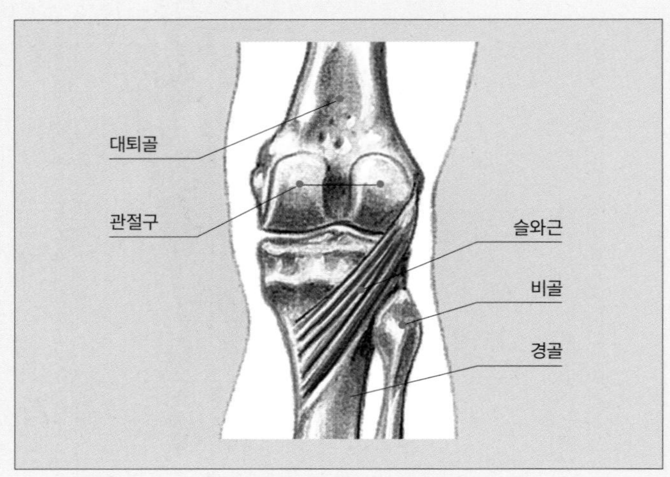
대퇴골
관절구
슬와근
비골
경골

다리 뒤쪽 근육

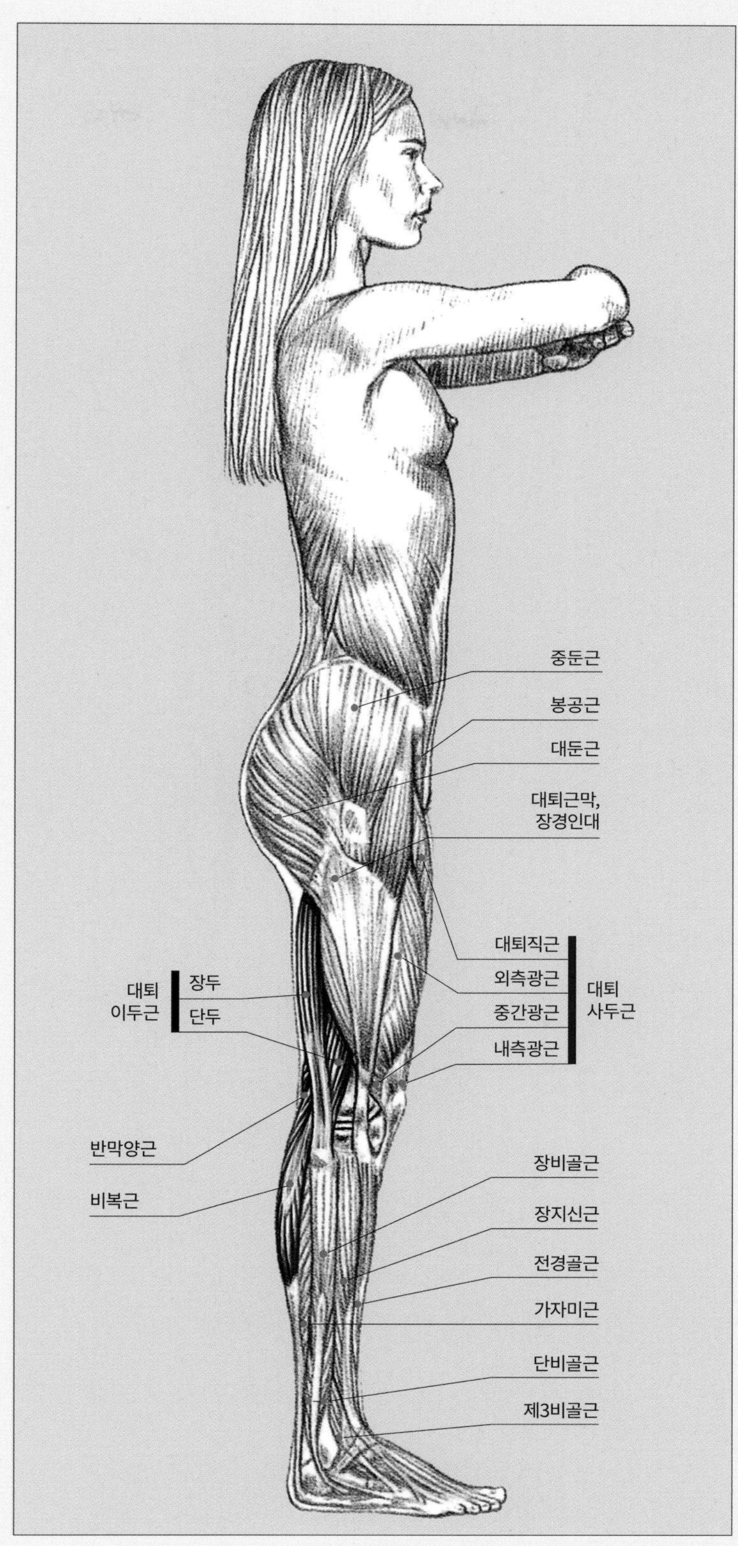
중둔근
봉공근
대둔근
대퇴근막,
장경인대
대퇴직근
외측광근
중간광근
내측광근
대퇴
사두근
대퇴
이두근
장두
단두
반막양근
비복근
장비골근
장지신근
전경골근
가자미근
단비골근
제3비골근

23 공을 이용한 스탠딩 어덕션
STANDING ADDUCTIONS WITH A BALL

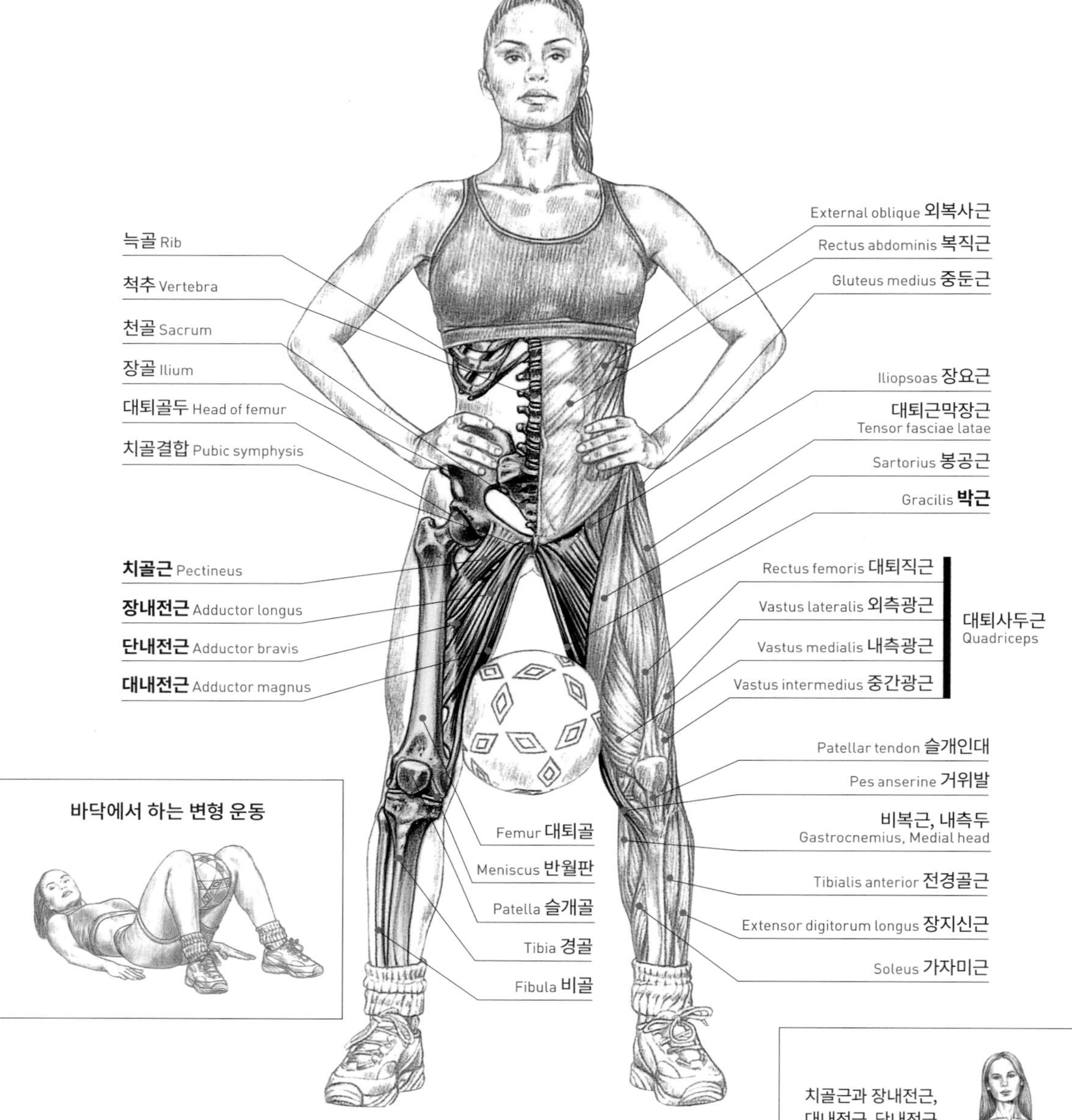
늑골 Rib
척추 Vertebra
천골 Sacrum
장골 Ilium
대퇴골두 Head of femur
치골결합 Pubic symphysis
치골근 Pectineus
장내전근 Adductor longus
단내전근 Adductor bravis
대내전근 Adductor magnus
External oblique 외복사근
Rectus abdominis 복직근
Gluteus medius 중둔근
Iliopsoas 장요근
대퇴근막장근
Tensor fasciae latae
Sartorius 봉공근
Gracilis 박근
Rectus femoris 대퇴직근
Vastus lateralis 외측광근
Vastus medialis 내측광근
Vastus intermedius 중간광근
대퇴사두근
Quadriceps
Patellar tendon 슬개인대
Pes anserine 거위발
비복근, 내측두
Gastrocnemius, Medial head
Tibialis anterior 전경골근
Extensor digitorum longus 장지신근
Soleus 가자미근
Femur 대퇴골
Meniscus 반월판
Patella 슬개골
Tibia 경골
Fibula 비골
바닥에서 하는 변형 운동

치골근과 장내전근, 대내전근, 단내전근, 박근은 협력근으로 작용해 대퇴골을 내전하고, 굴곡하고, 외회전한다. 로마 사람들은 이 근육들이 넓적다리를 힘껏 모은다는 점에 착안해 '정절의 수호자'라고 불렀다.

1. 무릎을 살짝 굽히고 서서 다리 사이에 공을 끼운다. 공을 터트리려는 것처럼 넓적다리를 최대한 강하게 쥐어짜자.
2. 몇 초간 수축한 다음 수축을 풀고 동작을 반복한다. 여러 번 반복해야 최고의 효과를 볼 수 있다. 한 번의 수축을 아주 오랫동안 유지해도 좋다.

➡ 이 운동은 내전근 전체, 그중에서도 단내전근과 장내전근, 대내전근, 박근을 중점 자극하고, 치골근을 부차적으로 자극한다.

NOTE 근육을 수축할 때 관절의 움직임이 거의 없는 운동(등척성 수축)이므로 고관절에 문제가 있는 사람도 실시할 수 있다.

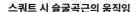

슬굴곡근(햄스트링) 파열

스쿼트 시 슬굴곡근의 움직임

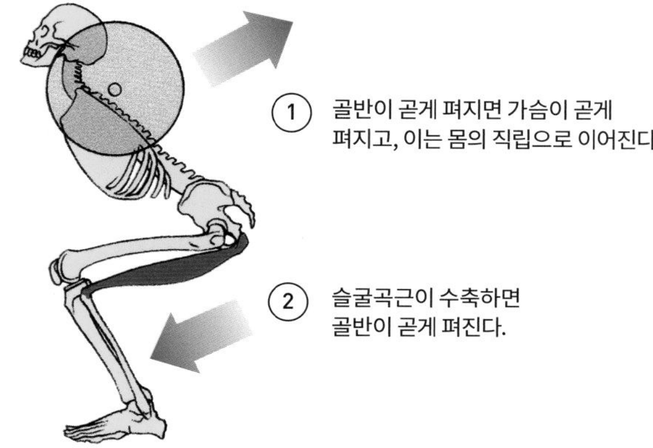
1
골반이 곧게 펴지면 가슴이 곧게 펴지고, 이는 몸의 직립으로 이어진다.
2
슬굴곡근이 수축하면 골반이 곧게 펴진다.

스쿼트를 할 때 슬굴곡근이 수축하면 골반이 바로 서면서 상체가 전방으로 과도하게 기울어지지 않도록 막아준다(단, 이때 복근과 허리 주변 근육을 수축시켜 상체와 골반을 정렬해야 한다).

슬굴곡근 파열

보디빌딩에서는 슬굴곡근 파열이 흔히 발생한다. 특히 스쿼트 동작에서 전방으로 상체를 과도하게 구부릴 때 자주 나타난다. 힘을 주어 골반을 바로 세우는 동작을 취할 때는 대퇴이두근 단두를 제외한 슬굴곡근이 과도하게 신장된 상태에서 수축하게 된다. 이 때문에 슬굴곡근의 중간이나 상부가 빈번하게 파열된다.

레그 컬 머신에서 무거운 중량을 걸고 운동을 할 때도 슬굴곡근이 파열될 수 있다. 특히 다리를 펴고 근육들이 신장된 상태에서 동작을 시작할 때 가장 많이 발생한다.

일반적으로 슬굴곡근의 근섬유 파열은 그리 심각하지 않지만(슬굴곡근의 근육이나 힘줄(건)이 끝나는 부위에서 심각한 파열이 일어나는 경우는 드물다) 항상 통증을 동반하며 합병증이 나타나기 쉽다.

슬굴곡근이 파열된 후에는 섬유성 반흔이 자주 나타나는데, 섬유성 반흔이 생기면 다른 조직들과 마찰이 잘 일어나고 이로 인해 스포츠 활동 시 통증이 발생하여 움직임에 제약이 따른다. 더욱이 탄성이 떨어지는 상처 조직은 강도 높은 운동으로 근육을 수축하면 다시 찢어지기 쉽다.

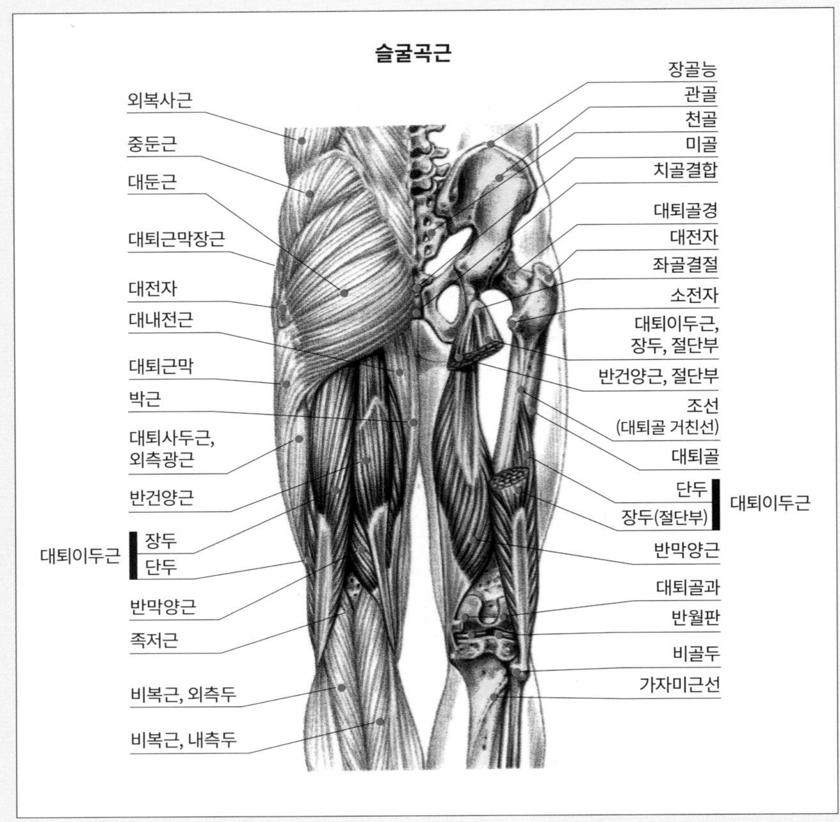
슬굴곡근
외복사근
중둔근
대둔근
대퇴근막장근
대전자
대내전근
대퇴근막
박근
대퇴사두근, 외측광근
반건양근
대퇴이두근
장두
단두
반막양근
족저근
비복근, 외측두
비복근, 내측두
장골능
관골
천골
미골
치골결합
대퇴골경
대전자
좌골결절
소전자
대퇴이두근, 장두, 절단부
반건양근, 절단부
조선 (대퇴골 거친선)
대퇴골
단두
장두(절단부)
대퇴이두근
반막양근
대퇴골과
반월판
비골두
가자미근선

슬굴곡근의 파열 방지

슬굴곡근 파열을 방지하기 위해서는 스쿼트나 데드리프트와 같이 대퇴부 후면 근육을 동원하는 운동을 실시하기 전 또는 세트와 세트 사이에 슬굴곡근 스트레칭을 실시하는 것이 좋다.

굿모닝(93p)이나 스트레이트 레그 데드리프트(163p)와 같은 운동은 근육 강화와 스트레칭을 동시에 실시하는 동작이므로 슬굴곡근을 보호하는 데 가장 효과적이다.

슬굴곡근 파열 이후의 조치

부상 이후 슬굴곡근에 섬유성 반흔 조직의 형성을 방지하기 위해서는 가능한 한 신속하게 근육의 움직임을 다시 몸에 익히는 것이 좋다. 파열 후 1주일이 지나면 대퇴부 후면을 부드럽게 스트레칭하여 부상을 입은 근육의 탄성을 회복시키고, 상처 조직을 부드럽게 연화시켜 다시 운동에 돌입할 때 파열되는 것을 방지한다.

NOTE 섬유성 반흔의 상처를 연화시킬 목적으로 마사지나 물리 치료를 하기도 한다.

GOOD MORNINGS 굿모닝 24

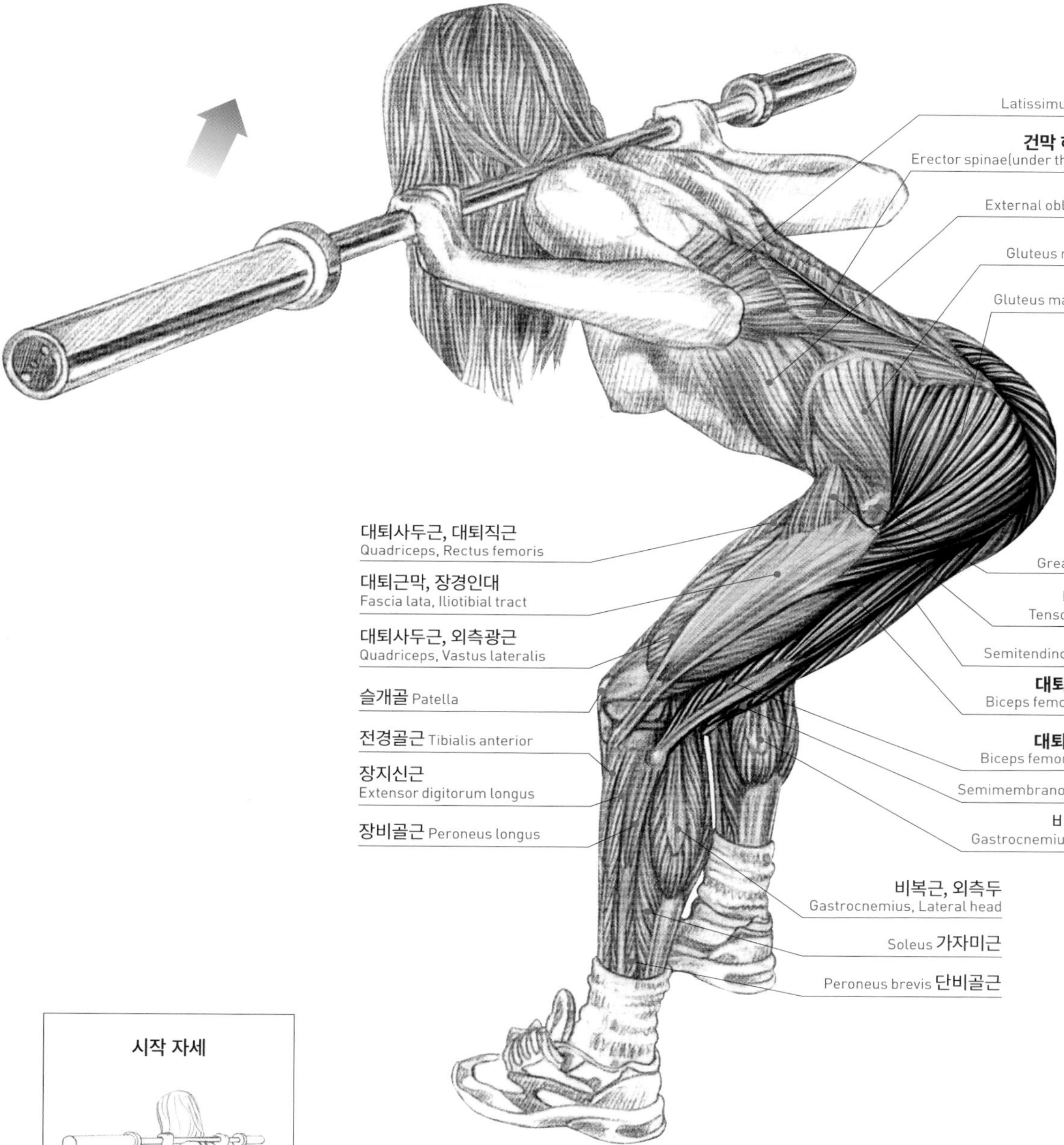

Latissimus dorsi 광배근
건막 하 척추기립근
Erector spinae(under the aponeurosis)
External oblique 외복사근
Gluteus medius 중둔근
Gluteus maximus **대둔근**
대퇴사두근, 대퇴직근
Quadriceps, Rectus femoris
대퇴근막, 장경인대
Fascia lata, Iliotibial tract
대퇴사두근, 외측광근
Quadriceps, Vastus lateralis
슬개골 Patella
전경골근 Tibialis anterior
장지신근
Extensor digitorum longus
장비골근 Peroneus longus
대전자
Greater trochanter
대퇴근막장근
Tensor fasciae latae
Semitendinosus **반건양근**
대퇴이두근, 장두
Biceps femoris, Long head
대퇴이두근, 단두
Biceps femoris, Short head
Semimembranosus **반막양근**
비복근, 내측두
Gastrocnemius, Medial head
비복근, 외측두
Gastrocnemius, Lateral head
Soleus 가자미근
Peroneus brevis 단비골근

시작 자세

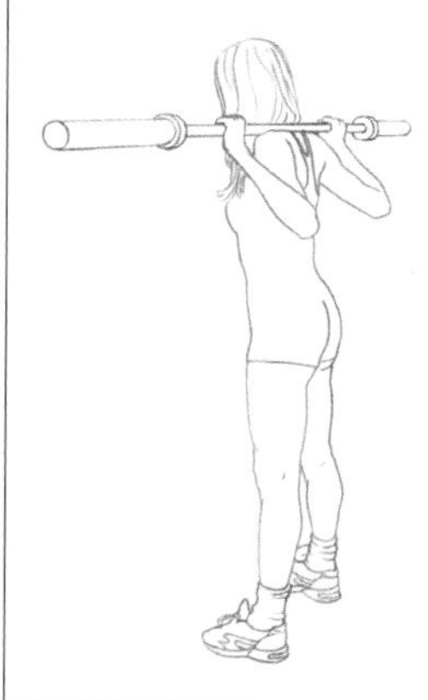

1. 양발을 살짝 벌리고 서서 승모근이나 그보다 약간 아래쪽의 후면 삼각근에 바를 걸친다.
2. 숨을 들이쉬며 상체가 수평이 되도록 숙인다. 등은 항상 곧게 펴고, 고관절을 축으로 동작한다.
3. 시작 자세로 돌아오며 숨을 내쉰다. 운동 난이도를 낮추려면 무릎을 살짝 굽히고 동작하자.

➡ 이 운동은 대둔근과 척추 근육을 자극하며, 특히 슬굴곡근(하체 굴곡근인 대퇴이두근 단두를 제외한) 운동 효과가 뛰어나다. 상체를 구부릴 때는 슬굴곡근이 골반의 후방 경사에 영향을 미치며, 상체를 세울 때는 복부 근육이 수축하면서 천골 요부를 자극한다.

➡ 슬굴곡근의 자극을 잘 느끼려면 너무 무거운 중량으로 운동하지 않는 게 좋다. 굿모닝의 네거티브 동작은 슬굴곡근 스트레칭에 좋아 자주 실시하면 고중량 스쿼트를 할 때 부상을 예방할 수 있다.

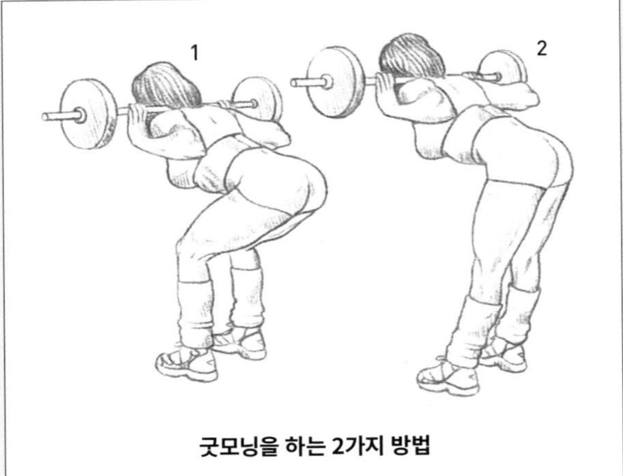
1
2

굿모닝을 하는 2가지 방법

1. 무릎을 구부리고 실시　　2. 무릎을 펴고 실시

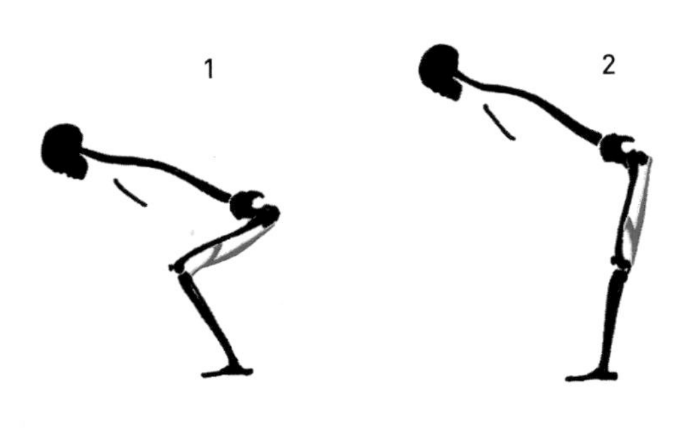
1
2

1. 무릎을 구부린 채로 상체를 숙이면 슬굴곡근이 이완돼서 고관절 굴곡이 더 쉬워진다.
2. 무릎을 펴고 상체를 숙이면 슬굴곡근이 늘어나기 때문에 상체를 일으킬 때 더 강한 자극을 느낄 수 있다.

골반을 숙일 때 주변 근육들의 안정 작용

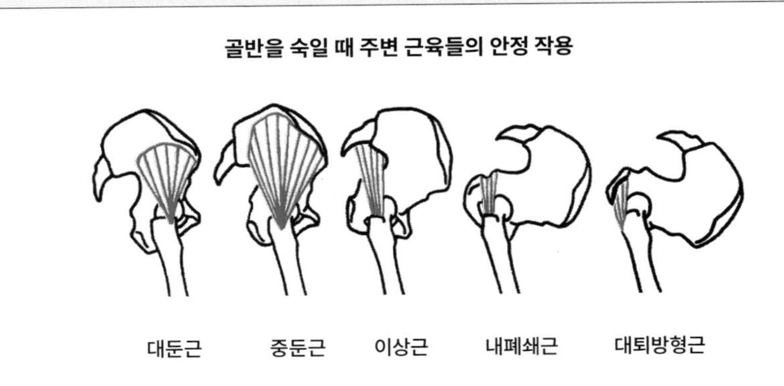
대둔근
중둔근
이상근
내폐쇄근
대퇴방형근

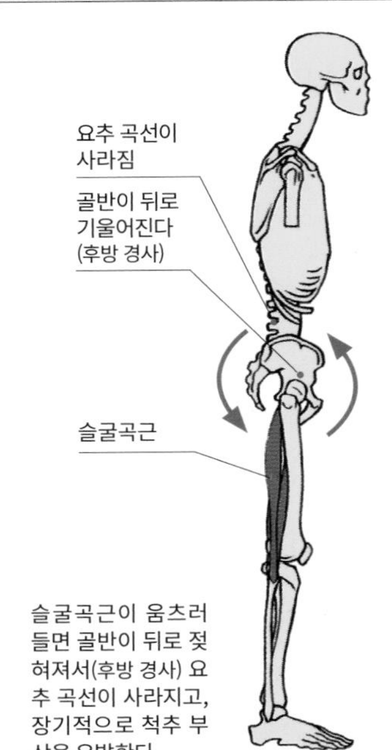
요추 곡선이 사라짐
골반이 뒤로 기울어진다 (후방 경사)
슬굴곡근

슬굴곡근이 움츠러들면 골반이 뒤로 젖혀져서(후방 경사) 요추 곡선이 사라지고, 장기적으로 척추 부상을 유발한다.

슬굴곡근의 뻣뻣함

현대인은 앉아 있는 시간이 길기 때문에 슬굴곡근이 잘 뻣뻣해진다. 이처럼 다리 뒤쪽 근육이 뻣뻣해지면 골반이 뒤로 젖혀져서 척추의 형태가 나빠지고, 자연스러운 곡선이 사라진다.

이러한 골반의 후방 경사와 굽은 등을 장기간 방치하면 척추 부상을 당할 수도 있다.

슬굴곡근이 뻣뻣해지는 것을 방지하려면 다리 스트레칭을 많이 하는 것이 좋다. 가벼운 중량으로 다리를 펴고 굿모닝을 하거나 스트레이트 레그 데드리프트(163p)를 하자. 또한 슬굴곡근(햄스트링) 스트레칭(102p)도 많은 도움이 된다.

골반을 세울 때
슬굴곡근과 대둔근의 작용

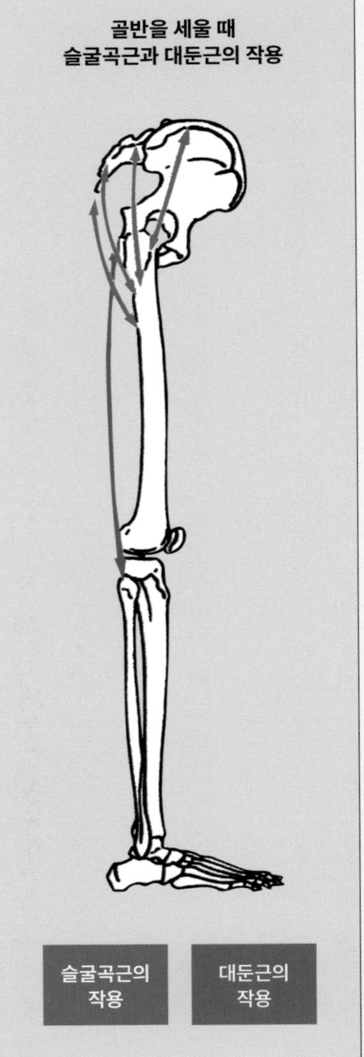

슬굴곡근의 작용　　대둔근의 작용

GOOD MORNINGS WITH A STAFF 막대를 이용한 굿모닝

25

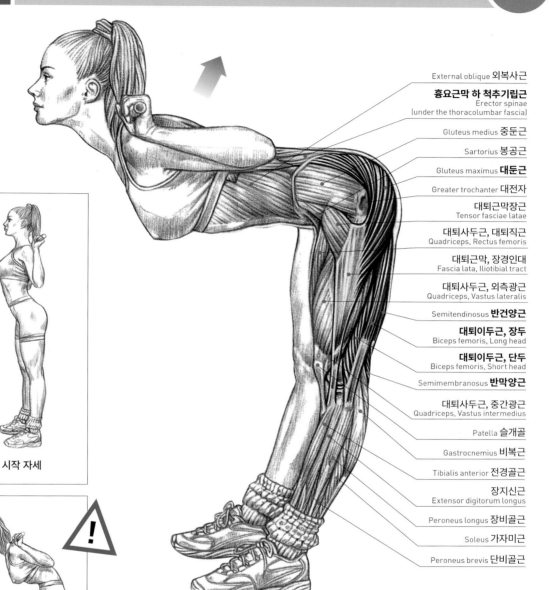

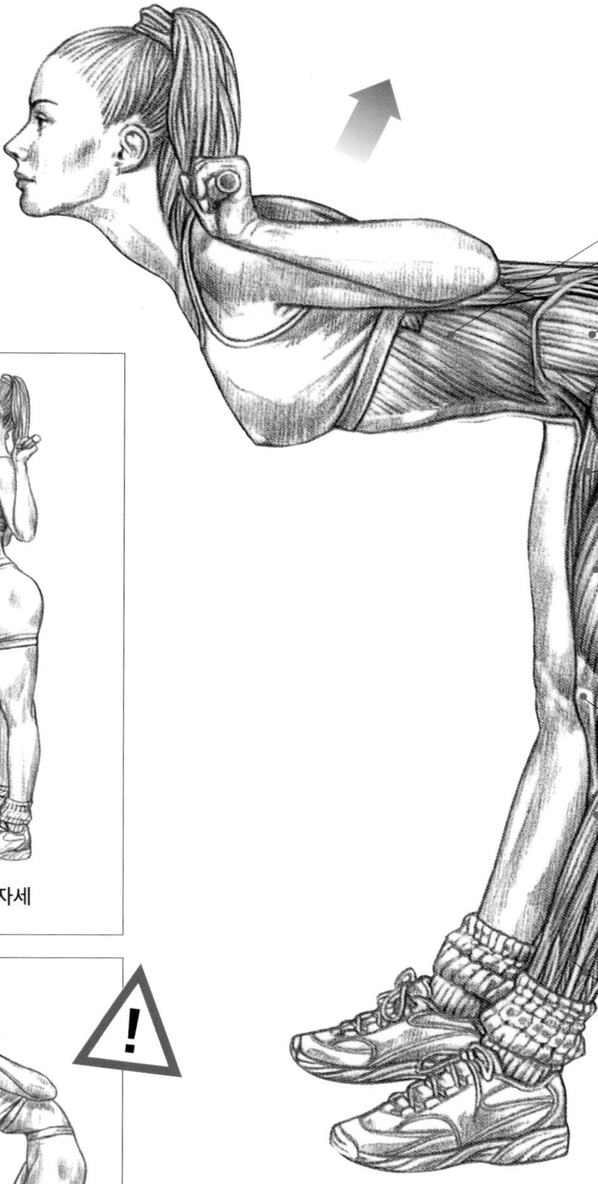

External oblique 외복사근
흉요근막 하 척추기립근
Erector spinae
(under the thoracolumbar fascia)
Gluteus medius 중둔근
Sartorius 봉공근
Gluteus maximus **대둔근**
Greater trochanter 대전자
대퇴근막장근
Tensor fasciae latae
대퇴사두근, 대퇴직근
Quadriceps, Rectus femoris
대퇴근막, 장경인대
Fascia lata, Iliotibial tract
대퇴사두근, 외측광근
Quadriceps, Vastus lateralis
Semitendinosus **반건양근**
대퇴이두근, 장두
Biceps femoris, Long head
대퇴이두근, 단두
Biceps femoris, Short head
Semimembranosus **반막양근**
대퇴사두근, 중간광근
Quadriceps, Vastus intermedius
Patella 슬개골
Gastrocnemius 비복근
Tibialis anterior 전경골근
장지신근
Extensor digitorum longus
Peroneus longus 장비골근
Soleus 가자미근
Peroneus brevis 단비골근

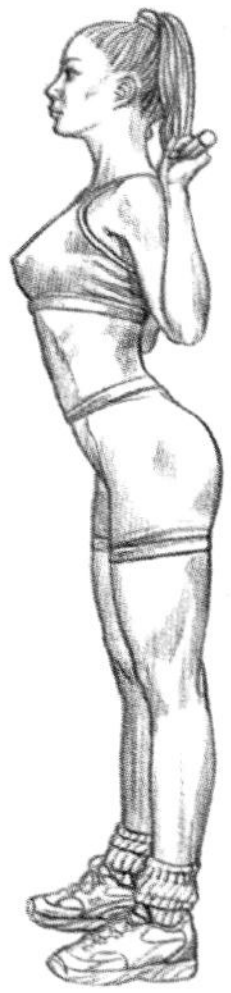

시작 자세

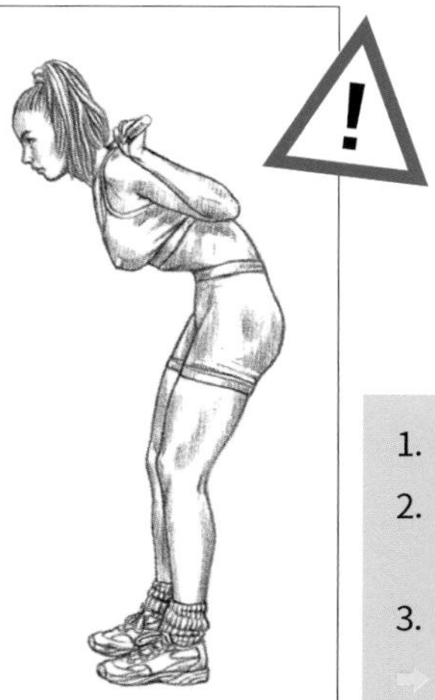

바를 이용해 굿모닝을 할 때 처럼 막대를 사용할 때도 등을 절대 구부리면 안 된다.

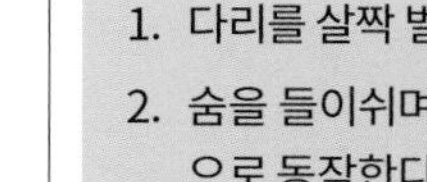

1. 다리를 살짝 벌리고 서서 승모근이나 그보다 살짝 아래쪽의 후면 삼각근에 막대를 걸친다.
2. 숨을 들이쉬며 상체가 수평이 될 때까지 숙인다. 이때 다리와 등은 항상 곧게 펴고, 고관절을 축으로 동작한다.
3. 숨을 내쉬며 시작 자세로 돌아오고, 마지막에 둔근을 쥐어짠다.

➡ 이 운동은 슬굴곡근, 그중에서도 대퇴이두근 장두와 반건양근, 반막양근을 자극한다. 또한 대둔근과 허리의 척추기립근도 자극한다. 근육의 느낌에 집중하며 천천히 실시하자.

NOTE 슬굴곡근을 풀어주고 스트레칭하기 좋은 운동이다. 머신에서 스쿼트를 하거나 슬굴곡근 운동을 할 때 세트 사이에 실시하면 무거운 중량으로 인한 부상을 방지할 수 있다.

26 라잉 레그 컬 LYING LEG CURLS

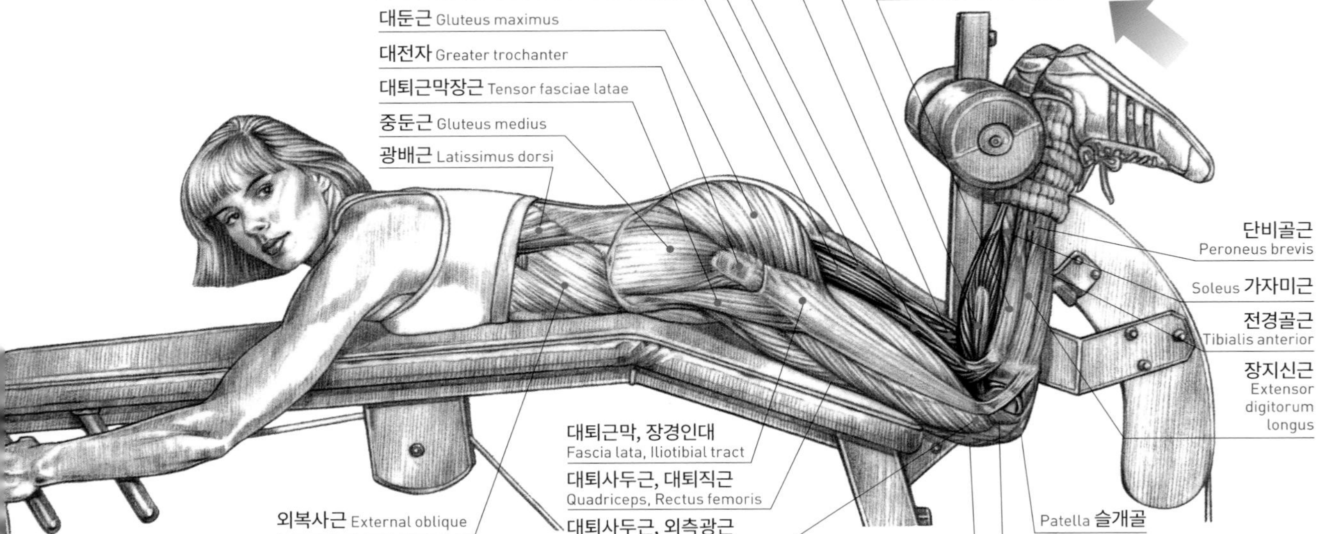

대퇴이두근, 단두 Biceps femoris, Short head
반건양근 Semitendinosus
대퇴이두근, 장두 Biceps femoris, Long head
대둔근 Gluteus maximus
대전자 Greater trochanter
대퇴근막장근 Tensor fasciae latae
중둔근 Gluteus medius
광배근 Latissimus dorsi
Semimembranosus 반막양근
Gastrocnemius 비복근
Peroneus longus 장비골근
단비골근 Peroneus brevis
Soleus 가자미근
전경골근 Tibialis anterior
장지신근 Extensor digitorum longus
대퇴근막, 장경인대 Fascia lata, Iliotibial tract
대퇴사두근, 대퇴직근 Quadriceps, Rectus femoris
외복사근 External oblique
대퇴사두근, 외측광근 Quadriceps, Vastus lateralis
대퇴사두근, 내측광근 Quadriceps, Vastus medialis
Patella 슬개골
대퇴사두근, 중간광근 Quadriceps, Vastus intermedius

운동 동작

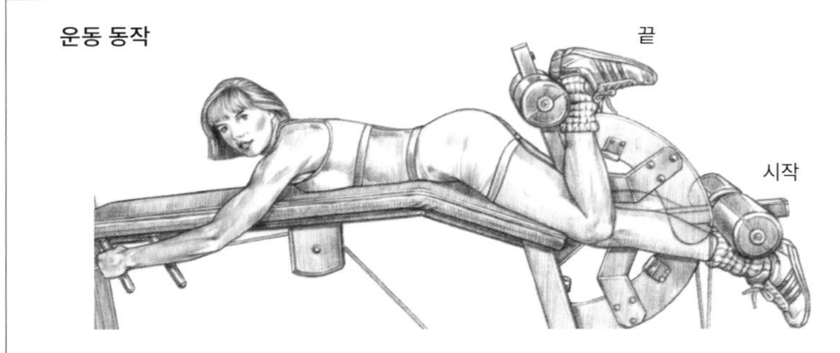
끝
시작

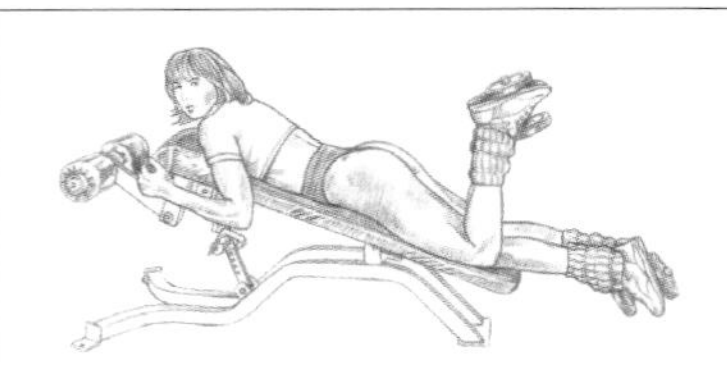

발 사이에 중량을 끼우고 하는 변형 운동

슬굴곡근

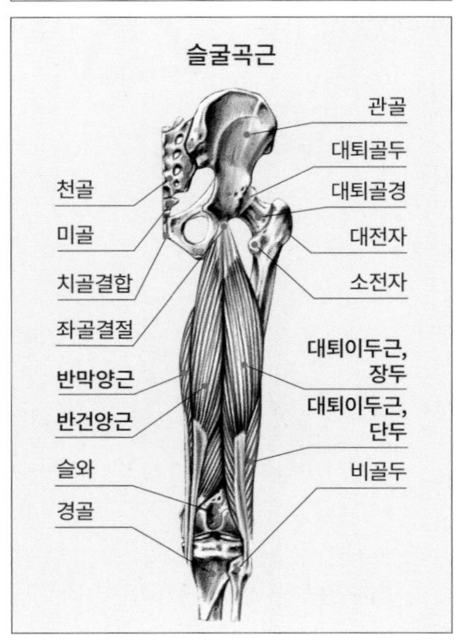
관골
대퇴골두
천골
대퇴골경
미골
대전자
치골결합
소전자
좌골결절
대퇴이두근, 장두
반막양근
대퇴이두근, 단두
반건양근
슬와
비골두
경골

1. 머신에 엎드려서 손잡이를 잡고 다리를 펴서 패드 밑에 발목을 고정한다.
2. 숨을 내쉬며 양쪽 다리를 동시에 굽혀 발뒤꿈치를 엉덩이에 닿게 하려고 노력하자.
3. 숨을 들이쉬면서 천천히 시작 자세로 돌아간다.

➡ 이 운동은 슬굴곡근과 비복근, 그리고 깊숙한 곳의 슬와근을 자극한다. 이론상으로는 다리를 구부릴 때 발을 안쪽으로 돌리면 반건양근과 반막양근을 더 강하게 자극할 수 있고, 바깥쪽으로 돌리면 대퇴이두근 장두와 단두를 더 자극할 수 있다. 하지만 실제로는 그렇게 하기가 힘들고 아래의 2가지 응용 동작만 가능하다.

- 발끝을 쭉 펴고 운동하면 주로 슬굴곡근이 자극된다.
- 발끝을 구부리고 운동하면 주로 비복근이 자극된다.

변형 운동 한쪽 다리씩 번갈아가며 실시할 수도 있다.

다리
LEGS

STANDING LEG CURLS 스탠딩 레그 컬 27

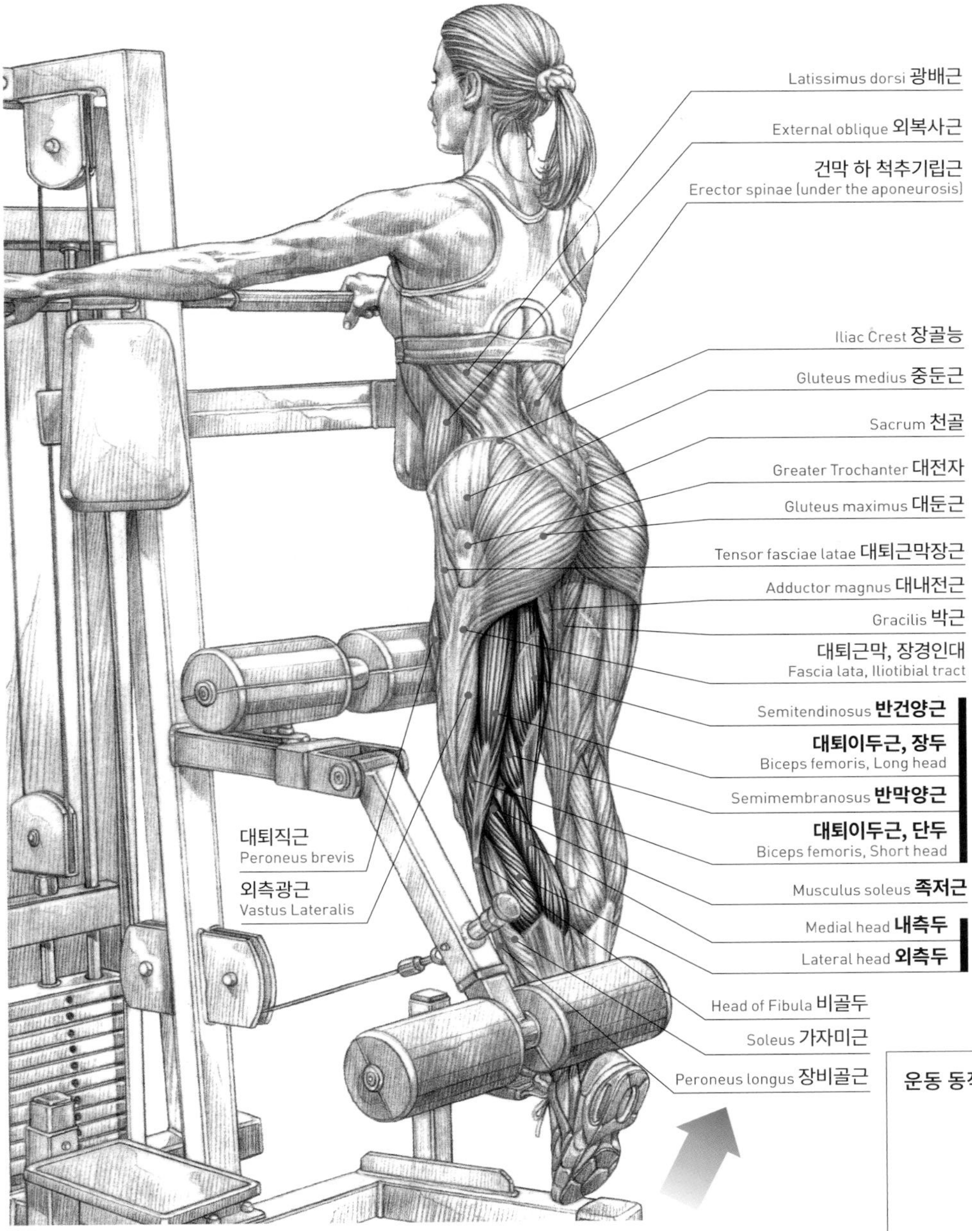

Latissimus dorsi 광배근
External oblique 외복사근
건막 하 척추기립근
Erector spinae (under the aponeurosis)
Iliac Crest 장골능
Gluteus medius 중둔근
Sacrum 천골
Greater Trochanter 대전자
Gluteus maximus 대둔근
Tensor fasciae latae 대퇴근막장근
Adductor magnus 대내전근
Gracilis 박근
대퇴근막, 장경인대
Fascia lata, Iliotibial tract
Semitendinosus **반건양근**
대퇴이두근, 장두
Biceps femoris, Long head
Semimembranosus **반막양근**
대퇴이두근, 단두
Biceps femoris, Short head
슬굴곡근
Peroneus brevis
Musculus soleus **족저근**
Medial head **내측두**
Lateral head **외측두**
비복근
Gastrocnemius
Head of Fibula 비골두
Soleus 가자미근
Peroneus longus 장비골근
대퇴직근
Peroneus brevis
외측광근
Vastus Lateralis

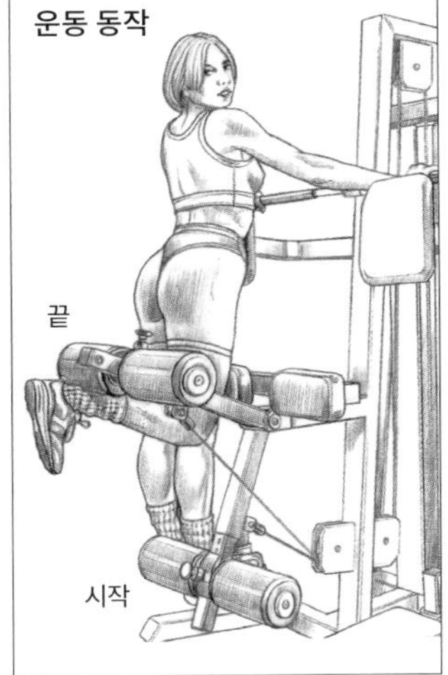

운동 동작
끝
시작

1. 머신에 들어가 상체를 받침대에 기댄다. 대퇴부는 무릎 패드에 대고 다리를 펴서 발목을 발목 패드에 고정한다.
2. 숨을 내쉬며 무릎을 구부리고, 시작 자세로 돌아가며 숨을 들이쉰다.

⇨ 이 운동은 슬굴곡근(반건양근, 반막양근, 대퇴이두근 단두와 장두)을 주로 자극하고, 비복근을 부차적으로 자극한다.

⇨ 발목을 앞으로 구부린 채로 다리를 굽히면 비복근의 동원을 더 늘릴 수 있다. 반대로 비복근의 동원을 줄이고 싶을 때는 발목을 쭉 펴고 운동하면 된다.

28 시티드 레그 컬 SEATED LEG CURLS

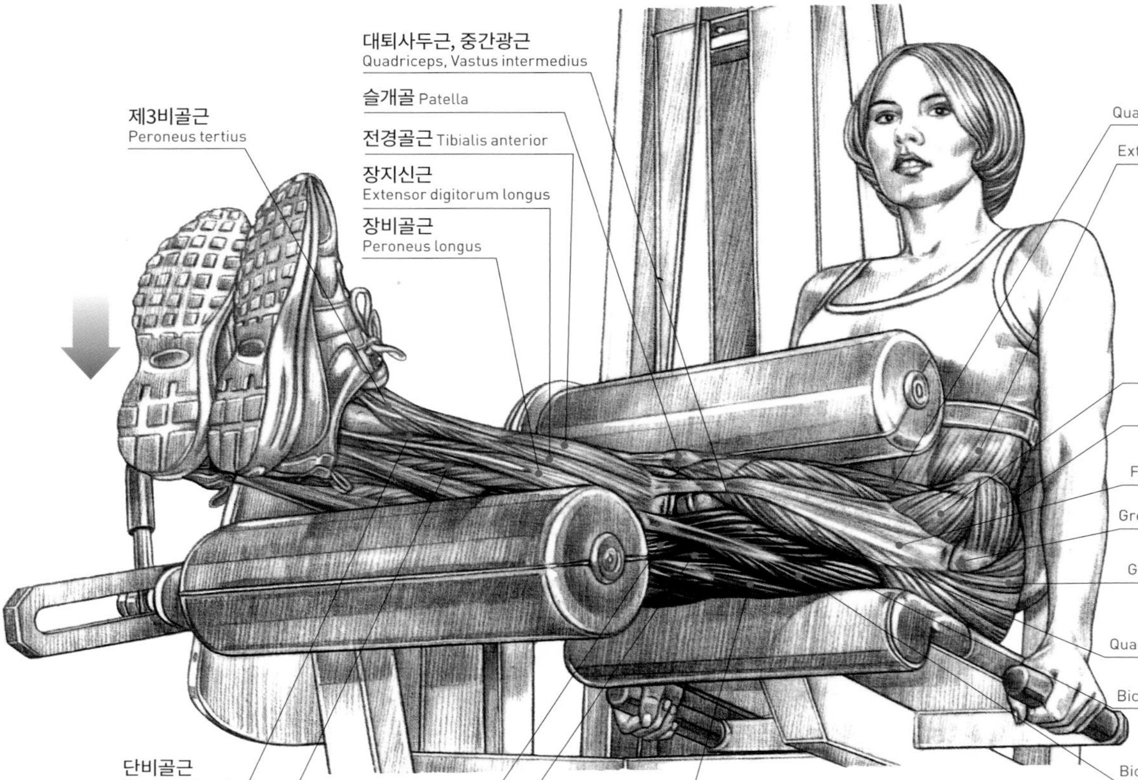

대퇴사두근, 중간광근 Quadriceps, Vastus intermedius

슬개골 Patella

전경골근 Tibialis anterior

장지신근 Extensor digitorum longus

장비골근 Peroneus longus

제3비골근 Peroneus tertius

대퇴사두근, 대퇴직근 Quadriceps, Rectus femoris

External oblique 외복사근

대퇴근막장근 Tensor fasciae latae

Gluteus medius 중둔근

대퇴근막, 장경인대 Fascia lata, Iliotibial tract

Greater trochanter 대전자

Gluteus maximus 대둔근

대퇴사두근, 외측광근 Quadriceps, Vastus lateralis

대퇴이두근, 단두 Biceps femoris, Short head

대퇴이두근, 장두 Biceps femoris, Long head

단비골근 Peroneus brevis

가자미근 Soleus

비복근 Gastrocnemius

반막양근 Semimembranosus

반건양근 Semitendinosus

마무리 자세

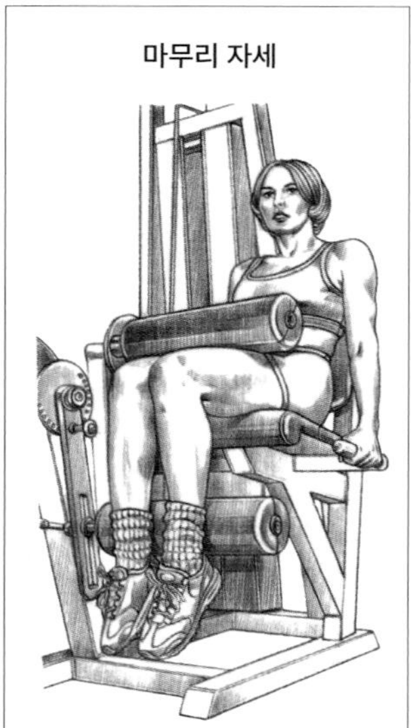

1. 머신에 앉아 다리를 쭉 펴고 패드에 발목을 올린다. 대퇴부를 고정 패드와 의자 사이에 고정하고, 손은 손잡이를 잡는다.
2. 숨을 내쉬며 다리를 구부리고, 시작 자세로 돌아가며 숨을 들이쉰다.

➡ 이 운동은 슬굴곡근과 슬와근을 주로 자극하고, 부차적으로 비복근을 자극한다.

변형 운동

- 발끝을 몸쪽으로 구부린 채로 운동하면 비복근의 자극이 증가한다.
- 발끝을 쭉 편 채로 운동하면 주로 슬굴곡근이 자극된다.

동원되는 근육

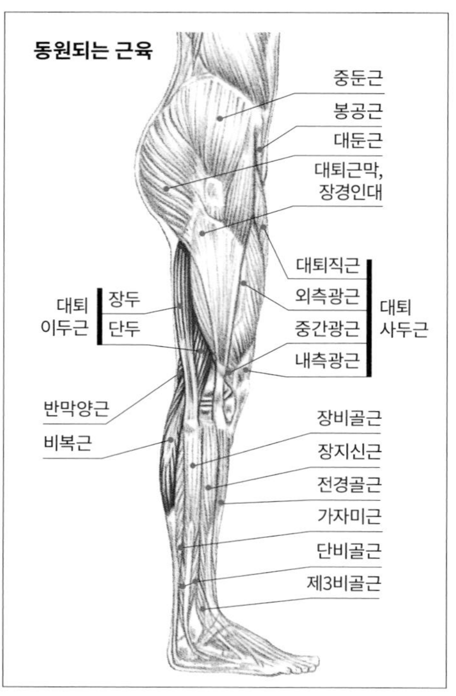
중둔근
봉공근
대둔근
대퇴근막, 장경인대
대퇴이두근
장두
단두
대퇴직근
외측광근
중간광근
내측광근
대퇴사두근
반막양근
비복근
장비골근
장지신근
전경골근
가자미근
단비골근
제3비골근

LEG CURLS AT A BENCH 벤치에서 하는 레그 컬 29

외복사근 External oblique
광배근 Latissimus dorsi
전거근 Serratus anterior
Gluteus medius 중둔근
Gluteus maximus 대둔근
대퇴근막장근 Tensor fasciae latae
대퇴근막, 장경인대 Fascia lata, Iliotibial tract
Long head 장두
Short head 단두
대퇴이두근 Biceps femoris
반막양근 Semimembranosus
Gastrocnemius 비복근
장비골근 Peroneus longus
장지신근 Extensor digitorum longus
Tibialis anterior 전경골근
단비골근 Peroneus brevis
Patella 슬개골
Soleus 가자미근
대퇴사두근 Quadriceps
대퇴직근 Rectus femoris
외측광근 Vastus lateralis
중간광근 Vastus intermedius

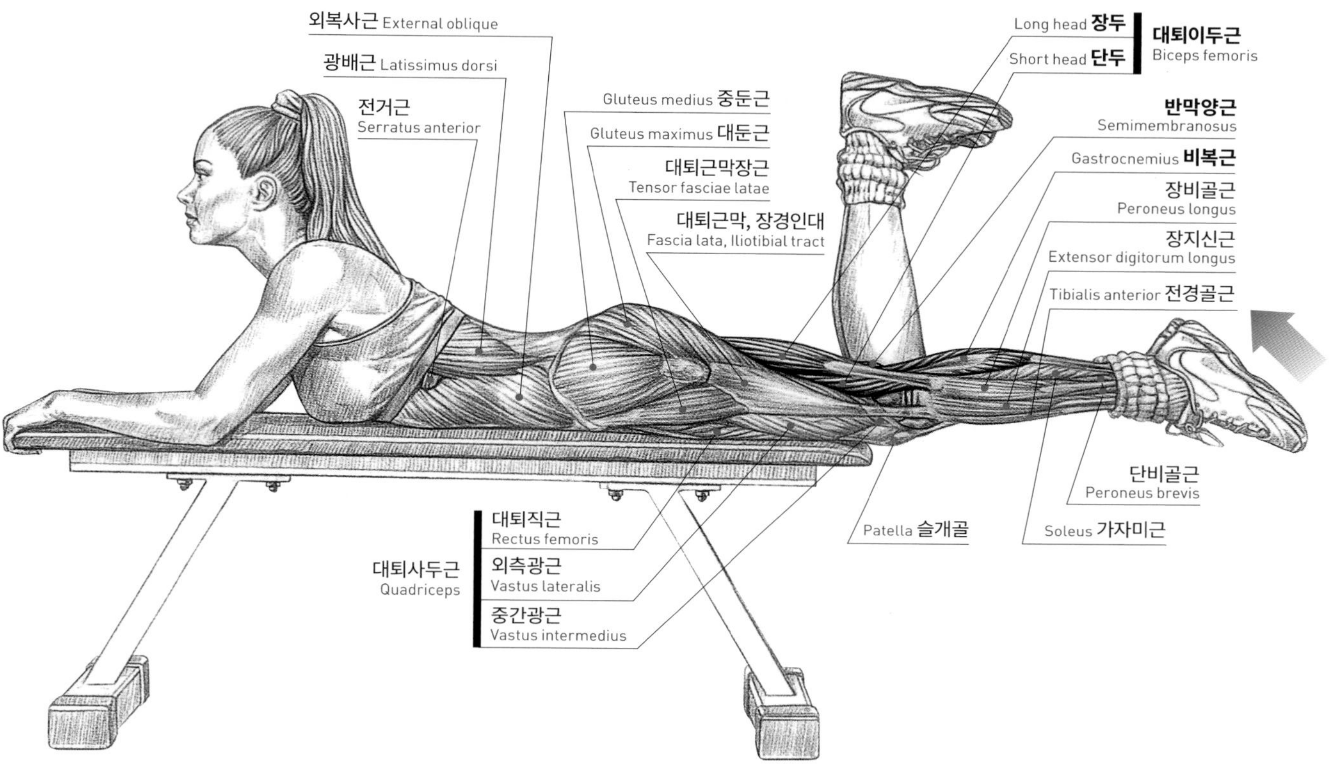

1. 벤치에 엎드려서 고개를 든다. 이때 무릎이 벤치 밖으로 나오게 하자. 다리를 펴고 발목도 쭉 편다.
2. 숨을 내쉬며 양쪽 다리를 동시에 접어서 엉덩이에 발뒤꿈치가 닿게 한다. 숨을 들이쉬며 시작 자세로 돌아간다.

➡ 이 운동은 슬굴곡근(반막양근, 반건양근, 대퇴이두근)과 비복근을 자극한다. 천천히 동작해야 하며, 다리를 다 굽힌 후에 근육을 최대한 수축하는 것이 중요하다.

➡ 다른 운동과 마찬가지로 여러 번 반복해야 최고의 효과를 볼 수 있다.

NOTE 발끝을 몸쪽으로 구부린 채로 실시하면 주로 비복근이 자극되고, 발끝을 편 채로 실시하면 주로 슬굴곡근이 자극된다. 이처럼 발끝의 모양은 슬굴곡근을 수축하는 데 중요한 역할을 한다.

변형 운동

- 운동 강도를 높이려면 발목 중량을 사용하자. 안정적인 동작 수행을 위해서는 가벼운 무게로 실시해야 한다.
- 발목 사이에 덤벨을 끼우고 운동하는 식으로 중량을 늘려도 된다.

발목 사이에 덤벨을 끼우고 하는 변형 운동

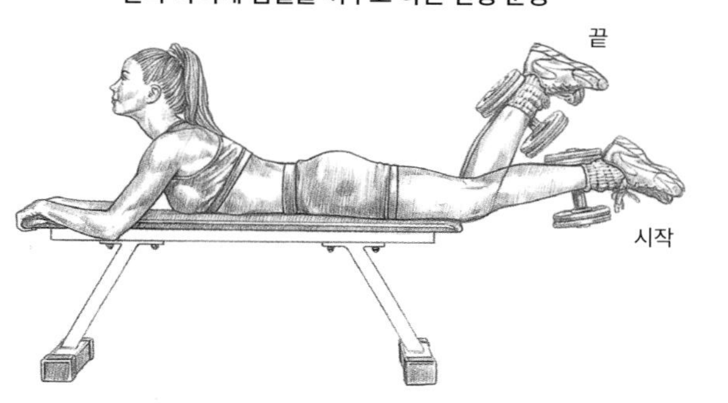
끝
시작

30 바닥에서 하는 레그 컬 LEG CURLS ON THE FLOOR

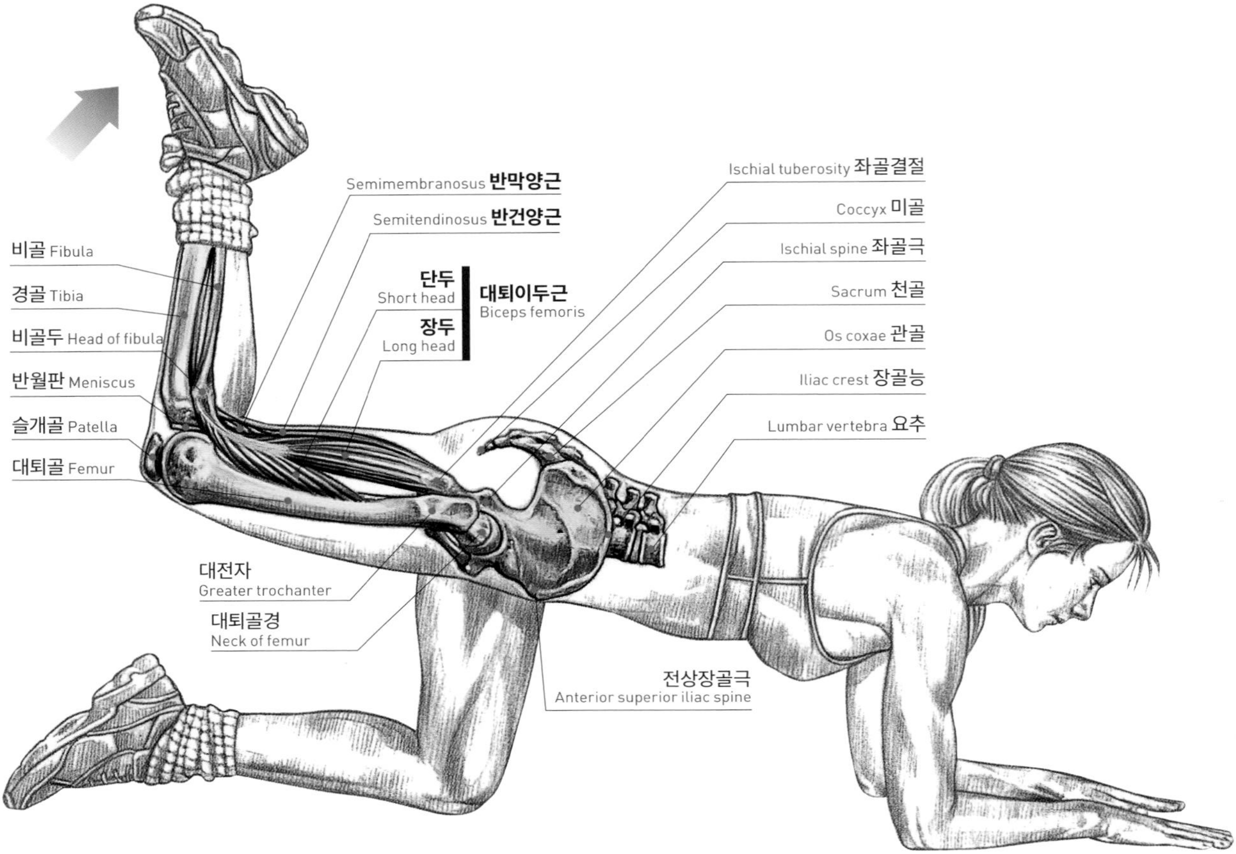

비골 Fibula
경골 Tibia
비골두 Head of fibula
반월판 Meniscus
슬개골 Patella
대퇴골 Femur
Semimembranosus 반막양근
Semitendinosus 반건양근
단두 Short head
장두 Long head
대퇴이두근 Biceps femoris
대전자 Greater trochanter
대퇴골경 Neck of femur
Ischial tuberosity 좌골결절
Coccyx 미골
Ischial spine 좌골극
Sacrum 천골
Os coxae 관골
Iliac crest 장골능
Lumbar vertebra 요추
전상장골극 Anterior superior iliac spine

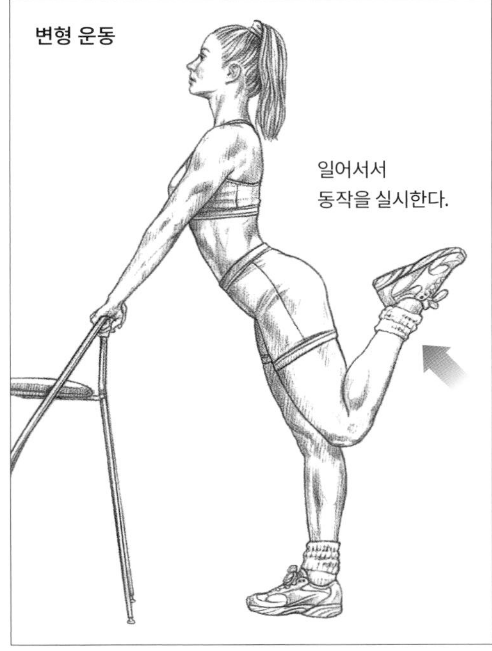
변형 운동
일어서서
동작을 실시한다.

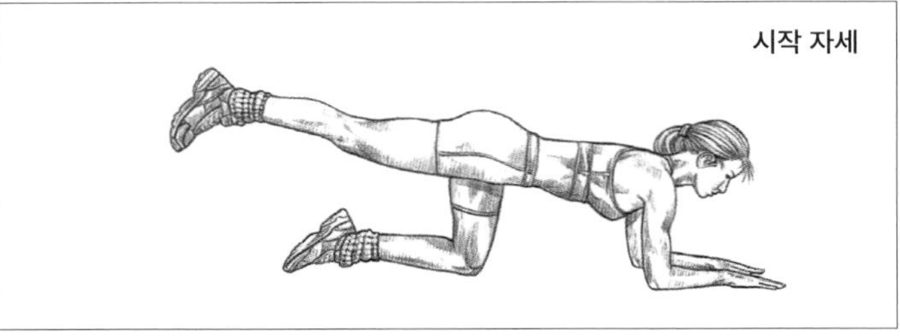
시작 자세

1. 양쪽 팔뚝으로 바닥을 짚은 채 한쪽 무릎을 꿇고, 반대쪽 다리를 수평으로 뻗는다.
2. 다리를 천천히 굽혀서 엉덩이에 발뒤꿈치가 닿게 한다.
3. 다리를 굽힌 채로 2초간 등척성 수축을 하고, 시작 자세로 돌아갔다가 동작을 반복한다. 여러 번 반복해야 최고의 효과를 볼 수 있다.

➡ 이 운동은 주로 슬굴곡근(대퇴이두근, 반건양근, 반막양근)을 자극한다. 또한 자극 강도는 약하지만, 비복근과 대둔근도 자극한다.

변형 운동

- 운동 강도를 높이려면 발목 중량을 사용하자.
- 한쪽 다리로 서서 실시해도 된다.

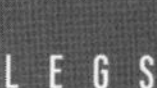
다리
LEGS

31 KNEELING HAMSTRING CURLS 닐링 햄스트링 컬

외복사근 External oblique
Iliac crest 장골능
Gluteus medius 중둔근
Gluteus maximus 대둔근
대퇴근막장근 Tensor fasciae latae
Greater trochanter 대전자
대퇴근막, 장경인대 Fascia lata, Iliotibial tract
Semitendinosus **반건양근**
대퇴사두근, 대퇴직근 Quadriceps, Rectus femoris
대퇴이두근, 장두 Biceps femoris, Long head
대퇴사두근, 외측광근 Quadriceps, Vastus lateralis
Semimembranosus **반막양근**
대퇴이두근, 단두 Biceps femoris, Short head
Patella 슬개골
Head of fibula 비골두

비복근, 외측두 Gastrocnemius, Lateral head
비복근, 내측두 Gastrocnemius, Medial head
가자미근 Soleus
전경골근 Tibialis anterior
장지신근 Extensor digitorum longus
장비골근 Peroneus longus

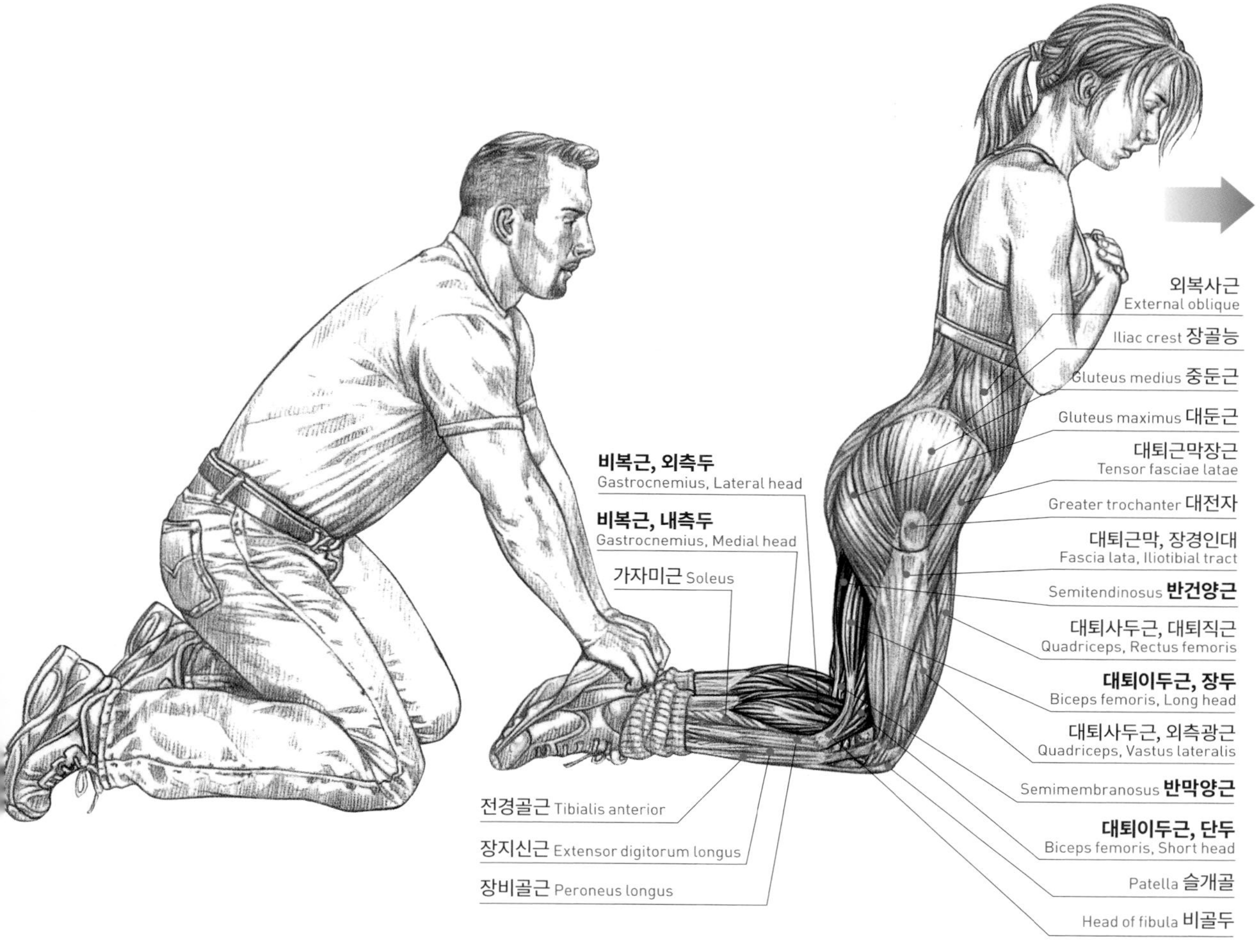

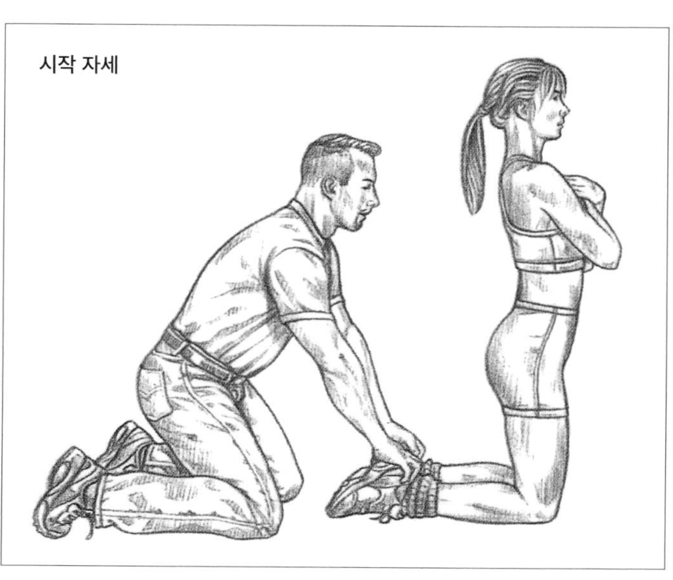
시작 자세

1. 바닥에 부드러운 깔개를 깔고 무릎을 꿇는다. 양손은 포개서 가슴 쪽으로 모아준다.
2. 파트너에게 발을 잡아 달라고 부탁하자.
3. 무릎을 축으로 삼아 몸을 앞으로 숙였다가 출발점으로 돌아온다.

NOTE 중량 없이 실시하지만 슬굴곡근(대퇴이두근, 반막양근, 반건양근)을 강하게 자극하는 운동이다. 처음에는 가동 범위를 좁혀 운동하는 것이 좋다. 운동하기 전에는 막대를 사용한 굿모닝 같은 운동을 먼저 하여 근육을 스트레칭하자.

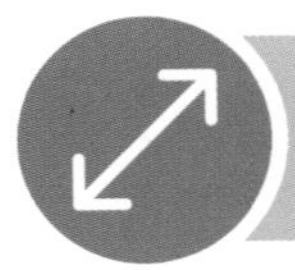

슬굴곡근(햄스트링) 스트레칭 HAMSTRING STRETCHING

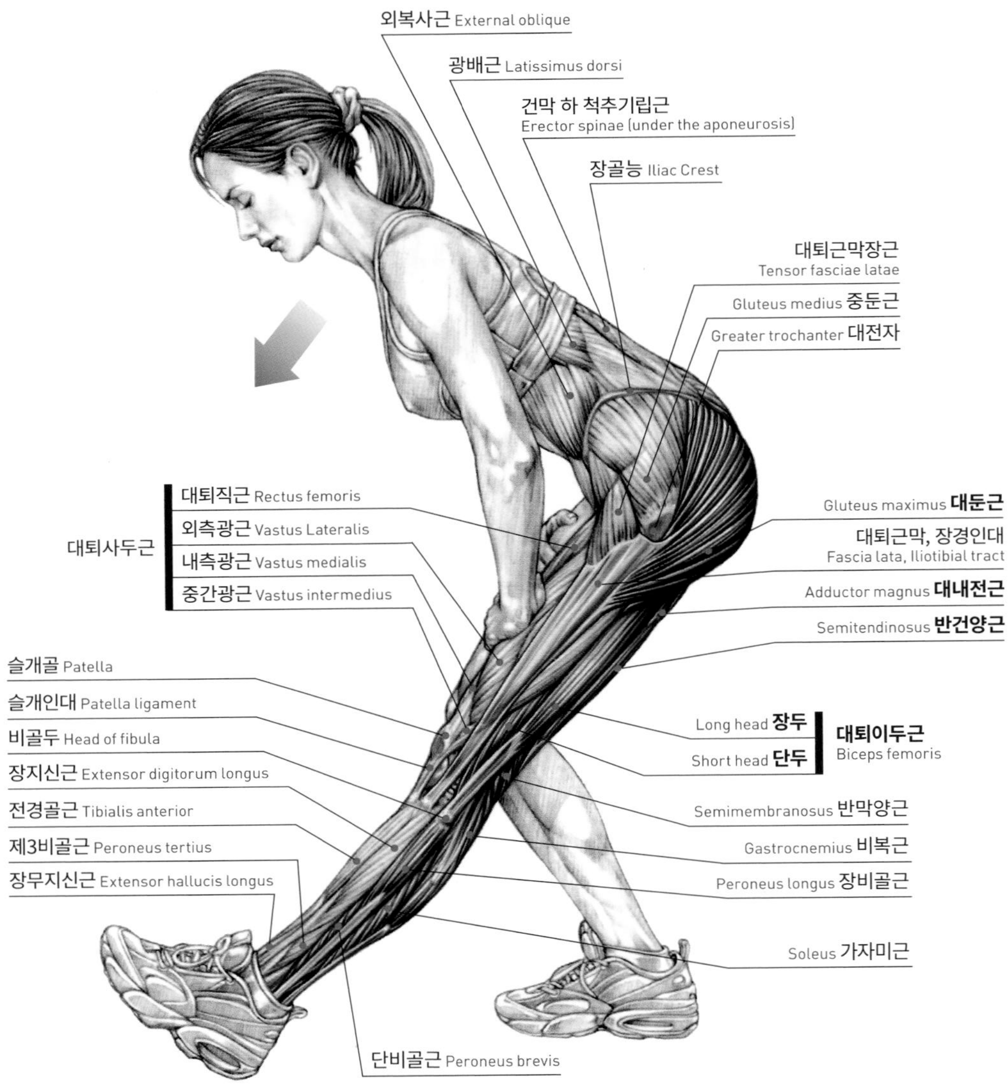

외복사근 External oblique
광배근 Latissimus dorsi
건막 하 척추기립근 Erector spinae (under the aponeurosis)
장골능 Iliac Crest
대퇴근막장근 Tensor fasciae latae
Gluteus medius 중둔근
Greater trochanter 대전자
대퇴사두근
대퇴직근 Rectus femoris
외측광근 Vastus Lateralis
내측광근 Vastus medialis
중간광근 Vastus intermedius
Gluteus maximus **대둔근**
대퇴근막, 장경인대 Fascia lata, Iliotibial tract
Adductor magnus **대내전근**
Semitendinosus **반건양근**
슬개골 Patella
슬개인대 Patella ligament
비골두 Head of fibula
장지신근 Extensor digitorum longus
전경골근 Tibialis anterior
제3비골근 Peroneus tertius
장무지신근 Extensor hallucis longus
Long head **장두**
Short head **단두**
대퇴이두근 Biceps femoris
Semimembranosus 반막양근
Gastrocnemius 비복근
Peroneus longus 장비골근
Soleus 가자미근
단비골근 Peroneus brevis

1. 한쪽 다리로 중심을 잡고 무릎을 반쯤 구부린 다음 반대쪽 다리를 앞으로 쭉 뻗는다.
2. 양손을 쭉 뻗은 다리의 허벅지 위에 올리고 등을 약간 아치로 만든다. 상체를 천천히 숙이면서 다리 뒤쪽 근육이 늘어나는 느낌에 집중하자. 골반을 축으로 상체를 숙여야 한다.
3. 약 20초 동안 자세를 유지하고 천천히 시작 자세로 돌아간 다음 방향을 바꿔 똑같이 실시한다.

⇨ 이 운동은 주로 슬굴곡근, 내전근, 비복근, 가자미근을 스트레칭하고, 부차적으로 대둔근을 스트레칭한다.

NOTE 근섬유의 긴장도가 균등하지 않으면 무거운 중량으로 운동할 때 긴장도가 가장 높은 근섬유가 파열될 수 있다. 따라서 준비 운동 단계에서 특정 근육들을 풀어주는 스트레칭을 해야 한다. 스트레칭은 항상 천천히 시행해야 하며 인대가 과도하게 늘어나거나 관절이 손상될 수 있으므로 무리하지 말아야 한다. 과도한 스트레칭은 관절에 부담을 주거나 병리적 염증을 일으킬 수 있으니 주의하자. 이 스트레칭은 데드리프트나 스쿼트 운동 시작 전이나 세트 사이에 실시하면 부상 위험을 줄일 수 있다.

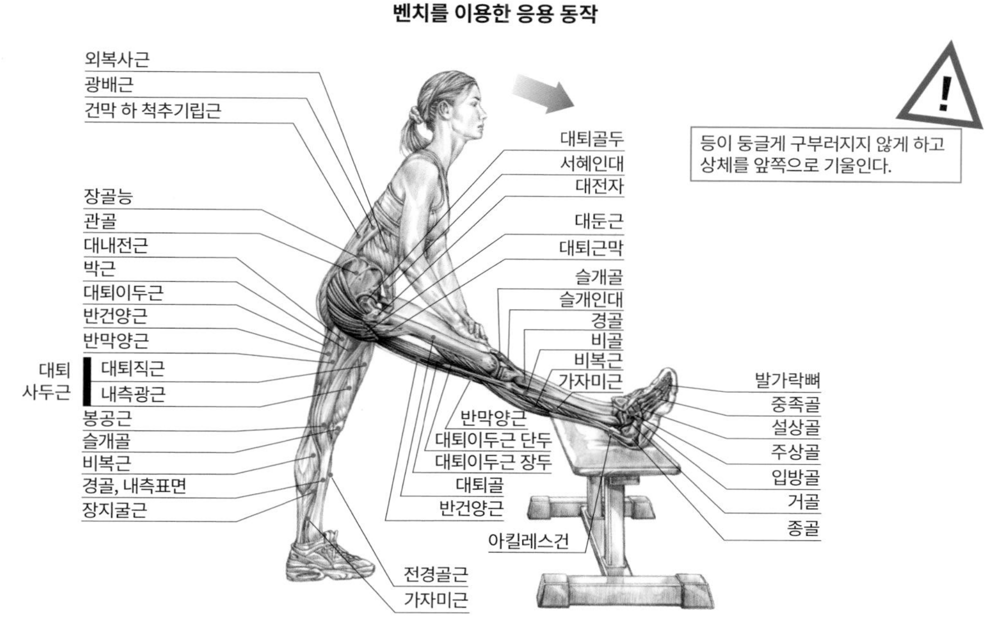
벤치를 이용한 응용 동작
외복사근
광배근
건막 하 척추기립근
장골능
관골
대내전근
박근
대퇴이두근
반건양근
반막양근
대퇴 사두근
대퇴직근
내측광근
봉공근
슬개골
비복근
경골, 내측표면
장지굴근
전경골근
가자미근
대퇴골두
서혜인대
대전자
대둔근
대퇴근막
슬개골
슬개인대
경골
비골
비복근
가자미근
반막양근
대퇴이두근 단두
대퇴이두근 장두
대퇴골
반건양근
아킬레스건
발가락뼈
중족골
설상골
주상골
입방골
거골
종골
등이 둥글게 구부러지지 않게 하고 상체를 앞쪽으로 기울인다.

응용 동작

1. 한 발로 서서 반대쪽 다리를 벤치 위에 얹은 다음 무릎을 완전히 펴고 발등을 몸쪽으로 당긴다.
2. 벤치 위로 올려놓은 다리의 허벅지 위에 손을 얹고 등을 약간 아치형으로 만든다. 다리 뒤쪽이 스트레칭되는 느낌에 집중하며 천천히 몸을 앞쪽으로 골반 높이까지 기울인다.
3. 자세를 20초간 유지하며 자극에 집중하고 천천히 시작 자세로 돌아간다. 반대쪽도 똑같이 실시한다.
   허벅지 뒤쪽 스트레칭에 집중하고 싶다면 발끝을 앞으로 밀어내 종아리 근육을 이완시킨다.

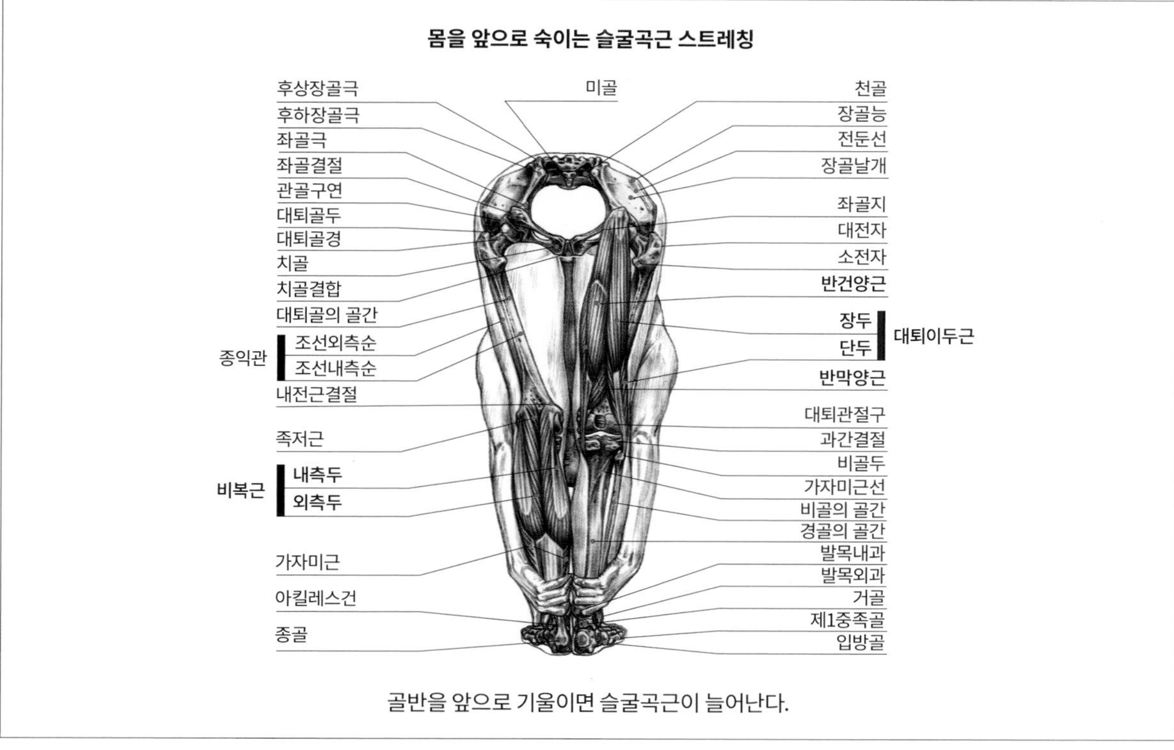
몸을 앞으로 숙이는 슬굴곡근 스트레칭
후상장골극
후하장골극
좌골극
좌골결절
관골구연
대퇴골두
대퇴골경
치골
치골결합
대퇴골의 골간
종익관
조선외측순
조선내측순
내전근결절
족저근
비복근
내측두
외측두
가자미근
아킬레스건
종골
미골
천골
장골능
전둔선
장골날개
좌골지
대전자
소전자
반건양근
장두
단두
대퇴이두근
반막양근
대퇴관절구
과간결절
비골두
가자미근선
비골의 골간
경골의 골간
발목내과
발목외과
거골
제1중족골
입방골
골반을 앞으로 기울이면 슬굴곡근이 늘어난다.

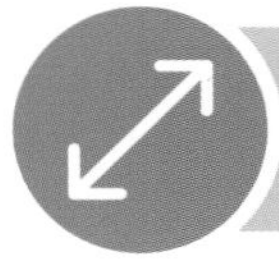

골반 앞으로 기울이기 PELVIC FORWARD TILT

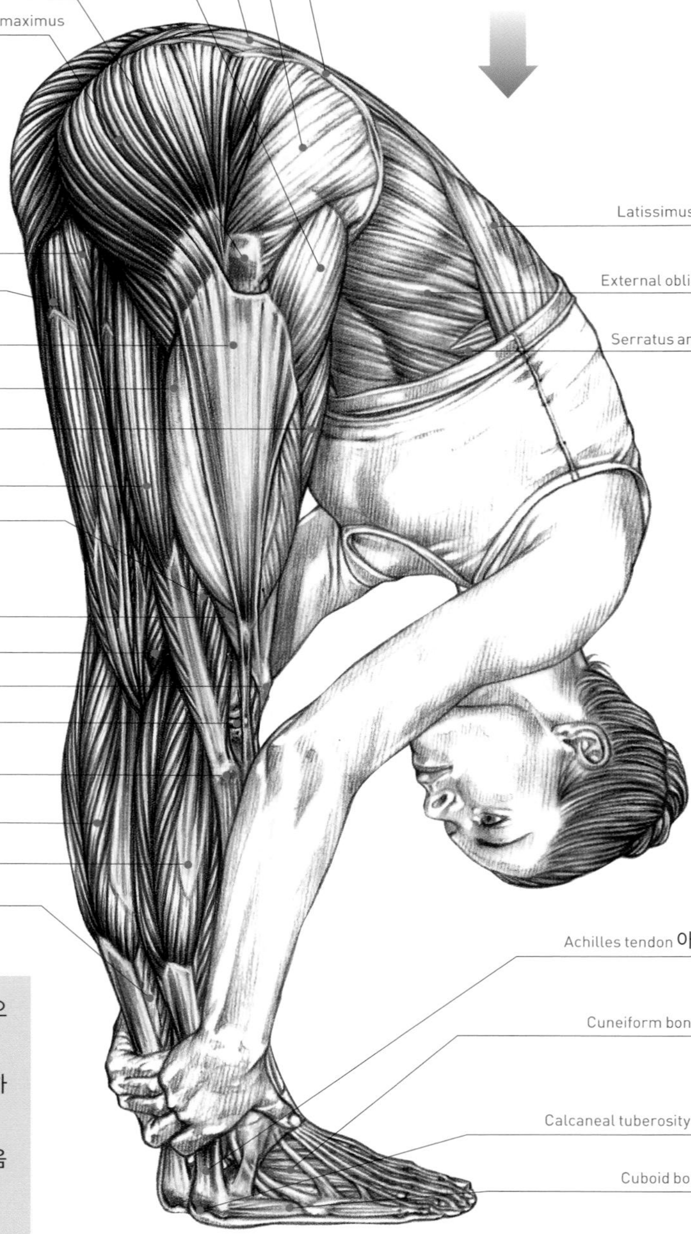

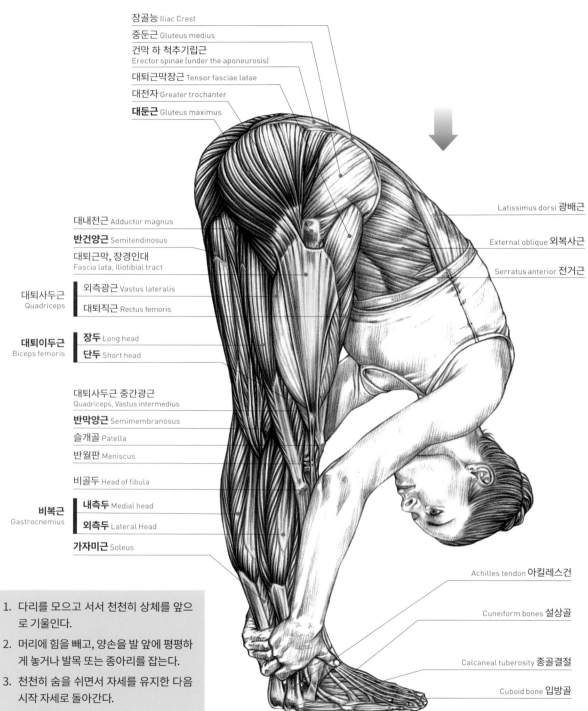

장골능 Iliac Crest

중둔근 Gluteus medius

건막 하 척추기립근
Erector spinae (under the aponeurosis)

대퇴근막장근 Tensor fasciae latae

대전자 Greater trochanter

대둔근 Gluteus maximus

대내전근 Adductor magnus

반건양근 Semitendinosus

대퇴근막, 장경인대
Fascia lata, Iliotibial tract

대퇴사두근 Quadriceps
- 외측광근 Vastus lateralis
- 대퇴직근 Rectus femoris

대퇴이두근 Biceps femoris
- **장두** Long head
- **단두** Short head

대퇴사두근 중간광근
Quadriceps, Vastus intermedius

반막양근 Semimembranosus

슬개골 Patella

반월판 Meniscus

비골두 Head of fibula

비복근 Gastrocnemius
- **내측두** Medial head
- **외측두** Lateral Head

가자미근 Soleus

Latissimus dorsi 광배근

External oblique 외복사근

Serratus anterior 전거근

Achilles tendon 아킬레스건

Cuneiform bones 설상골

Calcaneal tuberosity 종골결절

Cuboid bone 입방골

1. 다리를 모으고 서서 천천히 상체를 앞으로 기울인다.
2. 머리에 힘을 빼고, 양손을 발 앞에 평평하게 놓거나 발목 또는 종아리를 잡는다.
3. 천천히 숨을 쉬면서 자세를 유지한 다음 시작 자세로 돌아간다.

변형 운동

바닥에 앉아서 상체를 일직선으로 세우고 동작할 수도 있다.

STANDING CALF RAISES 스탠딩 카프 레이즈 32

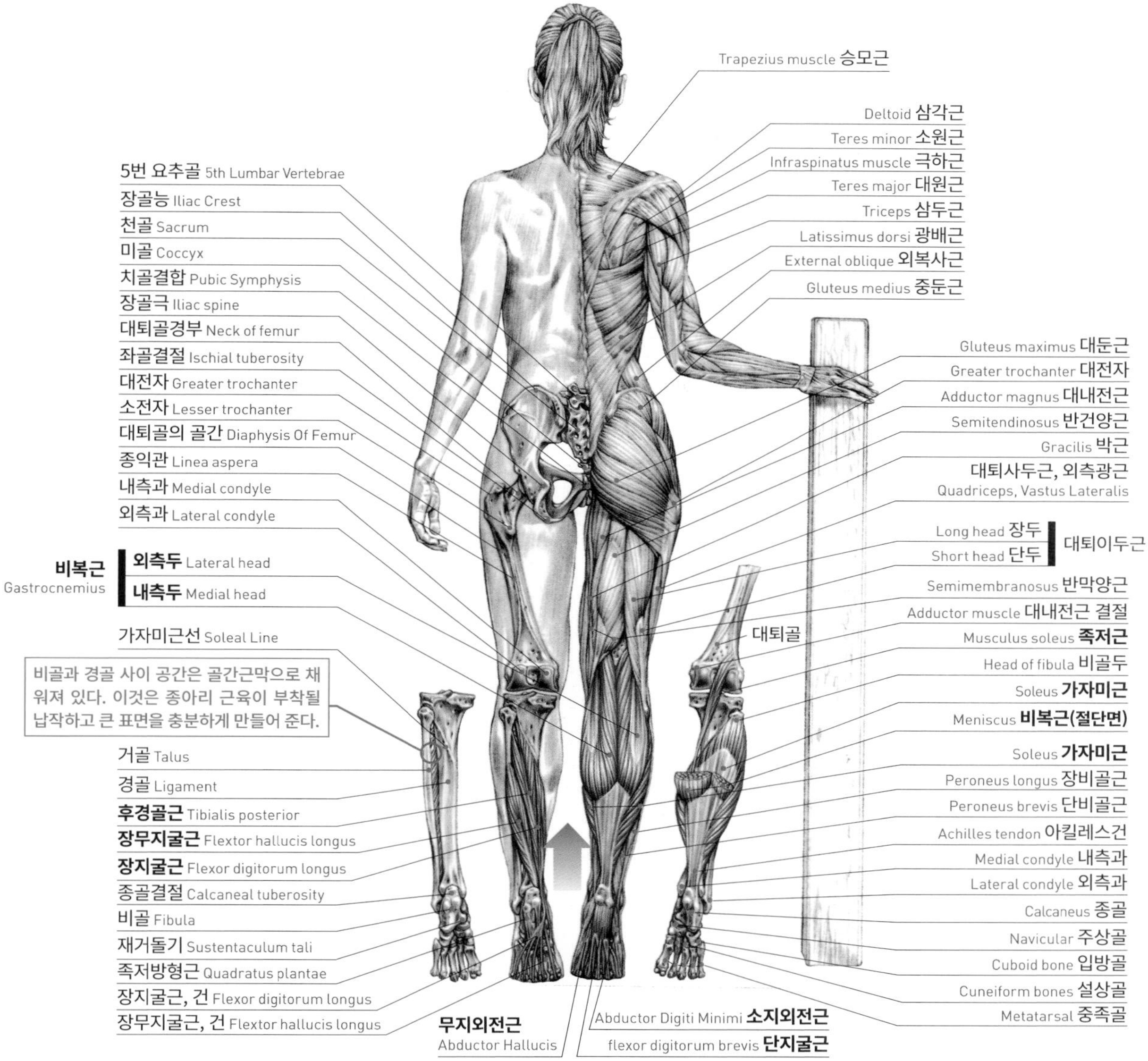

Trapezius muscle 승모근
Deltoid 삼각근
Teres minor 소원근
Infraspinatus muscle 극하근
Teres major 대원근
Triceps 삼두근
Latissimus dorsi 광배근
External oblique 외복사근
Gluteus medius 중둔근
Gluteus maximus 대둔근
Greater trochanter 대전자
Adductor magnus 대내전근
Semitendinosus 반건양근
Gracilis 박근
대퇴사두근, 외측광근
Quadriceps, Vastus Lateralis
대퇴이두근: Long head 장두, Short head 단두
Semimembranosus 반막양근
Adductor muscle 대내전근 결절
Musculus soleus **족저근**
Head of fibula 비골두
Soleus **가자미근**
Meniscus **비복근(절단면)**
Soleus **가자미근**
Peroneus longus 장비골근
Peroneus brevis 단비골근
Achilles tendon 아킬레스건
Medial condyle 내측과
Lateral condyle 외측과
Calcaneus 종골
Navicular 주상골
Cuboid bone 입방골
Cuneiform bones 설상골
Metatarsal 중족골

5번 요추골 5th Lumbar Vertebrae
장골능 Iliac Crest
천골 Sacrum
미골 Coccyx
치골결합 Pubic Symphysis
장골극 Iliac spine
대퇴골경부 Neck of femur
좌골결절 Ischial tuberosity
대전자 Greater trochanter
소전자 Lesser trochanter
대퇴골의 골간 Diaphysis Of Femur
종익관 Linea aspera
내측과 Medial condyle
외측과 Lateral condyle
비복근 Gastrocnemius: **외측두** Lateral head, **내측두** Medial head
가자미근선 Soleal Line

비골과 경골 사이 공간은 골간근막으로 채워져 있다. 이것은 종아리 근육이 부착될 납작하고 큰 표면을 충분하게 만들어 준다.

대퇴골

거골 Talus
경골 Ligament
후경골근 Tibialis posterior
장무지굴근 Flextor hallucis longus
장지굴근 Flexor digitorum longus
종골결절 Calcaneal tuberosity
비골 Fibula
재거돌기 Sustentaculum tali
족저방형근 Quadratus plantae
장지굴근, 건 Flexor digitorum longus
장무지굴근, 건 Flextor hallucis longus
무지외전근 Abductor Hallucis
Abductor Digiti Minimi **소지외전근**
flexor digitorum brevis **단지굴근**

1. 발 앞쪽을 발판에 걸치고 서서 한 손은 벽이나 지지대를 잡는다.
2. 천천히 발뒤꿈치를 낮추며 발목을 구부려 종아리를 스트레칭한다. 그런 다음 무릎 관절을 펴거나 약간 구부린 상태에서 발목을 편다. 이 운동은 종아리 근육이 타는 듯한 느낌이 들 때까지 천천히 길게 반복하자.
3. 근육의 수축과 신장이 결합된 이 동작은 종아리 운동을 시작하기 전 준비 운동으로 실시하면 부상을 방지할 수 있으며, 마무리 운동으로 실시하면 근육이 스트레칭되는 시원함을 느낄 수 있다. 이 운동은 비복근과 가자미근으로 이루어진 하퇴삼두근과 장무지굴근, 후경골근, 장지굴근을 집중적으로 단련시킨다.

NOTE 이 동작은 단지굴근, 족저방형근과 같은 발바닥 쪽 근육을 스트레칭하는 데 아주 좋은 운동이다. 또한 족저건막을 좀 더 유연하고 탄력있게 해주는 효과도 있다.

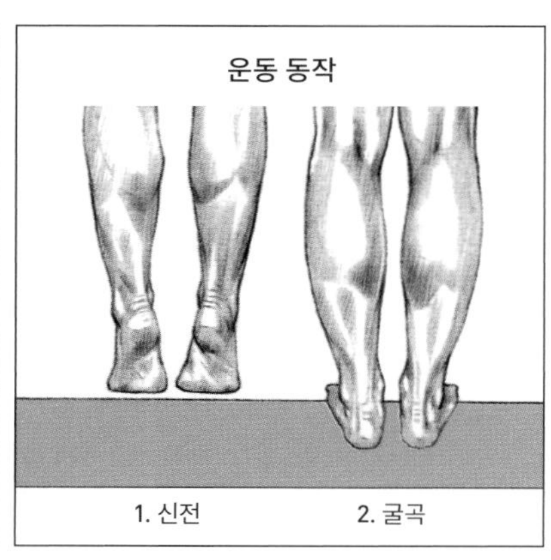
운동 동작
1. 신전
2. 굴곡

33 머신 스탠딩 카프 레이즈 MACHINE STANDING CALF RAISES

운동 동작

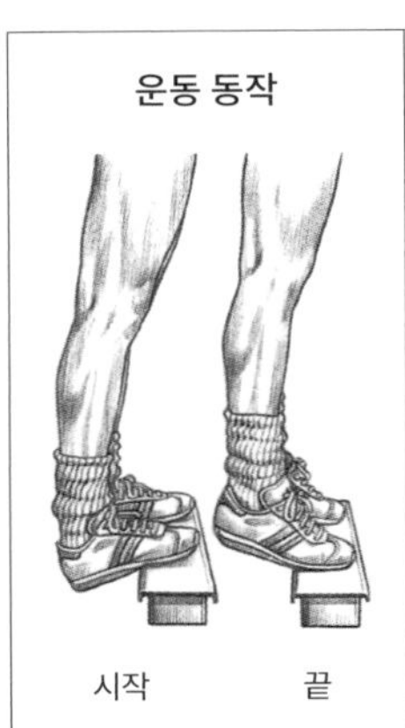
시작
끝

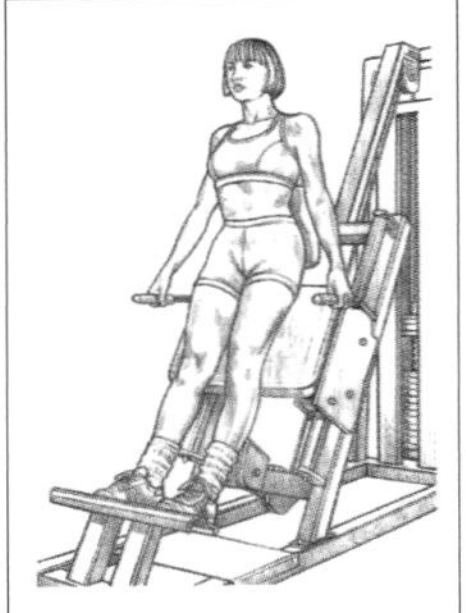

변형 운동

인클라인 머신에서 실시하면 등에 부담을 주지 않고 종아리를 단련할 수 있다.

늑골 Rib
요추 Lumbar vertebra
장골능 Iliac crest
관골 Os coxae
천골 Sacrum
대퇴골경 Neck of femur
대전자 Greater trochanter
소전자 Lesser trochanter
좌골결절 Ischial tuberosity
대퇴골체 Body of femur

하퇴삼두근 Triceps surae
- **비복근, 외측두** Gastrocnemius, Lateral head
- **비복근, 내측두** Gastrocnemius, Medial head
- **가자미근** Soleus

경골, 내측복사 Tibia, Medial malleolus
비골, 외측복사 Fibula, Lateral malleolus
종골결절 Calcaneal tuberosity

Latissimus dorsi 광배근
External oblique 외복사근
Gluteus medius 중둔근
Gluteus maximus 대둔근
Adductor magnus 대내전근
Greater trochanter 대전자
Semitendinosus 반건양근
Tensor fasciae latae 대퇴근막장근
대퇴근막, 장경인대 Fascia lata, Iliotibial tract
대퇴사두근, 외측광근 Quadriceps, Vastus lateralis
Biceps femoris, Long head 대퇴이두근, 장두
Gracilis 박근
Semimembranosus 반막양근
Quadriceps, Vastus intermedius 대퇴사두근, 중간광근
Biceps femoris, Short head 대퇴이두근, 단두
Plantaris **족저근**
Gastrocnemius, Medial head **비복근, 내측두**
Gastrocnemius, Lateral head **비복근, 외측두**
Soleus **가자미근**
Peroneus longus 장비골근
Peroneus brevis 단비골근
Flexor hallucis longus 장무지굴근
Flexor digitorum longus 장지굴근
Achilles tendon 아킬레스건

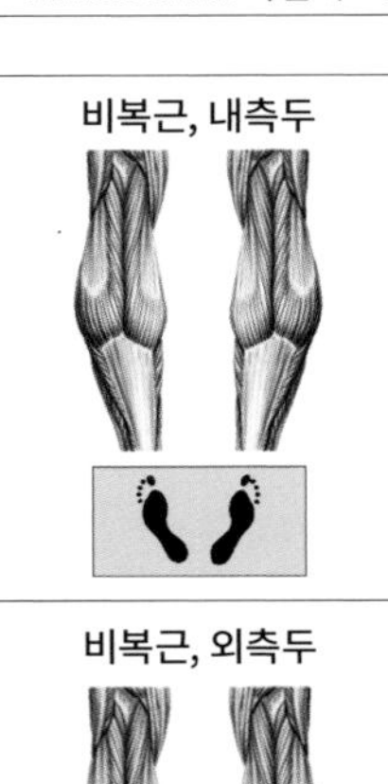
비복근, 내측두
비복근, 외측두

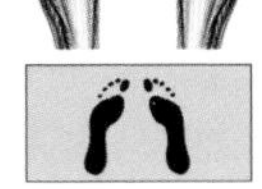

1. 등을 곧게 세우고 어깨를 머신 패드 아래에 고정한다. 발끝을 발판에 걸치고, 발뒤꿈치를 발판 밖으로 나오게 서자.
2. 무릎을 곧게 편 채로 발뒤꿈치를 들어 발을 쭉 뻗는다.

⇨ 가자미근과 비복근 내·외측두를 포함한 하퇴삼두근을 단련하는 운동이다. 매회 발목을 완전히 구부려 근육을 잘 늘여주는 것이 중요하다. 이론상으로는 발끝을 바깥으로 돌리면 비복근 내측두, 발끝을 안으로 모으고 운동하면 비복근 외측두가 발달된다고 하지만, 실제로는 가자미근과 비복근의 분열만 초래할 뿐으로 이론상의 효과를 기대하기는 어렵다. 비복근을 이완시키기 위해 무릎을 구부리면 가자미근에 더 많은 부하가 가해지게 된다.

변형 운동

- 스미스 머신에서 발밑에 블록을 깔고 실시해도 좋다.
- 블록 없이 빈 바만 들고 실시해도 되지만 그러면 가동 범위가 좁아진다.

DONKEY CALF RAISES 덩키 카프 레이즈 34

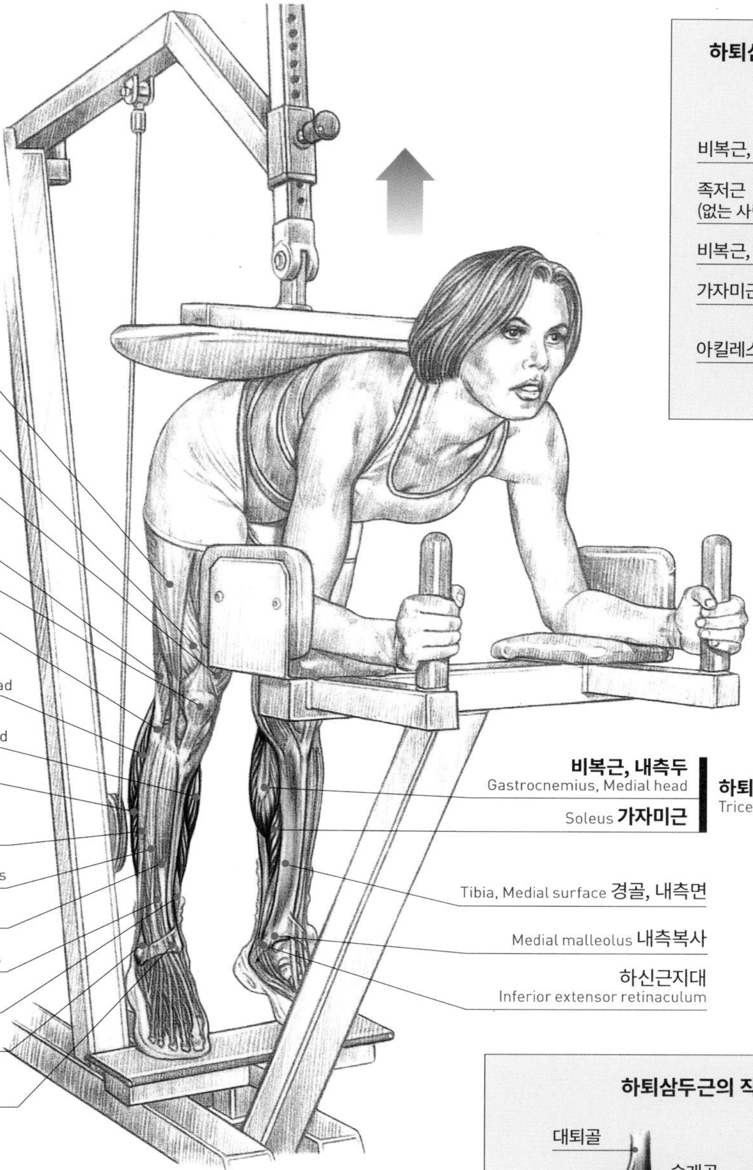

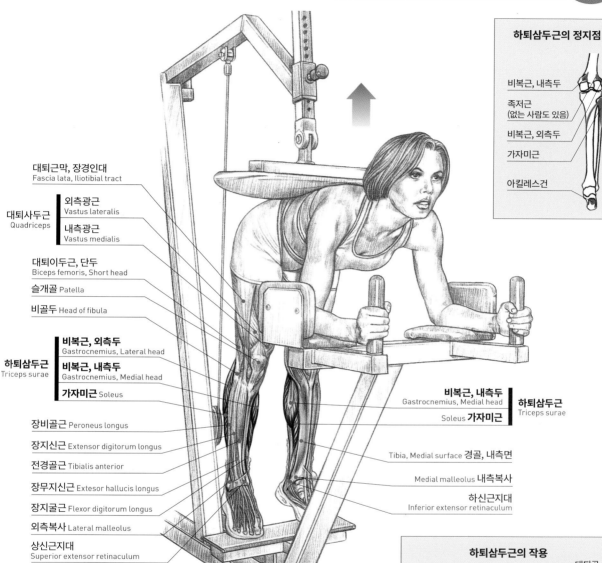

하퇴삼두근의 정지점

비복근, 내측두
족저근
(없는 사람도 있음)
비복근, 외측두
가자미근
아킬레스건

대퇴근막, 장경인대
Fascia lata, Iliotibial tract

대퇴사두근 Quadriceps
- 외측광근 Vastus lateralis
- 내측광근 Vastus medialis

대퇴이두근, 단두
Biceps femoris, Short head

슬개골 Patella

비골두 Head of fibula

하퇴삼두근 Triceps surae
- **비복근, 외측두** Gastrocnemius, Lateral head
- **비복근, 내측두** Gastrocnemius, Medial head
- **가자미근** Soleus

장비골근 Peroneus longus

장지신근 Extensor digitorum longus

전경골근 Tibialis anterior

장무지신근 Extesor hallucis longus

장지굴근 Flexor digitorum longus

외측복사 Lateral malleolus

상신근지대
Superior extensor retinaculum

하퇴삼두근 Triceps surae
- **비복근, 내측두** Gastrocnemius, Medial head
- Soleus **가자미근**

Tibia, Medial surface 경골, 내측면

Medial malleolus 내측복사

하신근지대
Inferior extensor retinaculum

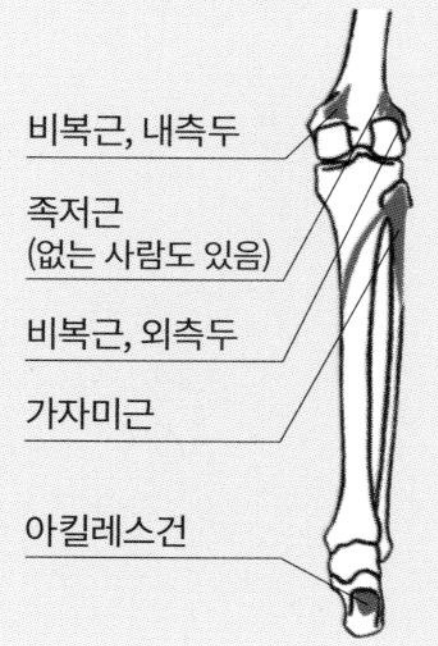

1. 발끝을 발판에 걸치고 발뒤꿈치를 발 받침대 밑으로 편안히 내린다. 다리를 편 채 상체를 앞으로 숙이고, 앞쪽 받침대에 팔을 올린 다음 손잡이를 잡아 몸을 지탱한다. 머신 플레이트에 엉덩이 뒤쪽 부분이 닿아야 한다.
2. 발목이 쭉 펴지도록 발끝에 힘을 주고 발뒤꿈치를 들어올린다.

➡ 이 운동은 하퇴삼두근, 그중에서도 특히 비복근을 자극한다.

변형 운동

머신이 없는 경우 발밑에 블록을 깔고, 상체를 숙이고 팔뚝을 어딘가에 지지한 채로 다른 사람을 골반이나 허리 위에 올리고 실시해도 된다.

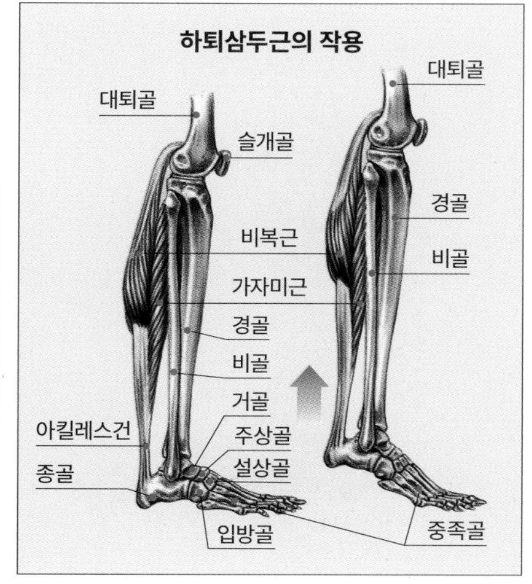
하퇴삼두근의 작용
대퇴골
슬개골
비복근
가자미근
경골
비골
거골
주상골
설상골
아킬레스건
종골
입방골
대퇴골
경골
비골
중족골

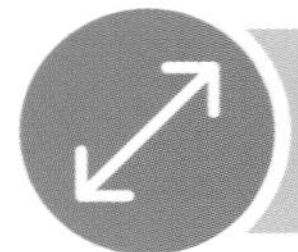

종아리 스트레칭 CALF STRETCHING

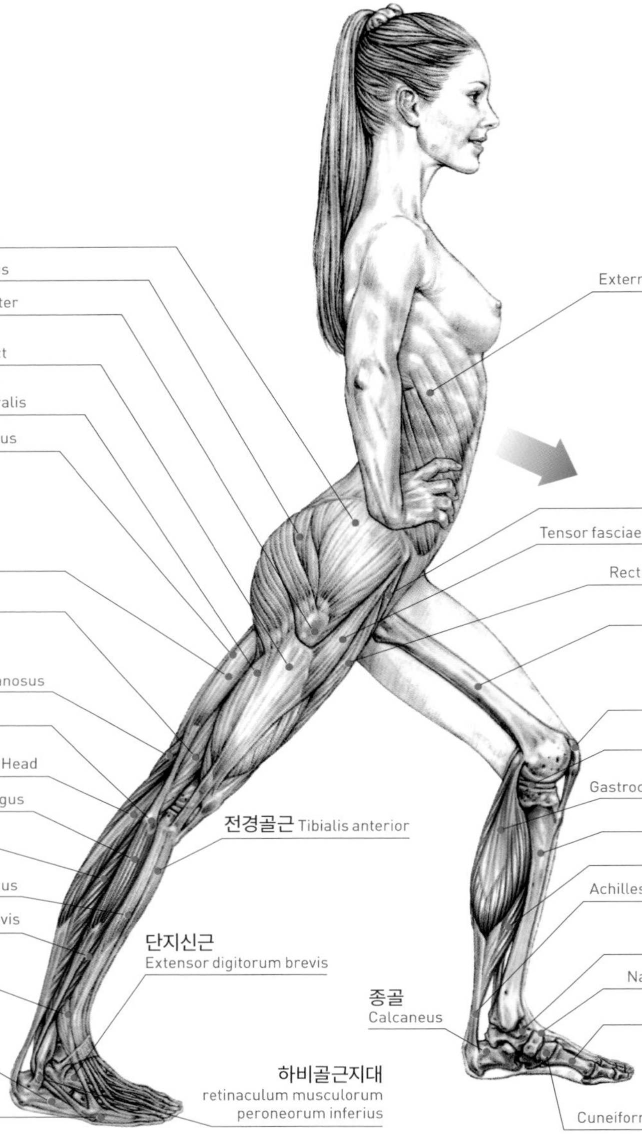

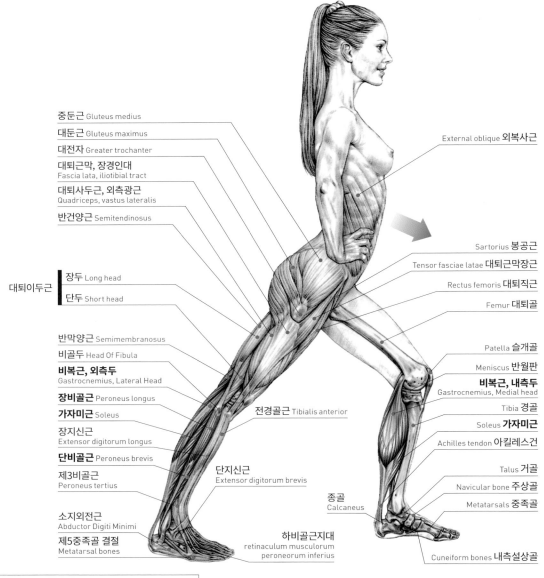

중둔근 Gluteus medius
대둔근 Gluteus maximus
대전자 Greater trochanter
대퇴근막, 장경인대
Fascia lata, iliotibial tract
대퇴사두근, 외측광근
Quadriceps, vastus lateralis
반건양근 Semitendinosus
대퇴이두근
장두 Long head
단두 Short head
반막양근 Semimembranosus
비골두 Head Of Fibula
비복근, 외측두
Gastrocnemius, Lateral Head
장비골근 Peroneus longus
가자미근 Soleus
장지신근
Extensor digitorum longus
단비골근 Peroneus brevis
제3비골근
Peroneus tertius
소지외전근
Abductor Digiti Minimi
제5중족골 결절
Metatarsal bones
전경골근 Tibialis anterior
단지신근
Extensor digitorum brevis
하비골근지대
retinaculum musculorum
peroneorum inferius
종골
Calcaneus
External oblique 외복사근
Sartorius 봉공근
Tensor fasciae latae 대퇴근막장근
Rectus femoris 대퇴직근
Femur 대퇴골
Patella 슬개골
Meniscus 반월판
비복근, 내측두
Gastrocnemius, Medial head
Tibia 경골
Soleus **가자미근**
Achilles tendon 아킬레스건
Talus 거골
Navicular bone 주상골
Metatarsals 중족골
Cuneiform bones 내측설상골

아킬레스건 부착점

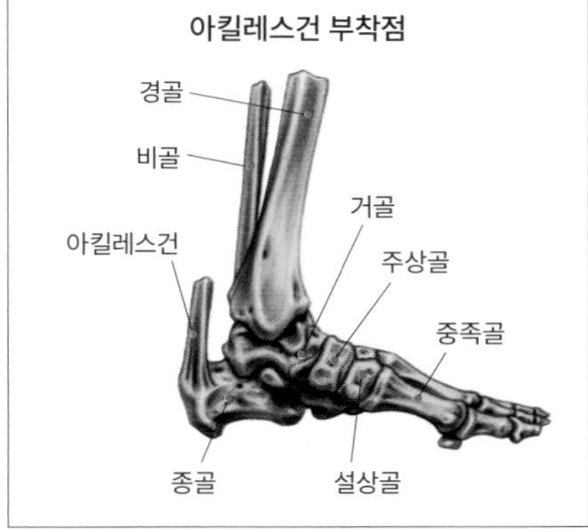
경골
비골
거골
아킬레스건
주상골
중족골
종골
설상골

1. 허리에 손을 얹고 한쪽 발을 앞으로 뻗어 무릎을 구부린다. 반대쪽 다리는 완전히 펴서 런지 자세로 선다. 발과 무릎은 일직선 상태를 유지해야 한다.
2. 뒤쪽 다리는 발뒤꿈치를 지면에 고정시킨 채 완전히 펴고 앞쪽 다리는 골반 앞쪽으로 무릎을 구부린다.
3. 자세를 유지하여 다리 뒤쪽이 스트레칭되는 것을 느낀다.

⇨ 이 운동은 비복근과 가자미근으로 이루어진 하퇴삼두근, 그리고 하퇴삼두근 심부 아래쪽에 위치한 경골후면을 집중적으로 늘여준다. 단비골근과 장비골근도 부차적으로 늘여주는 효과가 있다.

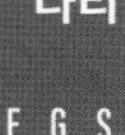
다리
LEGS

ONE-LEG CALF RAISES 원-레그 카프 레이즈 35

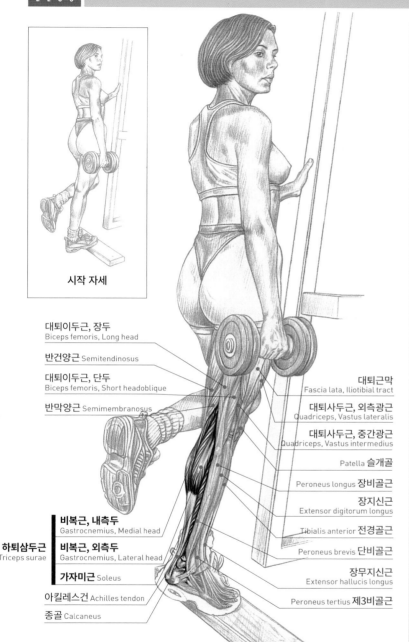

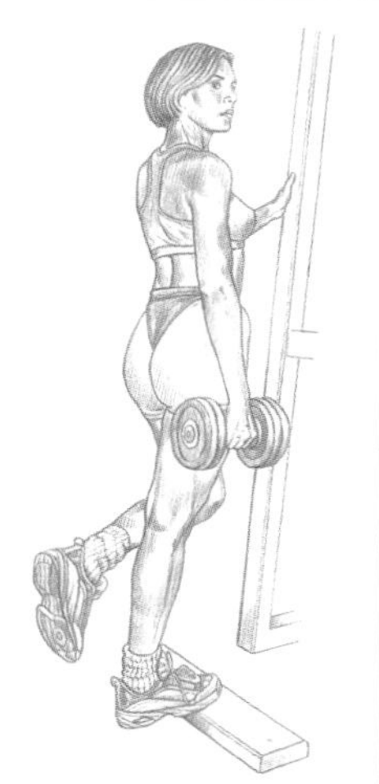

시작 자세

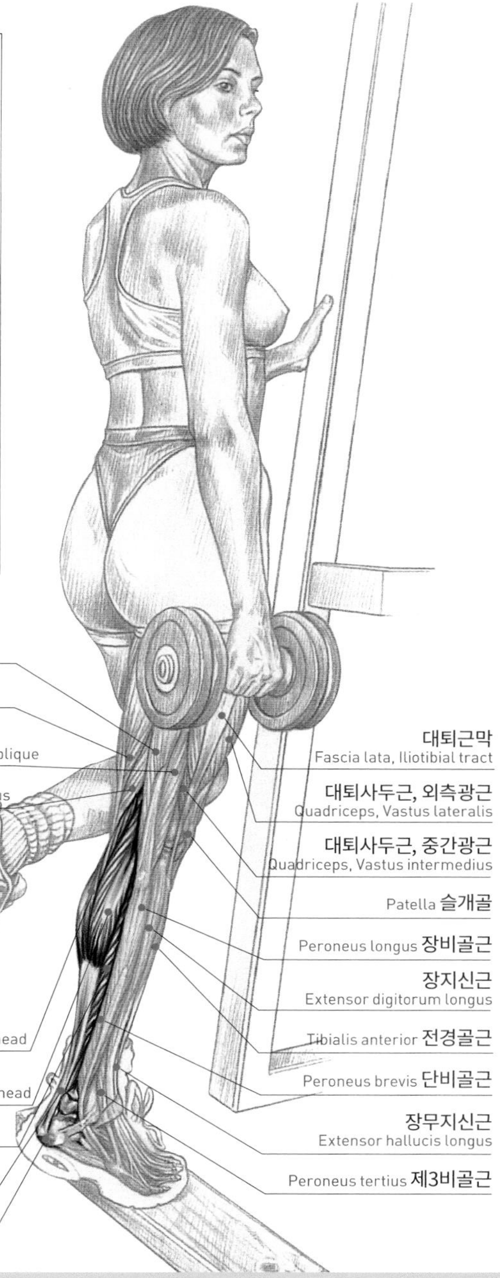

대퇴이두근, 장두 Biceps femoris, Long head
반건양근 Semitendinosus
대퇴이두근, 단두 Biceps femoris, Short headoblique
반막양근 Semimembranosus
하퇴삼두근 Triceps surae
비복근, 내측두 Gastrocnemius, Medial head
비복근, 외측두 Gastrocnemius, Lateral head
가자미근 Soleus
아킬레스건 Achilles tendon
종골 Calcaneus
대퇴근막 Fascia lata, Iliotibial tract
대퇴사두근, 외측광근 Quadriceps, Vastus lateralis
대퇴사두근, 중간광근 Quadriceps, Vastus intermedius
Patella 슬개골
Peroneus longus 장비골근
장지신근 Extensor digitorum longus
Tibialis anterior 전경골근
Peroneus brevis 단비골근
장무지신근 Extensor hallucis longus
Peroneus tertius 제3비골근

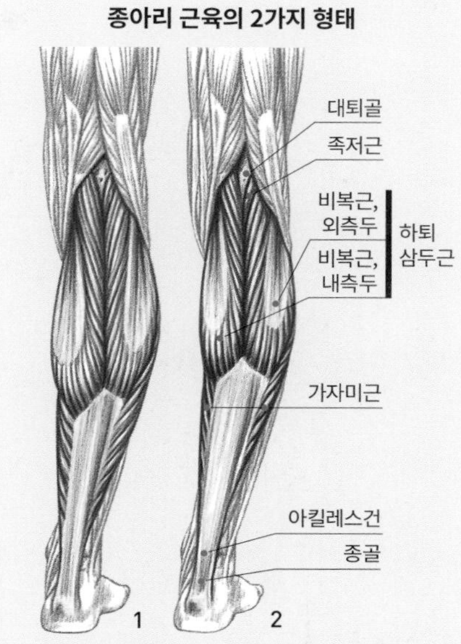
종아리 근육의 2가지 형태
대퇴골
족저근
비복근, 외측두
비복근, 내측두
하퇴 삼두근
가자미근
아킬레스건
종골
1
2

1. **긴 종아리:** 비복근과 가자미근이 더 아래쪽까지 뻗어 있다.
2. **짧은 종아리:** 비복근과 가자미근이 더 높은 곳에 붙어 있고, 힘줄이 길다.

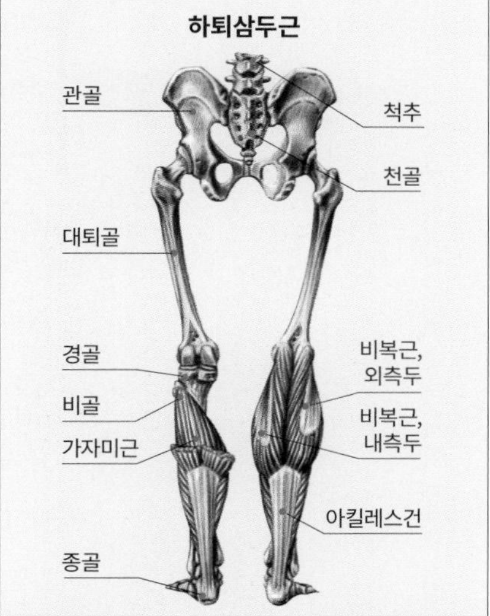
하퇴삼두근
관골
척추
천골
대퇴골
경골
비골
가자미근
비복근, 외측두
비복근, 내측두
아킬레스건
종골

1. 발끝을 발판에 걸치고 한쪽 다리로 선다. 그다음 한쪽 손에 덤벨을 들고 반대쪽 손으로 기둥을 잡아 균형을 잡는다.
2. 발끝에 힘을 주고 발뒤꿈치를 들어 발을 쭉 뻗는다.
3. 시작 자세로 돌아온다.

➡ 이 운동은 하퇴삼두근(가자미근, 비복근 내측두와 외측두)을 자극한다. 매회 발목을 완전히 구부려서 하퇴삼두근을 잘 늘여주는 것이 중요하다. 근육에 불타는 느낌이 들 때까지 여러 번 반복해야 좋은 결과를 볼 수 있다.

NOTE 운동을 아무리 열심히 해도 커지지 않는 하퇴삼두근을 가진 사람들이 있다. 이런 사람들은 운동을 해도 부피가 커지지 않고 근력만 발달된다. 비복근과 가지미근이 길면 크기를 키우기가 쉽고 반대로, 이러한 종아리 근육들이 짧으면 부피 성장이 제한된다.

36 스탠딩 바벨 카프 레이즈 STANDING BARBELL CALF RAISES

다리 LEGS

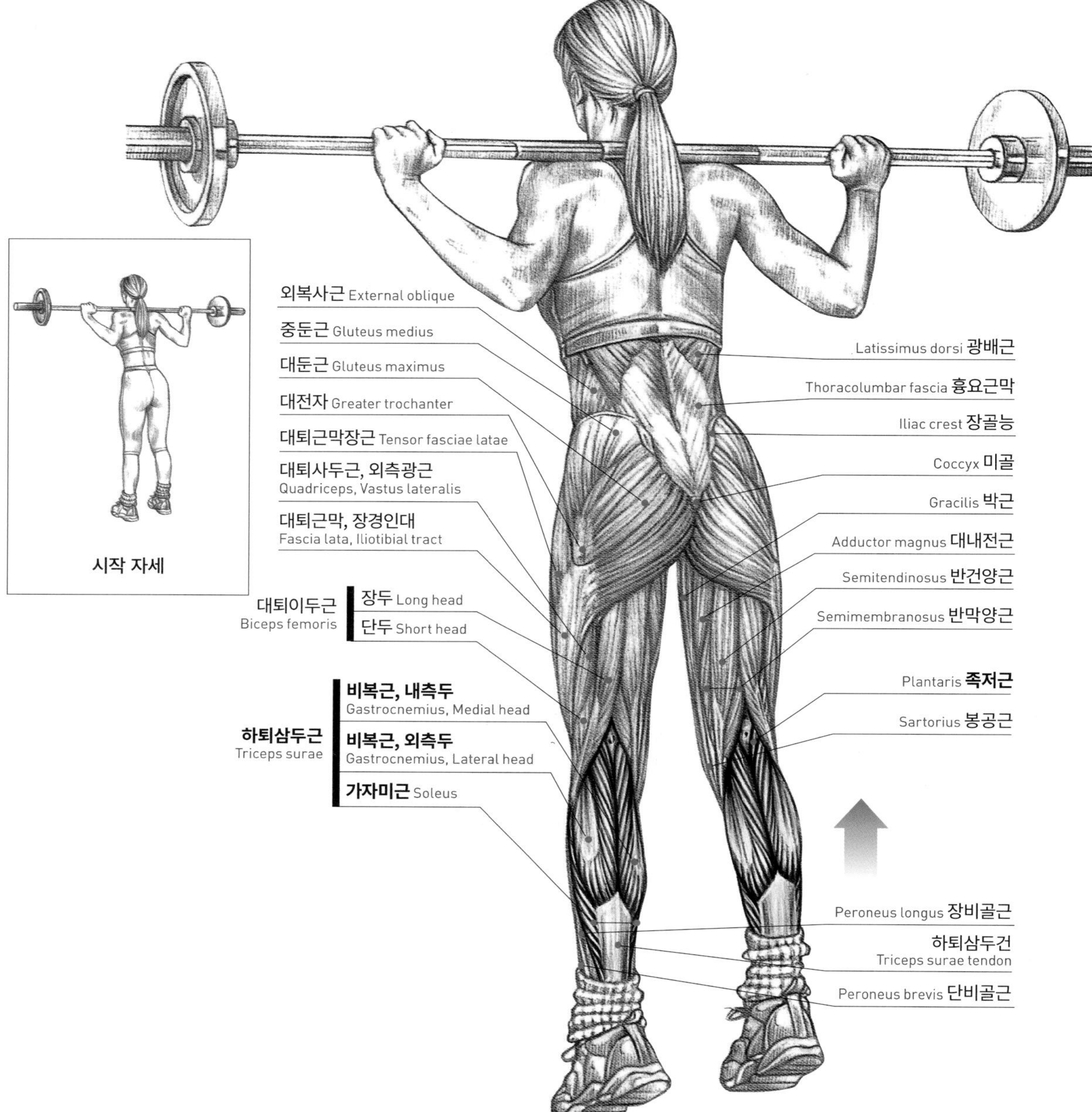

시작 자세
외복사근 External oblique
중둔근 Gluteus medius
대둔근 Gluteus maximus
대전자 Greater trochanter
대퇴근막장근 Tensor fasciae latae
대퇴사두근, 외측광근
Quadriceps, Vastus lateralis
대퇴근막, 장경인대
Fascia lata, Iliotibial tract
대퇴이두근
Biceps femoris
장두 Long head
단두 Short head
하퇴삼두근
Triceps surae
비복근, 내측두
Gastrocnemius, Medial head
비복근, 외측두
Gastrocnemius, Lateral head
가자미근 Soleus
Latissimus dorsi 광배근
Thoracolumbar fascia 흉요근막
Iliac crest 장골능
Coccyx 미골
Gracilis 박근
Adductor magnus 대내전근
Semitendinosus 반건양근
Semimembranosus 반막양근
Plantaris 족저근
Sartorius 봉공근
Peroneus longus 장비골근
하퇴삼두건
Triceps surae tendon
Peroneus brevis 단비골근

1. 받침대에 올려놓은 바 밑으로 들어가 후면 삼각근보다 살짝 위쪽에 있는 승모근에 바를 걸치고, 바를 단단히 잡는다.
2. 받침대에서 바를 들어 한 걸음 물러난 다음 허리에 살짝 아치를 만든 후 발뒤꿈치를 들어 발을 쭉 늘여준다.

➡ 이 운동은 하퇴삼두근, 그중에서도 특히 비복근을 자극한다. 세트당 10~20회를 반복하면 좋은 효과를 볼 수 있다.

변형 운동

- 근육에 불타는 느낌이 들 때까지 중량 없이 발을 뻗는 동작만 여러 번 반복해도 된다.
- 종아리 근육의 자극을 제대로 느끼고 싶다면 맨몸 운동을 마친 직후에 중량을 사용한 운동을 실시해도 좋다. 예를 들어, 맨몸으로 카프레이즈를 50회 실시하고, 머신이나 바를 이용한 카프 레이즈를 20회 실시하는 것이다.

NOTE **하퇴삼두근은 평상시 우리가 걸을 때 사용하는 근육으로서 체중을 하루에도 수천 번씩 들어올릴 정도로 엄청나게 강한 근육이며, 성장에도 강하게 저항한다. 따라서 운동할 때 주저하지 말고 무거운 중량을 사용하자.**

SEATED BARBELL CALF RAISES 시티드 바벨 카프 레이즈 37

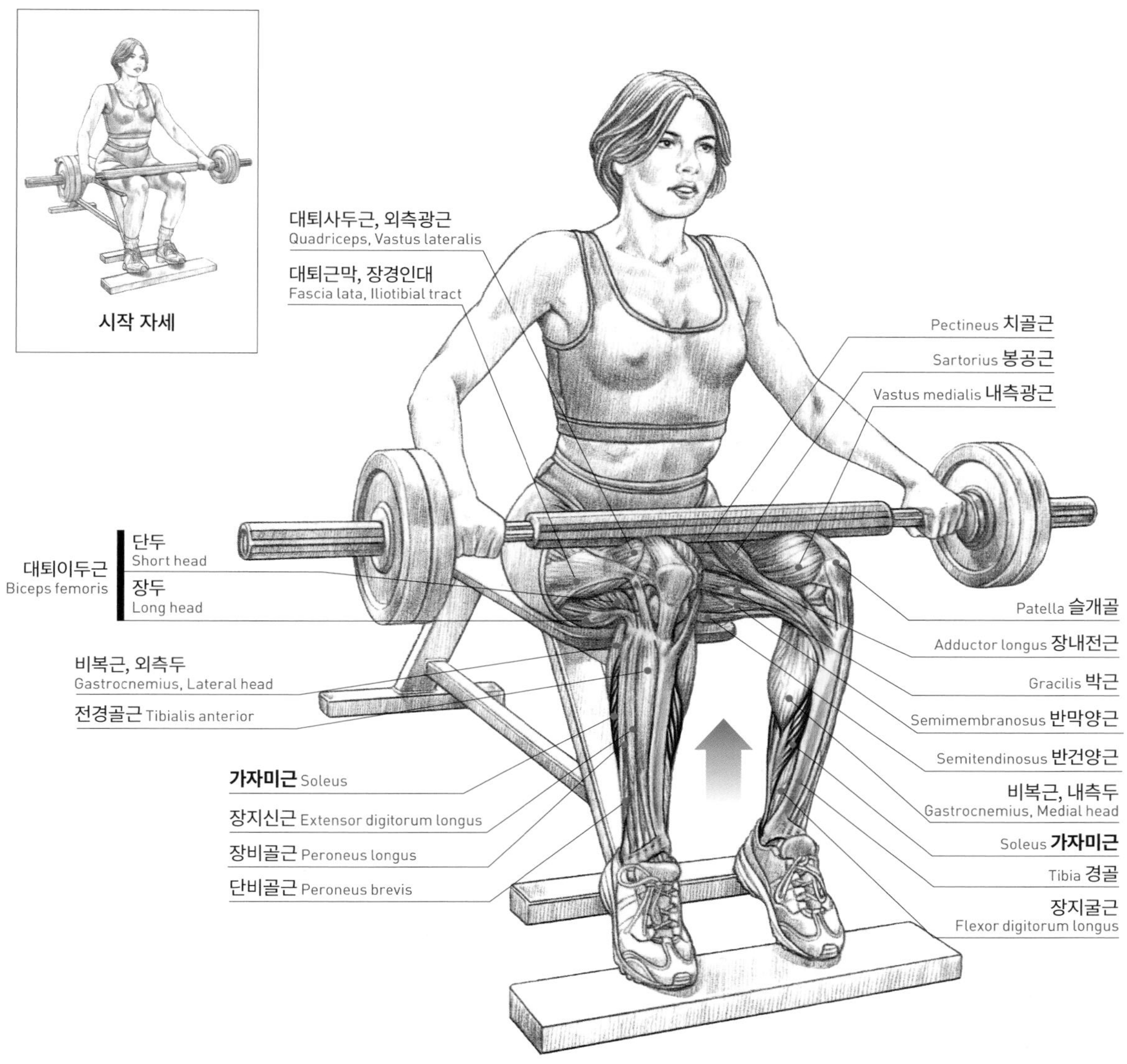
시작 자세
대퇴사두근, 외측광근
Quadriceps, Vastus lateralis
대퇴근막, 장경인대
Fascia lata, Iliotibial tract
Pectineus 치골근
Sartorius 봉공근
Vastus medialis 내측광근
대퇴이두근
Biceps femoris
단두
Short head
장두
Long head
Patella 슬개골
Adductor longus 장내전근
비복근, 외측두
Gastrocnemius, Lateral head
Gracilis 박근
전경골근 Tibialis anterior
Semimembranosus 반막양근
Semitendinosus 반건양근
가자미근 Soleus
비복근, 내측두
Gastrocnemius, Medial head
장지신근 Extensor digitorum longus
Soleus 가자미근
장비골근 Peroneus longus
Tibia 경골
단비골근 Peroneus brevis
장지굴근
Flexor digitorum longus

1. 벤치에 앉아 발끝을 블록에 걸친다. 바벨은 넓적다리 아래쪽에 올려놓자.
2. 그 상태에서 발목을 쭉 편다.

➡ 이 운동은 주로 가자미근을 자극한다. 가자미근은 하퇴삼두근에 속하며, 무릎 관절 아래에서부터 아킬레스건이라 불리는 종골건을 통해 종골과 연결되며 발목을 펴는 역할을 수행한다.

➡ 머신에서 가자미근을 사용한 프레스를 할 때는 무거운 중량을 사용할 수 있지만, 이 운동은 무릎에 직접적으로 무게를 올리기 때문에 아주 무거운 중량을 사용하기가 어렵다. 따라서 운동 효과를 보려면 적당한 무게로 세트당 15~20회를 반복해야 한다.

NOTE 바에 고무 패드를 끼우거나 넓적다리에 접은 수건을 올려놓고 실시하면 좀 더 편하게 운동할 수 있다. 수건으로 바를 감싸도 좋다.

변형 운동

- 중량 없이 의자나 벤치에 앉아 실시해도 된다. 근육에 불타는 느낌이 들 때까지 여러 번 반복하자.

38 시티드 머신 카프 레이즈 SEATED MACHINE CALF RAISES

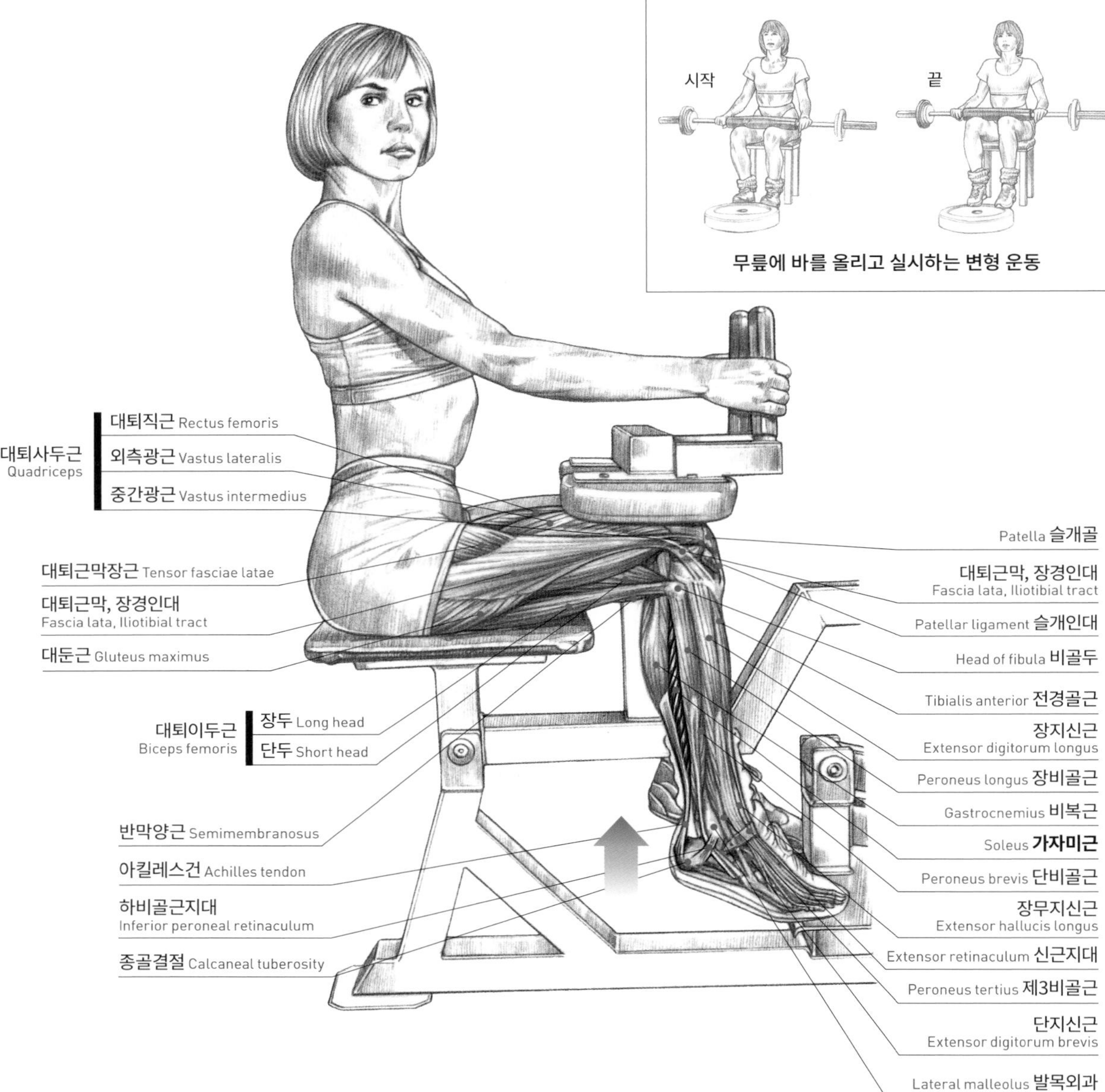
시작
끝
대퇴사두근 Quadriceps
대퇴직근 Rectus femoris
외측광근 Vastus lateralis
중간광근 Vastus intermedius
대퇴근막장근 Tensor fasciae latae
대퇴근막, 장경인대 Fascia lata, Iliotibial tract
대둔근 Gluteus maximus
대퇴이두근 Biceps femoris
장두 Long head
단두 Short head
반막양근 Semimembranosus
아킬레스건 Achilles tendon
하비골근지대 Inferior peroneal retinaculum
종골결절 Calcaneal tuberosity
Patella 슬개골
대퇴근막, 장경인대 Fascia lata, Iliotibial tract
Patellar ligament 슬개인대
Head of fibula 비골두
Tibialis anterior 전경골근
장지신근 Extensor digitorum longus
Peroneus longus 장비골근
Gastrocnemius 비복근
Soleus 가자미근
Peroneus brevis 단비골근
장무지신근 Extensor hallucis longus
Extensor retinaculum 신근지대
Peroneus tertius 제3비골근
단지신근 Extensor digitorum brevis
Lateral malleolus 발목외과
무릎에 바를 올리고 실시하는 변형 운동

1. 머신에 앉아서 무릎이 패드 아래에 고정되도록 한다. 발끝을 발판에 걸쳐놓고, 발뒤꿈치는 아래로 편안히 내리자.
2. 발끝을 세워 발을 쭉 편다.

➡ 이 운동은 주로 가자미근을 자극한다. 가자미근은 무릎 바로 아래에서부터 발뒤꿈치까지 이어지는 근육으로, 흔히 아킬레스 건이라고 부르는 종골건을 통해 종골과 연결되며 발목을 펼 때 사용된다.

➡ 이렇게 무릎을 구부린 자세로 운동하면 무릎 관절 위에서부터 종골건 아래까지 이어지는 비복근이 이완되어 발목을 펼 때 과부하가 걸리는 것을 막는다.

변형 운동

벤치에 앉아 발로 발판을 밟고, 넓적다리 아래쪽에 바를 올려놓고 실시해도 된다. 이때는 바에 고무 패드를 끼우거나 접은 수건을 넓적다리에 깔아주면 더욱 편안하게 운동할 수 있다.

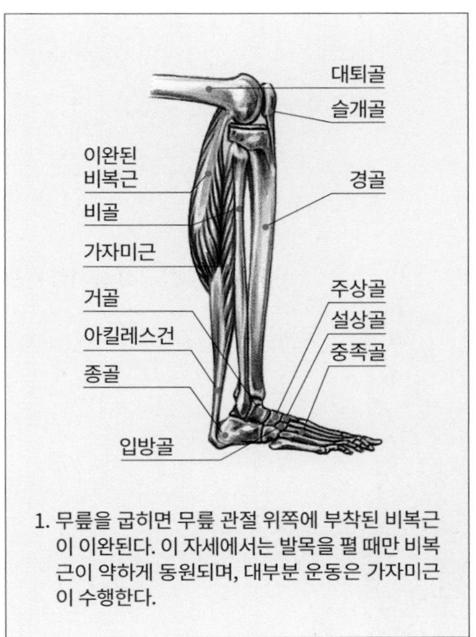
대퇴골
슬개골
이완된
비복근
경골
비골
가자미근
거골
주상골
설상골
아킬레스건
중족골
종골
입방골

1. 무릎을 굽히면 무릎 관절 위쪽에 부착된 비복근이 이완된다. 이 자세에서는 발목을 펼 때만 비복근이 약하게 동원되며, 대부분 운동은 가자미근이 수행한다.

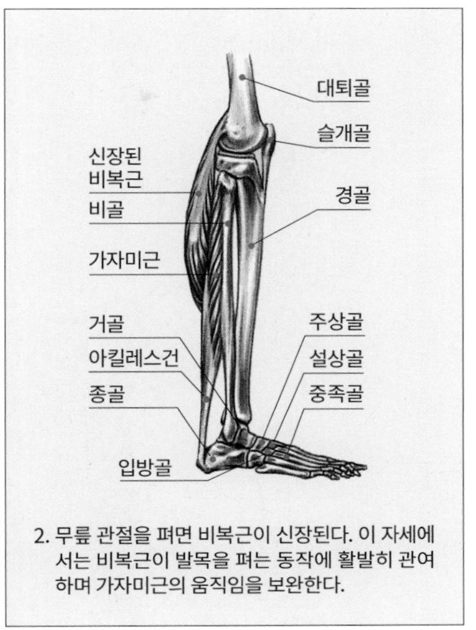
대퇴골
슬개골
신장된
비복근
경골
비골
가자미근
거골
주상골
아킬레스건
설상골
종골
중족골
입방골

2. 무릎 관절을 펴면 비복근이 신장된다. 이 자세에서는 비복근이 발목을 펴는 동작에 활발히 관여하며 가자미근의 움직임을 보완한다.

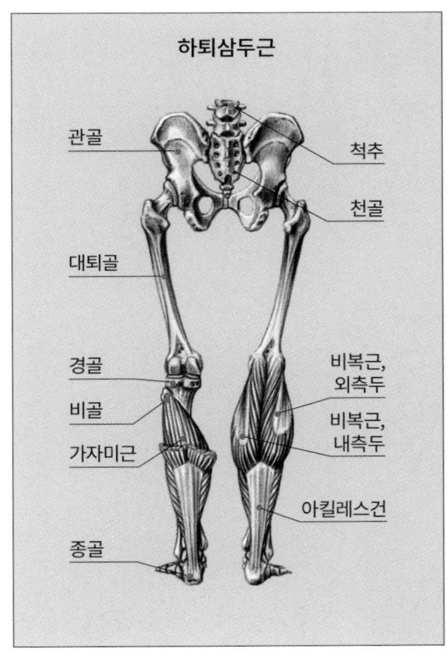
하퇴삼두근
관골
척추
천골
대퇴골
경골
비복근,
외측두
비골
비복근,
내측두
가자미근
아킬레스건
종골

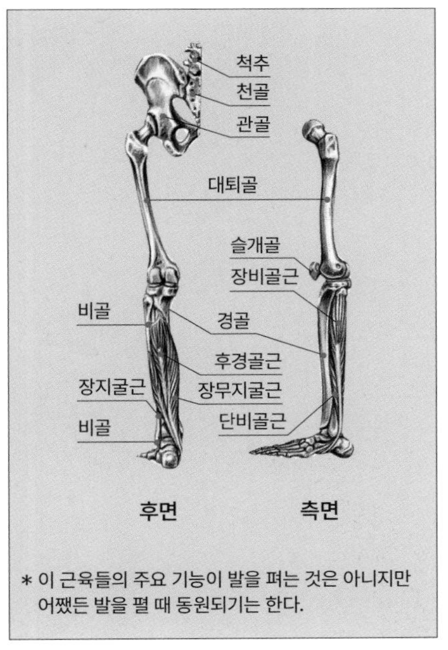
척추
천골
관골
대퇴골
슬개골
장비골근
비골
경골
후경골근
장지굴근
장무지굴근
단비골근
비골
후면
측면

* 이 근육들의 주요 기능이 발을 펴는 것은 아니지만 어쨌든 발을 펼 때 동원되기는 한다.

ABDOMEN

복부 표층 근육

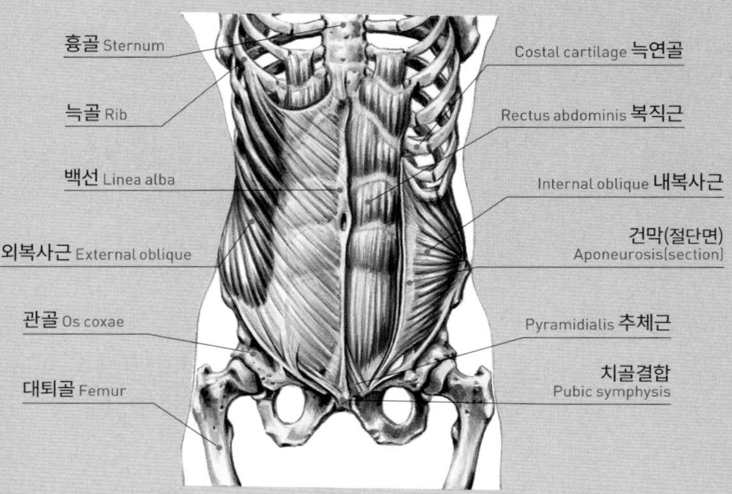

흉골 Sternum
늑골 Rib
백선 Linea alba
외복사근 External oblique
관골 Os coxae
대퇴골 Femur
Costal cartilage 늑연골
Rectus abdominis 복직근
Internal oblique 내복사근
건막(절단면)
Aponeurosis(section)
Pyramidialis 추체근
치골결합
Pubic symphysis

복부 심층 근육

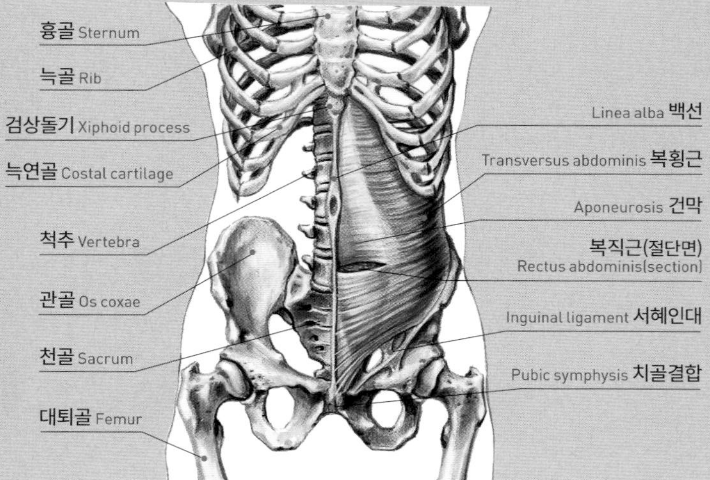

흉골 Sternum
늑골 Rib
검상돌기 Xiphoid process
늑연골 Costal cartilage
척추 Vertebra
관골 Os coxae
천골 Sacrum
대퇴골 Femur
Linea alba 백선
Transversus abdominis 복횡근
Aponeurosis 건막
복직근(절단면)
Rectus abdominis(section)
Inguinal ligament 서혜인대
Pubic symphysis 치골결합

03

복부 운동

1 크런치
2 바닥에 발을 대고 하는 크런치
3 롤러 크런치
4 싯업
5 하프 크런치
6 칼브스 오버 벤치 크런치
7 바닥에서 하는 레그 익스텐션
8 바닥에서 발을 들고 하는 레그 익스텐션
9 월-바 크런치
10 시티드 니업
11 인클라인 벤치 싯업
12 인클라인 보드 싯업
13 서스펜디드 벤치 싯업
14 앱도미널 체어에서 하는 레그 레이즈
15 행잉 레그 레이즈
16 인클라인 리버스 크런치
17 리버스 크런치
18 바닥에서 하는 펠빅 로테이션
19 바닥에 발을 붙이고 하는 오블리크 크런치
20 트위스트 크런치
21 오블리크 크런치
22 하이 풀리 크런치
23 머신 크런치
24 로만 체어 사이드 벤드
25 로킹 머신에서 하는 토르소 플렉션
26 케이블 사이드 벤드
27 하이 풀리를 이용한 토르소 플렉션
28 덤벨 사이드 벤드
29 브룸스틱 트위스트
30 시티드 브룸스틱 트위스트
31 시티드 머신 트렁크 로테이션
32 트위스트 머신 트렁크 로테이션
33 시티드 터미 서킹
34 플랭크

↗ 복부 스트레칭
↗ 상지 스트레칭

복근 운동, 이렇게 하자

다른 웨이트 트레이닝 운동과 달리 복근 운동, 특히 복직근을 사용한 운동을 할 때는 반드시 등을 둥글게 구부려야 한다. 크런치와 같이 척추를 구부리면서 바닥에서 등을 떼는 운동을 할 때는 스쿼트와 같이 서서 하는 운동이나 바닥에서 레이즈를 할 때처럼 척추 관절이 운동 역학적으로 제한을 받지 않는다.

스쿼트나 굿모닝 같은 중량 운동을 할 때는 척추를 아치 모양으로 만들지 않으면 척추가 둥글게 말리면서 엄청난 수직 압력이 가해진다. 그러면 척추뼈 사이에 있는 추간판의 수핵이 뒤로 밀려나 신경이 짓눌리게 되고, 이로 인해 좌골신경통이나 추간판 탈출증이 발생할 수 있다.

반면에 복근 운동을 할 때 등을 둥글게 굽히지 않은 채로 복직근과 복사근을 강하게 수축하면, 대요근처럼 힘이 센 고관절 굴곡근이 허리 아치를 더 크게 만든다. 그러면 안정되지 않은 추간판들이 수직 압력에 의해 앞으로 밀려나게 되고, 요추 뒤쪽에 강한 압력이 가해져 요통이 발생하거나 심각한 경우에는 관절 압박이나 조직 전단 현상이 발생할 수도 있다.

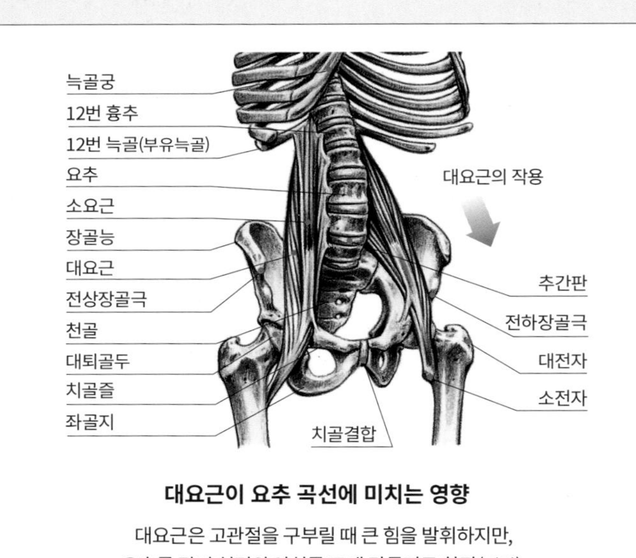
늑골궁
12번 흉추
12번 늑골(부유늑골)
요추
소요근
장골능
대요근
전상장골극
천골
대퇴골두
치골즐
좌골지
대요근의 작용
추간판
전하장골극
대전자
소전자
치골결합

대요근이 요추 곡선에 미치는 영향

대요근은 고관절을 구부릴 때 큰 힘을 발휘하지만,
요추를 당겨 허리의 아치를 크게 만들기도 한다(전만).

복근 운동 시 올바른 호흡법

복근 운동을 할때, 특히 강도 높은 운동을 시도할 때는 자신도 모르게 호흡을 멈추려는 경향이 있다.

호흡을 멈추면 힘을 더 낼 수 있지만 복근의 긴장을 요근으로 이전시키기도 한다. 실제로 숨을 멈추면 복근이 경직되고, 엉덩이 굴근의 힘이 작용해 몸이 둥글게 구부러지는 대신 몸이 세워져 힘이 분산되는 경향이 나타난다.

복근을 단련하는 가장 이상적인 방법은 복직근을 이용해 몸을 점점 구부리면서 숨을 아주 조금씩 내쉬는 방법이다. 폐를 비우면 척추를 최대한 둥글게 만들 수 있다. 하강 단계에서는 천천히 숨을 들이쉬자.

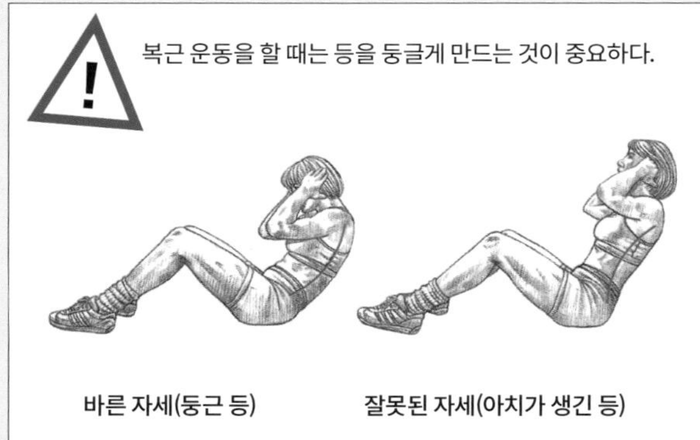

복근 운동을 할 때는 등을 둥글게 만드는 것이 중요하다.

바른 자세(둥근 등) 잘못된 자세(아치가 생긴 등)

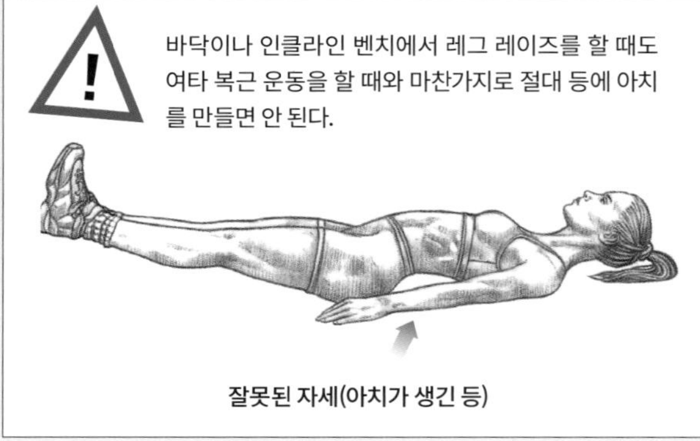

바닥이나 인클라인 벤치에서 레그 레이즈를 할 때도 여타 복근 운동을 할 때와 마찬가지로 절대 등에 아치를 만들면 안 된다.

잘못된 자세(아치가 생긴 등)

CRUNCHES 크런치 1

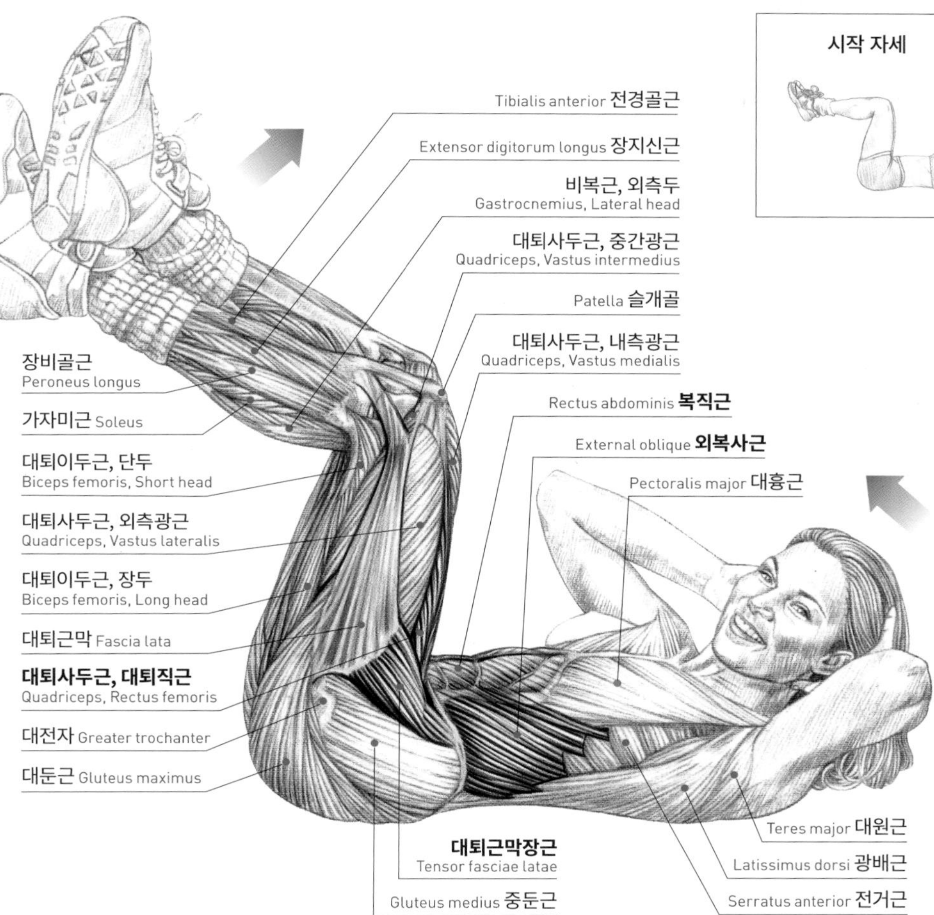
Tibialis anterior 전경골근
Extensor digitorum longus 장지신근
비복근, 외측두
Gastrocnemius, Lateral head
대퇴사두근, 중간광근
Quadriceps, Vastus intermedius
Patella 슬개골
대퇴사두근, 내측광근
Quadriceps, Vastus medialis
Rectus abdominis 복직근
External oblique 외복사근
Pectoralis major 대흉근
장비골근
Peroneus longus
가자미근 Soleus
대퇴이두근, 단두
Biceps femoris, Short head
대퇴사두근, 외측광근
Quadriceps, Vastus lateralis
대퇴이두근, 장두
Biceps femoris, Long head
대퇴근막 Fascia lata
대퇴사두근, 대퇴직근
Quadriceps, Rectus femoris
대전자 Greater trochanter
대둔근 Gluteus maximus
대퇴근막장근
Tensor fasciae latae
Gluteus medius 중둔근
Teres major 대원근
Latissimus dorsi 광배근
Serratus anterior 전거근

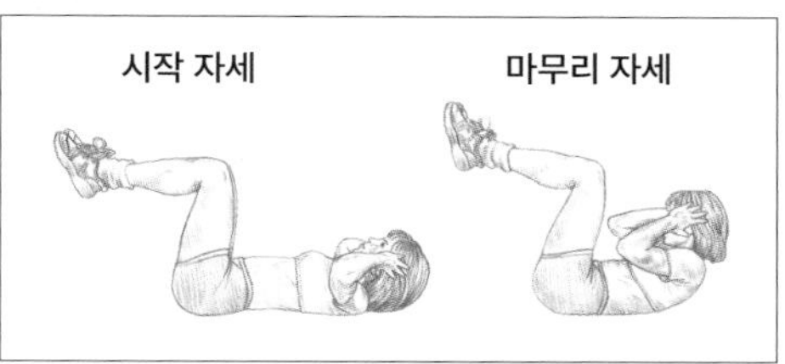
시작 자세
마무리 자세

1. 바닥에 누워 양손을 머리 옆쪽에 댄다. 넓적다리를 수직으로 세우고 무릎을 굽힌다.
2. 숨을 내쉬며 바닥에서 어깨를 들고 척추를 말아서 상체를 들어올린다. 이때 머리를 향해 무릎도 당기자. 숨을 들이쉬며 시작 자세로 돌아온다.

➡ 이 운동은 주로 복직근을 자극한다. 복사근을 더 강하게 자극하려면 몸을 위로 말면서 오른쪽 팔꿈치를 왼쪽 무릎으로, 왼쪽 팔꿈치를 오른쪽 무릎으로 가져가는 식으로 비트는 동작을 실시한다.

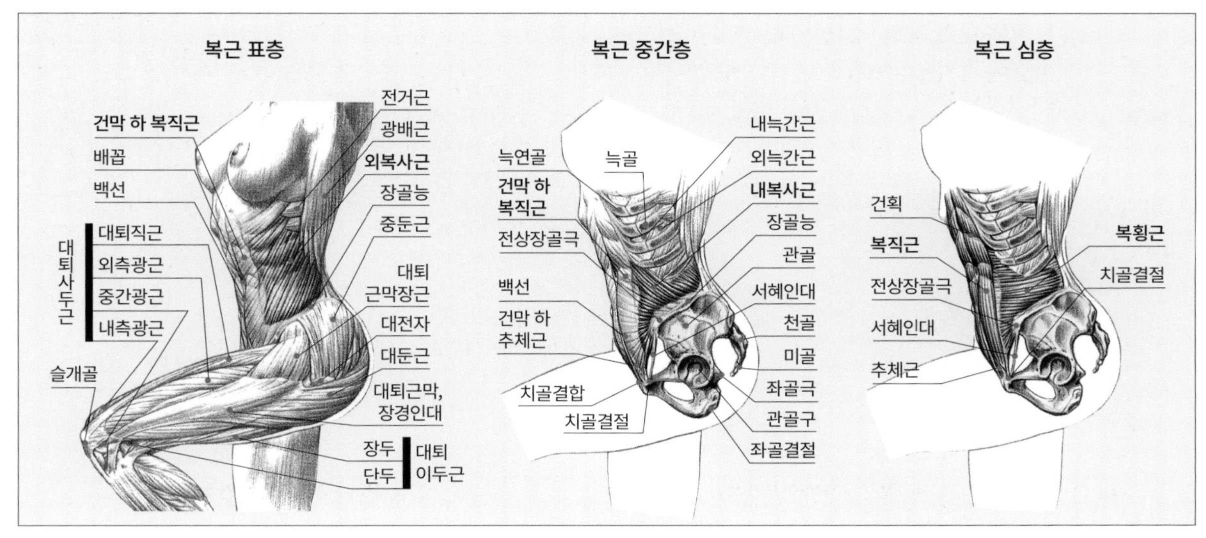
복근 표층
복근 중간층
복근 심층
건막 하 복직근
배꼽
백선
대퇴사두근
대퇴직근
외측광근
중간광근
내측광근
슬개골
전거근
광배근
외복사근
장골능
중둔근
대퇴 근막장근
대전자
대둔근
대퇴근막, 장경인대
장두
단두
대퇴 이두근
늑연골
늑골
건막 하 복직근
전상장골극
백선
건막 하 추체근
치골결합
치골결절
내늑간근
외늑간근
내복사근
장골능
관골
서혜인대
천골
미골
좌골극
관골구
좌골결절
건획
복직근
전상장골극
서혜인대
추체근
복횡근
치골결절

2 바닥에 발을 대고 하는 크런치
CRUNCHES WITH FEET ON THE FLOOR

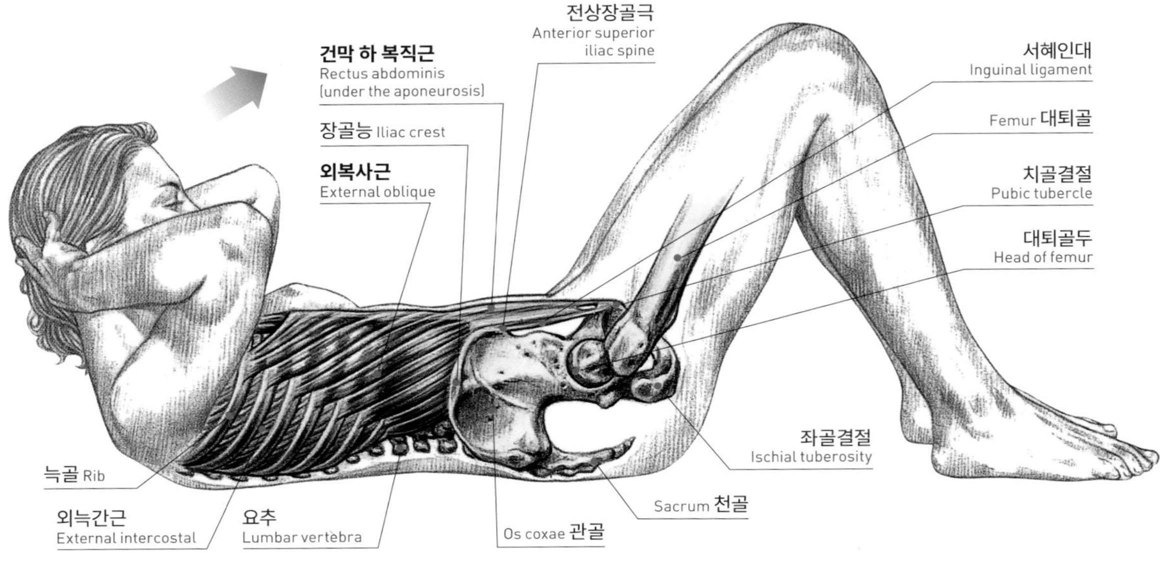
전상장골극
Anterior superior iliac spine
건막 하 복직근
Rectus abdominis (under the aponeurosis)
장골능 Iliac crest
외복사근
External oblique
서혜인대
Inguinal ligament
Femur 대퇴골
치골결절
Pubic tubercle
대퇴골두
Head of femur
좌골결절
Ischial tuberosity
늑골 Rib
외늑간근
External intercostal
요추
Lumbar vertebra
Os coxae 관골
Sacrum 천골

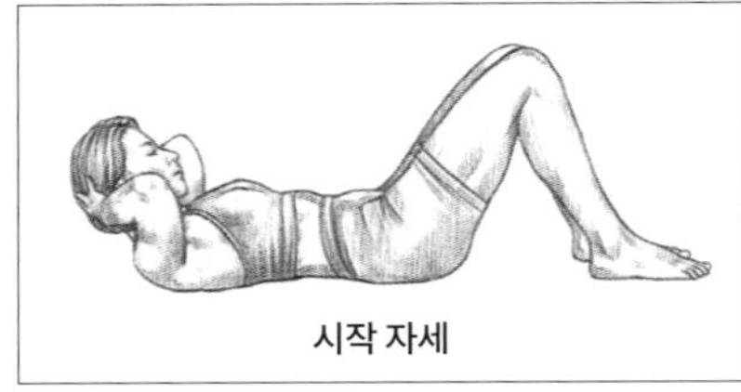
시작 자세

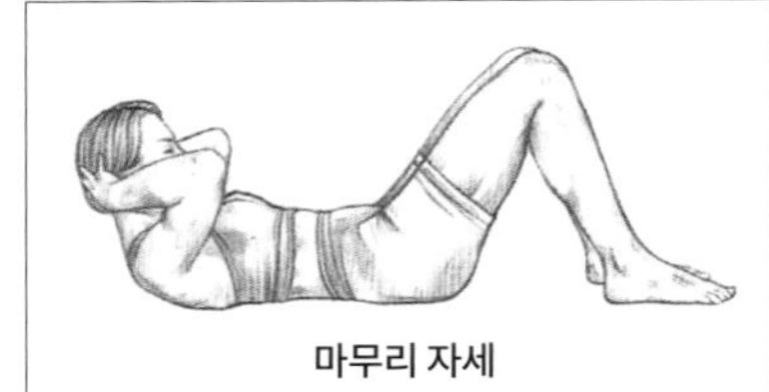
마무리 자세

1. 바닥에 누워 양손을 머리 뒤에 대고, 무릎을 굽힌 다음 발바닥을 바닥에 붙인다.
2. 숨을 내쉬며 등을 굽혀 어깨를 바닥에서 들어올린다. 다시 숨을 들이쉬며 시작 자세로 돌아온다.

⇨ 이 운동은 배꼽 밑의 복직근을 주로 자극하고, 부차적으로 복사근을 자극한다.

⇨ 바닥에 발을 대고 하는 크런치는 복근 운동을 처음 하는 초보자도 하기 좋은 동작으로, 등에 통증이 있는 사람도 큰 위험 부담 없이 실시할 수 있다. 또한 출산 후 복근의 탄력 회복에도 좋은 운동이다. 천천히, 오래 반복할수록 효과가 좋아진다.

NOTE 여타 복근 운동과 마찬가지로 턱을 가슴으로 당겨서 복부를 보는 것이 좋다. 그러면 복직근이 반사적으로 수축되어 동원된다.

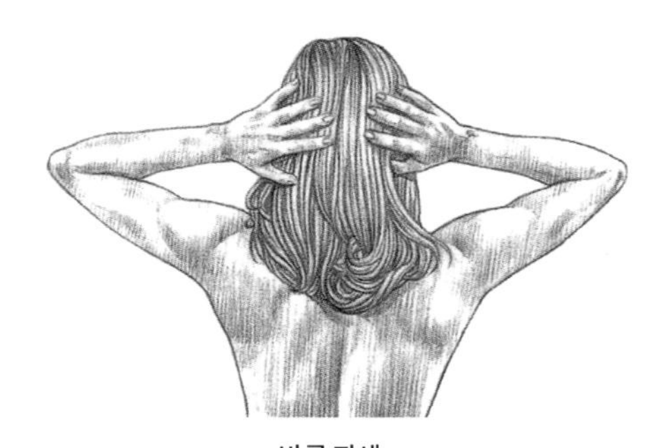
바른 자세

손과 팔꿈치의 위치

목을 지나치게 당기는 것을 방지하려면 머리 뒤로 깍지를 끼지 말고 머리 양쪽 귀 뒤에 손을 놓는다. 팔꿈치를 벌릴수록 운동 난이도가 높아진다는 사실을 기억해 두자. 반대로 팔꿈치를 좁혀서 앞으로 당길수록 운동이 쉬워진다.

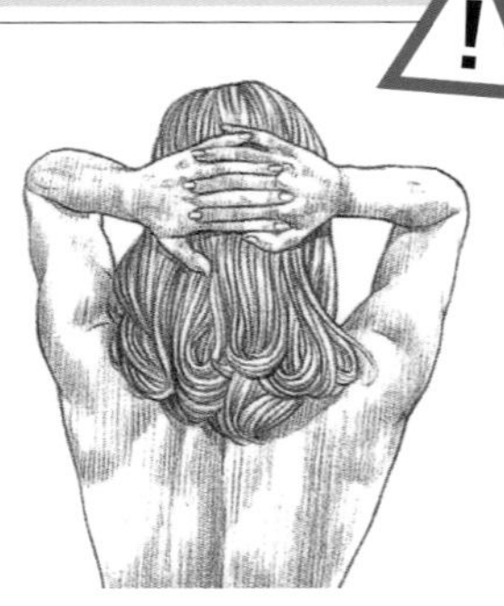
잘못된 자세

ROLLER CRUNCHES 롤러 크런치 3

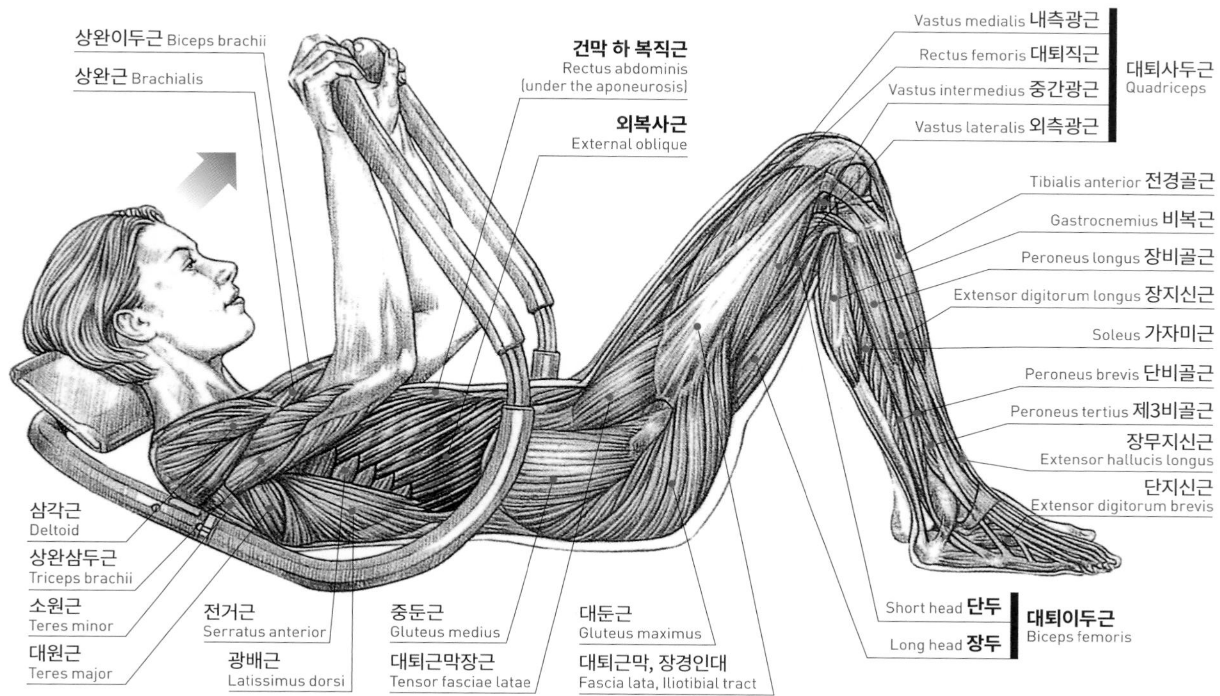
상완이두근 Biceps brachii
상완근 Brachialis
건막 하 복직근
Rectus abdominis
(under the aponeurosis)
외복사근
External oblique
Vastus medialis 내측광근
Rectus femoris 대퇴직근
Vastus intermedius 중간광근
Vastus lateralis 외측광근
대퇴사두근
Quadriceps
Tibialis anterior 전경골근
Gastrocnemius 비복근
Peroneus longus 장비골근
Extensor digitorum longus 장지신근
Soleus 가자미근
Peroneus brevis 단비골근
Peroneus tertius 제3비골근
장무지신근
Extensor hallucis longus
단지신근
Extensor digitorum brevis
삼각근
Deltoid
상완삼두근
Triceps brachii
소원근
Teres minor
대원근
Teres major
전거근
Serratus anterior
광배근
Latissimus dorsi
중둔근
Gluteus medius
대퇴근막장근
Tensor fasciae latae
대둔근
Gluteus maximus
대퇴근막, 장경인대
Fascia lata, Iliotibial tract
Short head 단두
Long head 장두
대퇴이두근
Biceps femoris

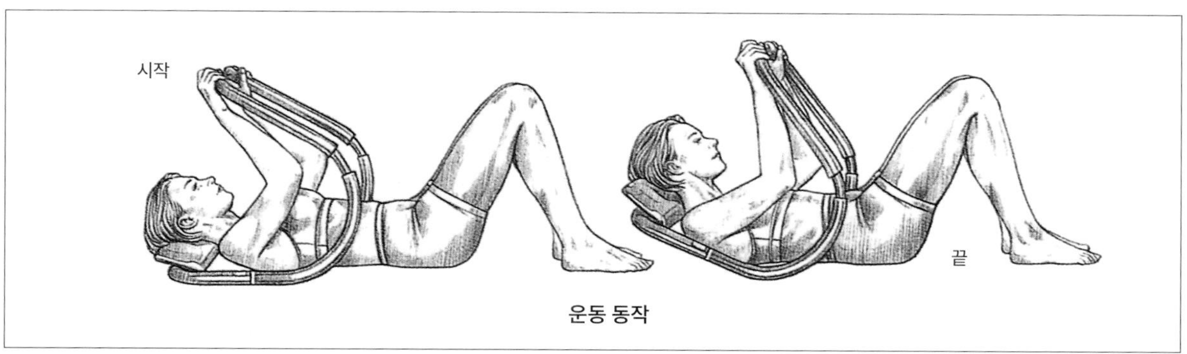
시작
끝

운동 동작

1. 바닥에 누워 머리 받침대에 머리를 대고, 양손으로 손잡이 위쪽을 잡은 다음 무릎을 굽히고, 바닥에 발을 붙인다.
2. 숨을 내쉬면서 등을 둥글게 굽혀 상체를 최대한 높이 들어올린다. 이때 머리가 받침대에서 떨어지지 않게 하고, 허리는 바닥에 딱 붙이자. 숨을 들이쉬며 시작 자세로 돌아온다.

➡ 이 운동은 주로 복직근 상단을 자극하고, 부차적으로 복사근을 자극한다.
세트당 10~20회를 반복하면 아주 좋은 효과를 볼 수 있다.

변형 운동

- 손잡이 아래쪽을 잡을수록 운동 난이도가 높아진다.

NOTE 초보자도 복근의 모든 움직임을 느낄 수 있는 몇 안 되는 운동이다.

4 싯업 SIT-UPS

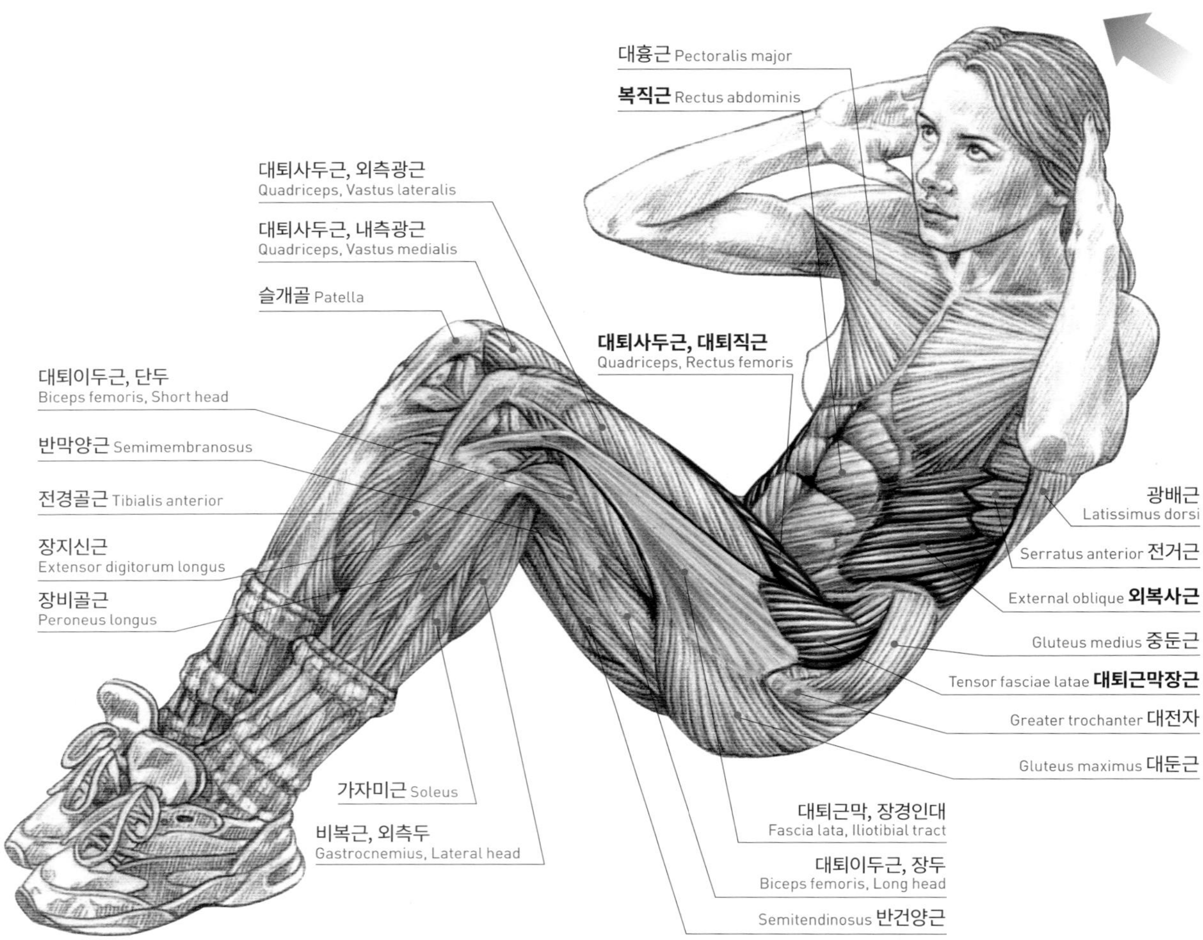

복근 ABDOMEN

대흉근 Pectoralis major
복직근 Rectus abdominis
대퇴사두근, 외측광근 Quadriceps, Vastus lateralis
대퇴사두근, 내측광근 Quadriceps, Vastus medialis
슬개골 Patella
대퇴사두근, 대퇴직근 Quadriceps, Rectus femoris
대퇴이두근, 단두 Biceps femoris, Short head
반막양근 Semimembranosus
전경골근 Tibialis anterior
장지신근 Extensor digitorum longus
장비골근 Peroneus longus
광배근 Latissimus dorsi
Serratus anterior 전거근
External oblique **외복사근**
Gluteus medius 중둔근
Tensor fasciae latae **대퇴근막장근**
Greater trochanter 대전자
Gluteus maximus 대둔근
가자미근 Soleus
비복근, 외측두 Gastrocnemius, Lateral head
대퇴근막, 장경인대 Fascia lata, Iliotibial tract
대퇴이두근, 장두 Biceps femoris, Long head
Semitendinosus 반건양근

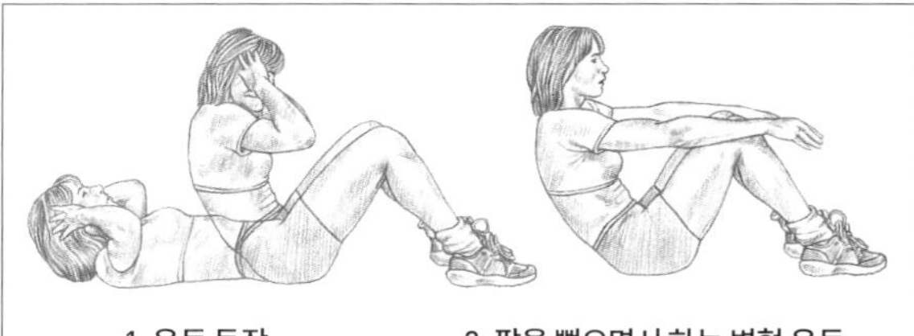

1. 운동 동작 2. 팔을 뻗으면서 하는 변형 운동

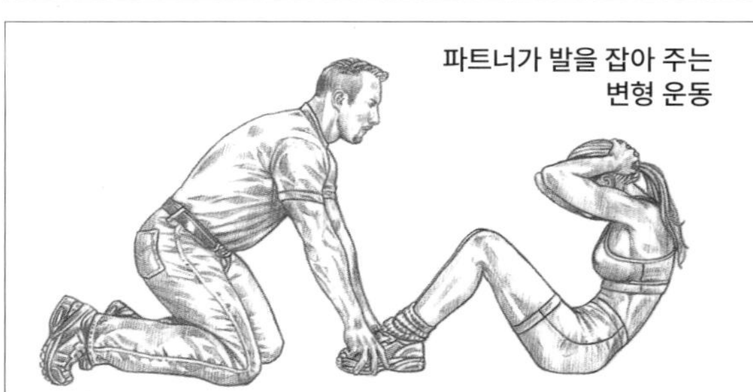

파트너가 발을 잡아 주는 변형 운동

1. 바닥에 누워 무릎을 굽히고, 발을 바닥에 붙인 채 양손을 머리 뒤에 댄다. 숨을 내쉬면서 등을 둥글게 굽혀 상체를 들어 올린다. 숨을 들이쉬며 시작 자세로 돌아온다.
2. 시작 자세로 돌아올 때 상체가 바닥에 닿지 않게 하자. 복근에 불타는 느낌이 들 때까지 동작을 반복한다.

➡ 이 운동은 복직근을 주로 자극하고, 부차적으로 고관절 굴곡근과 복사근을 자극한다.

변형 운동

- 파트너가 발을 잡아 고정해주면 더 쉽게 동작할 수 있다.
- 팔을 앞으로 뻗으면 초보자도 쉽게 할 수 있다.
- 인클라인 벤치에서 하면 운동 강도가 높아진다.

NOTE 남성에 비해 여성은 흉근이 덜 발달했고, 비율적으로 하체가 상체보다 크기 때문에 발을 바닥에 붙인 채로 상체를 더 쉽게 들어 올릴 수 있다.

크런치를 할 때 동원되는 근육들

고관절 굴곡근

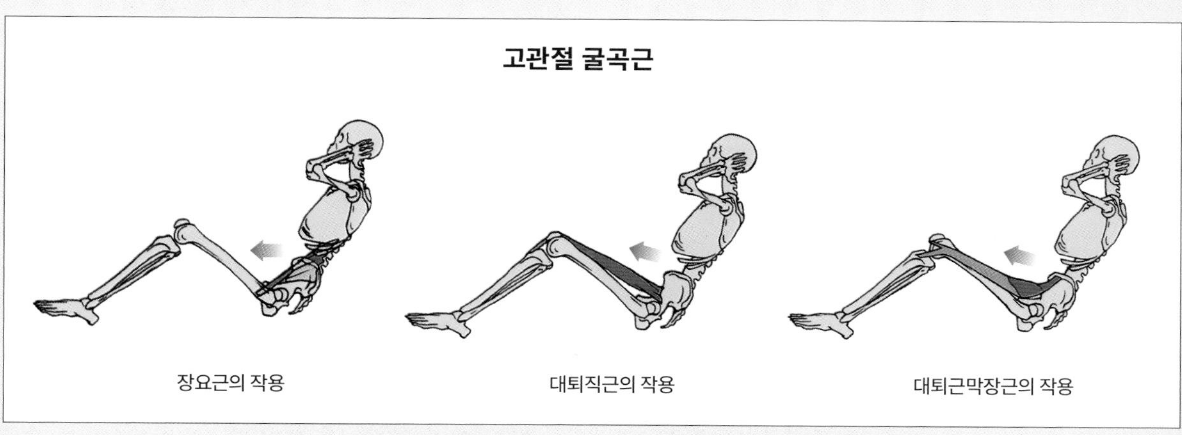

장요근의 작용 대퇴직근의 작용 대퇴근막장근의 작용

흉골과 치골을 근접시키는 복근

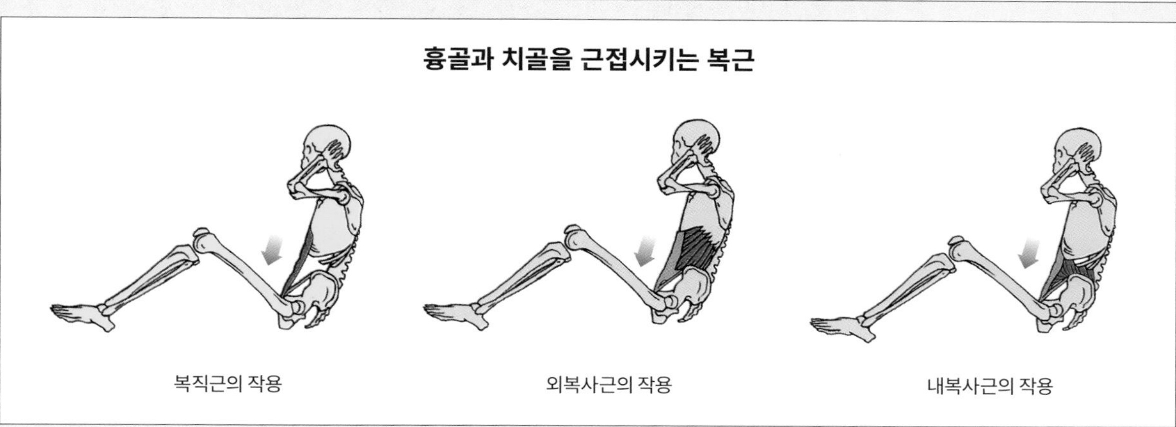

복직근의 작용 외복사근의 작용 내복사근의 작용

대요근이 요추 곡선에 미치는 영향

근육의 종류	주요 근육	보조 근육
굴곡근	복직근	외복사근 내복사근 장요근
외측 굴곡근	외복사근 내복사근 요방형근 척추 근육	복직근
회전근	외복사근 내복사근 척추 근육	
신전근	척추 근육	광배근

5 하프 크런치 HALF CRUNCHES

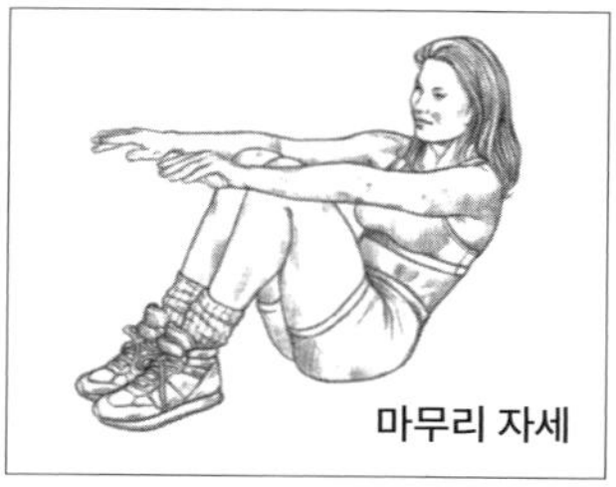

마무리 자세

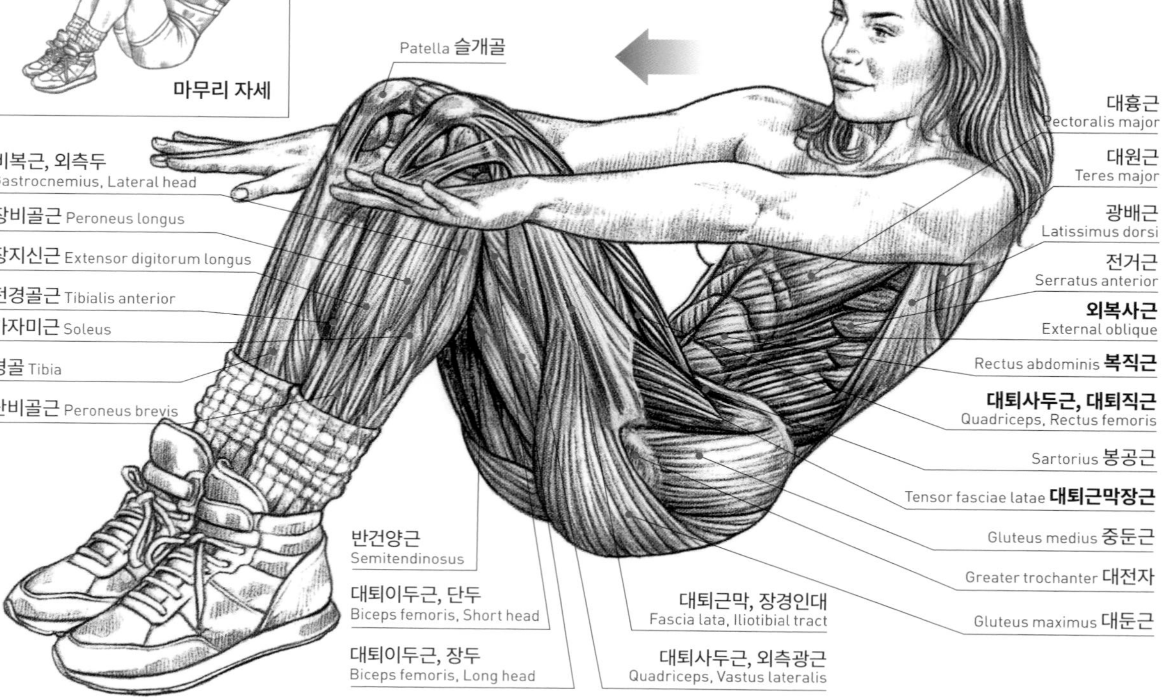

Patella 슬개골

비복근, 외측두 Gastrocnemius, Lateral head

장비골근 Peroneus longus

장지신근 Extensor digitorum longus

전경골근 Tibialis anterior

가자미근 Soleus

경골 Tibia

단비골근 Peroneus brevis

반건양근 Semitendinosus

대퇴이두근, 단두 Biceps femoris, Short head

대퇴이두근, 장두 Biceps femoris, Long head

대퇴근막, 장경인대 Fascia lata, Iliotibial tract

대퇴사두근, 외측광근 Quadriceps, Vastus lateralis

대흉근 Pectoralis major

대원근 Teres major

광배근 Latissimus dorsi

전거근 Serratus anterior

외복사근 External oblique

Rectus abdominis **복직근**

대퇴사두근, 대퇴직근 Quadriceps, Rectus femoris

Sartorius 봉공근

Tensor fasciae latae **대퇴근막장근**

Gluteus medius 중둔근

Greater trochanter 대전자

Gluteus maximus 대둔근

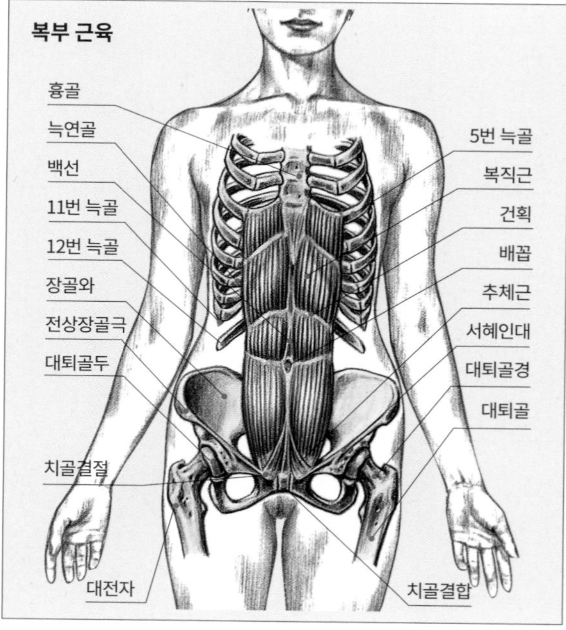

복부 근육
흉골
늑연골
백선
11번 늑골
12번 늑골
장골와
전상장골극
대퇴골두
치골결절
대전자
5번 늑골
복직근
건획
배꼽
추체근
서혜인대
대퇴골경
대퇴골
치골결합

1. 바닥에 앉아 무릎을 굽히고, 상체를 넓적다리 근처로 최대한 당긴 다음 팔을 앞으로 뻗는다.
2. 숨을 들이쉬며 상체를 천천히 바닥으로 내린다. 대략 반쯤 내려왔으면 숨을 내쉬면서 다시 상체를 들어올린다.
3. 복근에 불타는 느낌이 들 때까지 동작을 반복한다. 여러 번 반복해야 최고의 효과를 볼 수 있다.

⇨ 이 운동은 고관절 굴곡근과 내복사근, 외복사근도 자극하지만 가장 많이 사용되는 근육은 복직근, 그중에서도 복직근 상부다.

변형 운동

- 운동 강도를 더 높이려면 상체를 내린 상태에서 10초 정도 등척성 수축을 하고 올라오자.

NOTE 복근을 제대로 느끼려면 운동하는 내내 등을 살짝 둥글게 구부려야 한다.

칼브스 오버 벤치 크런치 6
CALVES OVER BENCH CRUNCHES

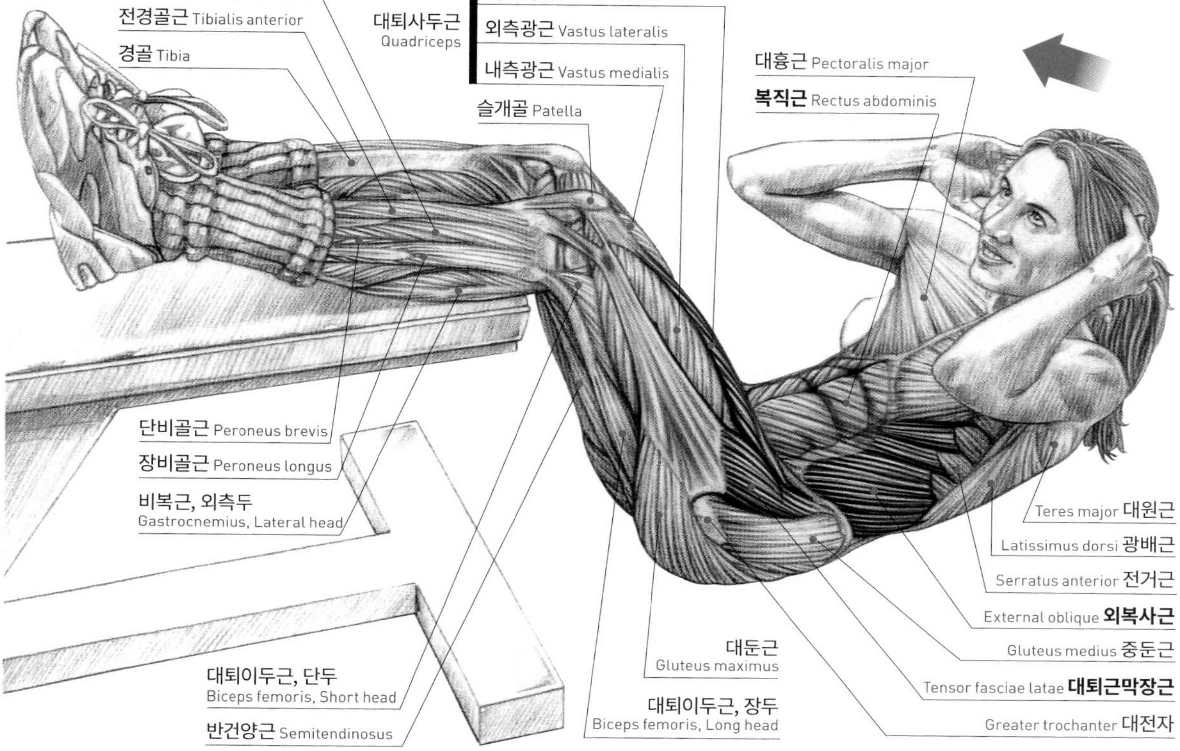

장지신근 Extensor digitorum longus
전경골근 Tibialis anterior
경골 Tibia
대퇴사두근 Quadriceps
대퇴직근 Rectus femoris
외측광근 Vastus lateralis
내측광근 Vastus medialis
슬개골 Patella
대흉근 Pectoralis major
복직근 Rectus abdominis
단비골근 Peroneus brevis
장비골근 Peroneus longus
비복근, 외측두 Gastrocnemius, Lateral head
대퇴이두근, 단두 Biceps femoris, Short head
반건양근 Semitendinosus
대둔근 Gluteus maximus
대퇴이두근, 장두 Biceps femoris, Long head
Teres major 대원근
Latissimus dorsi 광배근
Serratus anterior 전거근
External oblique **외복사근**
Gluteus medius 중둔근
Tensor fasciae latae **대퇴근막장근**
Greater trochanter 대전자

1. 벤치에 발을 올리고, 상체를 바닥에 내려놓은 다음 양손을 머리 옆에 댄다.
2. 숨을 내쉬며 등을 둥글게 말아 어깨를 바닥에서 들어올린다. 머리를 무릎에 닿게 하려고 해보자. 숨을 들이쉬며 시작 자세로 돌아온다.

➡ 이 운동은 복직근, 특히 배꼽 밑에 자극을 집중한다. 벤치와 상체 사이의 거리를 넓히면 골반의 가동 범위가 넓어져서 고관절 굴곡근(장요근, 대퇴근막장근, 대퇴직근)을 자극할 수 있다.

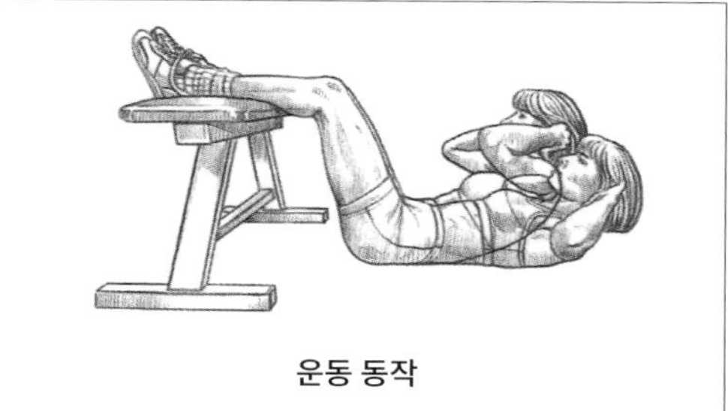
운동 동작

출산 후 복근 운동

출산 후에는 복부 근육이 늘어난 상태이므로 다시 복근의 탄력을 살리려면 근육을 짧게 만드는 운동을 실시해야 한다. 따라서 크런치나 싯업과 같은 척추 말아 올리기 운동을, 등을 항상 둥글게 구부린 채 좁은 가동 범위로 실시하는 것을 추천한다.

⚠ 주의

복근이 더 늘어나는 것을 방지하려면 복근의 탄력이 회복될 때까지 가동 범위가 넓은 운동(레그 레이즈, 토르소 레이즈, 레그 익스텐션)은 피해야 한다.

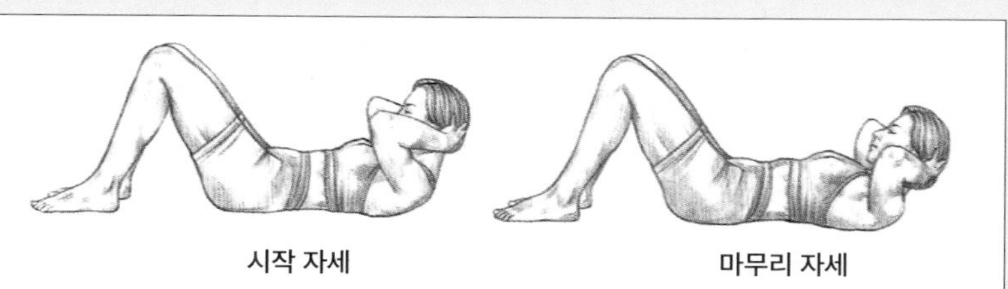
시작 자세　　마무리 자세

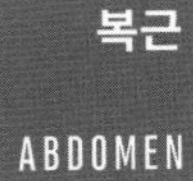
복근
ABDOMEN

7 바닥에서 하는 레그 익스텐션
LEG EXTENSIONS ON THE FLOOR

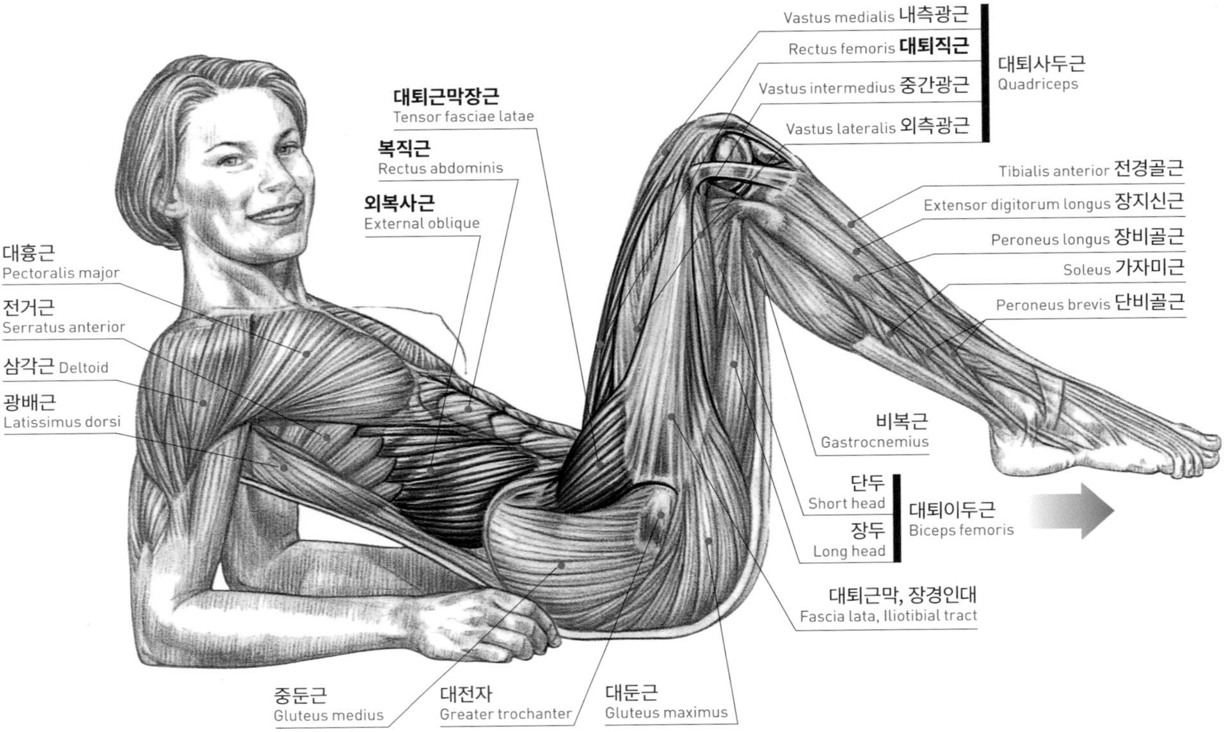

Vastus medialis 내측광근
Rectus femoris **대퇴직근**
Vastus intermedius 중간광근
Vastus lateralis 외측광근
대퇴사두근 Quadriceps
대퇴근막장근 Tensor fasciae latae
복직근 Rectus abdominis
외복사근 External oblique
Tibialis anterior 전경골근
Extensor digitorum longus 장지신근
Peroneus longus 장비골근
Soleus 가자미근
Peroneus brevis 단비골근
대흉근 Pectoralis major
전거근 Serratus anterior
삼각근 Deltoid
광배근 Latissimus dorsi
비복근 Gastrocnemius
단두 Short head
장두 Long head
대퇴이두근 Biceps femoris
대퇴근막, 장경인대 Fascia lata, Iliotibial tract
중둔근 Gluteus medius
대전자 Greater trochanter
대둔근 Gluteus maximus

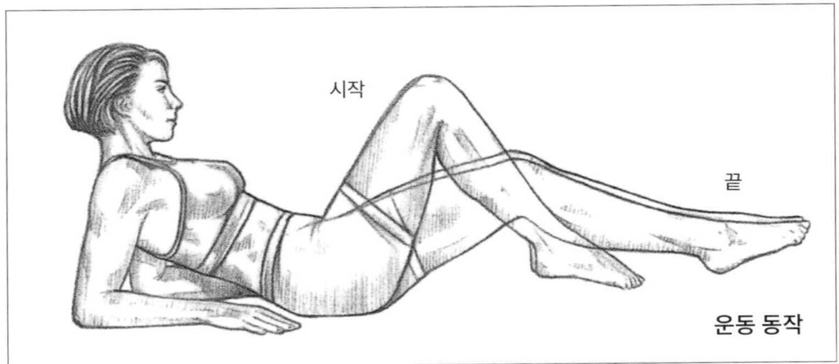
시작
끝
운동 동작

1. 바닥에 앉아 무릎을 굽히고, 팔뚝을 바닥에 대고 몸을 뒤로 기댄다.
2. 숨을 들이쉬며 다리를 뻗는다. 이때 발이 바닥에 닿지 않도록 주의하자.
3. 숨을 내쉬면서 복근을 최대한 수축하고 시작 자세로 돌아온다. 동작할 때는 몸을 급작스럽게 비틀지 말고, 항상 천천히 실시해야 한다.

⇨ 허리에 근경축이 발생하는 것을 방지하고 복근의 자극을 제대로 느끼려면 등을 살짝 둥글게 구부리고 동작을 실시한다. 다른 복근 운동과 마찬가지로 여러 번 반복해야 최고의 효과를 볼 수 있다.

⇨ 바닥에서 하는 레그 익스텐션은 주로 복직근과 외복사근, 내복사근, 고관절 굴곡근(대퇴근막장근, 대퇴직근, 장요근)을 자극한다.

NOTE 발을 앞으로 쭉 뻗으면 복부가 강하게 늘어난다. 따라서 최근 출산한 여성은 복근이 더 늘어나지 않도록 이 운동을 피해야 한다.

바닥에서 발을 들고 하는 레그 익스텐션
LEG EXTENSIONS ON THE FLOOR WITH FEET RAISED

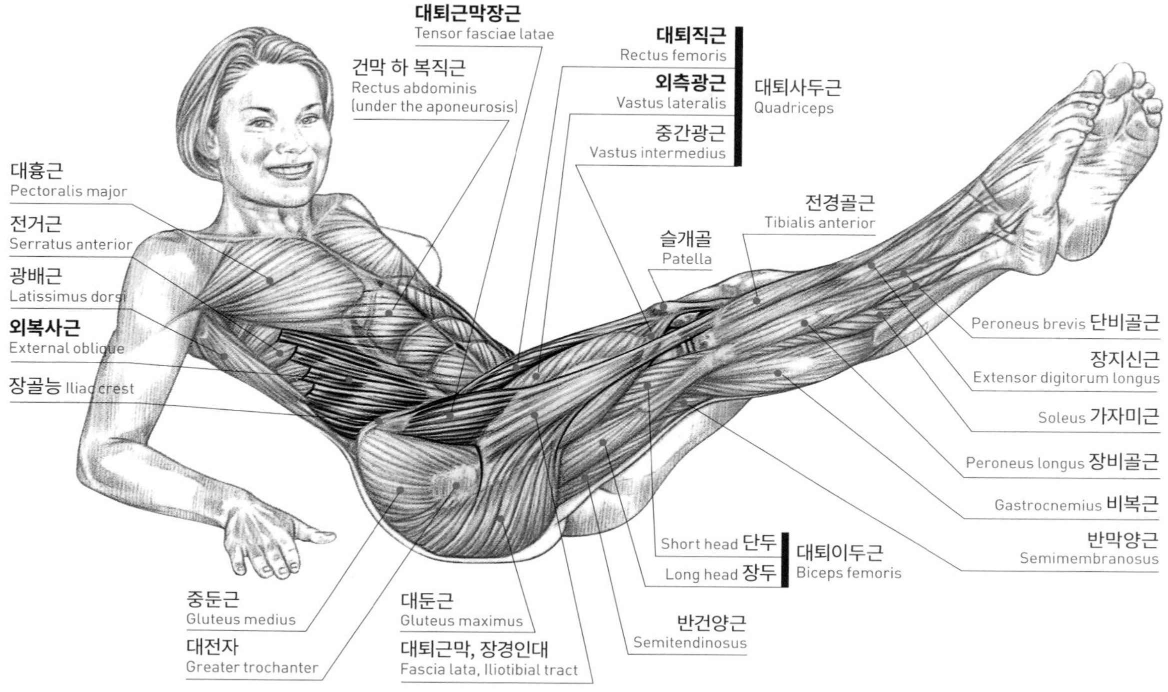
대퇴근막장근
Tensor fasciae latae
건막 하 복직근
Rectus abdominis
(under the aponeurosis)
대퇴직근
Rectus femoris
외측광근
Vastus lateralis
중간광근
Vastus intermedius
대퇴사두근
Quadriceps
대흉근
Pectoralis major
전거근
Serratus anterior
광배근
Latissimus dorsi
외복사근
External oblique
장골능 Iliac crest
전경골근
Tibialis anterior
슬개골
Patella
Peroneus brevis 단비골근
장지신근
Extensor digitorum longus
Soleus 가자미근
Peroneus longus 장비골근
Gastrocnemius 비복근
반막양근
Semimembranosus
Short head 단두
Long head 장두
대퇴이두근
Biceps femoris
중둔근
Gluteus medius
대전자
Greater trochanter
대둔근
Gluteus maximus
대퇴근막, 장경인대
Fascia lata, Iliotibial tract
반건양근
Semitendinosus

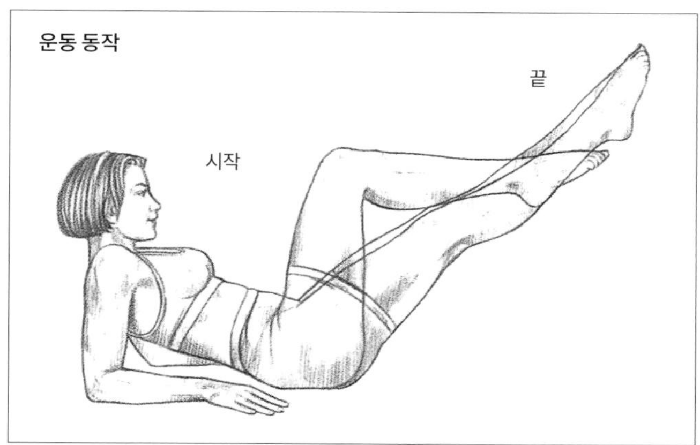
운동 동작
끝
시작

1. 바닥에 앉아 팔뚝으로 몸을 지탱하고, 무릎을 굽힌다. 넓적다리는 수직으로 세우고, 종아리는 수평으로 들어올린다.
2. 숨을 내쉬면서 다리를 쭉 뻗는다. 이때 발을 바닥에서 꽤 높이 들어올려야 한다.
3. 복근을 최대한 수축하고 숨을 들이쉬며 시작 자세로 돌아온다.

→ 이 운동은 몸을 갑자기 비틀지 말고 천천히 실시해야 한다. 허리 근경축을 방지하고, 복근의 자극을 제대로 느끼려면 운동하는 내내 등을 살짝 둥글게 구부려야 한다. 근육에 불타는 느낌이 들 때까지 여러 번 반복해야 최고의 효과를 볼 수 있다.

→ 이 운동은 복직근을 주로 자극하고, 부차적으로 복사근, 고관절 굴곡근(대퇴근막장근, 대퇴직근, 장요근), 치골근을 자극한다.

9 월 - 바 크런치 CRUNCHES ON A WALL-BAR

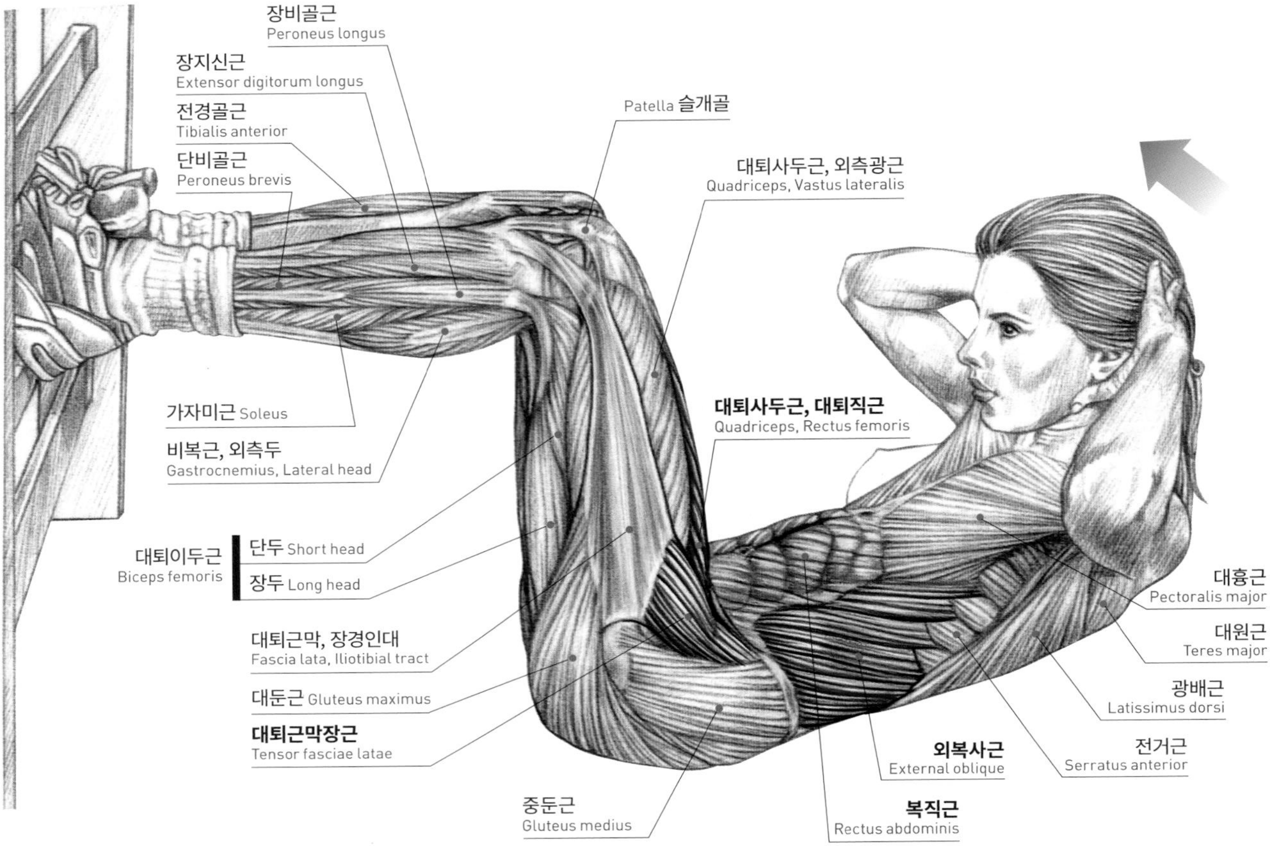

장비골근 Peroneus longus
장지신근 Extensor digitorum longus
전경골근 Tibialis anterior
단비골근 Peroneus brevis
Patella 슬개골
대퇴사두근, 외측광근 Quadriceps, Vastus lateralis
가자미근 Soleus
비복근, 외측두 Gastrocnemius, Lateral head
대퇴사두근, 대퇴직근 Quadriceps, Rectus femoris
대퇴이두근 Biceps femoris
단두 Short head
장두 Long head
대흉근 Pectoralis major
대원근 Teres major
대퇴근막, 장경인대 Fascia lata, Iliotibial tract
광배근 Latissimus dorsi
대둔근 Gluteus maximus
대퇴근막장근 Tensor fasciae latae
외복사근 External oblique
전거근 Serratus anterior
중둔근 Gluteus medius
복직근 Rectus abdominis

1. 바닥에 누워 월 바에 발을 끼우고, 넓적다리를 수직으로 세운다. 상체를 바닥에 내려놓고, 양손은 머리 뒤에 댄다.
2. 숨을 내쉬며 등을 둥글게 구부려 바닥에서 상체를 최대한 들어올린다. 다시 숨을 들이쉬며 시작 자세로 돌아온다.

➡ 이 운동은 복직근을 주로 자극하고, 부차적으로 복사근을 자극한다. 양발을 월 바의 더 아래쪽에 끼우고, 상체와 월바 사이의 간격을 넓히면 골반의 가동 범위가 넓어져서 고관절 굴곡근(장요근, 대퇴직근, 대퇴근막장근)을 더 자극할 수 있다.

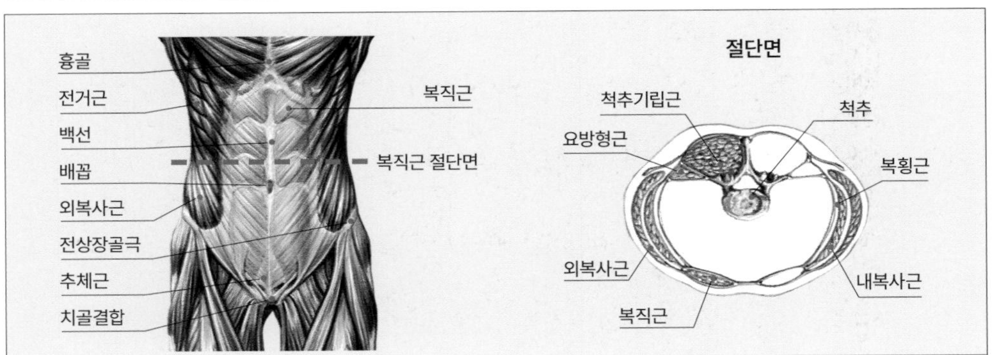
흉골
전거근
백선
배꼽
외복사근
전상장골극
추체근
치골결합
복직근
복직근 절단면
절단면
척추기립근
척추
요방형근
복횡근
외복사근
내복사근
복직근

SEATED KNEE-UPS 시티드 니업 10

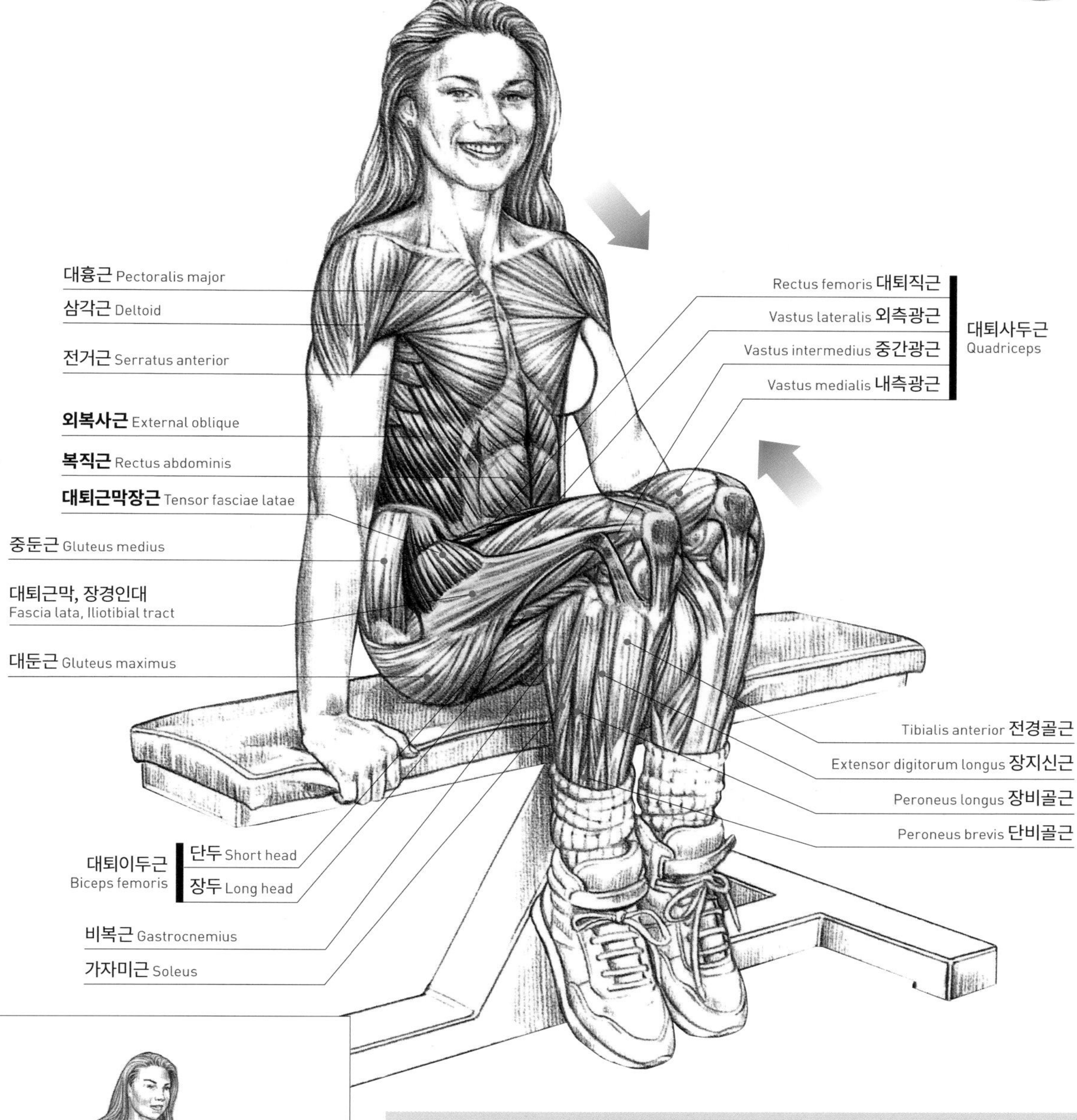
대흉근 Pectoralis major
삼각근 Deltoid
전거근 Serratus anterior
외복사근 External oblique
복직근 Rectus abdominis
대퇴근막장근 Tensor fasciae latae
중둔근 Gluteus medius
대퇴근막, 장경인대
Fascia lata, Iliotibial tract
대둔근 Gluteus maximus
Rectus femoris 대퇴직근
Vastus lateralis 외측광근
Vastus intermedius 중간광근
Vastus medialis 내측광근
대퇴사두근
Quadriceps
Tibialis anterior 전경골근
Extensor digitorum longus 장지신근
Peroneus longus 장비골근
Peroneus brevis 단비골근
대퇴이두근
Biceps femoris
단두 Short head
장두 Long head
비복근 Gastrocnemius
가자미근 Soleus

마무리 자세

1. 벤치에 앉아 양손으로 양쪽 바닥을 짚고, 무릎을 굽힌 다음 발을 바닥에 내려놓는다.
2. 숨을 내쉬면서 등을 둥글게 구부려 가슴을 향해 무릎을 당긴다. 숨을 들이쉬며 발이 지면에 닿을 정도로 내렸다가 동작을 반복한다.

➡ 이 운동은 복직근을 주로 자극하고, 부차적으로 복사근, 고관절 굴곡근(대퇴근막장근, 장요근)을 자극한다.

NOTE
- 복직근의 자극을 제대로 느끼려면 무릎을 다 든 상태에서 등척성 수축을 1~2초간 유지하자.
- 세트당 20회 이상 반복하면 최고의 효과를 볼 수 있다.

11 인클라인 벤치 싯업 INCLINE BENCH SIT-UPS

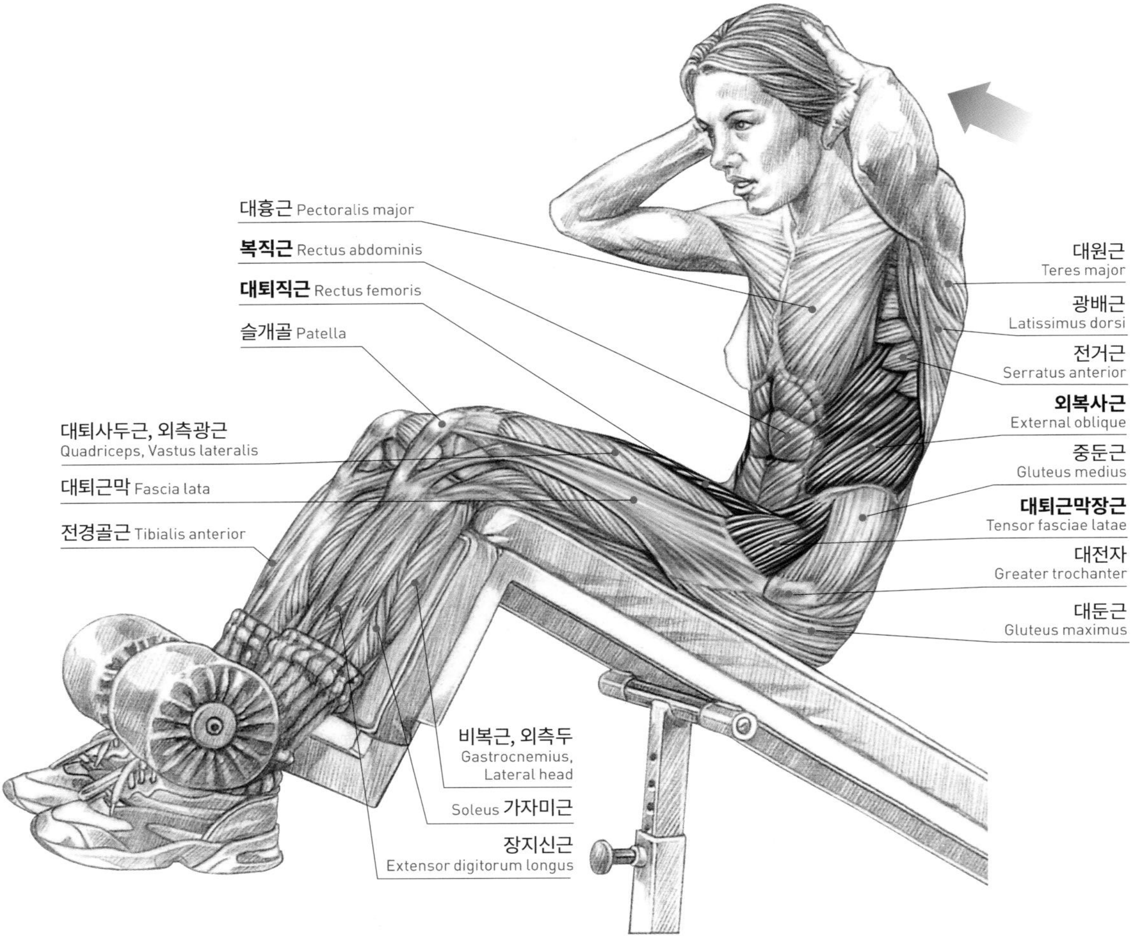

복근 ABDOMEN

대흉근 Pectoralis major
복직근 Rectus abdominis
대퇴직근 Rectus femoris
슬개골 Patella
대퇴사두근, 외측광근 Quadriceps, Vastus lateralis
대퇴근막 Fascia lata
전경골근 Tibialis anterior
대원근 Teres major
광배근 Latissimus dorsi
전거근 Serratus anterior
외복사근 External oblique
중둔근 Gluteus medius
대퇴근막장근 Tensor fasciae latae
대전자 Greater trochanter
대둔근 Gluteus maximus
비복근, 외측두 Gastrocnemius, Lateral head
Soleus 가자미근
장지신근 Extensor digitorum longus

1. 벤치에 앉아 패드 밑에 발을 끼우고, 양손을 머리 옆에 댄다. 숨을 들이쉬며 몸을 뒤로 기대되 20도 이상 기울어지지 않게 한다.
2. 숨을 내쉬면서 등을 살짝 둥글게 구부리며 일어나 복직근을 자극한다.

⇨ 이 운동은 여러 번 반복해야 한다. 그러면 복근뿐만 아니라 장요근, 대퇴근막장근, 대퇴직근까지 자극할 수 있다. 마지막 세 근육은 고관절을 굴곡할 때 동원된다.

변형 운동

- 상체를 약간 비틀면서 들면 복사근에도 자극을 줄 수 있다.

NOTE 몸을 왼쪽으로 비틀면 오른쪽 외복사근과 왼쪽 내복사근이 강하게 자극되고, 복직근도 자극된다. 비트는 동작은 한쪽으로만 하거나 양쪽으로 번갈아 실시해도 된다. 어떤 식으로 하든 근육의 자극을 느끼는 데 집중해야 하며, 등을 지나치게 비틀 필요는 없다.

상체를 비트는 동작이 추가된 변형 운동

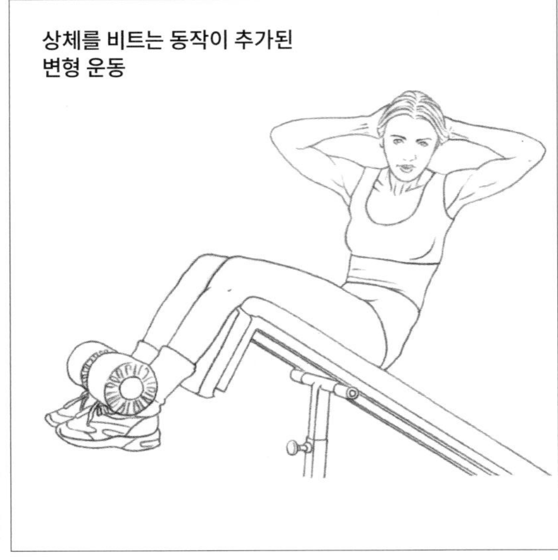

INCLINE BOARD SIT-UPS 인클라인 보드 싯업

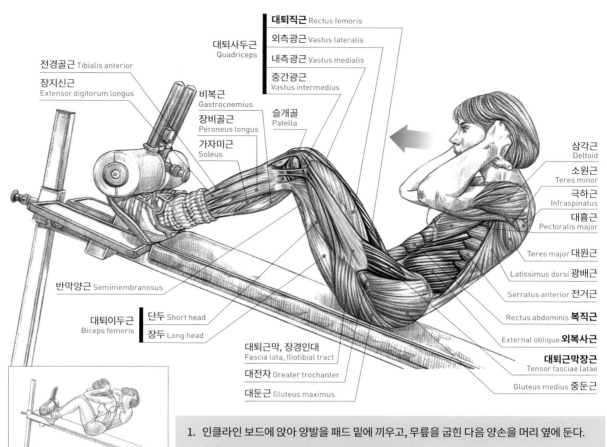

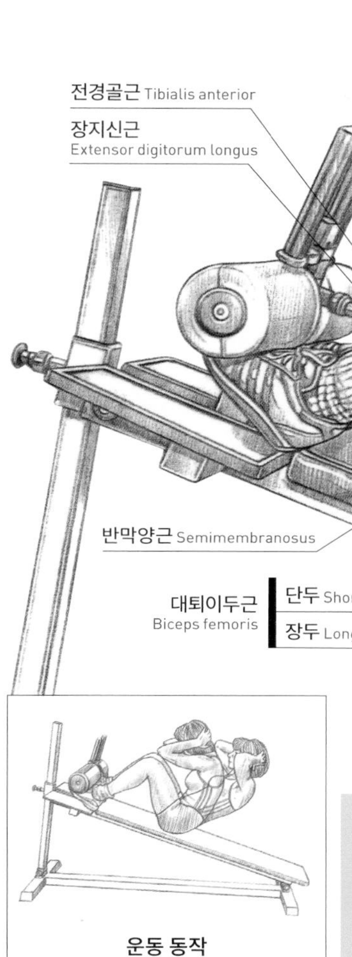
대퇴직근 Rectus femoris
외측광근 Vastus lateralis
내측광근 Vastus medialis
중간광근 Vastus intermedius
대퇴사두근 Quadriceps
전경골근 Tibialis anterior
장지신근 Extensor digitorum longus
비복근 Gastrocnemius
장비골근 Peroneus longus
가자미근 Soleus
슬개골 Patella
삼각근 Deltoid
소원근 Teres minor
극하근 Infraspinatus
대흉근 Pectoralis major
Teres major 대원근
Latissimus dorsi 광배근
Serratus anterior 전거근
Rectus abdominis 복직근
External oblique 외복사근
대퇴근막장근 Tensor fasciae latae
Gluteus medius 중둔근
반막양근 Semimembranosus
대퇴이두근 Biceps femoris
단두 Short head
장두 Long head
대퇴근막, 장경인대 Fascia lata, Iliotibial tract
대전자 Greater trochanter
대둔근 Gluteus maximus

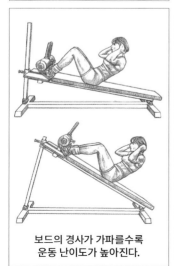

운동 동작

1. 인클라인 보드에 앉아 양발을 패드 밑에 끼우고, 무릎을 굽힌 다음 양손을 머리 옆에 둔다.
2. 숨을 내쉬며 등을 둥글게 구부리고 상체를 든다.
3. 숨을 들이쉬며 등을 둥글게 구부린 채로 보드를 향해 상체를 천천히 내리자. 이때 상체가 보드에 닿지 않게 하고, 복부에 불타는 느낌이 들 때까지 동작을 반복한다.

⇨ 이 운동은 주로 복근, 그중에서도 복직근을 자극한다.

⇨ 고관절 굴곡근(장요근, 대퇴근막장근, 봉공근, 대퇴직근)도 부차적으로 자극된다. 세트당 10~20회씩 여러 번 반복해야 최고의 효과를 볼 수 있다.

보드의 경사가 가파를수록 운동 난이도가 높아진다.

변형 운동

- 인클라인 보드의 경사가 가파를수록 상체를 들 때 힘이 더 든다.
- 상체를 살짝만 들었다 내리는 식의 좁은 가동 범위로 실시해도 되고, 상체를 거의 보드 바로 위까지 내리는 식의 넓은 가동 범위로 실시해도 된다.
- 난이도를 낮추려면 양팔을 앞으로 뻗고 실시하자.

팔을 앞으로 뻗고 하는 변형 운동

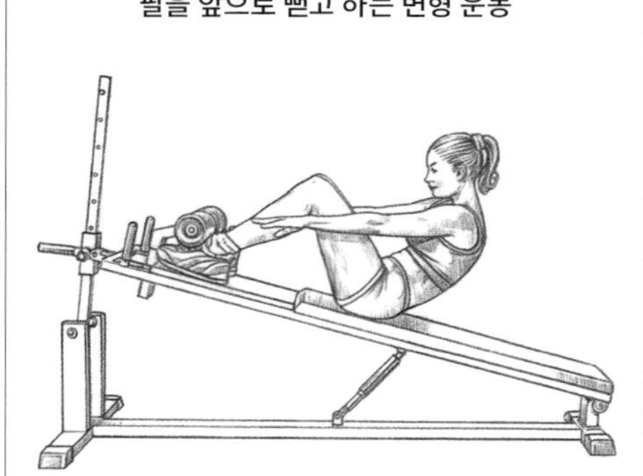

13 서스펜디드 벤치 싯업 SUSPENDED BENCH SIT-UPS

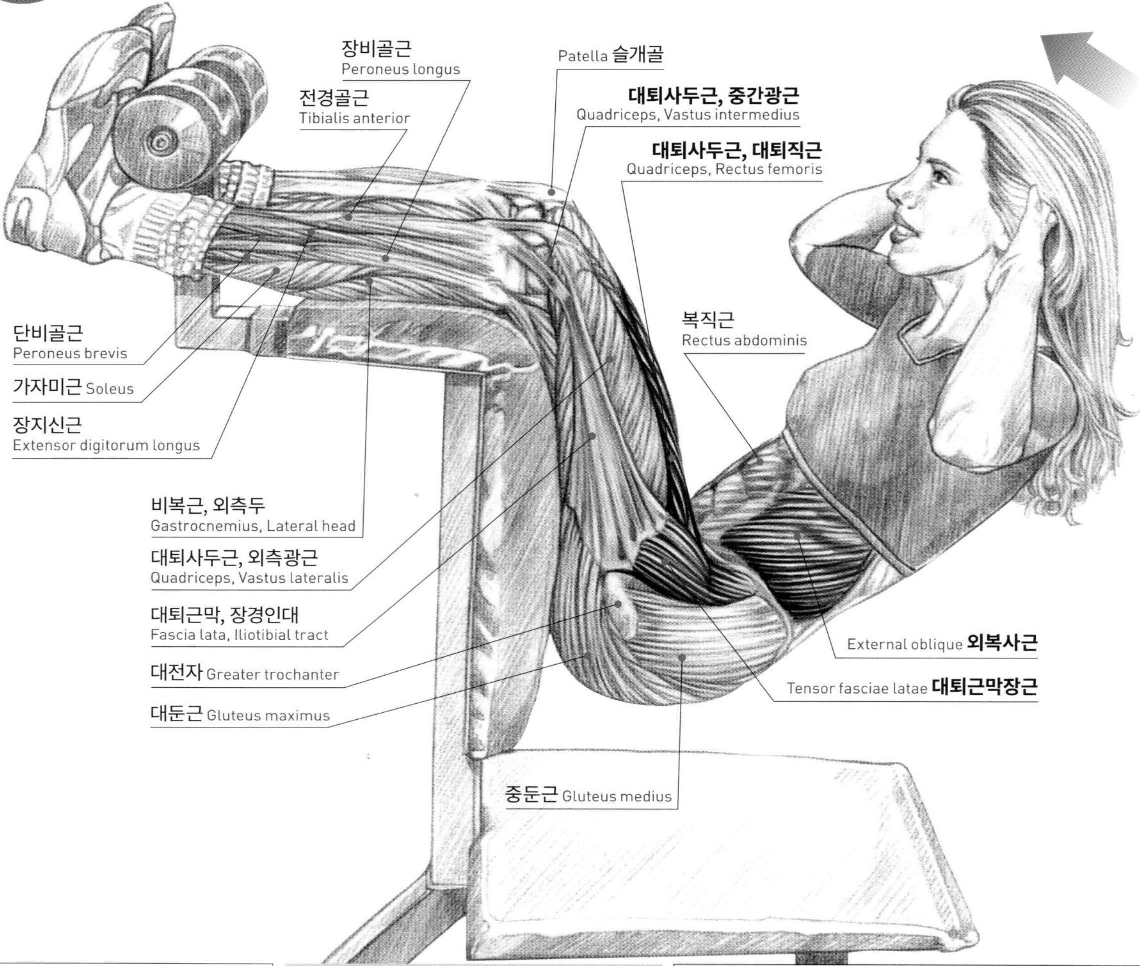

장비골근
Peroneus longus

Patella 슬개골

전경골근
Tibialis anterior

대퇴사두근, 중간광근
Quadriceps, Vastus intermedius

대퇴사두근, 대퇴직근
Quadriceps, Rectus femoris

복직근
Rectus abdominis

단비골근
Peroneus brevis

가자미근 Soleus

장지신근
Extensor digitorum longus

비복근, 외측두
Gastrocnemius, Lateral head

대퇴사두근, 외측광근
Quadriceps, Vastus lateralis

대퇴근막, 장경인대
Fascia lata, Iliotibial tract

대전자 Greater trochanter

대둔근 Gluteus maximus

External oblique **외복사근**

Tensor fasciae latae **대퇴근막장근**

중둔근 Gluteus medius

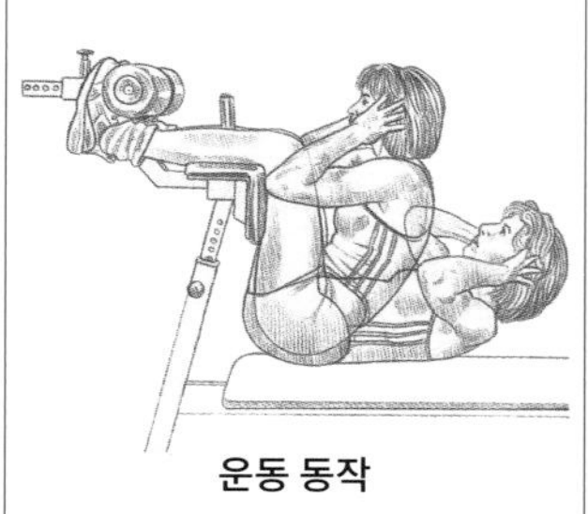
운동 동작

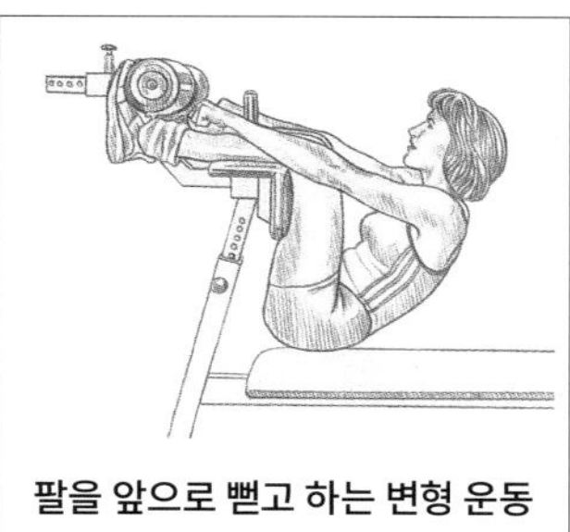
팔을 앞으로 뻗고 하는 변형 운동

1. 패드 밑에 발을 끼우고, 상체를 내려 공중에 띄운 다음 양손을 머리 옆에 댄다.
2. 숨을 내쉬며 상체를 들어 머리를 무릎에 닿게 하려고 노력한다. 척추는 반드시 둥글게 말아야 한다.
3. 숨을 들이쉬며 시작 자세로 돌아간다.

➡ 이 운동은 복직근을 아주 잘 발달시킨다. 또한 복사근도 강하게 자극한다. 고관절을 굴곡할 때는 대퇴직근과 장요근, 대퇴근막장근이 강하게 동원된다는 사실을 기억하자.

NOTE 이 운동을 하려면 상당한 근력이 필요하므로, 우선 쉬운 운동으로 복근부터 길러두어야 한다.

고관절 굴곡근

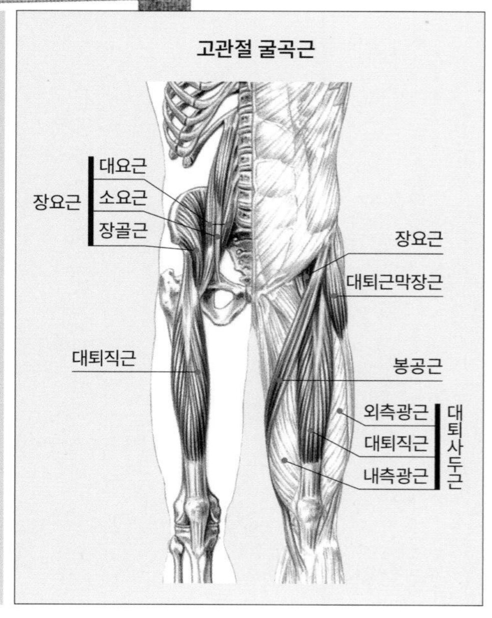
장요근
대요근
소요근
장골근
장요근
대퇴근막장근
대퇴직근
봉공근
외측광근
대퇴직근
내측광근
대퇴사두근

앱도미널 체어에서 하는 레그 레이즈
LEG RAISES IN AN ABDOMINAL CHAIR

14

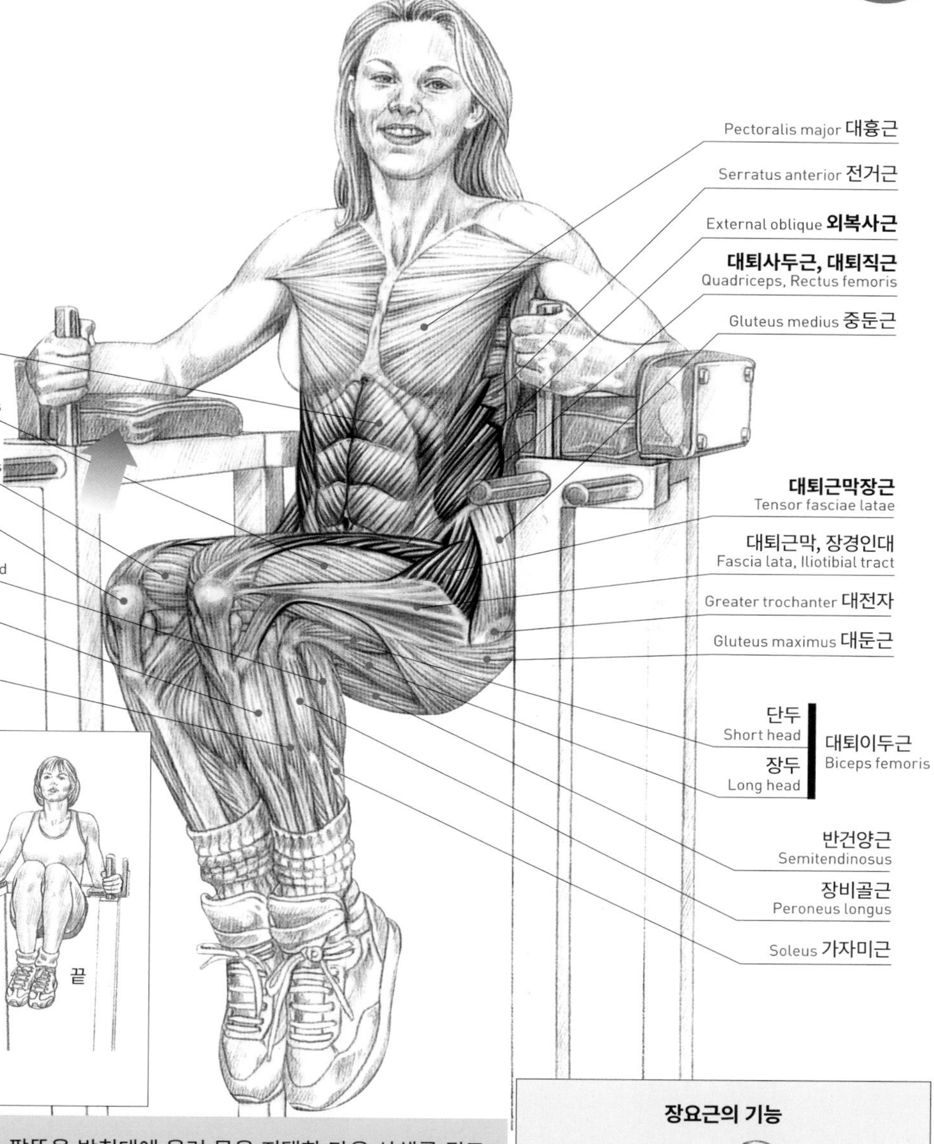

Pectoralis major 대흉근
Serratus anterior 전거근
External oblique **외복사근**
대퇴사두근, 대퇴직근 Quadriceps, Rectus femoris
Gluteus medius 중둔근
복직근 Rectus abdominis
대퇴사두근, 외측광근 Quadriceps, Vastus lateralis
대퇴사두근, 내측광근 Quadriceps, Vastus medialis
슬개골 Patella
비복근, 외측두 Gastrocnemius, Lateral head
전경골근 Tibialis anterior
장지신근 Extensor digitorum longus
대퇴근막장근 Tensor fasciae latae
대퇴근막, 장경인대 Fascia lata, Iliotibial tract
Greater trochanter 대전자
Gluteus maximus 대둔근
대퇴이두근 Biceps femoris: 단두 Short head, 장두 Long head
반건양근 Semitendinosus
장비골근 Peroneus longus
Soleus 가자미근

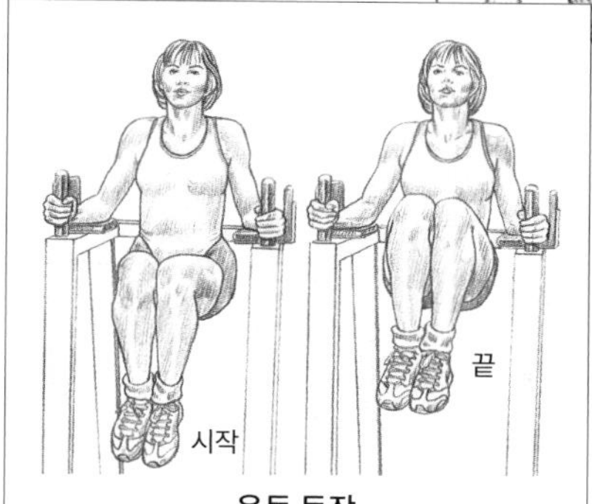

시작
끝
운동 동작

1. 머신의 손잡이를 잡고 팔뚝을 받침대에 올려 몸을 지탱한 다음 상체를 뒤로 민다.
2. 숨을 내쉬며 무릎을 가슴 쪽으로 들어올린다. 이때 등을 둥글게 구부려서 복근을 강하게 수축하자. 숨을 들이쉬며 시작 자세로 돌아간다.

➡ 이 운동은 고관절 굴곡근(특히 장요근)과 복사근, 복직근 하부를 자극한다.

변형 운동

- 복근에 자극을 집중시키려면 좁은 범위에서 다리만 움직이자. 등은 둥글게 구부리고 무릎은 수평 지점 밑으로는 내리지 말자.
- 강도를 높이려면 다리를 뻗고 실시해 보자. 단, 이 동작을 하려면 슬굴곡근의 유연성이 좋아야 한다.
- 동작 마지막에 무릎을 가슴 쪽으로 모으고 몇 초 동안 등척성 수축을 해도 된다.

장요근의 기능

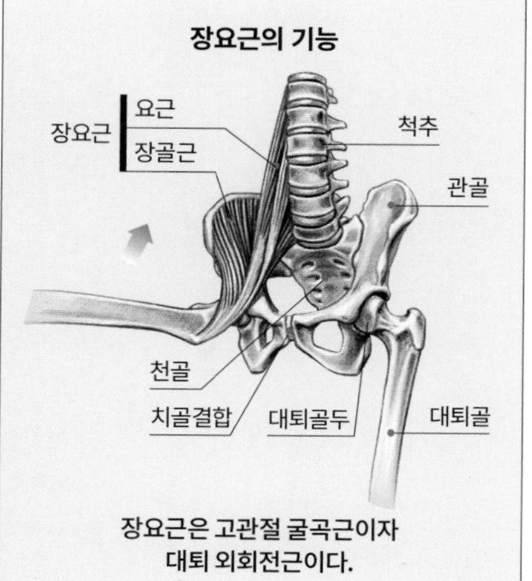
장요근
요근
장골근
척추
관골
천골
치골결합
대퇴골두
대퇴골

장요근은 고관절 굴곡근이자 대퇴 외회전근이다.

15 행잉 레그 레이즈 HANGING LEG LAISES

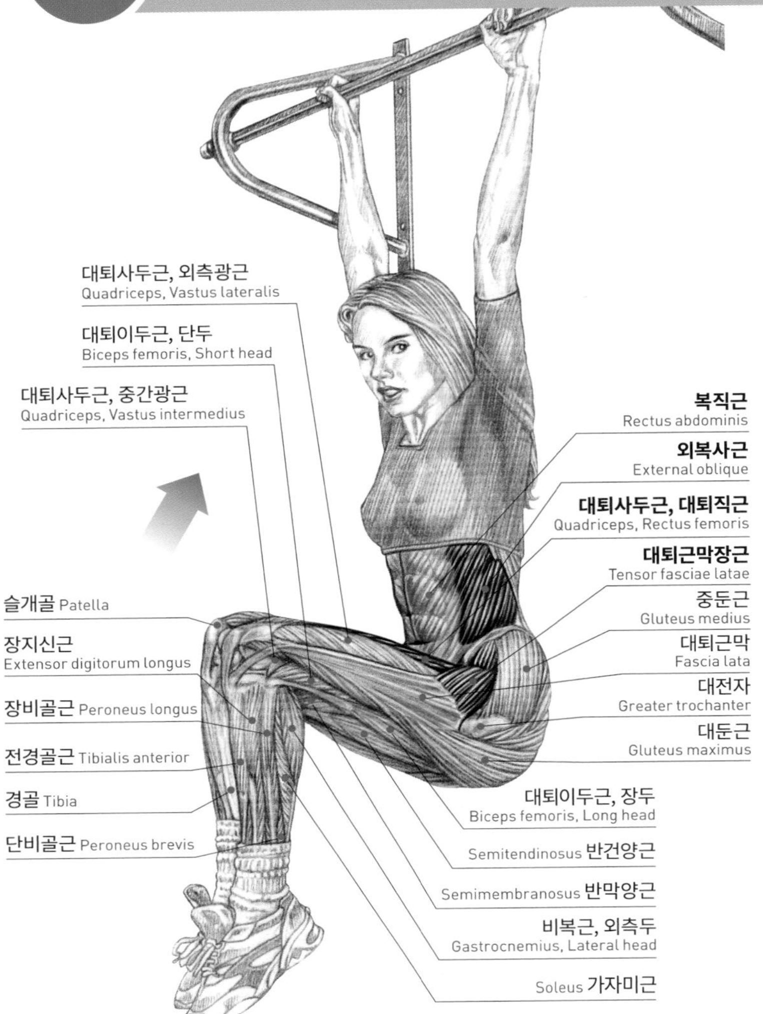
대퇴사두근, 외측광근
Quadriceps, Vastus lateralis
대퇴이두근, 단두
Biceps femoris, Short head
대퇴사두근, 중간광근
Quadriceps, Vastus intermedius
슬개골 Patella
장지신근
Extensor digitorum longus
장비골근 Peroneus longus
전경골근 Tibialis anterior
경골 Tibia
단비골근 Peroneus brevis
복직근
Rectus abdominis
외복사근
External oblique
대퇴사두근, 대퇴직근
Quadriceps, Rectus femoris
대퇴근막장근
Tensor fasciae latae
중둔근
Gluteus medius
대퇴근막
Fascia lata
대전자
Greater trochanter
대둔근
Gluteus maximus
대퇴이두근, 장두
Biceps femoris, Long head
Semitendinosus 반건양근
Semimembranosus 반막양근
비복근, 외측두
Gastrocnemius, Lateral head
Soleus 가자미근

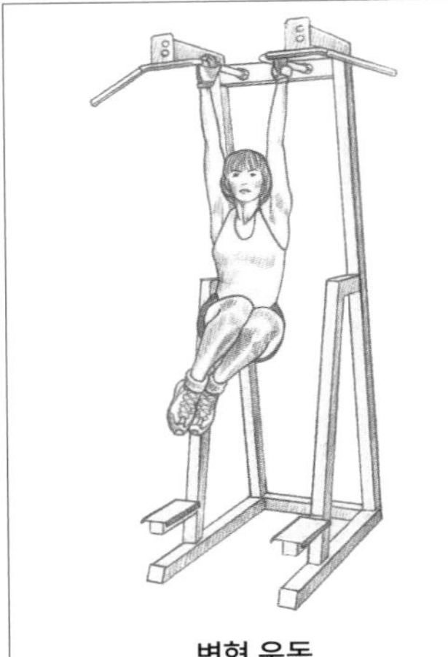

변형 운동

다리를 왼쪽과 오른쪽으로 번갈아 들면 복사근이 더 강하게 자극된다.

1. 머리 위에 고정된 바에 매달린다.
2. 숨을 내쉬며 무릎을 최대한 높이 올린다. 척추를 말아 올리기 쉽게 치골과 흉골을 동일 선상에 놓는다.
3. 숨을 들이쉬며 시작 자세로 돌아간다.

➡ 이 운동은 다리를 들어올릴 때는 장요근과 대퇴직근, 대퇴근막장근이 사용되고, 무릎을 구부려 들어올릴 때는 복직근과 복사근이 사용된다.

➡ 복근에 자극을 집중하려면 무릎을 수평 지점 밑으로 내리지 않도록 주의하면서 동작을 실시하자.

복근과 요추의 균형

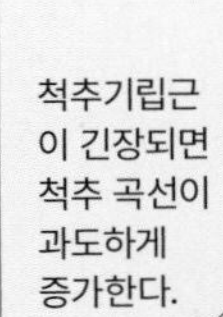

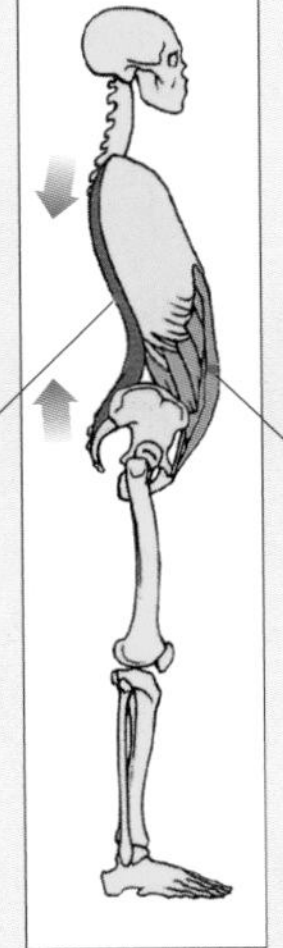
척추기립근 이 긴장되면 척추 곡선이 과도하게 증가한다.
복근의 긴장도가 떨어지면 복부가 처진다.

복근과 몸 뒤쪽의 척추기립근을 균형 있게 운동하는 것이 중요하다. 두 근육 중 한 근육이 저긴장이나 과긴장 상태가 되면 자세가 나빠져 나중에 문제가 생길 수도 있다.

예를 들어, 척추기립근(요추와 천추 부근) 하부가 과긴장하고 복근이 저긴장하면 척추 전만증이 생겨서 배가 볼록 튀어나온다.

반대로 복근이 과긴장하고 척추기립근 상부(척추 근육, 최장근, 흉장늑근)가 느슨해지면 척추 곡선이 사라져 등 상단이 굽는 척추 후만증이 생긴다.

따라서 복근과 척추기립근을 균형 있게 운동해야 한다.

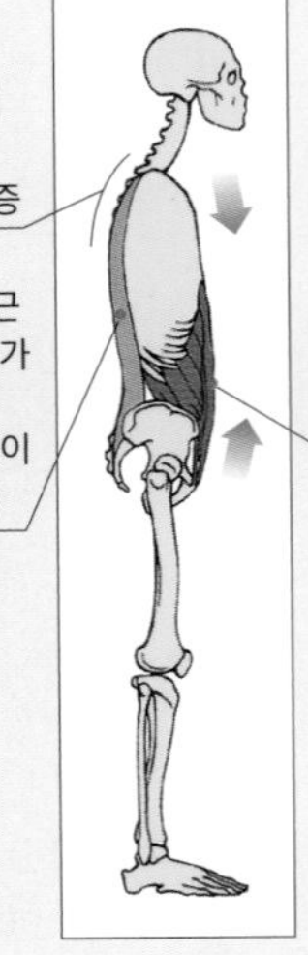
등 상단이 굽어진 척추후만증
척추기립근 의 긴장도가 떨어지면 척추 곡선이 사라진다.
복근이 과도하게 긴장된 상태

INCLINE REVERSE CRUNCHES 인클라인 리버스 크런치 16

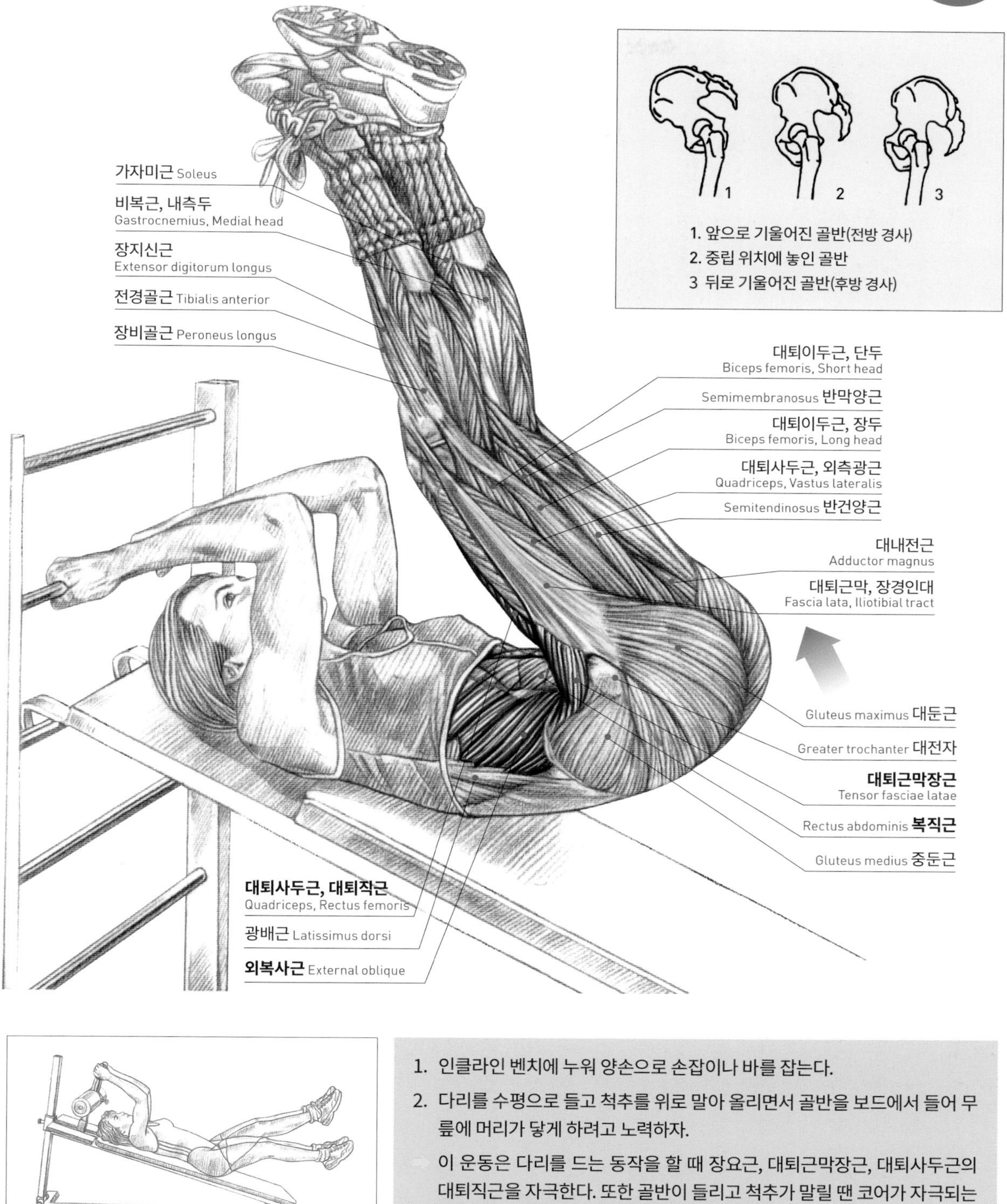

가자미근 Soleus
비복근, 내측두 Gastrocnemius, Medial head
장지신근 Extensor digitorum longus
전경골근 Tibialis anterior
장비골근 Peroneus longus

1. 앞으로 기울어진 골반(전방 경사)
2. 중립 위치에 놓인 골반
3 뒤로 기울어진 골반(후방 경사)

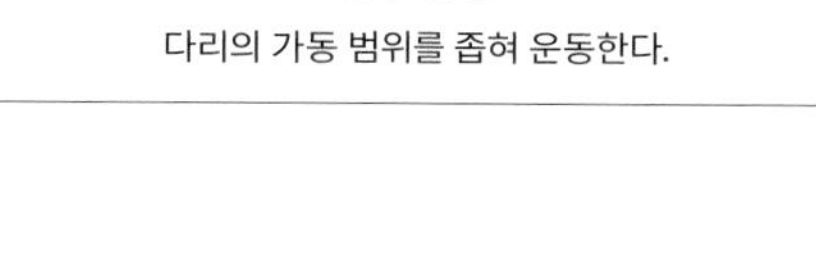

대퇴이두근, 단두 Biceps femoris, Short head
Semimembranosus 반막양근
대퇴이두근, 장두 Biceps femoris, Long head
대퇴사두근, 외측광근 Quadriceps, Vastus lateralis
Semitendinosus 반건양근
대내전근 Adductor magnus
대퇴근막, 장경인대 Fascia lata, Iliotibial tract
Gluteus maximus 대둔근
Greater trochanter 대전자
대퇴근막장근 Tensor fasciae latae
Rectus abdominis **복직근**
Gluteus medius 중둔근
대퇴사두근, 대퇴직근 Quadriceps, Rectus femoris
광배근 Latissimus dorsi
외복사근 External oblique

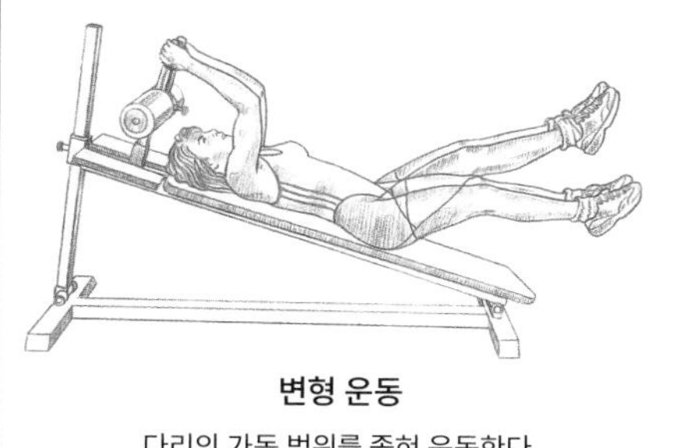

변형 운동
다리의 가동 범위를 좁혀 운동한다.

1. 인클라인 벤치에 누워 양손으로 손잡이나 바를 잡는다.
2. 다리를 수평으로 들고 척추를 위로 말아 올리면서 골반을 보드에서 들어 무릎에 머리가 닿게 하려고 노력하자.

➡ 이 운동은 다리를 드는 동작을 할 때 장요근, 대퇴근막장근, 대퇴사두근의 대퇴직근을 자극한다. 또한 골반이 들리고 척추가 말릴 땐 코어가 자극되는데, 특히 배꼽 밑의 복직근이 강하게 자극된다.

NOTE 하복부를 강화하는 데 좋은 운동이다. 난이도가 높은 운동이므로 초보자는 벤치의 경사를 완만하게 하여 실시하자.

17 리버스 크런치 REVERSE CRUNCHES

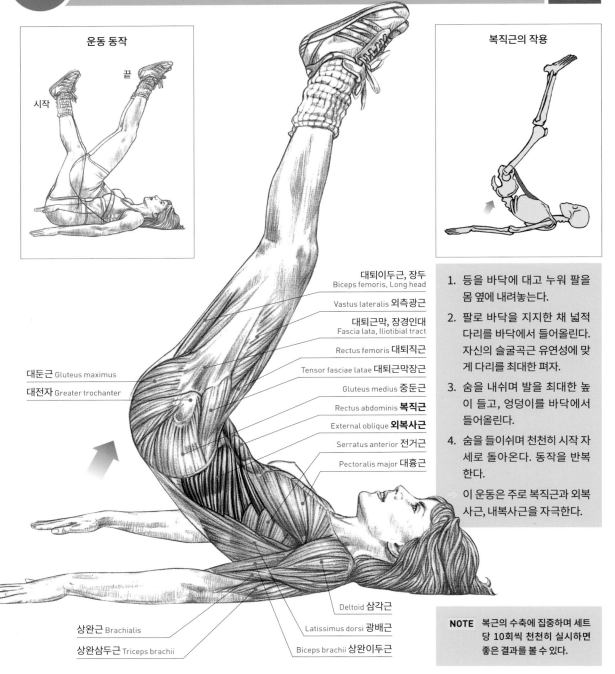

운동 동작

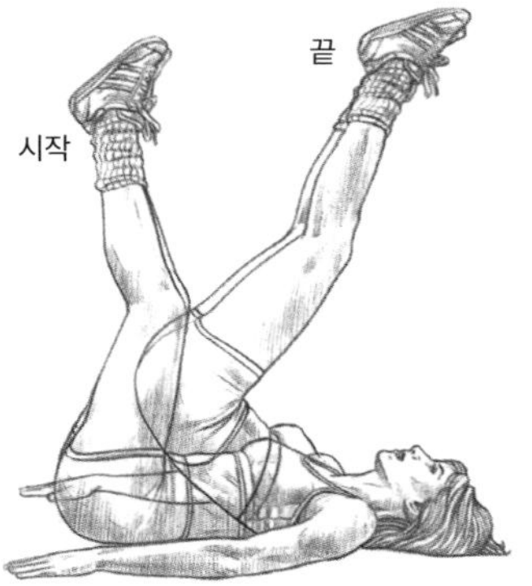

시작

끝

복직근의 작용

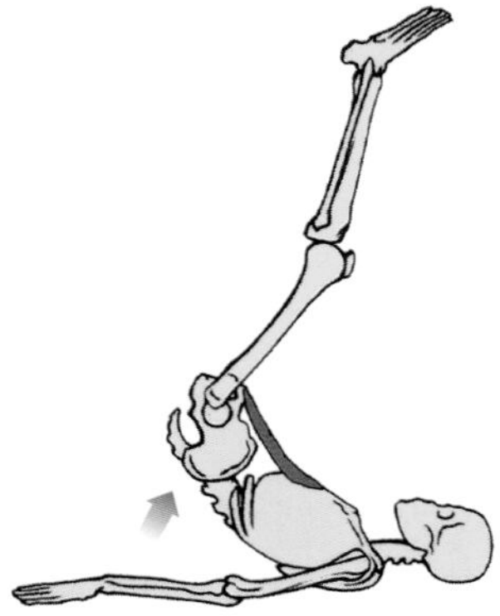

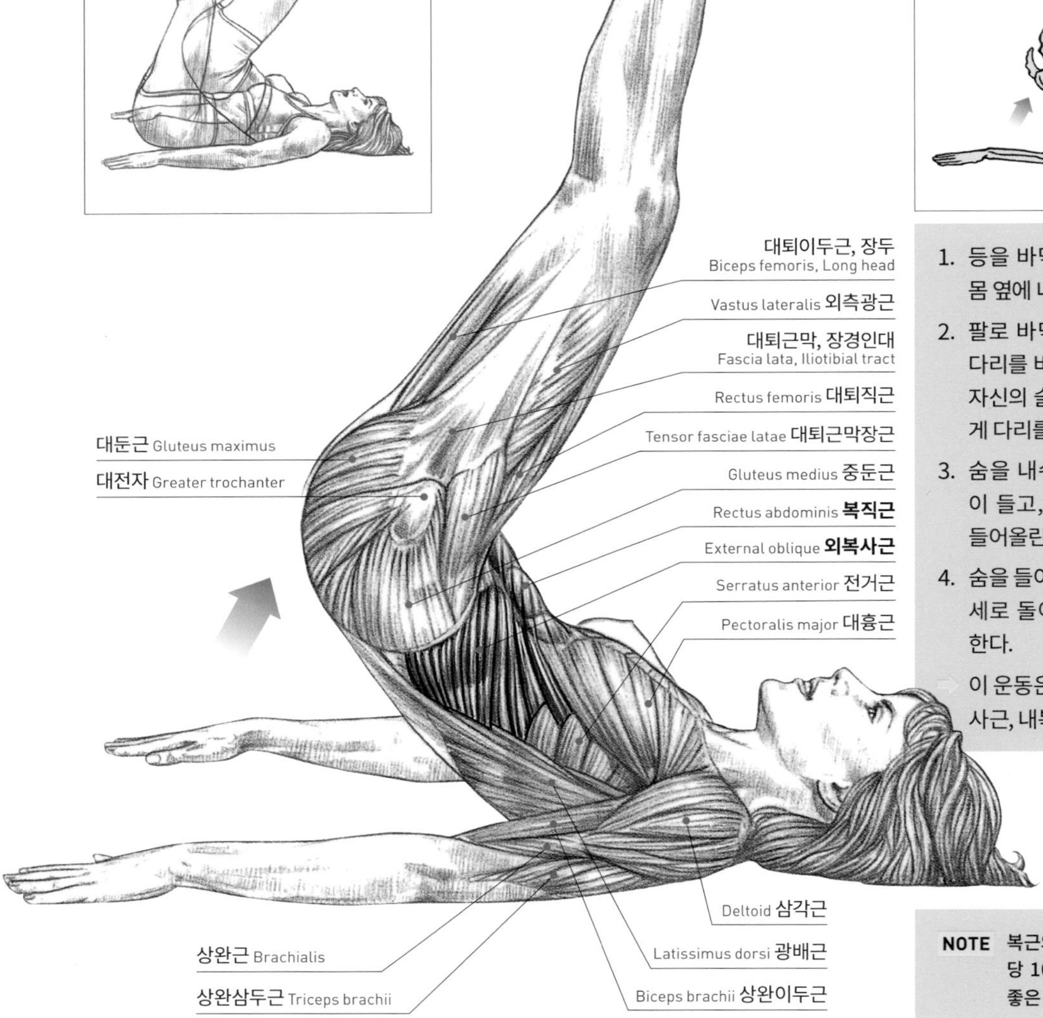

대퇴이두근, 장두 Biceps femoris, Long head
Vastus lateralis 외측광근
대퇴근막, 장경인대 Fascia lata, Iliotibial tract
Rectus femoris 대퇴직근
Tensor fasciae latae 대퇴근막장근
Gluteus medius 중둔근
Rectus abdominis **복직근**
External oblique **외복사근**
Serratus anterior 전거근
Pectoralis major 대흉근
대둔근 Gluteus maximus
대전자 Greater trochanter
Deltoid 삼각근
Latissimus dorsi 광배근
Biceps brachii 상완이두근
상완근 Brachialis
상완삼두근 Triceps brachii

1. 등을 바닥에 대고 누워 팔을 몸 옆에 내려놓는다.
2. 팔로 바닥을 지지한 채 넓적다리를 바닥에서 들어올린다. 자신의 슬굴곡근 유연성에 맞게 다리를 최대한 펴자.
3. 숨을 내쉬며 발을 최대한 높이 들고, 엉덩이를 바닥에서 들어올린다.
4. 숨을 들이쉬며 천천히 시작 자세로 돌아온다. 동작을 반복한다.

이 운동은 주로 복직근과 외복사근, 내복사근을 자극한다.

NOTE 복근의 수축에 집중하며 세트당 10회씩 천천히 실시하면 좋은 결과를 볼 수 있다.

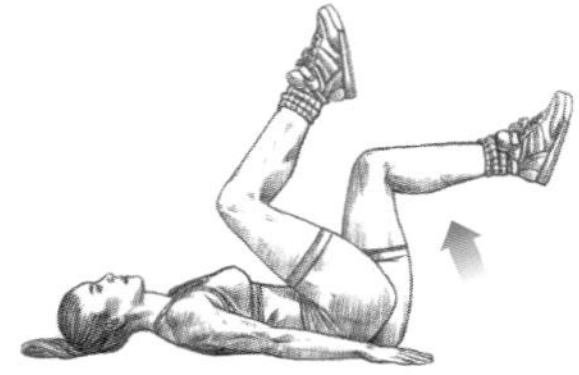

변형 운동

- 등을 바닥에 붙인 채 골반만 들어올리는 식으로 가동 범위를 좁혀서 실시해도 된다. 이렇게 하면 배꼽 밑의 하복직근에 자극을 집중할 수 있다. 세트당 20회 정도를 반복한다.
- 허리가 약한 경우 허리 보호를 위해 양손을 엉덩이 밑에 두고 실시해도 된다.

바닥에서 하는 펠빅 로테이션
PELVIC ROTATIONS ON THE FLOOR

대퇴사두근 Quadriceps
내측광근 Vastus medialis
외측광근 Vastus lateralis
대퇴직근 Rectus femoris
대퇴근막장근 Tensor fasciae latae
미골 Coccyx
장골능 Iliac crest
흉요근막 Fascia thoracolumbaris
광배근 Latissimus dorsi
External oblique 외복사근
Pectoralis major 대흉근
Serratus anterior 전거근
Subscapularis 견갑하근
Teres major 대원근
Deltoid 삼각근
소원근 Teres minor
상완삼두근 Triceps brachii
장두 Long head
단두 Short head
상완이두근 Biceps brachii
상완근 Brachialis

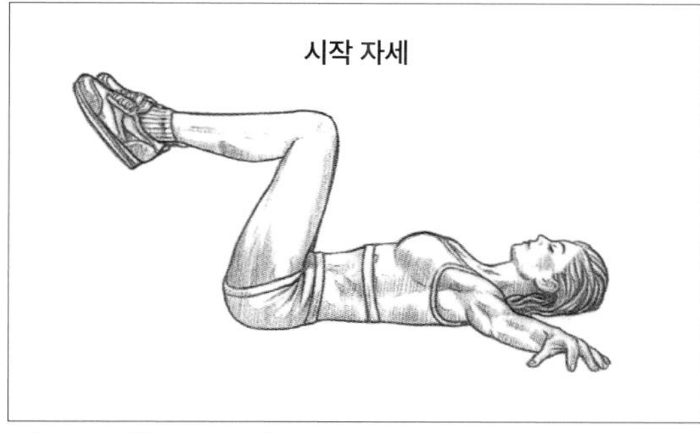
시작 자세

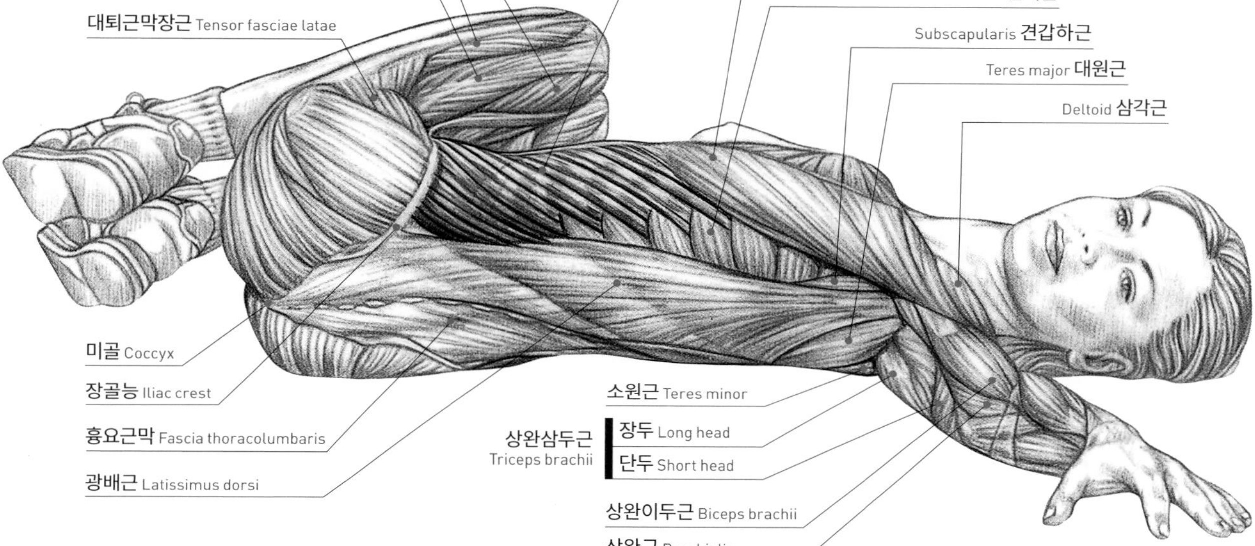

1. 바닥에 누워 양팔을 십자 형태로 뻗은 다음 양손을 바닥에 대고, 다리를 들어 무릎을 굽힌다.
2. 숨을 내쉬면서 골반을 돌려 무릎을 천천히 바닥으로 내린다.
3. 숨을 들이쉬면서 시작 자세로 돌아온 후 반대쪽으로 같은 동작을 반복한다.

⇒ 정적 수축을 할 때 고관절 굴곡근이 동원되기는 하지만 주로 자극되는 근육은 복사근과 배꼽 밑의 복직근이다. 세트당 20~30회씩 천천히 동작을 수행하면 최고의 효과를 볼 수 있다.

변형 운동

- 넓적다리 뒤쪽이 유연한 사람은 다리를 뻗은 채로 동작해서 운동의 난이도를 높일 수 있다.
- 복사근을 더 늘이고 싶으면 골반을 돌릴 때 반대 방향으로 머리를 함께 돌리자. 무릎을 왼쪽으로 내리면 머리는 오른쪽으로 돌리는 식이다. 이 변형 운동은 복사근과 허리를 늘여주는 일종의 스트레칭이기도 하다.

NOTE 복사근을 제대로 늘이려면 무릎을 내릴 때 머리와 어깨가 바닥에서 떨어지면 안 된다.

19 바닥에 발을 붙이고 하는 오블리크 크런치
OBLIQUE CRUNCHES WITH FEET ON THE FLOOR

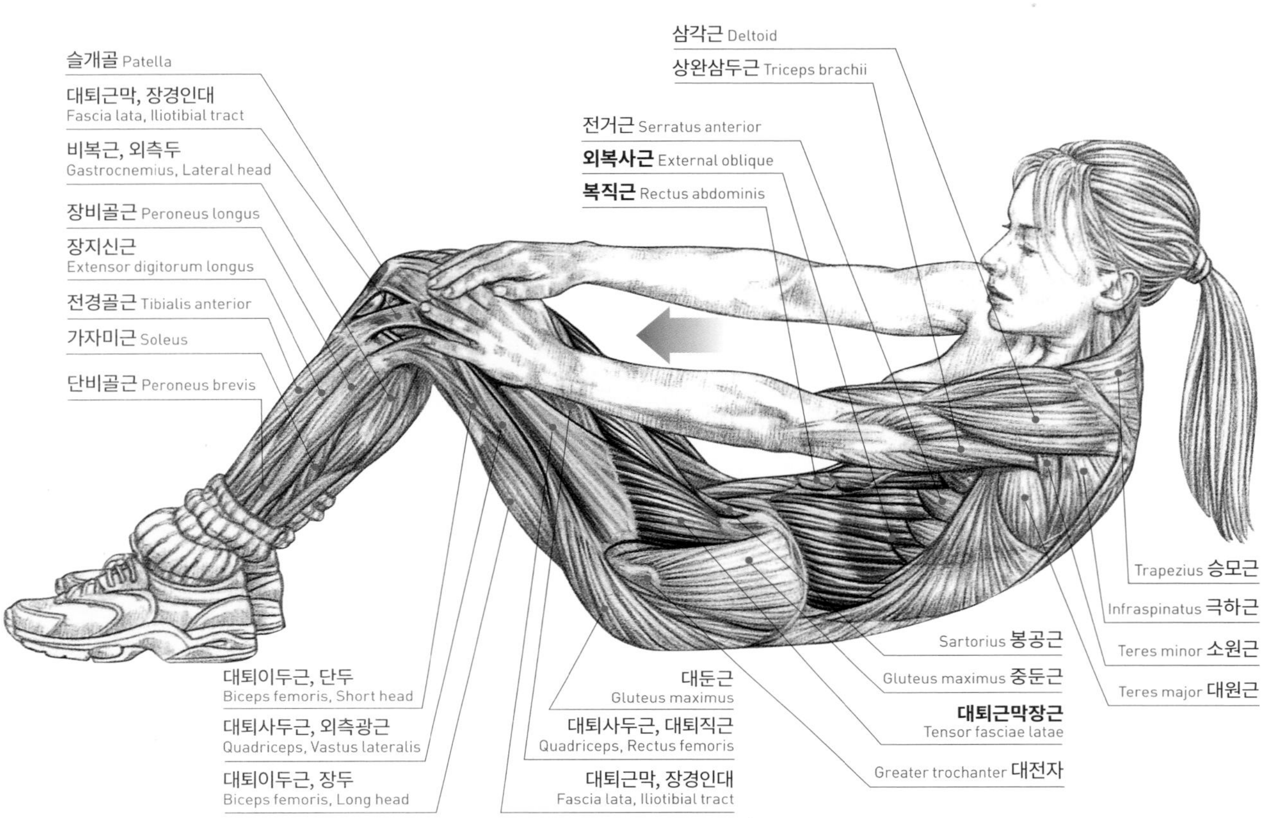

슬개골 Patella
대퇴근막, 장경인대 Fascia lata, Iliotibial tract
비복근, 외측두 Gastrocnemius, Lateral head
장비골근 Peroneus longus
장지신근 Extensor digitorum longus
전경골근 Tibialis anterior
가자미근 Soleus
단비골근 Peroneus brevis
삼각근 Deltoid
상완삼두근 Triceps brachii
전거근 Serratus anterior
외복사근 External oblique
복직근 Rectus abdominis
Trapezius 승모근
Infraspinatus 극하근
Teres minor 소원근
Teres major 대원근
Sartorius 봉공근
Gluteus maximus 중둔근
대퇴근막장근 Tensor fasciae latae
Greater trochanter 대전자
대퇴이두근, 단두 Biceps femoris, Short head
대퇴사두근, 외측광근 Quadriceps, Vastus lateralis
대퇴이두근, 장두 Biceps femoris, Long head
대둔근 Gluteus maximus
대퇴사두근, 대퇴직근 Quadriceps, Rectus femoris
대퇴근막, 장경인대 Fascia lata, Iliotibial tract

시작 자세

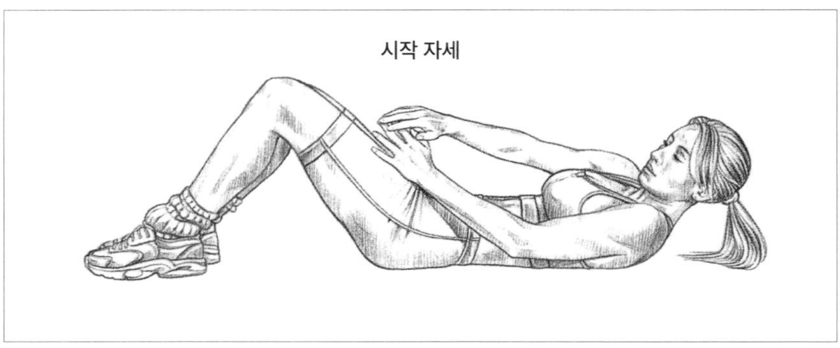

1. 바닥에 누워 무릎을 굽히고, 발바닥을 바닥에 붙인다. 양팔은 몸 한쪽으로 수평이 되게 든다.
2. 숨을 내쉬며 등을 구부려 바닥에서 어깨를 들고, 상체를 살짝 비틀어서 양손이 한쪽 무릎에 닿게 한다. 숨을 들이쉬며 시작 자세로 돌아온다.
3. 시작 자세로 돌아올 때 상체가 바닥에 닿지 않게 하자. 근육에 불타는 느낌이 들 때까지 양쪽으로 번갈아 동작을 반복한다.

➡ 이 운동은 주로 복사근과 복직근을 자극한다. 고관절의 움직임은 많지 않기 때문에 대퇴직근과 장요근, 대퇴근막장근이 동원되기는 하지만 강도가 세지는 않다.

복부의 다양한 유형

군살 없이 납작한 배는 복근이 선명해 보인다. 그런데 몸은 통통한데 복근만은 탄탄한 사람이 있다. 이런 사람이 뱃살을 빼려면 균형 잡힌 식사와 규칙적인 운동 프로그램을 병행해서 지방층의 두께를 줄이는 수밖에 없다.

반면에 몸은 지방 없이 말랐는데 배가 튀어나온 사람도 있다. 복근의 탄력이 부족해 긴장이 풀려 있기 때문이다. 이런 사람은 자세의 균형을 되찾아 주는 운동을 중점적으로 실시해 복벽을 단련해야 한다.

피하 지방과 내장 지방

완전히 마른 사람이 아니더라도 복부는 생각만큼 많은 지방으로 덮여 있지는 않다. 비만이 아니어도 복직근은 몇 밀리미터에서 몇 센티미터의 지방으로도 쉽게 가려진다. 배가 나오는 이유는 이 피하 지방에 원인이 있는 것이 아니라, 소위 '내장 지방'이라고 하는 내부의 지방이 복부를 안에서 밖으로 밀어내기 때문이다.

다양한 유형의 복벽을 보여 주는 단면도

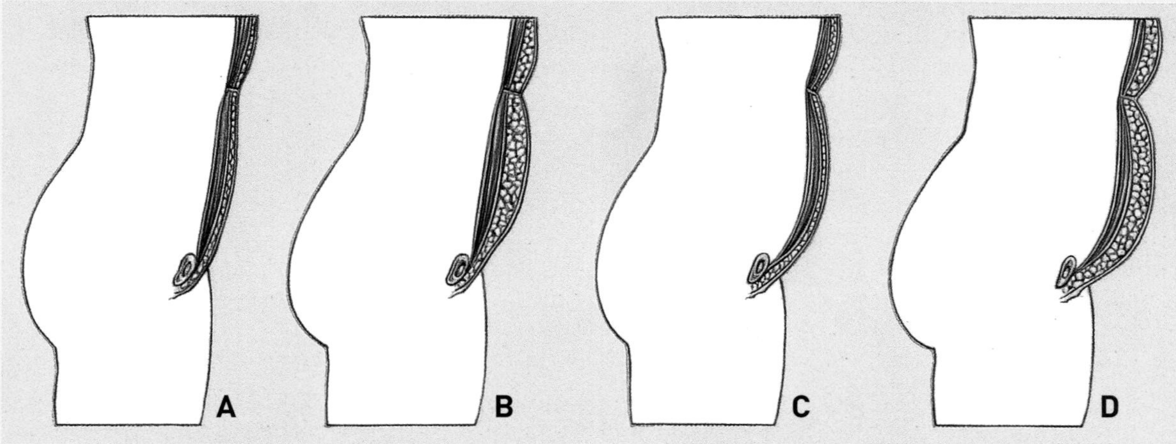
A
B
C
D

A. 근육의 탄력이 살아 있는 정상적 복벽

B. 근육에 탄력도 있고 복벽도 정상이지만, 피하지방이 많아서 하수증*이 있는 것처럼 보이는 경우

C. 체지방은 없지만, 근육에 탄력이 부족해서 하수증이 생긴 복벽

D. 체지방도 많고, 근육에 탄력도 부족해서 하수증이 생긴 복벽

* 하수증(ptosis)
장기가 아래로 처지는 증상. 장기를 감싸고 있어야 할 주변 조직의 힘이 풀려 발생한다. 복벽의 탄력이 부족하면 내장을 감싸고 있을 힘이 없어져 배가 아래로 꺼지고, 그렇게 생긴 빈 공간으로 내장이 내려간다.

20 트위스트 크런치 TWIST CRUNCHES

복근 ABDOMEN

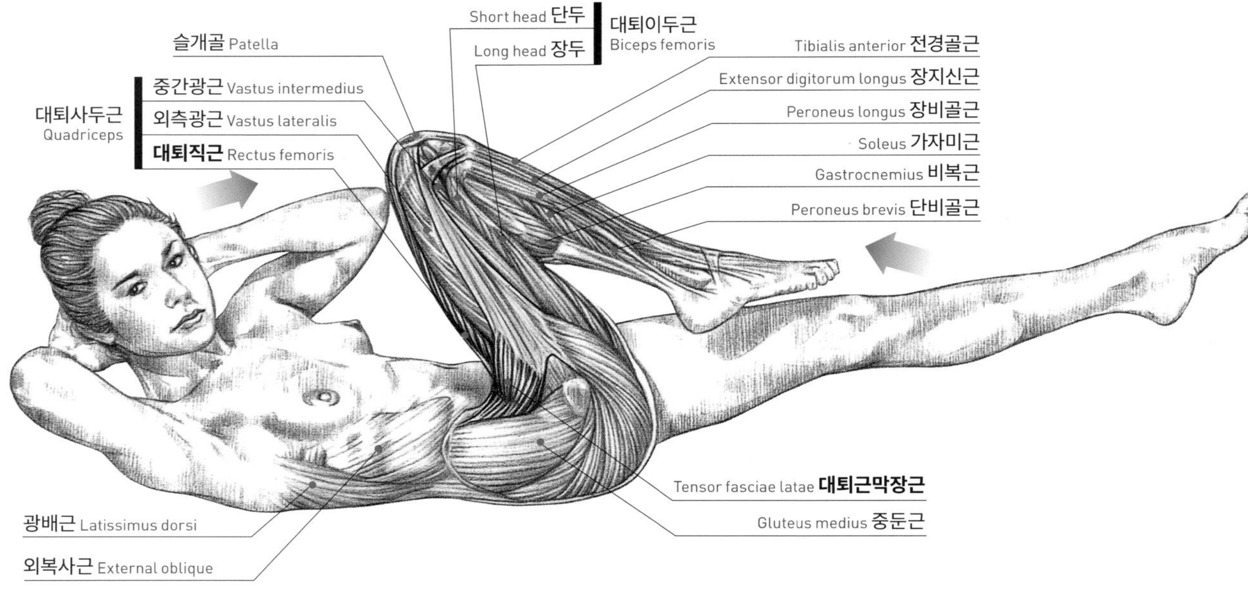

슬개골 Patella
Short head 단두
Long head 장두
대퇴이두근 Biceps femoris
Tibialis anterior 전경골근
Extensor digitorum longus 장지신근
Peroneus longus 장비골근
Soleus 가자미근
Gastrocnemius 비복근
Peroneus brevis 단비골근
대퇴사두근 Quadriceps
중간광근 Vastus intermedius
외측광근 Vastus lateralis
대퇴직근 Rectus femoris
Tensor fasciae latae 대퇴근막장근
Gluteus medius 중둔근
광배근 Latissimus dorsi
외복사근 External oblique

1. 바닥에 누워 목덜미에 양손을 댄다. 양쪽 무릎을 번갈아가며 반대편 팔꿈치에 닿게 하자.
2. 제대로 운동하려면 팔꿈치를 무릎에 닿게 할 때마다 바닥에서 어깨를 들어 척추를 말아 올려야 한다. 또한 다리는 쭉 뻗어야 하며 발이 바닥에 닿으면 안 된다. 복부에 불타는 느낌이 들 때까지 여러 번 반복한다.

➡ 주로 동원되는 근육은 복사근과 복직근이며, 고관절을 굴곡할 때는 대퇴직근과 대퇴근막장근, 봉공근, 장요근이 동원된다.

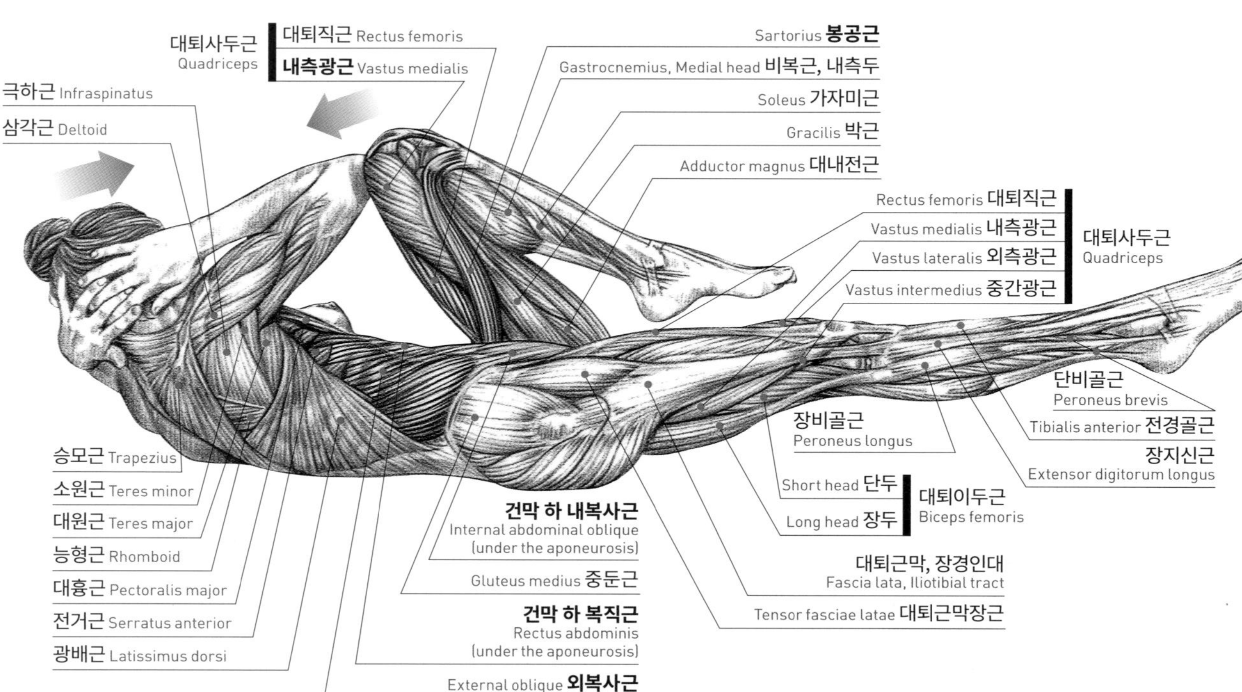

대퇴사두근 Quadriceps
대퇴직근 Rectus femoris
내측광근 Vastus medialis
극하근 Infraspinatus
삼각근 Deltoid
Sartorius 봉공근
Gastrocnemius, Medial head 비복근, 내측두
Soleus 가자미근
Gracilis 박근
Adductor magnus 대내전근
Rectus femoris 대퇴직근
Vastus medialis 내측광근
Vastus lateralis 외측광근
Vastus intermedius 중간광근
대퇴사두근 Quadriceps
단비골근 Peroneus brevis
Tibialis anterior 전경골근
장지신근 Extensor digitorum longus
장비골근 Peroneus longus
Short head 단두
Long head 장두
대퇴이두근 Biceps femoris
대퇴근막, 장경인대 Fascia lata, Iliotibial tract
Tensor fasciae latae 대퇴근막장근
승모근 Trapezius
소원근 Teres minor
대원근 Teres major
능형근 Rhomboid
대흉근 Pectoralis major
전거근 Serratus anterior
광배근 Latissimus dorsi
건막 하 내복사근 Internal abdominal oblique (under the aponeurosis)
Gluteus medius 중둔근
건막 하 복직근 Rectus abdominis (under the aponeurosis)
External oblique 외복사근

OBLIQUE CRUNCHES 오블리크 크런치 21

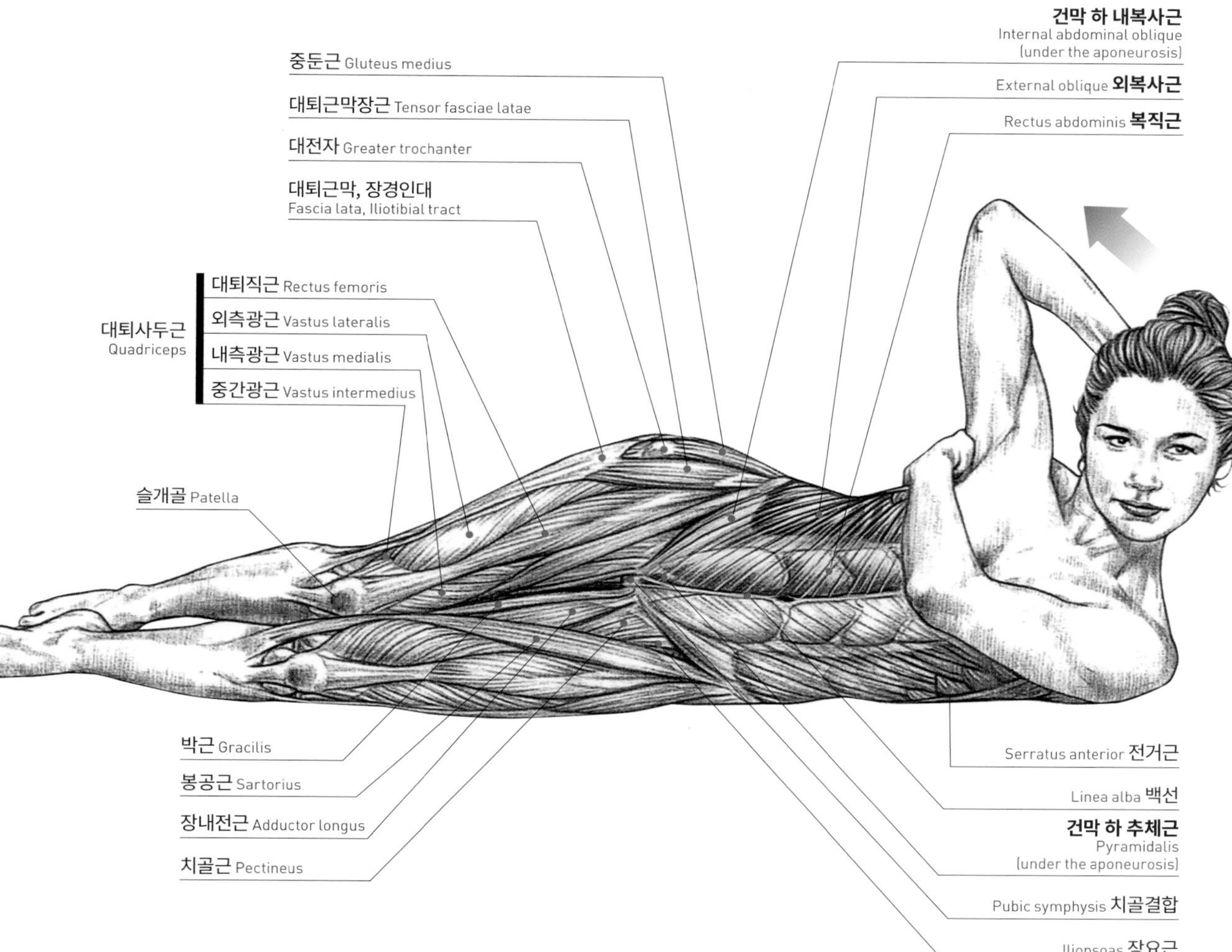
건막 하 내복사근
Internal abdominal oblique
(under the aponeurosis)
중둔근 Gluteus medius
External oblique 외복사근
대퇴근막장근 Tensor fasciae latae
Rectus abdominis 복직근
대전자 Greater trochanter
대퇴근막, 장경인대
Fascia lata, Iliotibial tract
대퇴직근 Rectus femoris
대퇴사두근
Quadriceps
외측광근 Vastus lateralis
내측광근 Vastus medialis
중간광근 Vastus intermedius
슬개골 Patella
박근 Gracilis
Serratus anterior 전거근
봉공근 Sartorius
Linea alba 백선
장내전근 Adductor longus
건막 하 추체근
Pyramidalis
(under the aponeurosis)
치골근 Pectineus
Pubic symphysis 치골결합
Iliopsoas 장요근

1. 옆구리를 바닥에 대고 누워 다리를 뻗고, 바닥쪽 다리를 위쪽 다리 앞에 둔다. 바닥쪽 손은 옆구리를 잡고, 위쪽 손은 머리 뒤에 댄다.
2. 숨을 내쉬며 상체를 옆으로 굽혀 허리의 측면을 자극하자. 어깨가 바닥에서 10cm는 들려야 한다.
3. 숨을 들이쉬며 시작 자세로 돌아가되 몸이 바닥에 닿으면 안 된다. 여러 번 반복해서 실시한 후 반대쪽으로도 동일하게 수행한다.

➡ 이 운동은 몸을 굽히는 쪽의 복사근과 복직근, 그리고 요방형근을 자극한다. 이보다는 약하지만 척추기립근도 자극한다. 근육에 불타는 느낌이 들 때까지 천천히, 여러 번 반복해야 최고의 효과를 볼 수 있다.

변형 운동

난이도를 낮추려면 가구 밑이나 월 바에 발을 끼우고 실시하자. 파트너에게 다리를 붙잡아 달라고 부탁해도 좋다.

22 하이 풀리 크런치 HIGH-PULLEY CRUNCHES

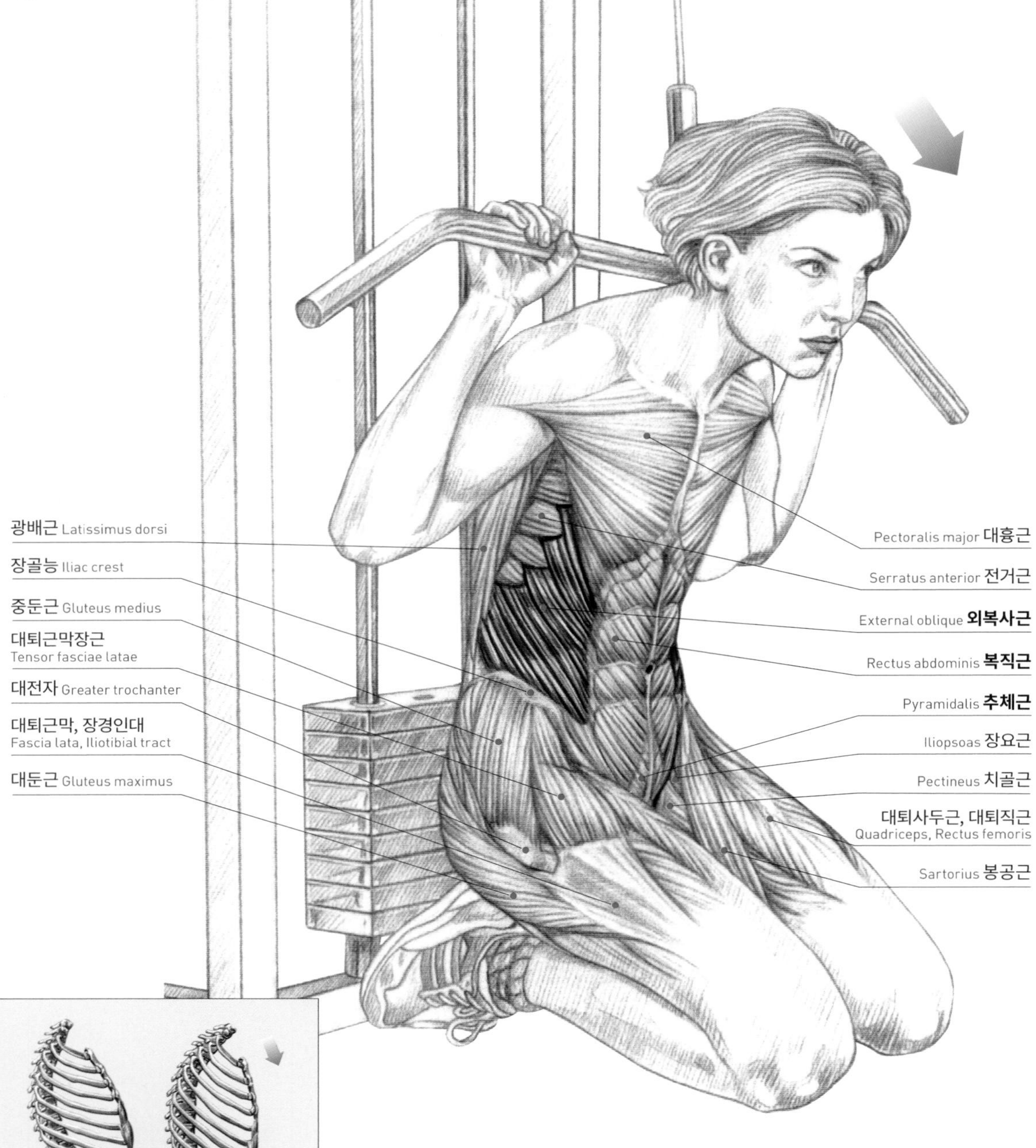
광배근 Latissimus dorsi
장골능 Iliac crest
중둔근 Gluteus medius
대퇴근막장근 Tensor fasciae latae
대전자 Greater trochanter
대퇴근막, 장경인대 Fascia lata, Iliotibial tract
대둔근 Gluteus maximus
Pectoralis major 대흉근
Serratus anterior 전거근
External oblique 외복사근
Rectus abdominis 복직근
Pyramidalis 추체근
Iliopsoas 장요근
Pectineus 치골근
대퇴사두근, 대퇴직근 Quadriceps, Rectus femoris
Sartorius 봉공근

복직근의 작용

1. 머신 앞에 무릎을 꿇고 앉아서 목 뒤로 손잡이를 잡는다.
2. 숨을 내쉬며 등을 둥글게 구부리면서 몸을 숙여 흉골을 치골 근처로 당기자.
3. 숨을 들이쉬며 시작 자세로 돌아간다.

⇨ 이 운동은 절대 무거운 중량으로 실시하면 안 된다. 복근, 그중에서도 복직근에 자극을 느끼며 동작을 실시하자.

MACHINE CRUNCHES 머신 크런치 23

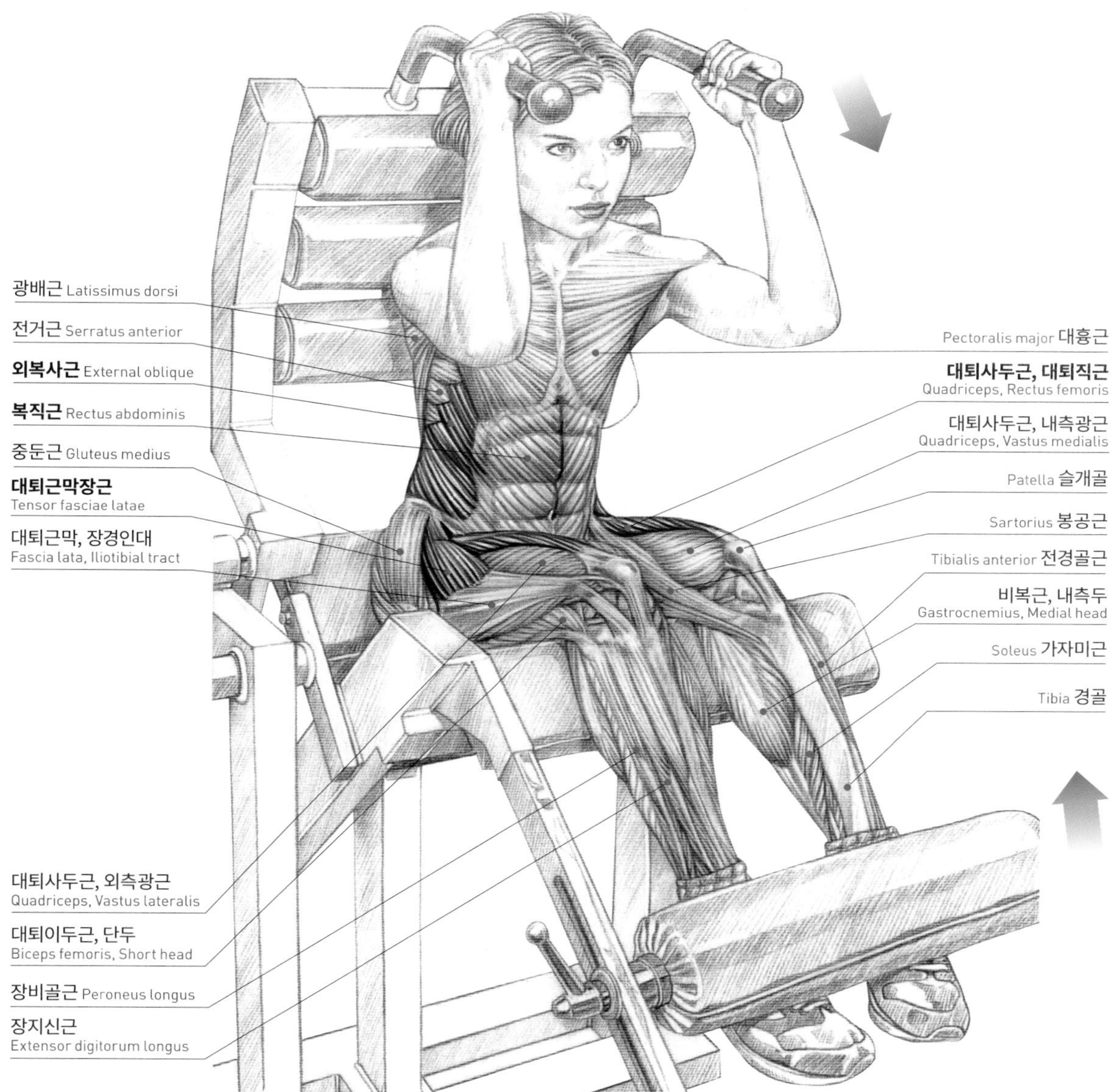
광배근 Latissimus dorsi
전거근 Serratus anterior
외복사근 External oblique
복직근 Rectus abdominis
중둔근 Gluteus medius
대퇴근막장근 Tensor fasciae latae
대퇴근막, 장경인대 Fascia lata, Iliotibial tract
Pectoralis major 대흉근
대퇴사두근, 대퇴직근 Quadriceps, Rectus femoris
대퇴사두근, 내측광근 Quadriceps, Vastus medialis
Patella 슬개골
Sartorius 봉공근
Tibialis anterior 전경골근
비복근, 내측두 Gastrocnemius, Medial head
Soleus 가자미근
Tibia 경골
대퇴사두근, 외측광근 Quadriceps, Vastus lateralis
대퇴이두근, 단두 Biceps femoris, Short head
장비골근 Peroneus longus
장지신근 Extensor digitorum longus

1. 머신에 앉아 양손으로 손잡이를 잡고, 발을 패드 아래에 고정시킨다.
2. 숨을 내쉬며 척추를 굽혀 흉골을 최대한 치골 근처로 당기자.
3. 천천히 숨을 들이쉬며 시작 자세로 돌아간다.

➡ 개개인의 수준에 맞게 중량을 조절할 수 있는 운동이다. 초보자는 가벼운 중량으로 실시하고, 운동선수와 같은 숙련자는 무거운 중량으로 실시하자.

24 로만 체어 사이드 벤드 ROMAN CHAIR SIDE BENDS

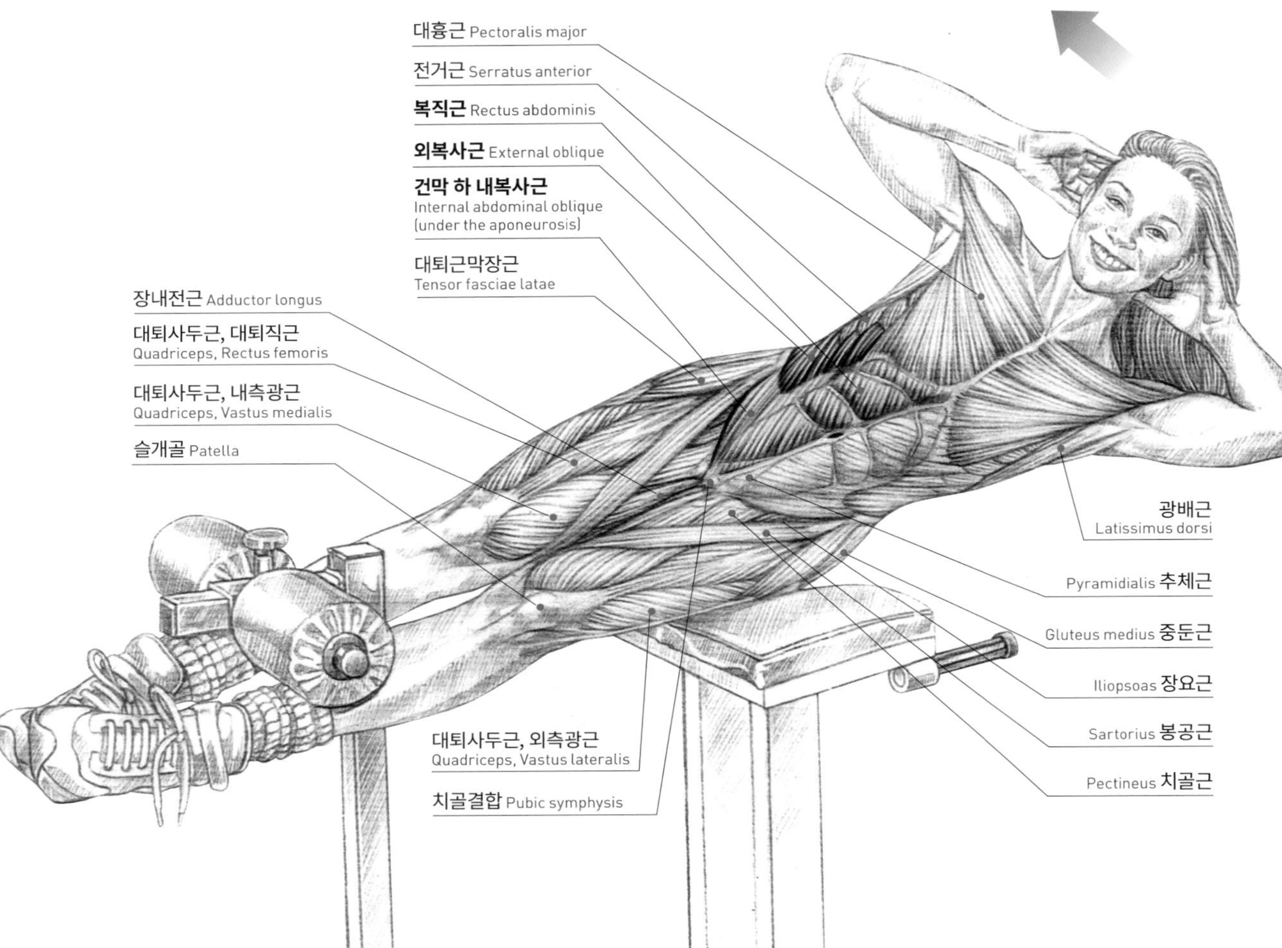
대흉근 Pectoralis major
전거근 Serratus anterior
복직근 Rectus abdominis
외복사근 External oblique
건막 하 내복사근
Internal abdominal oblique
(under the aponeurosis)
대퇴근막장근
Tensor fasciae latae
장내전근 Adductor longus
대퇴사두근, 대퇴직근
Quadriceps, Rectus femoris
대퇴사두근, 내측광근
Quadriceps, Vastus medialis
슬개골 Patella
광배근
Latissimus dorsi
Pyramidialis 추체근
Gluteus medius 중둔근
Iliopsoas 장요근
Sartorius 봉공근
Pectineus 치골근
대퇴사두근, 외측광근
Quadriceps, Vastus lateralis
치골결합 Pubic symphysis

1. 이 운동은 요추 신전 운동을 하도록 설계된 벤치에서 실시한다. 벤치에 옆으로 누워 엉덩이를 벤치에 대고, 상체는 공중에 띄운다. 양손은 머리 뒤나 가슴 앞에 모으고, 양발은 패드 밑에 끼우자.
2. 이렇게 옆으로 누운 상태로 숨을 내쉬면서 상체를 위로 들어올린다. 숨을 들이쉬면서 시작 자세로 돌아간다.

➡ 이 운동은 상체를 구부리는 쪽의 복사근과 광배근을 주로 자극한다. 또한 상체가 수평 지점 밑으로 떨어지는 것을 방지하기 위해 반대쪽 복사근과 광배근도 등척성 수축을 하게 된다.

NOTE 이처럼 상체를 옆으로 구부리는 운동을 할 때는 항상 요방형근이 동원된다.

로킹 머신에서 하는 토르소 플렉션
TORSO FLEXIONS AT A ROCKING MACHINE

25

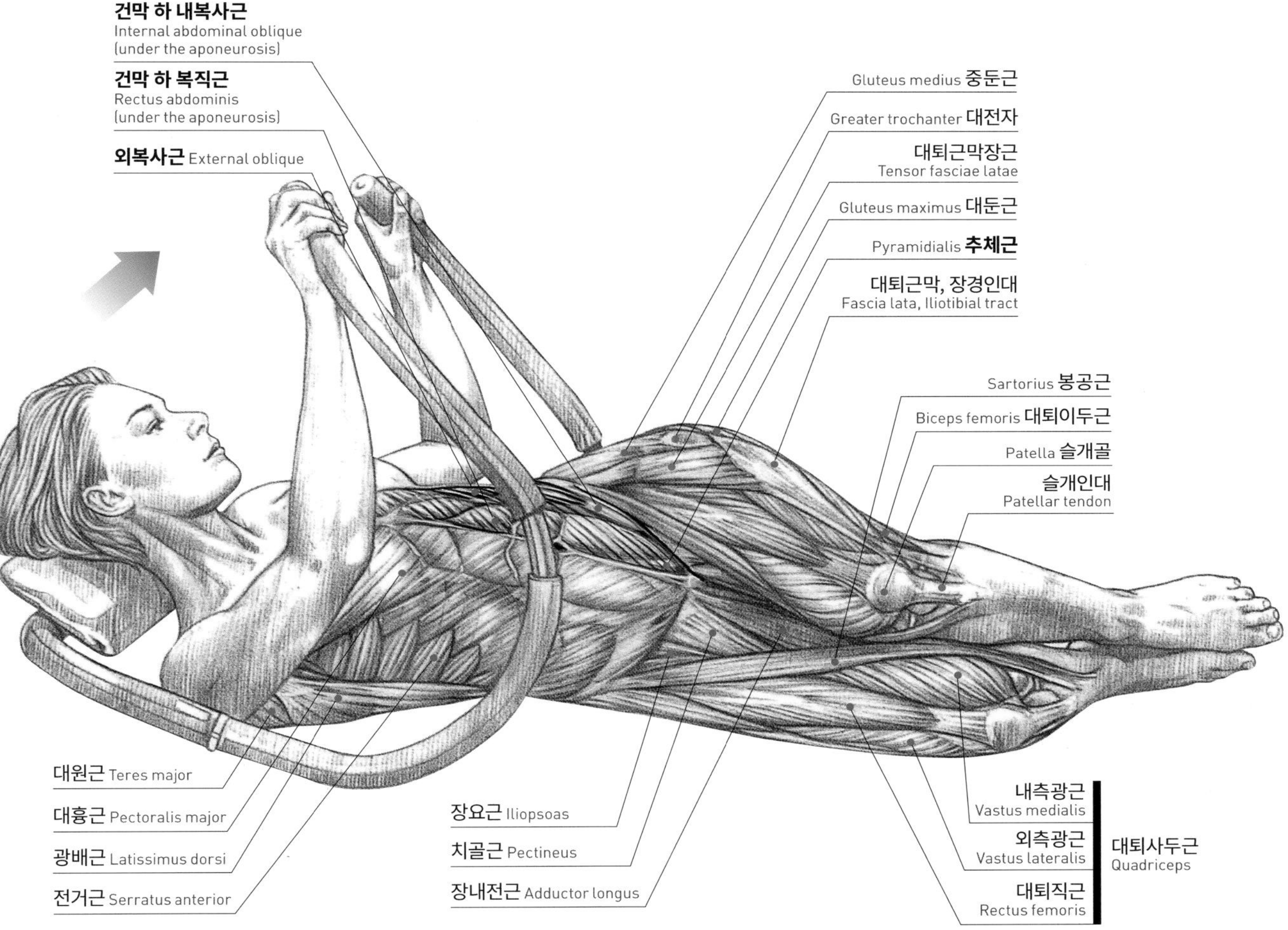
건막 하 내복사근
Internal abdominal oblique
(under the aponeurosis)
건막 하 복직근
Rectus abdominis
(under the aponeurosis)
외복사근 External oblique
Gluteus medius 중둔근
Greater trochanter 대전자
대퇴근막장근
Tensor fasciae latae
Gluteus maximus 대둔근
Pyramidialis 추체근
대퇴근막, 장경인대
Fascia lata, Iliotibial tract
Sartorius 봉공근
Biceps femoris 대퇴이두근
Patella 슬개골
슬개인대
Patellar tendon
대원근 Teres major
대흉근 Pectoralis major
광배근 Latissimus dorsi
전거근 Serratus anterior
장요근 Iliopsoas
치골근 Pectineus
장내전근 Adductor longus
내측광근
Vastus medialis
외측광근
Vastus lateralis
대퇴직근
Rectus femoris
대퇴사두근
Quadriceps

1. 머신에 옆으로 누워 넓적다리를 살짝 뒤로 보내고, 무릎을 굽힌다. 양손으로 손잡이 위쪽을 잡고, 머리는 머리 받침대에 댄다.
2. 숨을 내쉬며 상체를 옆으로 들어올린다.
3. 숨을 들이쉬며 천천히 시작 자세로 돌아왔다가 동작을 반복한다.

➡ 이 운동은 복사근을 주로 자극하고, 복직근을 부차적으로 자극한다.

26 케이블 사이드 벤드 CABLE SIDE BENDS

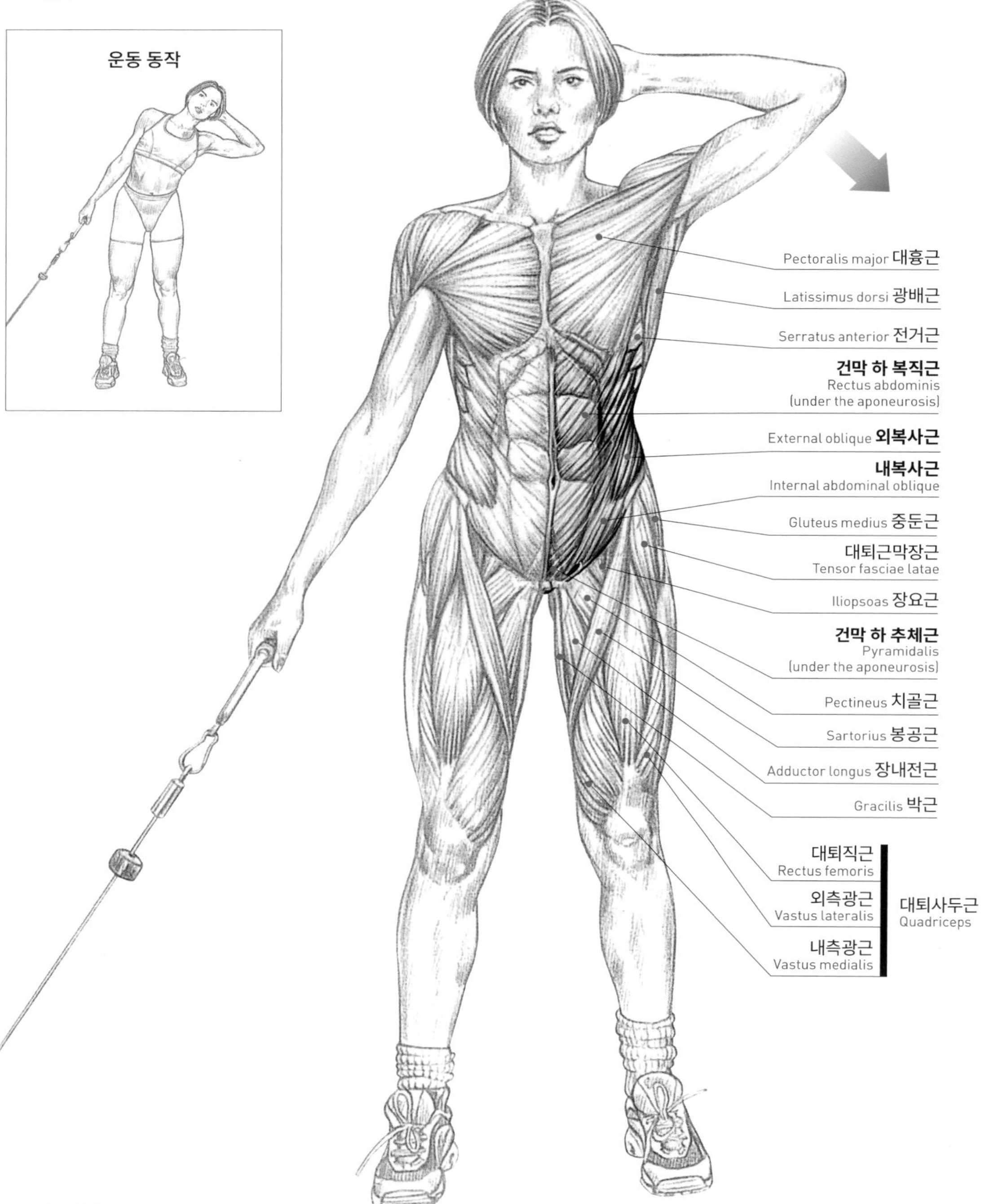
운동 동작
Pectoralis major 대흉근
Latissimus dorsi 광배근
Serratus anterior 전거근
건막 하 복직근
Rectus abdominis
(under the aponeurosis)
External oblique 외복사근
내복사근
Internal abdominal oblique
Gluteus medius 중둔근
대퇴근막장근
Tensor fasciae latae
Iliopsoas 장요근
건막 하 추체근
Pyramidalis
(under the aponeurosis)
Pectineus 치골근
Sartorius 봉공근
Adductor longus 장내전근
Gracilis 박근
대퇴직근
Rectus femoris
외측광근
Vastus lateralis
내측광근
Vastus medialis
대퇴사두근
Quadriceps

1. 다리를 살짝 벌리고 서서 한쪽 손을 머리 뒤에 대고, 반대쪽 손으로 풀리 손잡이를 잡는다.
2. 숨을 내쉬며 풀리의 반대쪽으로 상체를 굽힌다. 숨을 들이쉬며 천천히 시작 자세로 돌아간다. 쉬지 말고 양쪽으로 한 세트씩 번갈아 실시하자.

⇨ 이 운동은 몸을 굽히는 쪽의 복사근을 주로 자극하고, 복직근과 요방형근, 등 심부 근육을 부차적으로 자극한다.

⇨ 풀리를 이용하면 덤벨을 들고 상체를 옆으로 굽힐 때보다 고중량을 다루기가 쉽다. 그래서 복사근도 더 잘 느껴진다.

하이 풀리를 이용한 토르소 플렉션
TORSO FLEXIONS AT A HIGH-PULLEY

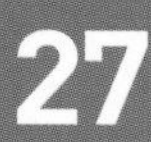
27

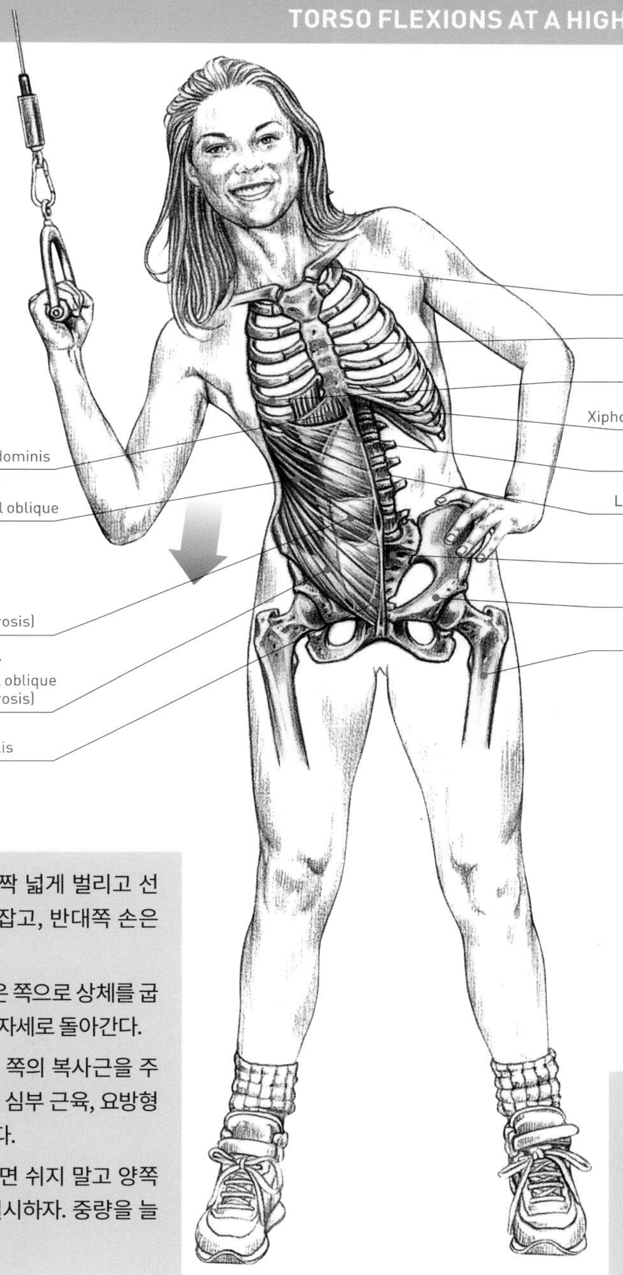

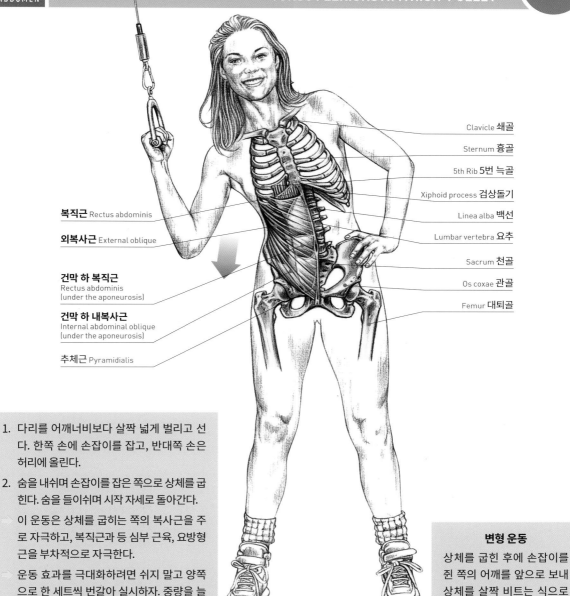

Clavicle 쇄골
Sternum 흉골
5th Rib 5번 늑골
Xiphoid process 검상돌기
Linea alba 백선
Lumbar vertebra 요추
Sacrum 천골
Os coxae 관골
Femur 대퇴골

복직근 Rectus abdominis
외복사근 External oblique
건막 하 복직근 Rectus abdominis (under the aponeurosis)
건막 하 내복사근 Internal abdominal oblique (under the aponeurosis)
추체근 Pyramidialis

1. 다리를 어깨너비보다 살짝 넓게 벌리고 선다. 한쪽 손에 손잡이를 잡고, 반대쪽 손은 허리에 올린다.
2. 숨을 내쉬며 손잡이를 잡은 쪽으로 상체를 굽힌다. 숨을 들이쉬며 시작 자세로 돌아간다.

➡ 이 운동은 상체를 굽히는 쪽의 복사근을 주로 자극하고, 복직근과 등 심부 근육, 요방형근을 부차적으로 자극한다.

➡ 운동 효과를 극대화하려면 쉬지 말고 양쪽으로 한 세트씩 번갈아 실시하자. 중량을 늘려서 짧게 반복해도 좋다.

변형 운동

상체를 굽힌 후에 손잡이를 쥔 쪽의 어깨를 앞으로 보내 상체를 살짝 비트는 식으로 실시해도 좋다.

외복사근

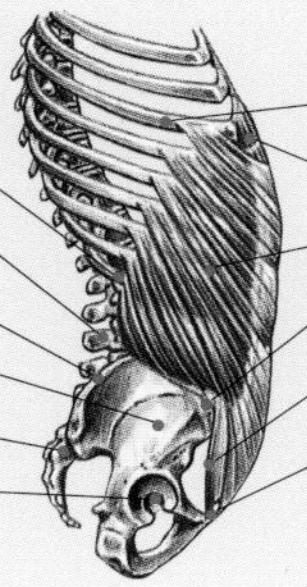

12번 늑골
요추
장골능
관골
천골
관골구
5번 늑골
복직근
외복사근
전상장골극
서혜인대
치골결절

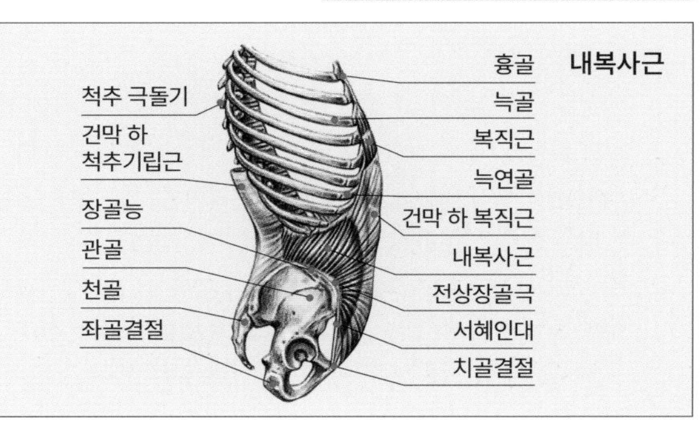
내복사근
척추 극돌기
건막 하
척추기립근
장골능
관골
천골
좌골결절
흉골
늑골
복직근
늑연골
건막 하 복직근
내복사근
전상장골극
서혜인대
치골결절

28 덤벨 사이드 벤드 DUMBBELL SIDE BENDS

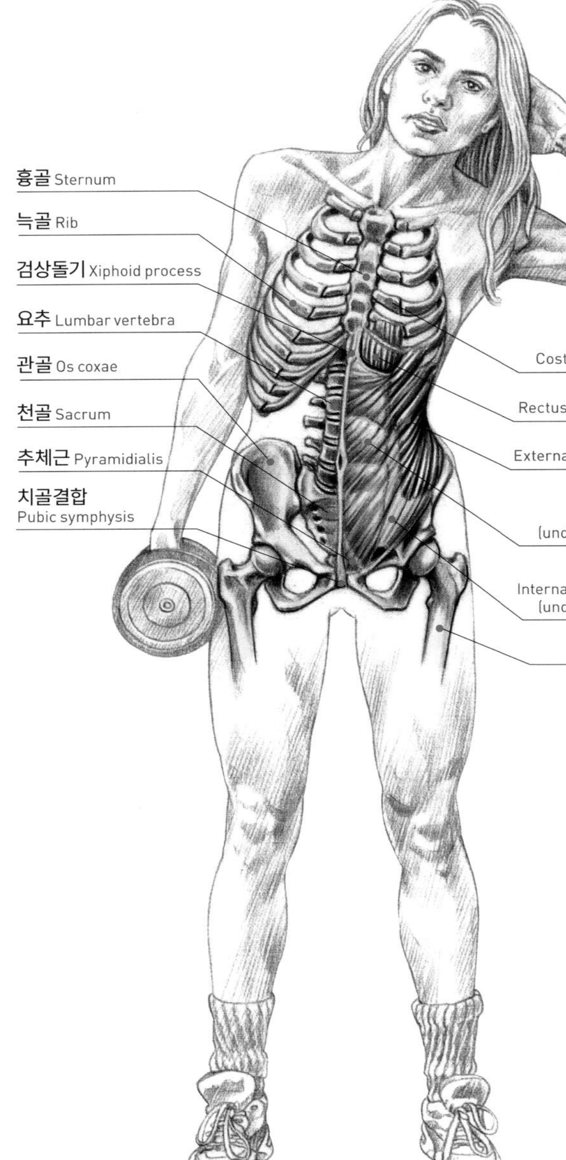
흉골 Sternum
늑골 Rib
검상돌기 Xiphoid process
요추 Lumbar vertebra
관골 Os coxae
천골 Sacrum
추체근 Pyramidialis
치골결합 Pubic symphysis
Costal cartilage 늑연골
Rectus abdominis 복직근
External oblique 외복사근
건막 하 복직근 Rectus abdominis (under the aponeurosis)
건막 하 내복사근 Internal abdominal oblique (under the aponeurosis)
Femur 대퇴골

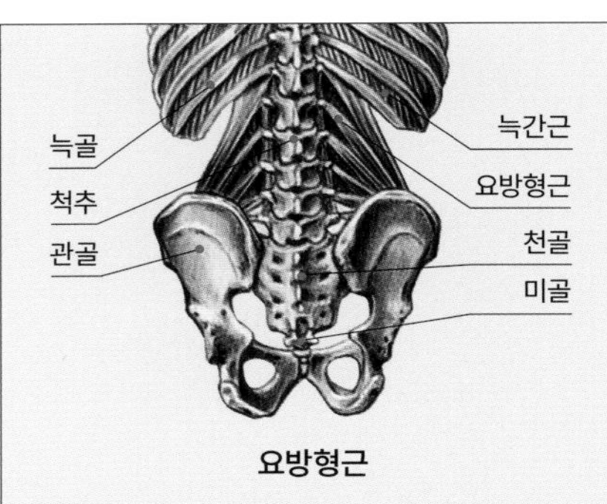
늑골
척추
관골
늑간근
요방형근
천골
미골

요방형근

1. 다리를 살짝 벌리고 서서 한쪽 손을 머리 뒤에 대고, 반대쪽 손으로 덤벨을 잡는다.
2. 덤벨을 든 반대쪽으로 상체를 구부린다. 그다음 시작 자세로 돌아오거나 시작 자세 너머로 상체를 더 구부린다. 동작을 반복한다.
3. 한 세트를 마치면 곧장 반대쪽으로 한 세트를 실시하자.

➡ 이 운동은 몸을 굽히는 쪽의 복사근을 주로 자극하고, 부차적으로 복직근과 등 심부 근육, 요방형근(12번 늑골과 척추 횡돌기에 부착된 등 근육), 장골능 주변 근육을 자극한다.

복근의 작용 방향과 내장의 지지 체계를 보여주는 해부도

네발짐승의 복부 근육은 해먹(hammock)과 같은 구조를 형성하고 있어 내부장기가 수동적으로 지탱되며, 운동할 때도 제한된 역할만을 수행한다.

반면에 이족 보행을 하는 인간의 복부 근육은 매우 발달되어 있어 수직 방향으로 골반과 상체를 단단히 연결하고, 걷거나 뛸 때 상체가 과도하게 움직이는 것을 막아준다. 인간의 복근은 내장을 능동적으로 지탱하는 튼튼한 근육으로 진화한 셈이다.

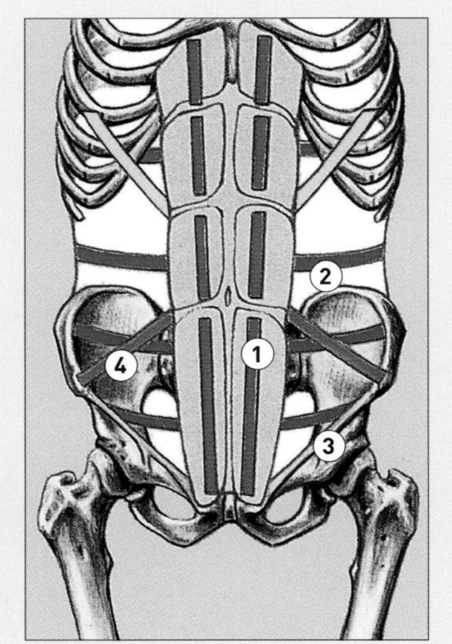
1
2
3
4

1. 복직근 2. 외복사근
3. 내복사근 4. 복횡근

BROOMSTICK TWISTS 브룸스틱 트위스트 29

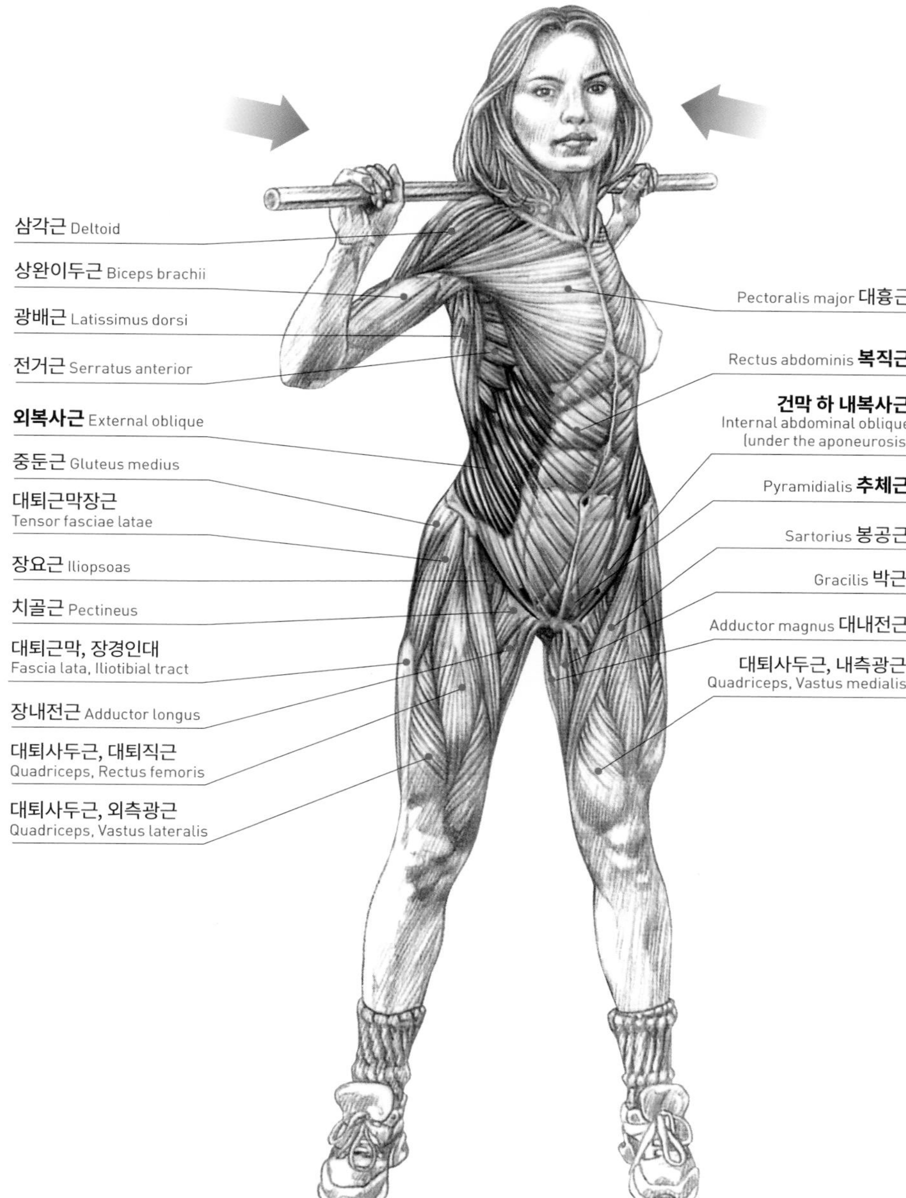
삼각근 Deltoid
상완이두근 Biceps brachii
광배근 Latissimus dorsi
전거근 Serratus anterior
외복사근 External oblique
중둔근 Gluteus medius
대퇴근막장근
Tensor fasciae latae
장요근 Iliopsoas
치골근 Pectineus
대퇴근막, 장경인대
Fascia lata, Iliotibial tract
장내전근 Adductor longus
대퇴사두근, 대퇴직근
Quadriceps, Rectus femoris
대퇴사두근, 외측광근
Quadriceps, Vastus lateralis
Pectoralis major 대흉근
Rectus abdominis 복직근
건막 하 내복사근
Internal abdominal oblique
(under the aponeurosis)
Pyramidialis 추체근
Sartorius 봉공근
Gracilis 박근
Adductor magnus 대내전근
대퇴사두근, 내측광근
Quadriceps, Vastus medialis

1. 다리를 벌리고 서서 후면 삼각근 위의 승모근에 막대를 걸친다. 손은 막대에 올리되 너무 꽉 쥐진 말자.
2. 좌우로 번갈아가며 상체를 돌린다. 동작 시 둔근을 등척성 수축해서 골반을 고정된 상태로 유지하자. 동작을 여러 번 반복해야 최고의 효과를 볼 수 있다.

➡ 오른쪽 어깨를 앞으로 내밀 때는 오른쪽 외복사근과 왼쪽 내복사근이 주로 자극되고, 부차적으로 복직근과 요방형근, 척추 왼쪽의 신전근이 자극된다. 운동 강도를 높이려면 등을 살짝 둥글게 구부리고 동작을 실시하자.

➡ 벤치에 앉아 실시하는 변형 운동도 있다. 그러면 골반이 고정되어 복부의 움직임에만 집중할 수 있다.

30 시티드 브룸스틱 트위스트 SEATED BROOMSTICK TWISTS

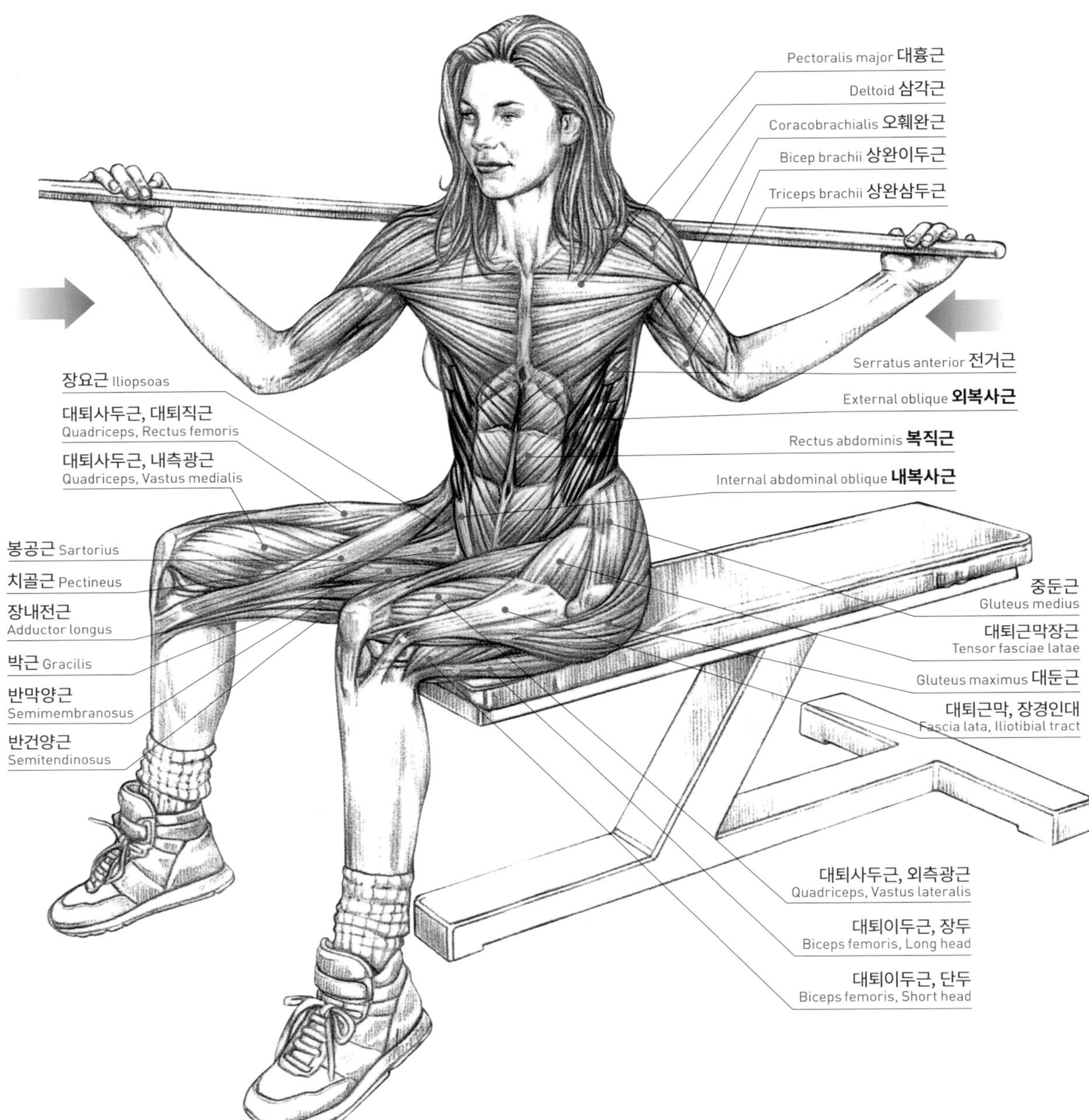

Pectoralis major 대흉근
Deltoid 삼각근
Coracobrachialis 오훼완근
Bicep brachii 상완이두근
Triceps brachii 상완삼두근
Serratus anterior 전거근
External oblique 외복사근
Rectus abdominis 복직근
Internal abdominal oblique 내복사근
장요근 Iliopsoas
대퇴사두근, 대퇴직근 Quadriceps, Rectus femoris
대퇴사두근, 내측광근 Quadriceps, Vastus medialis
봉공근 Sartorius
치골근 Pectineus
장내전근 Adductor longus
박근 Gracilis
반막양근 Semimembranosus
반건양근 Semitendinosus
중둔근 Gluteus medius
대퇴근막장근 Tensor fasciae latae
Gluteus maximus 대둔근
대퇴근막, 장경인대 Fascia lata, Iliotibial tract
대퇴사두근, 외측광근 Quadriceps, Vastus lateralis
대퇴이두근, 장두 Biceps femoris, Long head
대퇴이두근, 단두 Biceps femoris, Short head

1. 벤치에 앉아 후면 삼각근 살짝 위쪽의 승모근에 막대 (혹은 기다란 바)를 걸치고, 손을 막대에 올린다.
2. 상체를 좌우로 번갈아가며 회전한다.

→ 오른쪽 어깨를 앞으로 내밀 때는 오른쪽 외복사근과 왼쪽 내복사근이 주로 자극되고, 부차적으로 복직근과 요방형근, 척추 왼쪽 신전근이 자극된다. 강도를 높이려면 등을 살짝 둥글게 구부리고 동작을 실시하자.

→ 동작을 여러 번 반복해야 최고의 효과를 볼 수 있다. 한 세션 안에서 느린 회전과 빠른 회전을 번갈아 실시해도 좋다. 예를 들면 느리게 100회 반복을 마치자마자 빠르게 50회 반복하는 식이다.

골반 경사

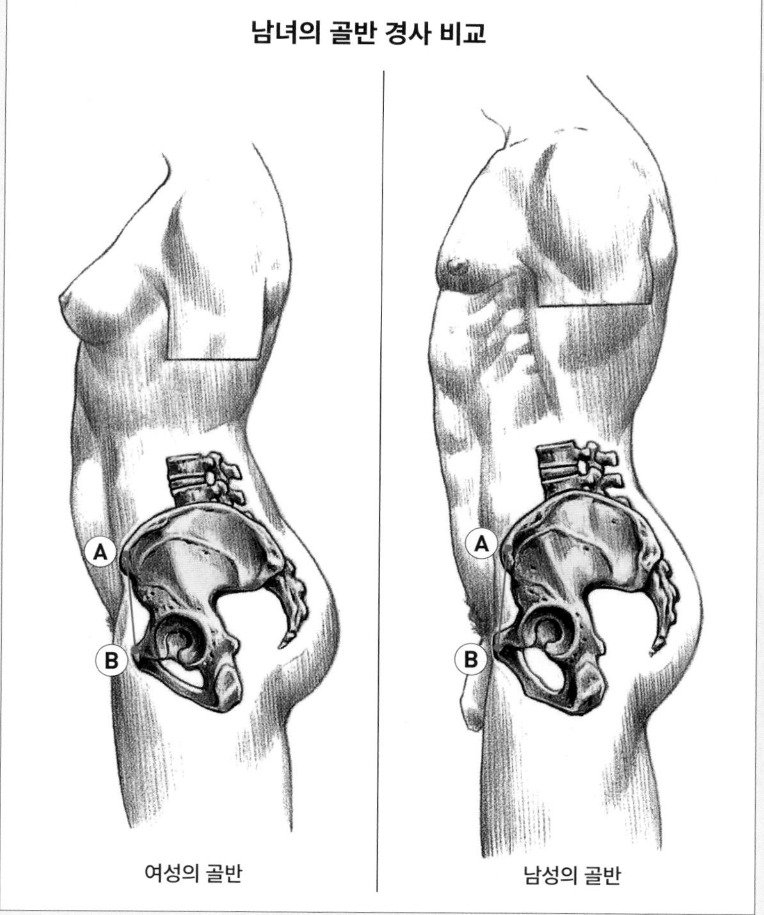
A
A
B
B
여성의 골반
남성의 골반

남녀의 골반 경사 비교

일반적으로 여성의 골반은 남성에 비해 앞쪽으로 더 기울어져 있다. 이러한 전방 경사 때문에 여성은 엉덩이가 뒤로 더 나오게 되고, 치골이 넓적다리 사이로 더 파고들어서 아랫배가 앞으로 살짝 튀어나와 보인다. 여성에게서 흔히 볼 수 있는 이런 볼록한 올챙이 배와는 달리 남성의 복벽은 수직으로 더 곧게 뻗어 있고, 골반도 앞으로 덜 기울어져 있다.

이러한 여성 특유의 골반 경사 덕분에 임산부는 태아에 의해 과도한 내장의 압박을 받지 않는다. 태아의 체중 일부를 복근이 함께 지탱하기 때문이다.

A. 전상장골극

B. 치골결절

임산부의 복부 단면도

태반
자궁
백선
(복벽 중앙의 힘줄로 이루어진 선)
방광
치골결합
요추
천골
자궁 경부
항문
질

여성은 골반이 앞쪽으로 기울어져 있어서 복근이 태아 체중의 일부를 함께 부담한다. 복벽 근육이 그물침대나 포대기 같은 역할을 하는 셈이다.

31 시티드 머신 트렁크 로테이션
SEATED MACHINE TRUNK ROTATIONS

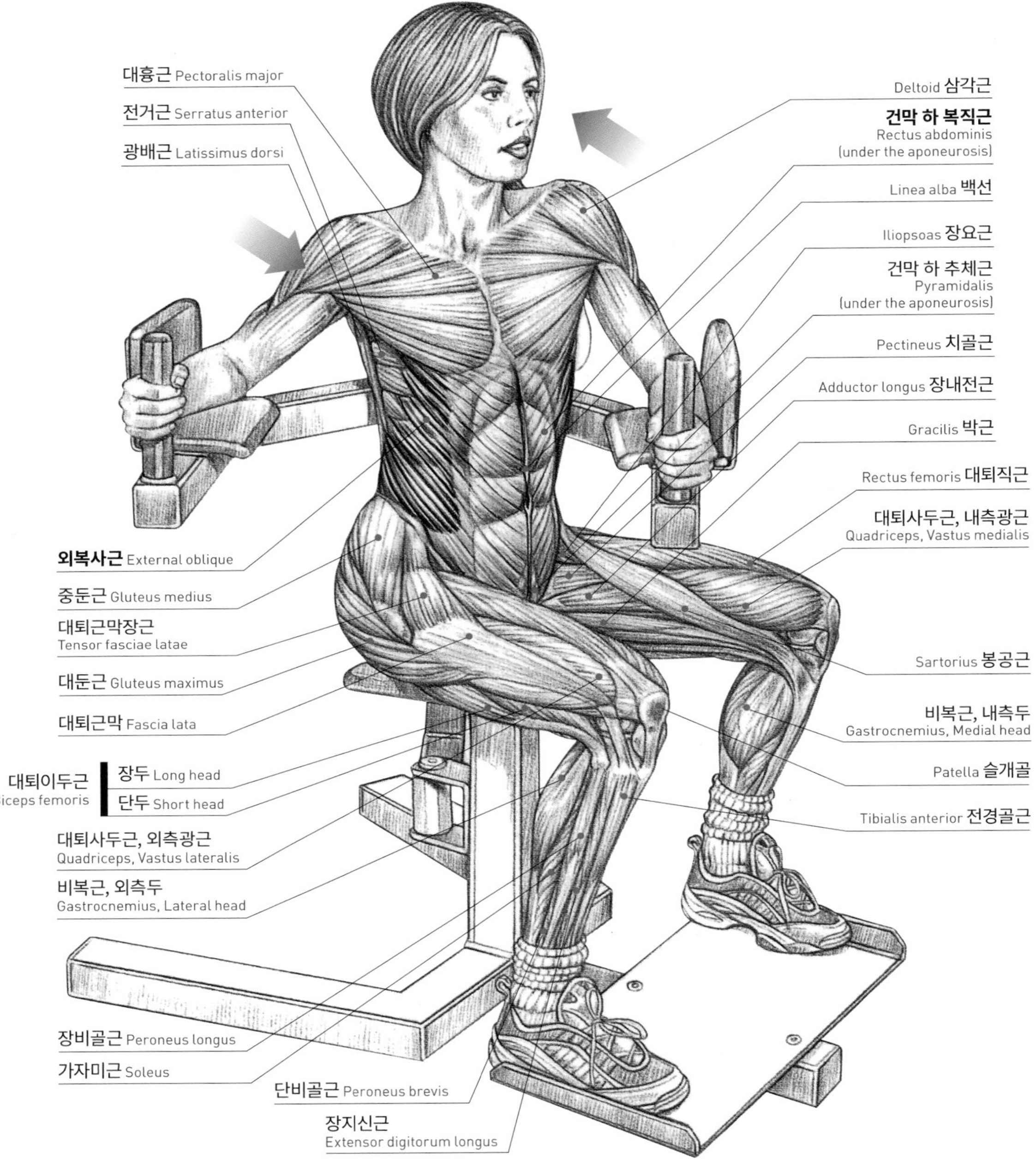
대흉근 Pectoralis major
전거근 Serratus anterior
광배근 Latissimus dorsi
Deltoid 삼각근
건막 하 복직근
Rectus abdominis
(under the aponeurosis)
Linea alba 백선
Iliopsoas 장요근
건막 하 추체근
Pyramidalis
(under the aponeurosis)
Pectineus 치골근
Adductor longus 장내전근
Gracilis 박근
Rectus femoris 대퇴직근
대퇴사두근, 내측광근
Quadriceps, Vastus medialis
외복사근 External oblique
중둔근 Gluteus medius
대퇴근막장근
Tensor fasciae latae
대둔근 Gluteus maximus
대퇴근막 Fascia lata
Sartorius 봉공근
비복근, 내측두
Gastrocnemius, Medial head
대퇴이두근
Biceps femoris
장두 Long head
단두 Short head
Patella 슬개골
Tibialis anterior 전경골근
대퇴사두근, 외측광근
Quadriceps, Vastus lateralis
비복근, 외측두
Gastrocnemius, Lateral head
장비골근 Peroneus longus
가자미근 Soleus
단비골근 Peroneus brevis
장지신근
Extensor digitorum longus

1. 머신에 앉아 손잡이를 잡고, 양발과 팔뚝을 제자리에 고정한다.
2. 상체를 양쪽으로 번갈아 회전한다.

➡ 오른쪽 어깨를 앞으로 내밀 때는 오른쪽 외복사근과 왼쪽 내복사근이 주로 자극되고, 부차적으로 복직근과 요방형근, 척추 왼쪽 신전근이 자극된다.

➡ 상체를 회전하는 다른 운동과 마찬가지로 운동 중에 몸을 급작스럽게 비틀지 말고 동작을 잘 제어하면서 실시해야 한다. 복부 근육에 불타는 느낌이 들 때까지 동작을 여러 번 반복해야 최고의 효과를 볼 수 있다.

트위스트 머신 트렁크 로테이션
TWIST MACHINE TRUNK ROTATIONS

32

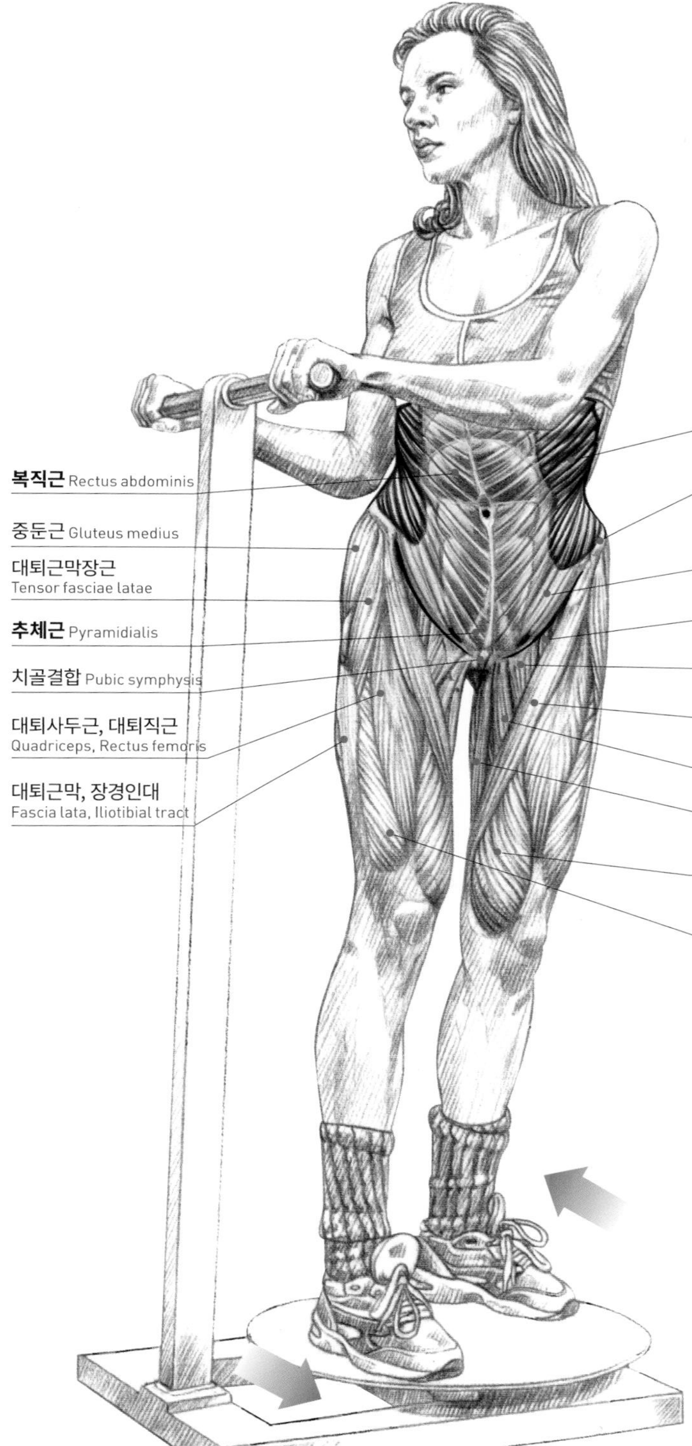

External oblique 외복사근
전상장골극
Anterior superior iliac spine
건막 하 내복사근
Internal abdominal oblique (under the aponeurosis)
Iliopsoas 장요근
Pectineus 치골근
Sartorius 봉공근
Adductor longus 장내전근
Gracilis 박근
대퇴사두근, 내측광근
Quadriceps, Vastus medialis
대퇴사두근, 외측광근
Quadriceps, Vastus lateralis
복직근 Rectus abdominis
중둔근 Gluteus medius
대퇴근막장근
Tensor fasciae latae
추체근 Pyramidialis
치골결합 Pubic symphysis
대퇴사두근, 대퇴직근
Quadriceps, Rectus femoris
대퇴근막, 장경인대
Fascia lata, Iliotibial tract

1. 돌림 원판에 서서 손잡이를 잡는다.
2. 어깨를 고정한 상태에서 골반을 좌우로 돌린다. 동작 시 인대가 늘어나지 않도록 무릎을 살짝 굽히자. 통제된 동작으로 몸을 회전해야 한다.

- 이 운동은 복사근을 주로 자극하고, 부차적으로 복직근을 자극한다. 등을 살짝 둥글게 굽히면 복사근의 자극을 더 강하게 느낄 수 있다.
- 오래 반복할수록 최고의 효과를 볼 수 있다.

⚠ 주의

요추에 문제가 있거나 추간판탈출증을 겪었다면 몸통을 회전하는 동작을 해서는 안 된다. 이는 부상을 재발시키거나 악화시킬 수 있기 때문이다.

33 시티드 터미 서킹 SEATED TUMMY SUCKS

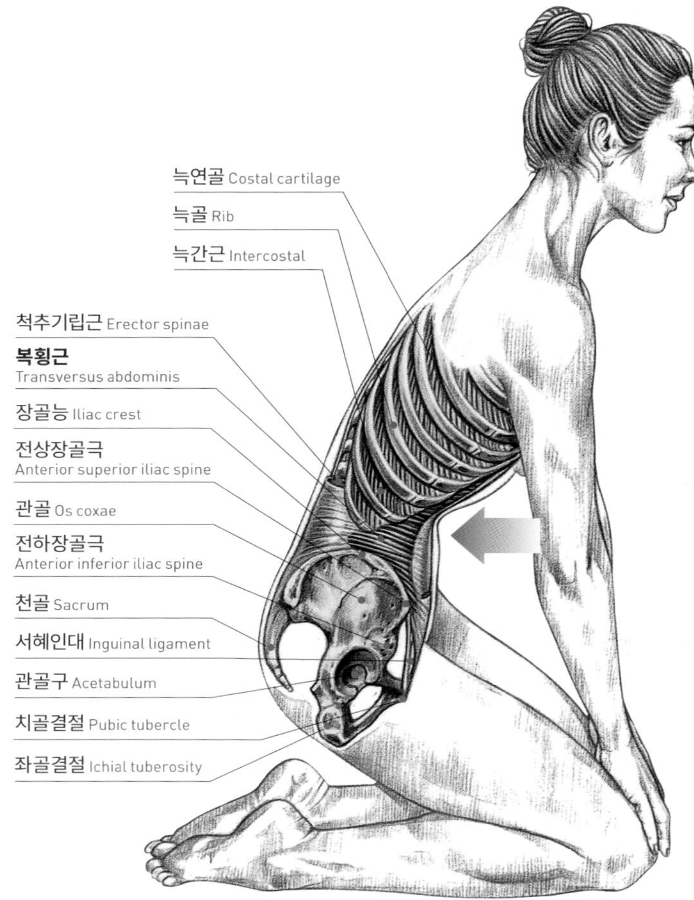
늑연골 Costal cartilage
늑골 Rib
늑간근 Intercostal
척추기립근 Erector spinae
복횡근
Transversus abdominis
장골능 Iliac crest
전상장골극
Anterior superior iliac spine
관골 Os coxae
전하장골극
Anterior inferior iliac spine
천골 Sacrum
서혜인대 Inguinal ligament
관골구 Acetabulum
치골결절 Pubic tubercle
좌골결절 Ichial tuberosity

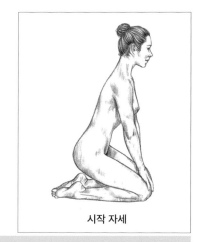
시작 자세

1. 무릎을 꿇고 앉되 엉덩이가 발뒤꿈치에 닿지 않게 한다. 팔을 뻗어 양손으로 넓적다리를 짚고, 등을 살짝 구부리자.
2. 숨을 들이쉬면서 배를 안으로 최대한 빨아들인 다음 호흡을 멈춘다.
3. 숨을 내쉬며 시작 자세로 돌아간다.

⇨ 이 운동은 복부 가장 깊숙한 곳에 있는 복횡근을 주로 자극한다. 가로로 뻗은 복횡근의 둥근 섬유가 수축하면 복부의 지름이 줄어든다.

⇨ 이 동작은 출산 후 늘어난 복횡근의 탄력을 살려주므로 산모에게 추천한다.

NOTE 복횡근이 수축하는 느낌은 감지하기가 쉽지 않다. 그래서 운동 강도를 높이는 대신 근육의 느낌에 집중하는 것이 좋다.

변형 운동

네발로 엎드려 등을 살짝 둥글게 구부린 채로 복횡근을 운동해도 된다. 앉아서 할 때처럼 숨을 들이쉬면서 배를 빨아들였다가 숨을 내쉬면서 시작 자세로 돌아간다.

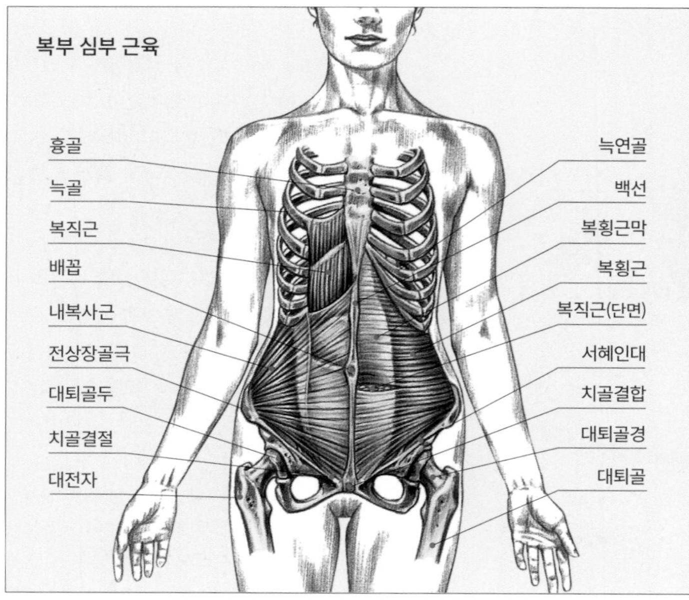
복부 심부 근육
흉골
늑골
복직근
배꼽
내복사근
전상장골극
대퇴골두
치골결절
대전자
늑연골
백선
복횡근막
복횡근
복직근(단면)
서혜인대
치골결합
대퇴골경
대퇴골

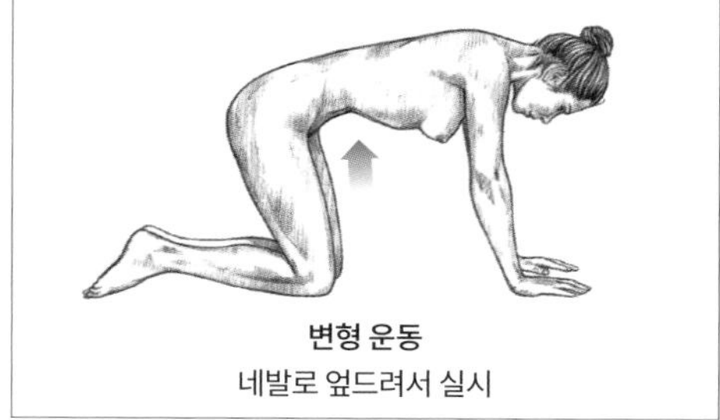
변형 운동
네발로 엎드려서 실시

PLANK 플랭크 34

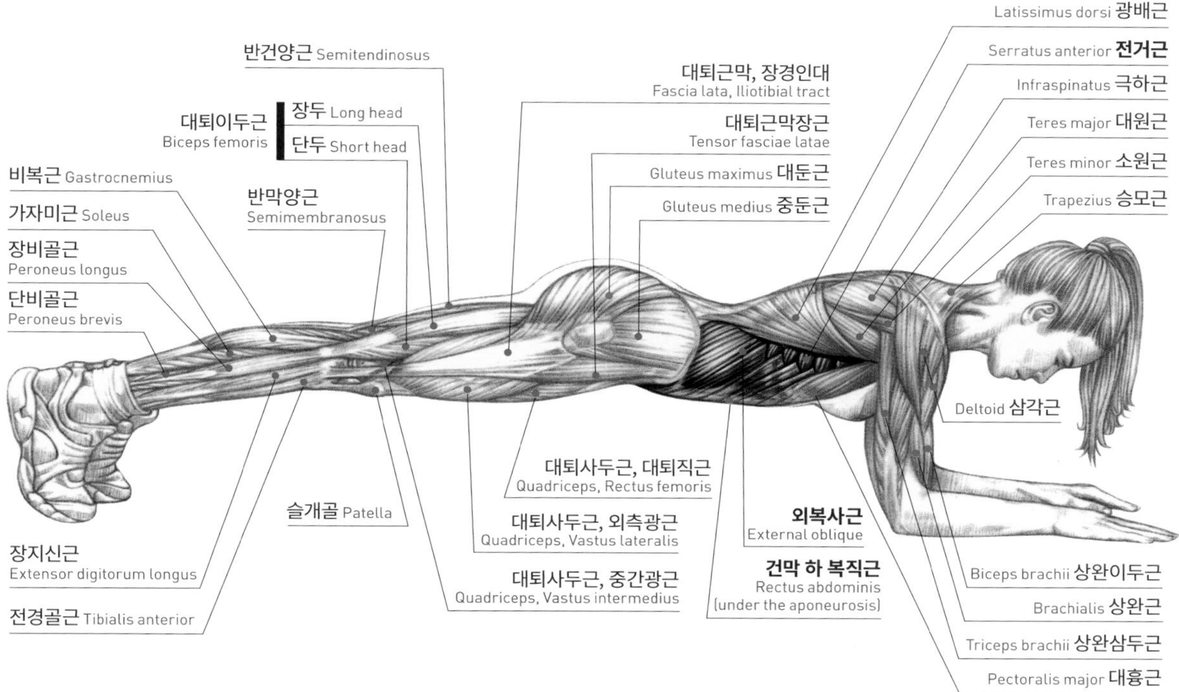
반건양근 Semitendinosus
대퇴이두근 Biceps femoris
장두 Long head
단두 Short head
비복근 Gastrocnemius
가자미근 Soleus
장비골근 Peroneus longus
단비골근 Peroneus brevis
반막양근 Semimembranosus
대퇴근막, 장경인대 Fascia lata, Iliotibial tract
대퇴근막장근 Tensor fasciae latae
Gluteus maximus 대둔근
Gluteus medius 중둔근
Latissimus dorsi 광배근
Serratus anterior 전거근
Infraspinatus 극하근
Teres major 대원근
Teres minor 소원근
Trapezius 승모근
Deltoid 삼각근
대퇴사두근, 대퇴직근 Quadriceps, Rectus femoris
슬개골 Patella
대퇴사두근, 외측광근 Quadriceps, Vastus lateralis
외복사근 External oblique
장지신근 Extensor digitorum longus
대퇴사두근, 중간광근 Quadriceps, Vastus intermedius
건막 하 복직근 Rectus abdominis (under the aponeurosis)
전경골근 Tibialis anterior
Biceps brachii 상완이두근
Brachialis 상완근
Triceps brachii 상완삼두근
Pectoralis major 대흉근

1. 엎드린 자세에서 손바닥을 아래로 향하게 한 채 팔뚝과 발끝으로 몸을 지탱한다.
2. 등에 아치가 생기지 않도록 몸을 최대한 쭉 편다.
3. 자세를 10~30초간 유지하면서 평소처럼 호흡한다. 목이 지나치게 긴장하지 않도록 시선은 바닥에 두자.

⇨ 이 운동은 주로 복직근과 외복사근, 내복사근을 자극한다. 또한 견갑골을 흉곽에 밀착시키기 위해 전거근도 강하게 동원된다.

NOTE 이 운동은 정적 운동, 즉 근육은 수축하지만 관절은 움직이지 않는 등척성 운동이다. 운동 프로그램에 넣을 때는 토르소 레이즈나 크런치처럼 관절을 움직이는 역동적인 운동 다음에 배치할 것을 권장한다.

TIP 손바닥을 바닥에 대는 것이 어렵다면 주먹을 쥐고 옆으로 돌려 새끼손가락이 바닥에 닿게 한다.

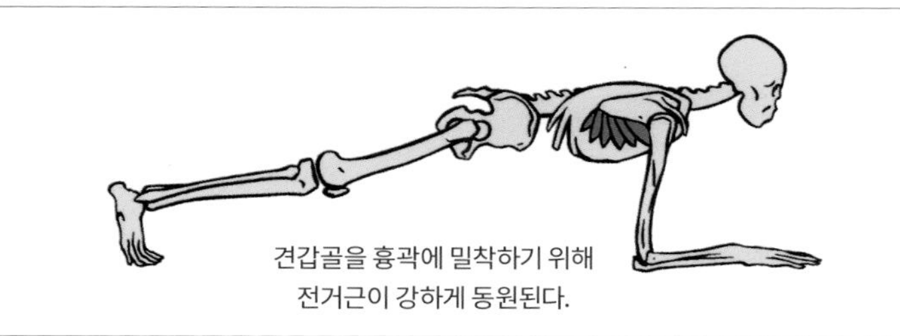
견갑골을 흉곽에 밀착하기 위해 전거근이 강하게 동원된다.

변형 운동

- 복사근을 더 강하게 자극하려면 옆으로 누워서 실시해도 된다.
- 동적인 요소를 추가해도 된다. 골반을 바닥에 닿지 않도록 주의하며 천천히 내렸다가 시작 자세로 돌아간다. 이렇게 운동할 때는 세트당 천천히 10회를 반복하자.

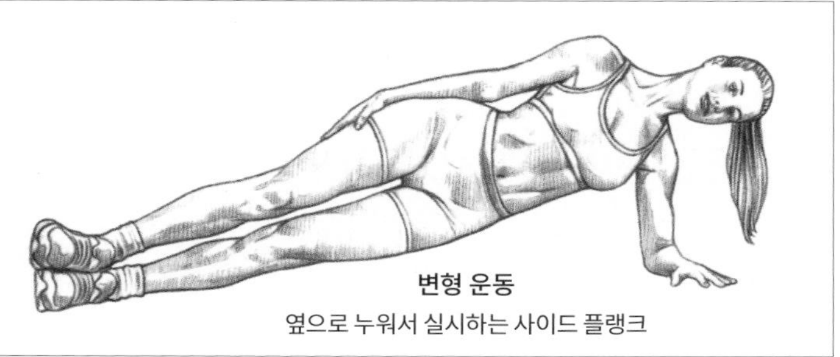
변형 운동
옆으로 누워서 실시하는 사이드 플랭크

복부 스트레칭 ABDOMINAL STRETCHING

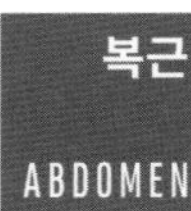
복근
ABDOMEN

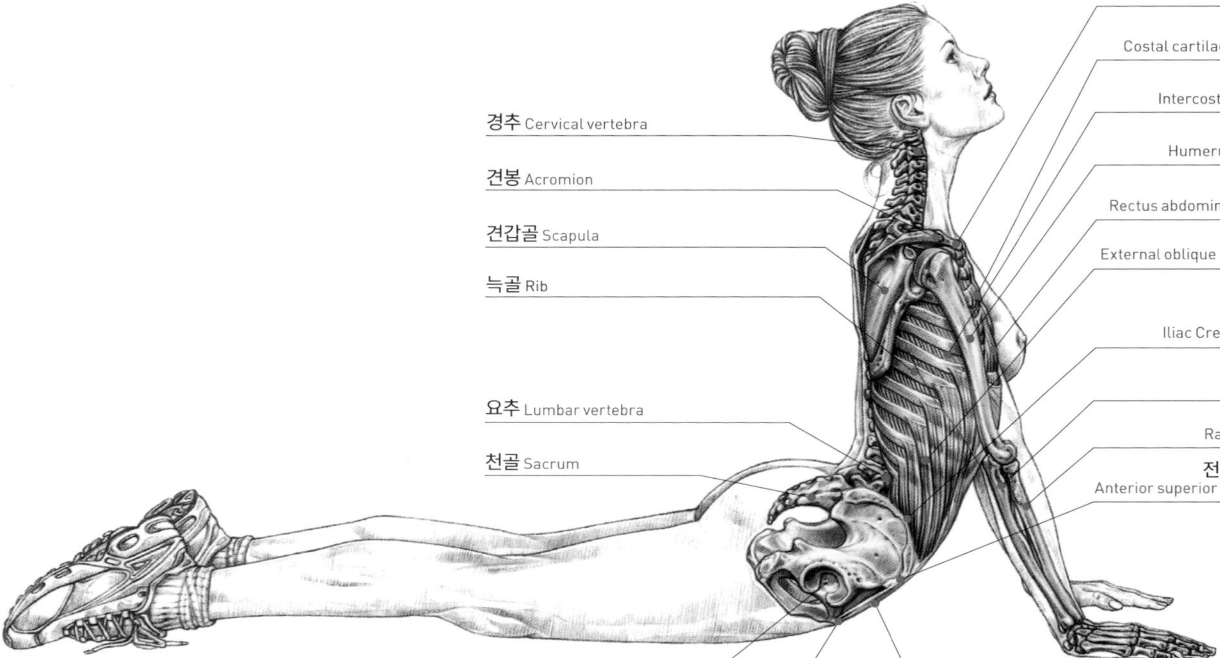

경추 Cervical vertebra
견봉 Acromion
견갑골 Scapula
늑골 Rib
요추 Lumbar vertebra
천골 Sacrum
Clavicle 쇄골
Costal cartilage 늑연골
Intercostal 늑간근
Humerus 상완골
Rectus abdominis **복직근**
External oblique **외복사근**
Iliac Crest 장골능
Ulna 척골
Radius 요골
전상장골극 Anterior superior iliac spine
관골구 Acetabular
치골결합 Pubic symphysis
서혜인대 Inguinal Ligament

1. 엎드려 누워 두 손은 바닥에 대고 팔을 뻗는다.
2. 머리를 약간 뒤로 젖혀 상체를 위로 올리면서 천천히 곧게 편다.
3. 복부 근육이 늘어나는 것을 느끼며 천천히 호흡하면서 몇 분 동안 자세를 유지한다. 등을 과도하게 구부리지 않도록 주의하자.

NOTE 요추에 문제가 있는 경우에는 이와 같은 복부 스트레칭을 피해야 한다.

변형 운동

- 두 다리는 바닥에 둔 채로 양손을 벤치 위에 놓고 스트레칭하거나 짐볼에 누워서 스트레칭할 수도 있다.

UPPER EXTREMITY STRETCHING 상지 스트레칭

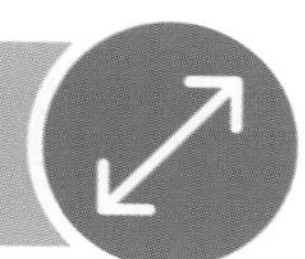

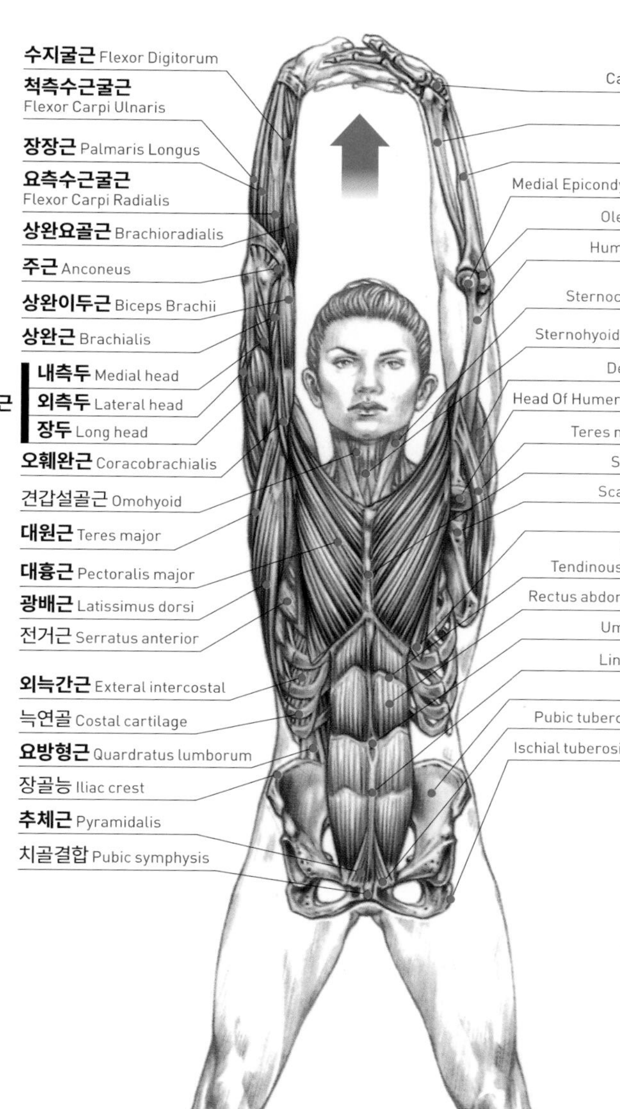
수지굴근 Flexor Digitorum
척측수근굴근 Flexor Carpi Ulnaris
장장근 Palmaris Longus
요측수근굴근 Flexor Carpi Radialis
상완요골근 Brachioradialis
주근 Anconeus
상완이두근 Biceps Brachii
상완근 Brachialis
상완삼두근
내측두 Medial head
외측두 Lateral head
장두 Long head
오훼완근 Coracobrachialis
견갑설골근 Omohyoid
대원근 Teres major
대흉근 Pectoralis major
광배근 Latissimus dorsi
전거근 Serratus anterior
외늑간근 Exteral intercostal
늑연골 Costal cartilage
요방형근 Quardratus lumborum
장골능 Iliac crest
추체근 Pyramidalis
치골결합 Pubic symphysis
Carpus 수근골
Radius 요골
Ulna 척골
Medial Epicondyle 내측상과
Olecranon 주두
Humerus 상완골
흉쇄유돌근 Sternocleidomastoid
Sternohyoid 흉골설골근
Deltoid 삼각근
Head Of Humerus 상완골두
Teres major 대원근
Sternum 흉골
Scapula 견갑골
Rib 늑골
건막 분리부 Tendinous intersection
Rectus abdominis 복직근
Umbilicus 배꼽
Linea alba 백선
Ilium 장골
Pubic tubercle 치골결절
Ischial tuberosity 좌골결절

1. 발을 골반 너비보다 약간 넓게 벌리고 등을 곧게 펴고 선다.
2. 양팔로 깍지를 끼고, 손바닥이 위를 향하게 하여 팔을 수직으로 뻗는다.
3. 숨을 들이쉬면서 가슴을 부풀리며 늑간근을 스트레칭하고, 등과 머리를 곧게 펴면서 위로 밀어 올린다.
4. 천천히 숨을 내쉬며 긴장을 풀고 반복한다.

- 이 상체 스트레칭은 특히 늑간근, 복직근, 광배근, 대원근 및 삼두근의 장두 부분을 스트레칭한다.
- 상체를 옆으로 기울이면 복사근, 대퇴사두근, 요방형근 및 척추 기립근의 하부 및 중간 부분을 강하게 스트레칭할 수 있다.

NOTE 이 스트레칭은 늑골과 척추를 압박하는 레그 프레스, 스쿼트, 데드리프트 등의 운동 후 이완 및 쿨다운에 탁월하다.

옆으로 기울이는 상지 스트레칭

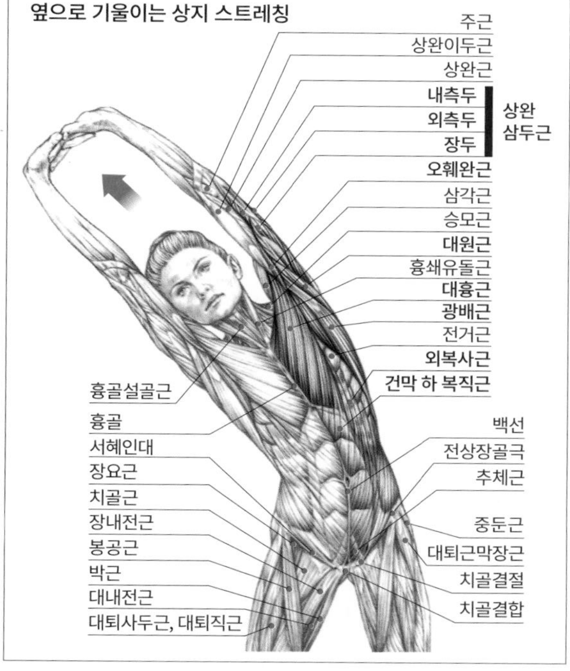
주근
상완이두근
상완근
내측두
외측두
장두
상완 삼두근
오훼완근
삼각근
승모근
대원근
흉쇄유돌근
대흉근
광배근
전거근
외복사근
건막 하 복직근
흉골설골근
흉골
서혜인대
장요근
치골근
장내전근
봉공근
박근
대내전근
대퇴사두근, 대퇴직근
백선
전상장골극
추체근
중둔근
대퇴근막장근
치골결절
치골결합

BACK

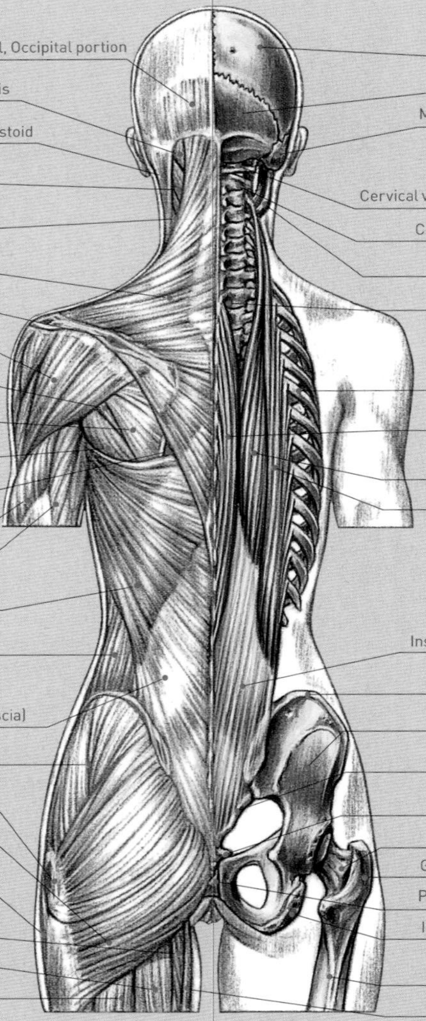

표층 근육

두개표근, 후두부 Epicranial, Occipital portion
두반극근 Semispinalis capitis
흉쇄유돌근 Sternocleidomastoid
두판상근 Splenius capitis
견갑거근 Levator scapulae
승모근 Trapezius
견갑극 Scapular spine
삼각근 Deltoid
소원근 Teres minor
극하근 Infraspinatus
대원근 Teres major
능형근 Rhomboid
상완 삼두근 외측두 Lateral head
상완 삼두근 장두 Long head
광배근 Latissimus dorsi
외복사근 External oblique
흉요근막 하 척추기립근 Erector spinae (under the thoracolumbar fascia)
중둔근 Gluteus medius
대전자 Greater trochanter
대둔근 Gluteus maximus
대퇴근막장근 Tensor fasciae latae
대내전근 Adductor magnus
반건양근 Semitendinosus
대퇴이두근, 장두

심층 근육

Parietal bone 두정골
Occipital bone 후두골
Mastoid process 유양돌기
Cervical vertebra, atlas 경추, 환추
Cervical vertebra axis 경추
Mandible 하악골
Thoracic vertebra 흉추
Rib 늑골
Spinalis thoracis 흉극근
흉최장근 Longissimus thoracis
Iliocostalis 장늑근
건막 정지부 Insertion of the aponeurosis
Iliac crest 장골능
Iliac bone 장골
Sacrum 천골
Coccyx 미골
Neck of femur 대퇴골경
Greater trochanter 대전자
Pubic symphysis 치골결합
Ichial tuberosity 좌골결절
대퇴골, 조선 Femur, Linea aspera
박근 Gracilis

04

등 운동

1. 바닥에서 하는 백 익스텐션
2. 척추 안정 운동
3. 하이퍼 백 익스텐션
4. 데드리프트
5. 스트레이트 레그 데드리프트
6. 스모 데드리프트
7. 머신 백 익스텐션
8. 덤벨 로우

↗ 삼각근, 승모근 및 목 스트레칭

↗ 승모근과 목 스트레칭

1 바닥에서 하는 백 익스텐션 BACK EXTENSIONS ON THE FLOOR

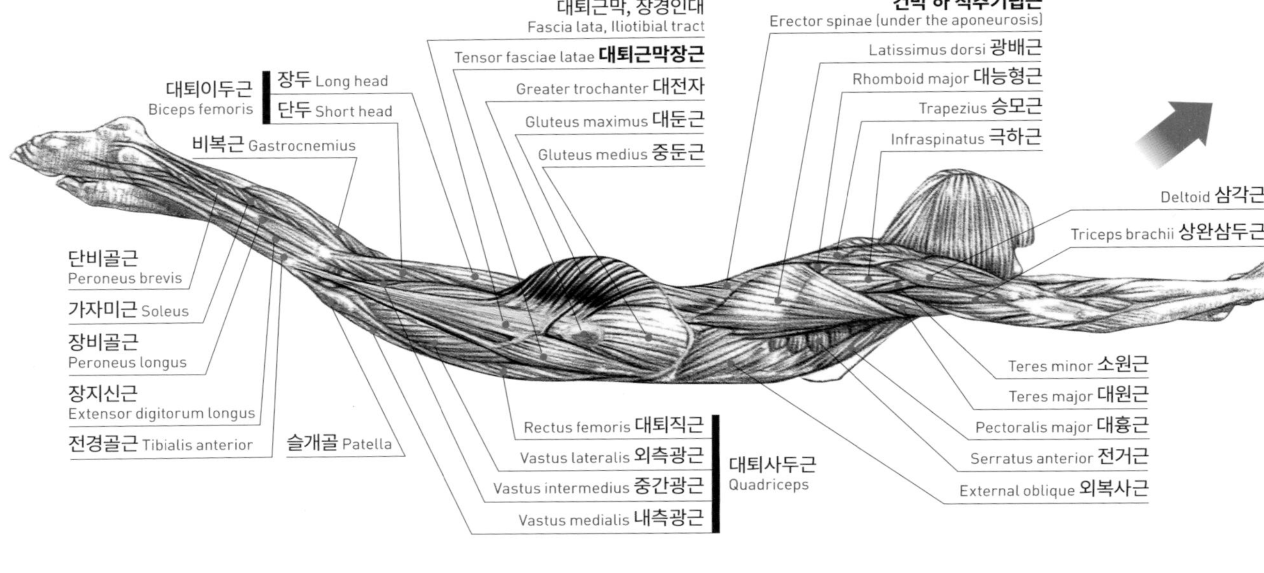
대퇴근막, 장경인대
Fascia lata, Iliotibial tract
Tensor fasciae latae 대퇴근막장근
Greater trochanter 대전자
Gluteus maximus 대둔근
Gluteus medius 중둔근
건막 하 척추기립근
Erector spinae (under the aponeurosis)
Latissimus dorsi 광배근
Rhomboid major 대능형근
Trapezius 승모근
Infraspinatus 극하근
대퇴이두근
Biceps femoris
장두 Long head
단두 Short head
비복근 Gastrocnemius
Deltoid 삼각근
Triceps brachii 상완삼두근
단비골근
Peroneus brevis
가자미근 Soleus
장비골근
Peroneus longus
장지신근
Extensor digitorum longus
전경골근 Tibialis anterior
슬개골 Patella
Rectus femoris 대퇴직근
Vastus lateralis 외측광근
Vastus intermedius 중간광근
Vastus medialis 내측광근
대퇴사두근
Quadriceps
Teres minor 소원근
Teres major 대원근
Pectoralis major 대흉근
Serratus anterior 전거근
External oblique 외복사근

시작 자세

1. 배를 바닥에 대고 엎드려 고개를 들고 전방을 본다. 팔은 바닥에서 살짝 들어 앞으로 뻗자.
2. 상체를 쭉 뻗으며 팔다리를 최대한 높이 들어올린다. 수축을 몇 초간 유지했다가 시작 자세로 돌아간다. 10~15회씩 천천히 반복하면 최고의 효과를 볼 수 있다.

흔히 '슈퍼맨'이라 부르는 이 동작은 별다른 도구 없이 허리 주변의 척추기립근을 자극할 수 있는 훌륭한 운동이다. 대둔근과 목(두판상근, 두반극근, 쇄골 주변 승모근)도 운동된다.

평형 동작과 유사한 변형 운동

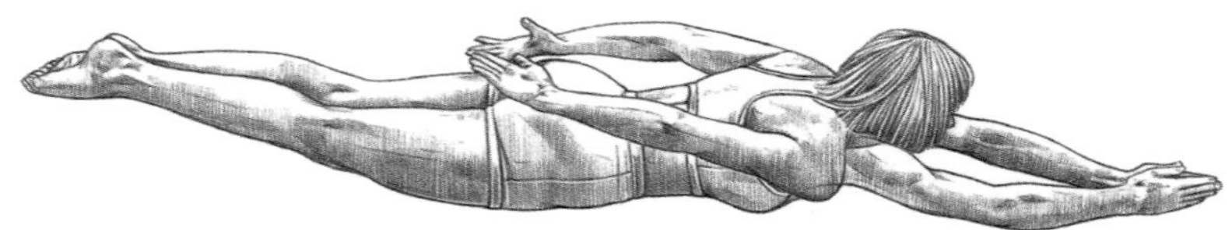

바닥에 엎드려 머리를 들어 앞을 본다. 등에는 살짝 아치를 만들고, 팔다리는 바닥에서 살짝 들어 뻗은 후 양손바닥을 마주 댄다. 이어서 양손을 등 뒤로 보내 모아주자. 손발이 바닥에 닿지 않도록 주의하며 시작 자세로 돌아간다. 10~15회씩 반복하면 최고의 효과를 볼 수 있다.

수영의 평영 자세와 유사한 이 동작은 바닥에서 하는 백 익스텐션과 마찬가지로 척추기립근을 자극하는 운동이다. 또한 등 뒤로 양팔을 모으면 능형근, 승모근 중앙과 하부도 자극된다.

⚠ 주의

팔의 가동 범위가 넓으므로 어깨에 문제가 있는 사람은 이 운동을 하면 안 된다.

HORIZONTAL STABILIZATIONS 척추 안정 운동 2

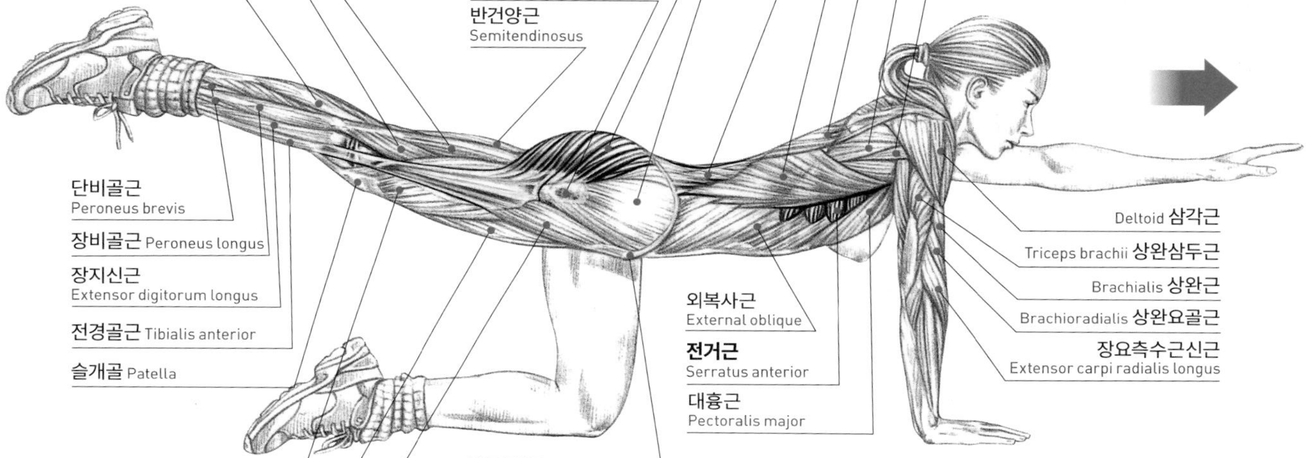

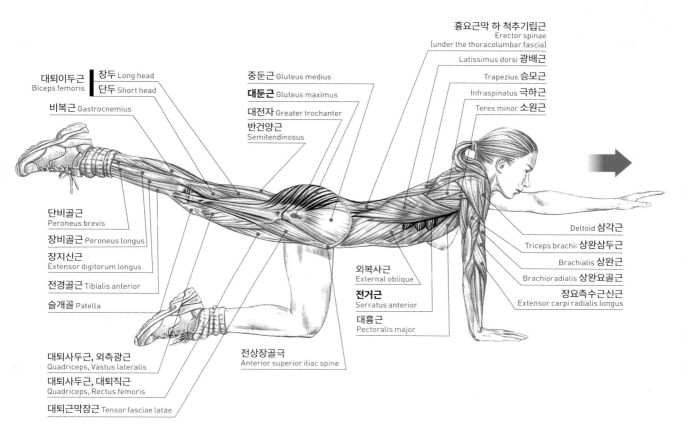

흉요근막 하 척추기립근 Erector spinae (under the thoracolumbar fascia)
Latissimus dorsi 광배근
Trapezius 승모근
Infraspinatus 극하근
Teres minor 소원근
대퇴이두근 Biceps femoris: 장두 Long head, 단두 Short head
중둔근 Gluteus medius
대둔근 Gluteus maximus
대전자 Greater trochanter
반건양근 Semitendinosus
비복근 Gastrocnemius
단비골근 Peroneus brevis
장비골근 Peroneus longus
장지신근 Extensor digitorum longus
전경골근 Tibialis anterior
슬개골 Patella
외복사근 External oblique
전거근 Serratus anterior
대흉근 Pectoralis major
Deltoid 삼각근
Triceps brachii 상완삼두근
Brachialis 상완근
Brachioradialis 상완요골근
장요측수근신근 Extensor carpi radialis longus
전상장골극 Anterior superior iliac spine
대퇴사두근, 외측광근 Quadriceps, Vastus lateralis
대퇴사두근, 대퇴직근 Quadriceps, Rectus femoris
대퇴근막장근 Tensor fasciae latae

1. 바닥에 무릎을 꿇고 양손으로 몸을 지탱한다.
2. 숨을 내쉬면서 오른쪽 다리와 왼팔을 천천히 위로 들어 지면과 수평으로 쭉 뻗어준다. 등은 최대한 곧게 편다.
3. 천천히 호흡하며 자세를 10~20초간 유지한 다음 시작 자세로 돌아온다. 반대쪽으로도 반복하자.

⇨ '버드 독'이라 부르는 이 운동은 대둔근, 요방형근, 척추기립근을 자극하고, 팔을 들 때는 삼각근도 운동된다.

⇨ 몸을 지탱하는 팔 쪽은 전거근이 동원되어 견갑골을 상체에 고정시킨다.

변형 운동

- 팔다리를 들었다가 곧장 내리고 반대쪽으로 반복하는 식으로 실시해도 된다.

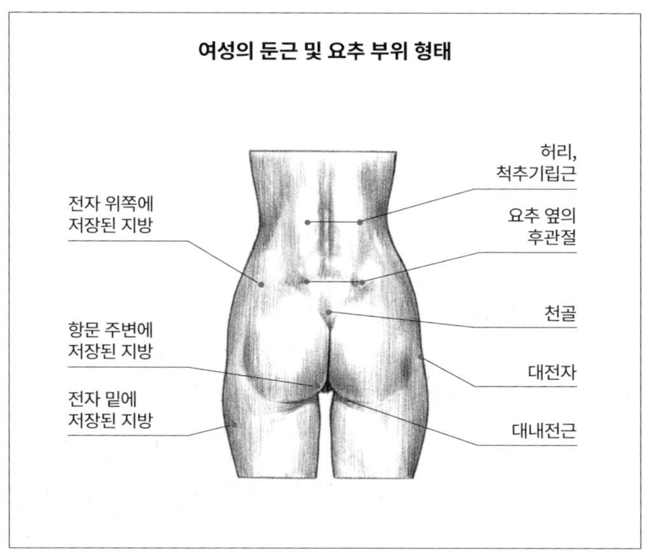
전자 위쪽에
저장된 지방
항문 주변에
저장된 지방
전자 밑에
저장된 지방
허리,
척추기립근
요추 옆의
후관절
천골
대전자
대내전근

여성의 둔근 및 요추 부위 형태

3 하이퍼 백 익스텐션 HYPER BACK EXTENSIONS

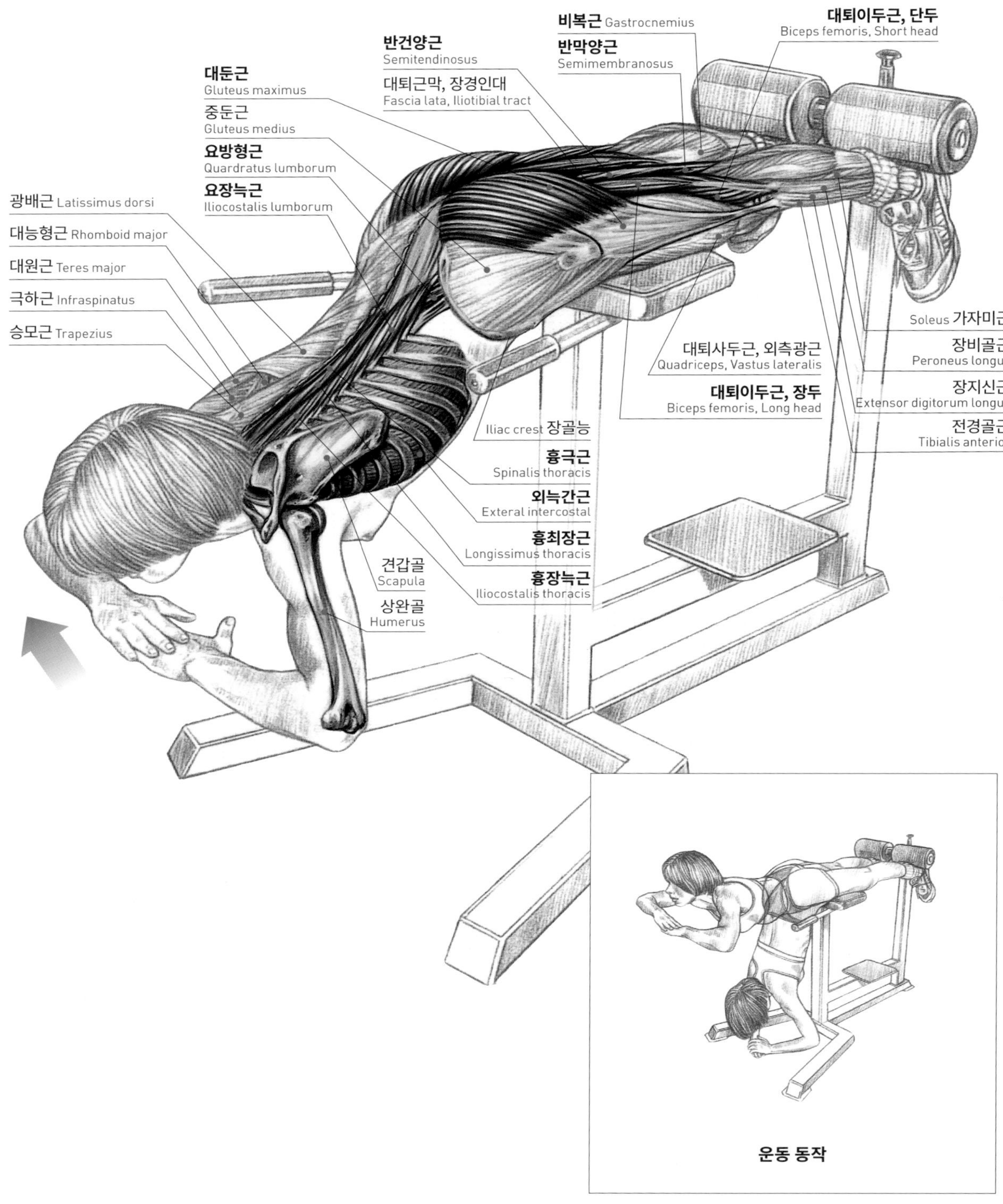

비복근 Gastrocnemius
대퇴이두근, 단두
Biceps femoris, Short head
반건양근
Semitendinosus
반막양근
Semimembranosus
대둔근
Gluteus maximus
대퇴근막, 장경인대
Fascia lata, Iliotibial tract
중둔근
Gluteus medius
요방형근
Quardratus lumborum
요장늑근
Iliocostalis lumborum
광배근 Latissimus dorsi
대능형근 Rhomboid major
대원근 Teres major
극하근 Infraspinatus
승모근 Trapezius
Soleus 가자미근
장비골근
Peroneus longus
대퇴사두근, 외측광근
Quadriceps, Vastus lateralis
장지신근
Extensor digitorum longus
대퇴이두근, 장두
Biceps femoris, Long head
전경골근
Tibialis anterior
Iliac crest 장골능
흉극근
Spinalis thoracis
외늑간근
Exteral intercostal
흉최장근
Longissimus thoracis
견갑골
Scapula
흉장늑근
Iliocostalis thoracis
상완골
Humerus
운동 동작

1. 벤치에 엎드려서 굴곡축이 고관절을 지나가게 하고, 치골은 벤치 바깥쪽으로 나오게 자세를 잡는다. 발목은 롤러 패드에 고정하자.
2. 상체를 밑으로 굽히고 있다가 머리를 들면서 등이 수평으로 펴질 때까지 상체를 들어올린다. 그 다음 허리 곡선을 증가시켜 더 높이 과신전 상태로 넘어가자. 동작 시 허리에 무리가 가지 않도록 조심스럽게 실시한다.

⇨ 이 운동은 척추기립근(장늑근, 흉최장근, 흉극근, 두판상근, 두반극근), 요방형근을 주로 자극하고, 부차적으로 대둔근과 슬굴곡근 (대퇴이두근 단두는 제외)을 자극한다. 또한 상체를 완전히 구부리는 운동을 하면 천골과 요추 주변을 유연하게 할 수 있다. 골반을 벤치 더 뒤쪽으로 고정해서 굴곡축이 앞으로 옮겨지면 요추와 천골 부근에 자극이 완전히 집중되지만, 가동 범위가 좁아지고 지렛대의 힘이 증가하기 때문에 운동 강도는 약해진다.

⇨ 자극을 더 강하게 주려면 신전을 마친 상태에서 상체를 수평으로 들고 몇 초간 자세를 유지해보자. 초보자는 인클라인 벤치를 사용하면 더 편하게 운동할 수 있다.

변형 운동

- 어깨에 바를 걸치고 동작하면 상체 위쪽이 고정돼서 척추기립근 하부에 자극이 집중된다.
- 머신을 사용해 운동하면 척추의 요추와 천골 부근에 자극이 집중된다(169p).
- 강도를 높이려면 가슴이나 목 뒤에 중량을 들고 동작을 실시하자.

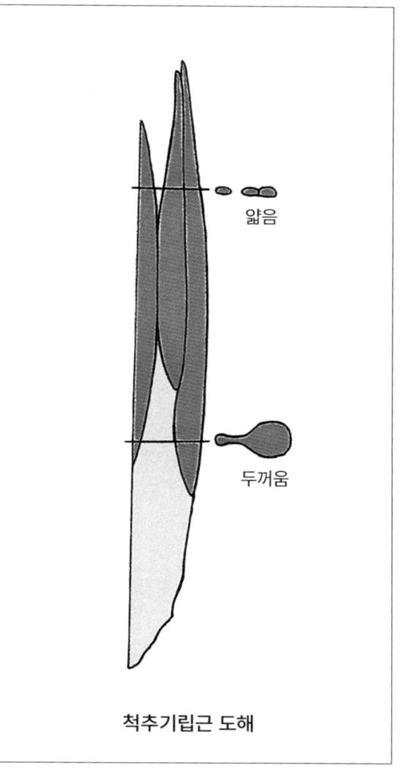
얇음
두꺼움
척추기립근 도해

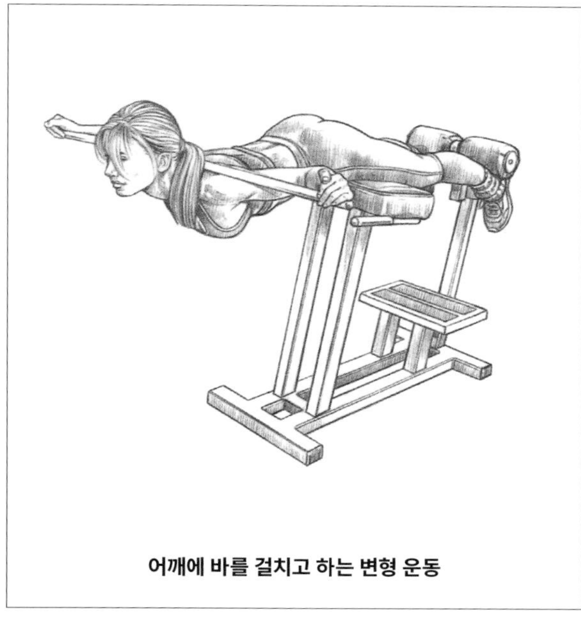
어깨에 바를 걸치고 하는 변형 운동

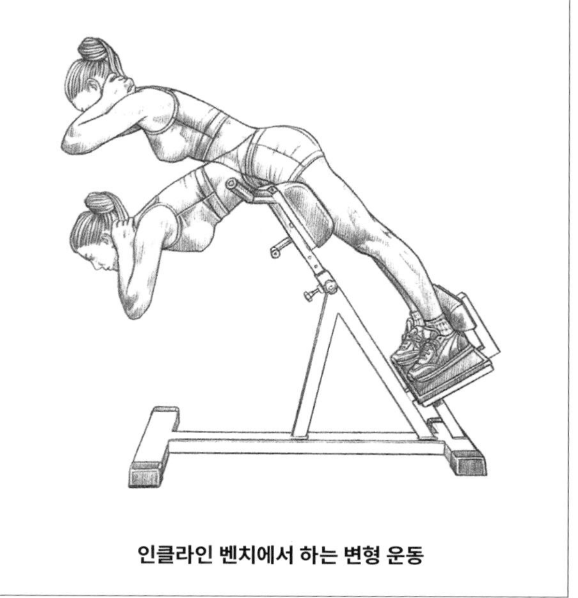
인클라인 벤치에서 하는 변형 운동

4 데드리프트 DEADLIFTS

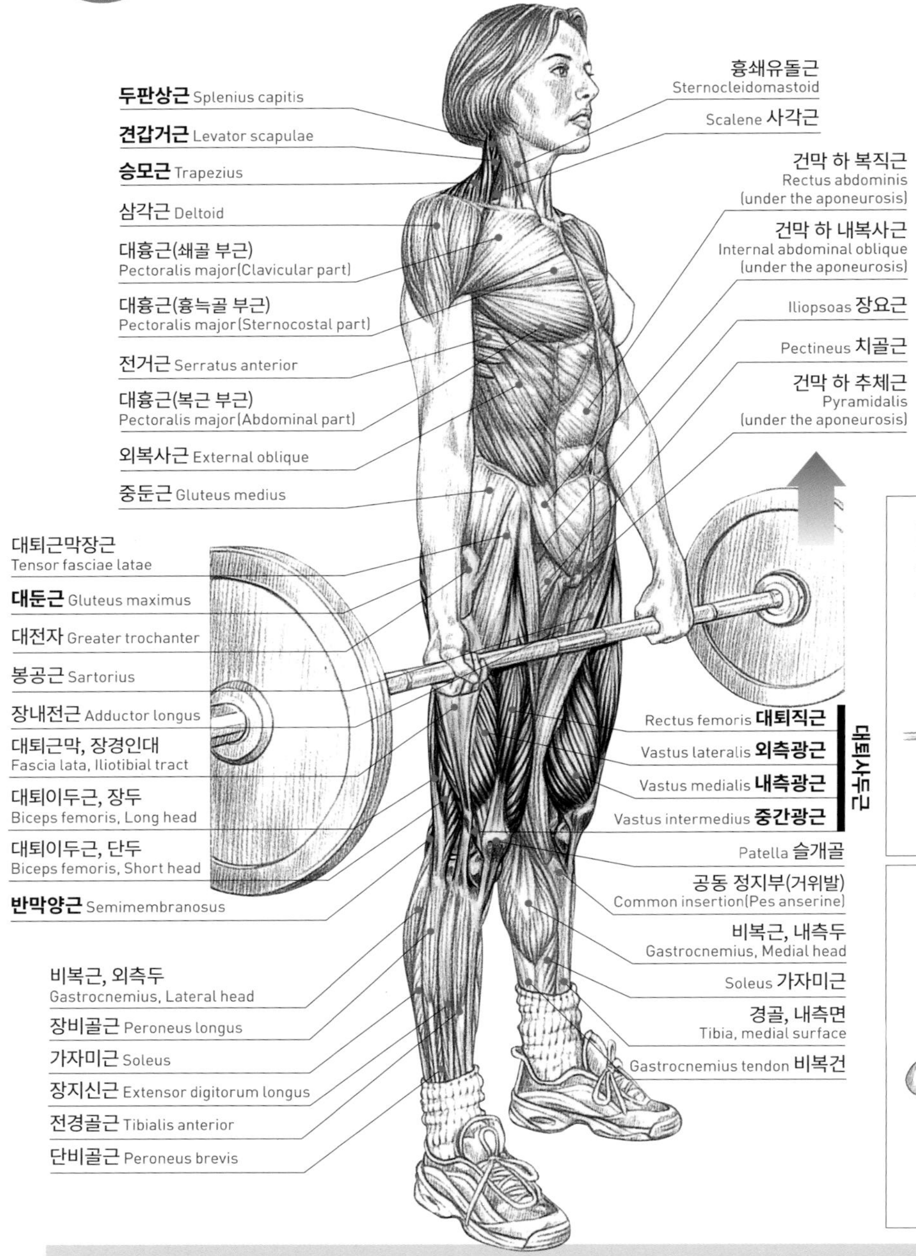

두판상근 Splenius capitis
견갑거근 Levator scapulae
승모근 Trapezius
삼각근 Deltoid
대흉근(쇄골 부근) Pectoralis major(Clavicular part)
대흉근(흉늑골 부근) Pectoralis major(Sternocostal part)
전거근 Serratus anterior
대흉근(복근 부근) Pectoralis major(Abdominal part)
외복사근 External oblique
중둔근 Gluteus medius
대퇴근막장근 Tensor fasciae latae
대둔근 Gluteus maximus
대전자 Greater trochanter
봉공근 Sartorius
장내전근 Adductor longus
대퇴근막, 장경인대 Fascia lata, Iliotibial tract
대퇴이두근, 장두 Biceps femoris, Long head
대퇴이두근, 단두 Biceps femoris, Short head
반막양근 Semimembranosus
비복근, 외측두 Gastrocnemius, Lateral head
장비골근 Peroneus longus
가자미근 Soleus
장지신근 Extensor digitorum longus
전경골근 Tibialis anterior
단비골근 Peroneus brevis

흉쇄유돌근 Sternocleidomastoid
Scalene 사각근
건막 하 복직근 Rectus abdominis (under the aponeurosis)
건막 하 내복사근 Internal abdominal oblique (under the aponeurosis)
Iliopsoas 장요근
Pectineus 치골근
건막 하 추체근 Pyramidalis (under the aponeurosis)
대퇴사두근: Rectus femoris 대퇴직근, Vastus lateralis 외측광근, Vastus medialis 내측광근, Vastus intermedius 중간광근
Patella 슬개골
공동 정지부(거위발) Common insertion(Pes anserine)
비복근, 내측두 Gastrocnemius, Medial head
Soleus 가자미근
경골, 내측면 Tibia, medial surface
Gastrocnemius tendon 비복건

NOTE 리버스(얼터네이트) 그립을 사용하면 바의 회전이 감소해서 훨씬 무거운 중량을 다룰 수 있다.

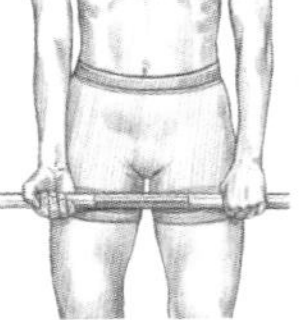
리버스 그립

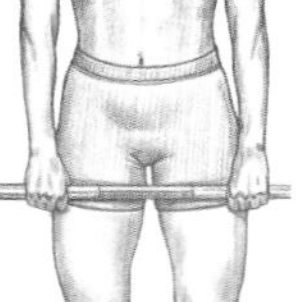
일반 그립

운동 동작

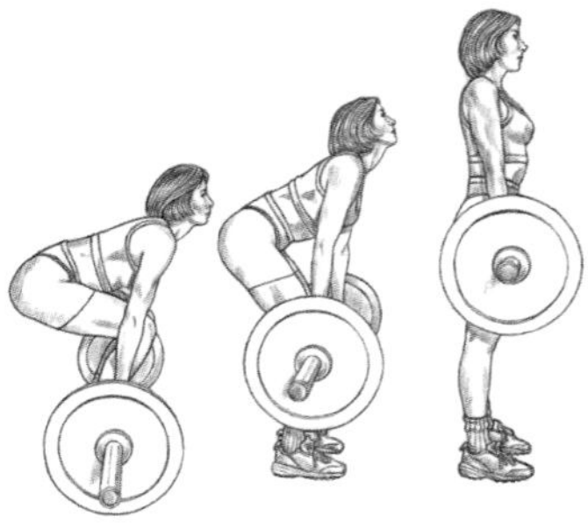

1. 다리를 살짝 벌리고 바를 보고 서서 등에는 살짝 아치를 만들어 고정한다. 그다음 넓적다리가 바닥과 수평이 되도록 다리를 굽힌다. 이 준비 자세는 개인별 체형이나 발목 유연성에 따라 달라질 수 있다. 예를 들어 대퇴골과 팔이 짧은 사람은 넓적다리를 수평으로 굽힐 수 있지만, 대퇴골과 팔이 긴 사람은 수평보다 살짝 높은 지점에서 넓적다리를 멈춰야 한다.
2. 팔을 뻗어 어깨너비보다 살짝 넓은 오버핸드 그립으로 바를 잡자. 한쪽 손은 오버핸드 그립, 반대쪽 손은 언더핸드 그립으로 잡으면 바의 회전이 감소해 더 무거운 중량을 들 수 있다.
3. 숨을 들이쉰 후 참고 코어와 허리 근육을 조인 채로 다리를 펴서 일어선다. 정강이를 따라 바를 끌어올린 후 바가 무릎까지 올라오면 상체를 곧게 세우면서 다리를 뻗고, 숨을 내쉬면서 동작을 마무리한다.
4. 몸을 곧게 편 채로 2초 정도 정지했다가 코어와 허리 근육을 수축한 채로 바닥으로 내려가 바를 내려놓는다. 동작 시 절대로 등을 구부리지 않는다.

STRAIGHT LEG DEADLIFTS 스트레이트 레그 데드리프트 5

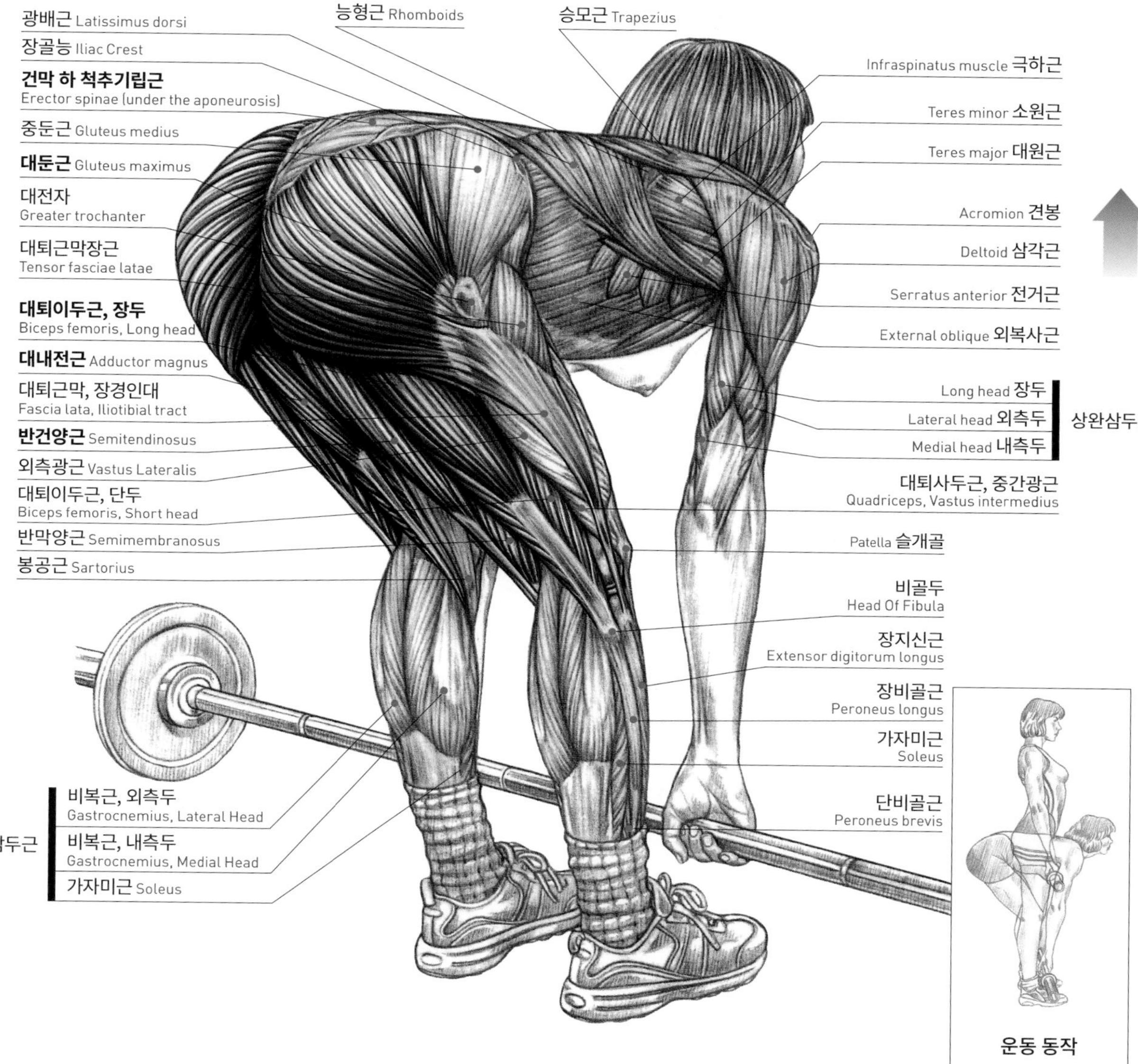
광배근 Latissimus dorsi
장골능 Iliac Crest
건막 하 척추기립근
Erector spinae (under the aponeurosis)
중둔근 Gluteus medius
대둔근 Gluteus maximus
대전자
Greater trochanter
대퇴근막장근
Tensor fasciae latae
대퇴이두근, 장두
Biceps femoris, Long head
대내전근 Adductor magnus
대퇴근막, 장경인대
Fascia lata, Iliotibial tract
반건양근 Semitendinosus
외측광근 Vastus Lateralis
대퇴이두근, 단두
Biceps femoris, Short head
반막양근 Semimembranosus
봉공근 Sartorius
능형근 Rhomboids
승모근 Trapezius
Infraspinatus muscle 극하근
Teres minor 소원근
Teres major 대원근
Acromion 견봉
Deltoid 삼각근
Serratus anterior 전거근
External oblique 외복사근
Long head 장두
Lateral head 외측두
Medial head 내측두
상완삼두근
대퇴사두근, 중간광근
Quadriceps, Vastus intermedius
Patella 슬개골
비골두
Head Of Fibula
장지신근
Extensor digitorum longus
장비골근
Peroneus longus
가자미근
Soleus
단비골근
Peroneus brevis
하퇴삼두근
비복근, 외측두
Gastrocnemius, Lateral Head
비복근, 내측두
Gastrocnemius, Medial Head
가자미근 Soleus
운동 동작

1. 바를 바닥에 놓은 상태에서 다리를 약간 벌리고 선다. 그다음 숨을 들이쉬며 상체를 숙인다. 이때 가슴을 펴고, 등은 약간 아치로 만든 다음 다리를 최대한 곧게 편다.
2. 오버핸드 그립으로 바를 잡고 팔을 편안하게 편 다음 등을 고정한 상태에서 상체를 들어 똑바로 선다.
3. 동작이 끝날 때 숨을 내쉰다. 바를 내려놓지 말고, 시작 자세로 돌아간 다음 동작을 반복한다. 동작을 수행할 때 부상 위험을 피하기 위해 등을 둥글게 하지 않는 것이 중요하다.

⇨ 이 운동은 척추를 펼 때 동원되는 척추 양쪽의 심부 근육을 자극한다. 운동 중에는 절대로 등을 구부리지 말자. 상체를 들 때 골반을 뒤로 젖히면 대둔근과 슬굴곡근이 동원된다(대퇴이두근 단두 제외).

⇨ 이 운동은 슬굴곡근을 스트레칭하는 효과도 있다. 스트레칭의 효율을 높이기 위해 발이 바보다 높이 위치하도록 발판을 밟고 실시해도 좋다.

NOTE 아주 가벼운 중량으로 실시하면 슬굴곡근을 스트레칭하기 좋다. 중량이 무거워질수록 골반을 수직으로 세울 때 슬굴곡근보다 둔근이 더 많이 쓰인다.

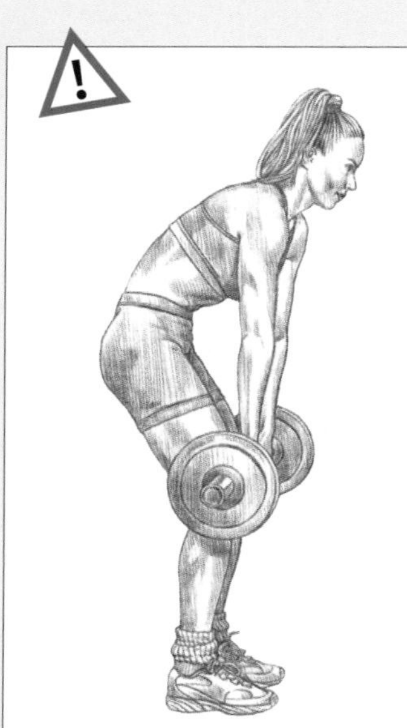

부상 위험을 피하려면 동작을 수행할 때 등을 둥글게 구부리지 않는 것이 중요하다.

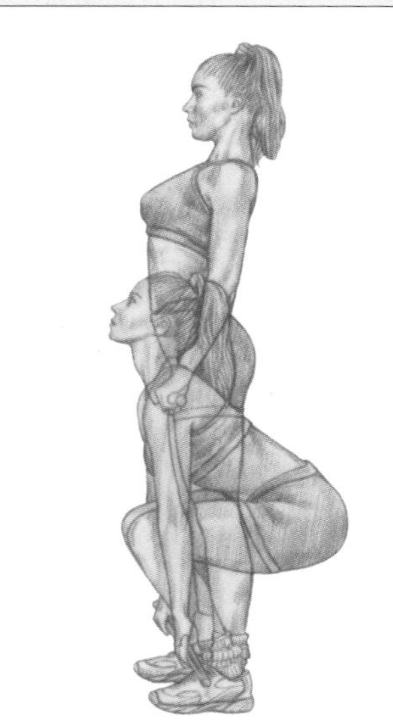

발을 모으면 가동 범위가 더 넓어진다

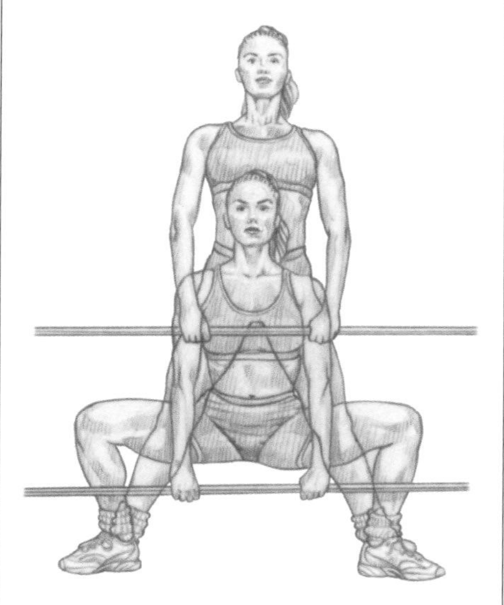

발을 벌리면 가동 범위가 줄어든다.

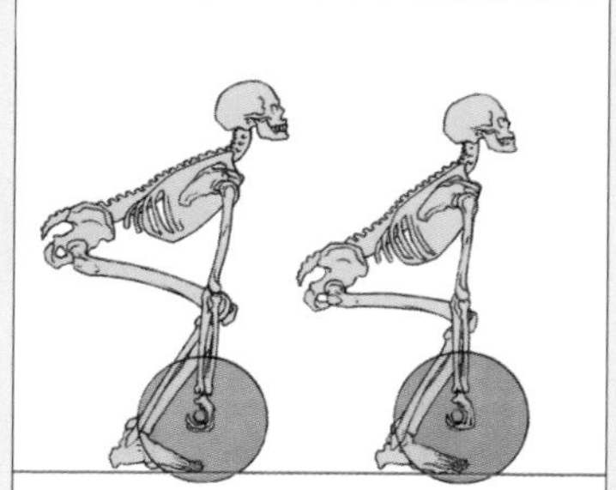

긴 팔다리(왼쪽)는 짧은 팔다리(오른쪽)보다 몸을 앞으로 더 많이 기울여야 한다.

골반을 수직으로 세울 때 슬굴곡근과 대둔근의 움직임

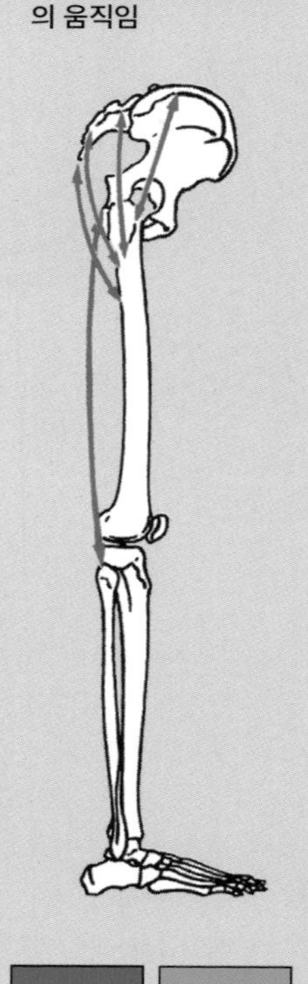

슬굴곡근의 움직임
대둔근의 움직임

데드리프트를 할 때 사용되는 근육들

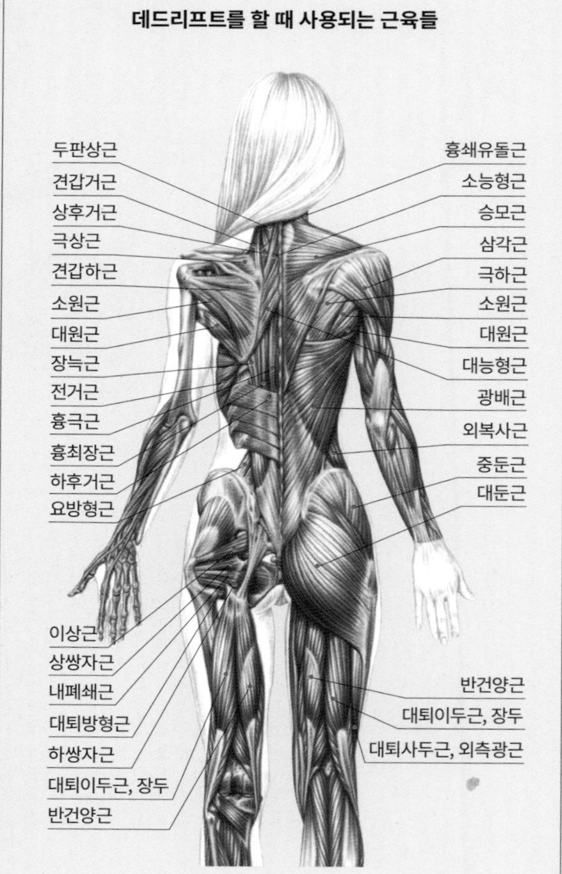

두판상근
견갑거근
상후거근
극상근
견갑하근
소원근
대원근
장늑근
전거근
흉극근
흉최장근
하후거근
요방형근
흉쇄유돌근
소능형근
승모근
삼각근
극하근
소원근
대원근
대능형근
광배근
외복사근
중둔근
대둔근
이상근
상쌍자근
내폐쇄근
대퇴방형근
하쌍자근
대퇴이두근, 장두
반건양근
반건양근
대퇴이두근, 장두
대퇴사두근, 외측광근

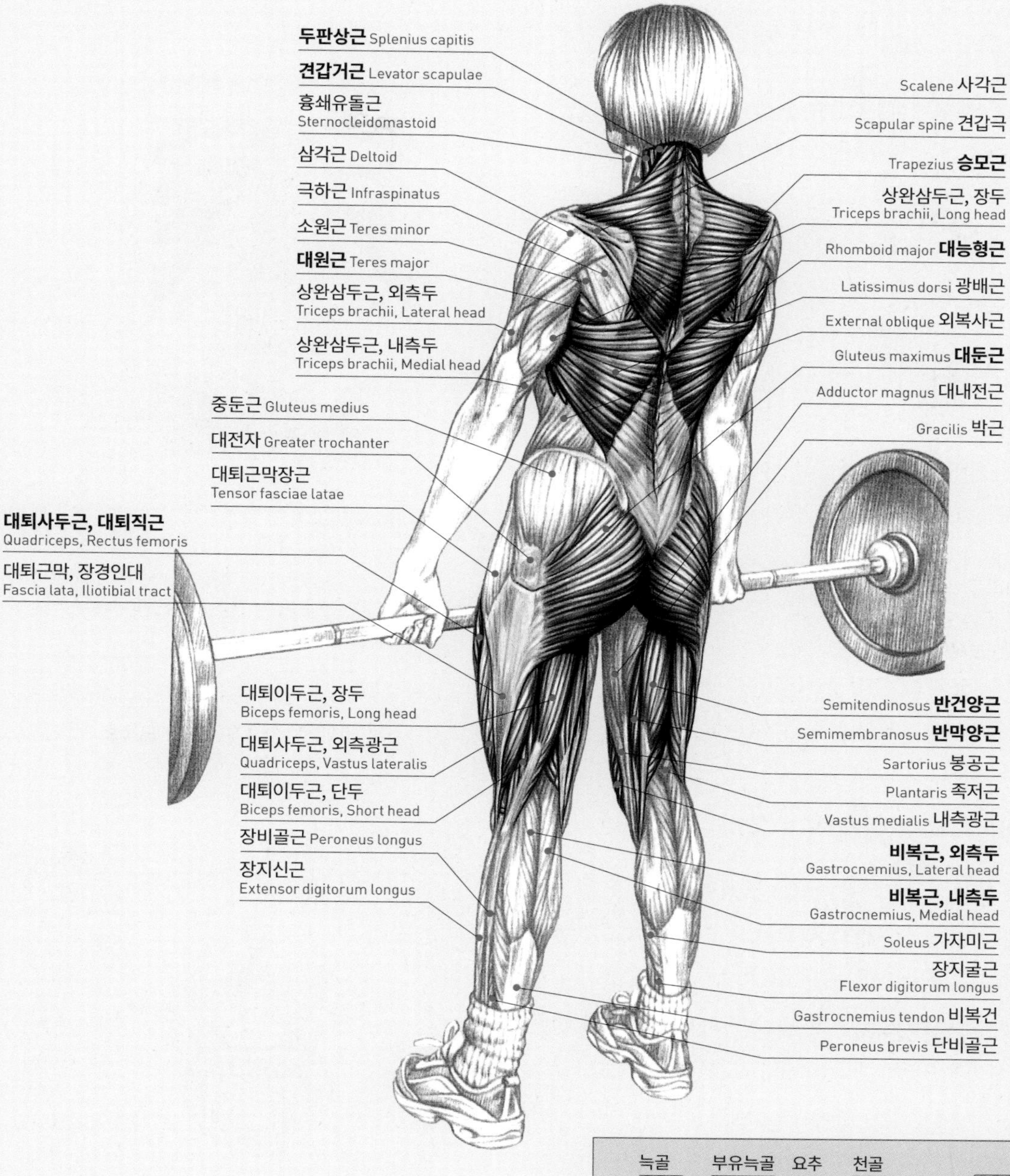

두판상근 Splenius capitis
견갑거근 Levator scapulae
흉쇄유돌근 Sternocleidomastoid
삼각근 Deltoid
극하근 Infraspinatus
소원근 Teres minor
대원근 Teres major
상완삼두근, 외측두 Triceps brachii, Lateral head
상완삼두근, 내측두 Triceps brachii, Medial head
중둔근 Gluteus medius
대전자 Greater trochanter
대퇴근막장근 Tensor fasciae latae
대퇴사두근, 대퇴직근 Quadriceps, Rectus femoris
대퇴근막, 장경인대 Fascia lata, Iliotibial tract
대퇴이두근, 장두 Biceps femoris, Long head
대퇴사두근, 외측광근 Quadriceps, Vastus lateralis
대퇴이두근, 단두 Biceps femoris, Short head
장비골근 Peroneus longus
장지신근 Extensor digitorum longus

Scalene 사각근
Scapular spine 견갑극
Trapezius **승모근**
상완삼두근, 장두 Triceps brachii, Long head
Rhomboid major **대능형근**
Latissimus dorsi 광배근
External oblique 외복사근
Gluteus maximus **대둔근**
Adductor magnus 대내전근
Gracilis 박근
Semitendinosus **반건양근**
Semimembranosus **반막양근**
Sartorius 봉공근
Plantaris 족저근
Vastus medialis 내측광근
비복근, 외측두 Gastrocnemius, Lateral head
비복근, 내측두 Gastrocnemius, Medial head
Soleus 가자미근
장지굴근 Flexor digitorum longus
Gastrocnemius tendon 비복건
Peroneus brevis 단비골근

1. 숨을 들이쉬고 참은 상태에서 복근과 허리 근육을 수축하고, 다리를 뻗으면서 경골을 따라 바를 끌어올린다. 바가 무릎 높이에 도달하면 다리를 끝까지 펴면서 상체를 완전히 일으켜 세운다.
2. 동작 마지막에 숨을 내쉰다. 몸을 쭉 편 상태에서 2초간 자세를 유지한다. 복근과 허리 근육의 수축을 유지하며 동작을 반복하자.

⇨ 이 운동은 전신의 근육을 자극하며, 요추와 천골 주변 근육, 승모근 발달에 매우 효과적이다. 둔근과 대퇴사두근도 강하게 자극한다. 데드리프트와 벤치프레스, 스쿼트는 파워리프팅 대회의 필수 종목이다.

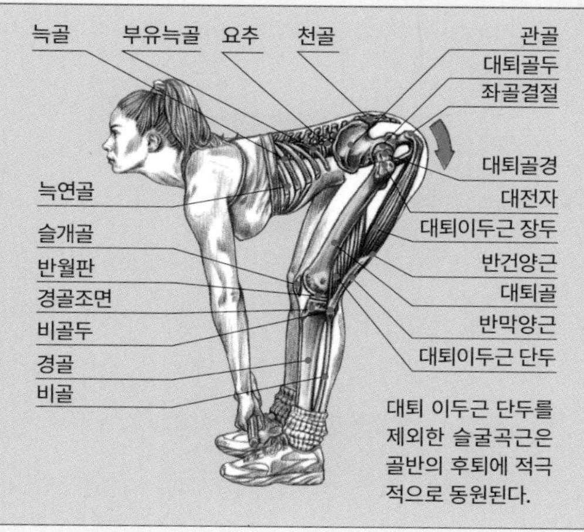
늑골
부유늑골
요추
천골
관골
대퇴골두
좌골결절
대퇴골경
늑연골
대전자
대퇴이두근 장두
슬개골
반건양근
반월판
대퇴골
경골조면
반막양근
비골두
대퇴이두근 단두
경골
비골
대퇴 이두근 단두를 제외한 슬굴곡근은 골반의 후퇴에 적극적으로 동원된다.

요통이 생기는 이유

요통은 요추 부위에서 가장 흔히 발생하는 문제이다. 일반적으로는 그리 심각한 질환이 아니며 척추의 횡돌기에 부착된 미세 심부 근육의 단축 현상으로 인해 발생하는 경우가 대부분이다.

척추를 회전하거나 신전시킬 때 자세가 불량하면 이들 근육 중 일부가 과도하게 늘어나거나 찢어질 수 있으며 이로 인해 주변 근육과 척추 기립근까지 함께 짧아지게 된다. 이때 등 근육은 통증과 함께 경련을 일으키는데, 이 경련은 동작을 제한하여 미세 심부 근육이 더 크게 파열되거나 찢어지는 것을 방지한다.

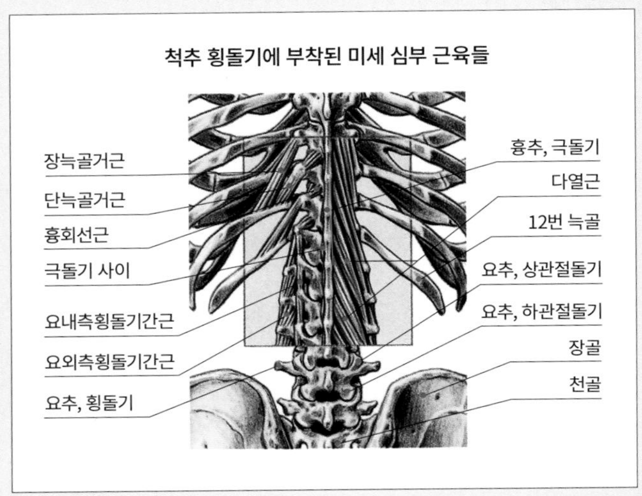
척추 횡돌기에 부착된 미세 심부 근육들
장늑골거근
단늑골거근
흉회선근
극돌기 사이
요내측횡돌기간근
요외측횡돌기간근
요추, 횡돌기
흉추, 극돌기
다열근
12번 늑골
요추, 상관절돌기
요추, 하관절돌기
장골
천골

⚠ **주의**

요통은 그 자체로는 심각하지 않지만, 추간판 탈출증, 척추 주변근이나 인대 파열, 골절 등 심각한 문제와 함께 발생할 수도 있다.

등의 국부적인 부위에 나타나는 이런 일반적인 단축 현상은 미세 심부 근육이 회복되면 저절로 없어지는 경우가 많다. 그러나 때로는 근육이 회복된 후에도 요통이 지속되고, 몇 주에서 길게는 몇 년에 이르도록 국부적인 단축이 지속되는 경우도 있다.

등을 아치 자세로 만들어야 할까

척추에 문제가 없는 사람은 운동 중 허리를 아치로 만들어도 위험하지 않다. 또한 스쿼트나 바닥에서 하는 레이즈 같은 운동을 할 때는 등을 둥글게 구부리는 대신 아치를 만들면 부상을 방지할 수 있다. 하지만 운동할 때 등에 아치를 만들면 위험한 사람도 있다.

- 선천적 척추분리증(척추뼈고리 불완전 융합)이 있는 사람이 요추를 신전하면 척추가 미끄러져 내려올 수 있다(척추전방전위증). 이 경우 심각한 척추 압박이 발생하고 이로 인해 좌골신경통이 유발될 수도 있다.
- 아직 성장이 끝나지 않은 어린 사람이나 골다공증이 있는 사람이 요추를 신전하면 척추뼈 고리에 골절이 발생하고 이로 인해 척추분리증이 발생할 수 있다. 척추 뒤쪽에서 척추와 척추 사이를 단단히 잡아주는 역할을 하는 척추뼈 고리에 이처럼 골절이 발생하면 척추가 전방으로 밀려 신경 조직을 압박하게 된다(이 경우 역시 좌골신경통으로 이어질 수 있다).

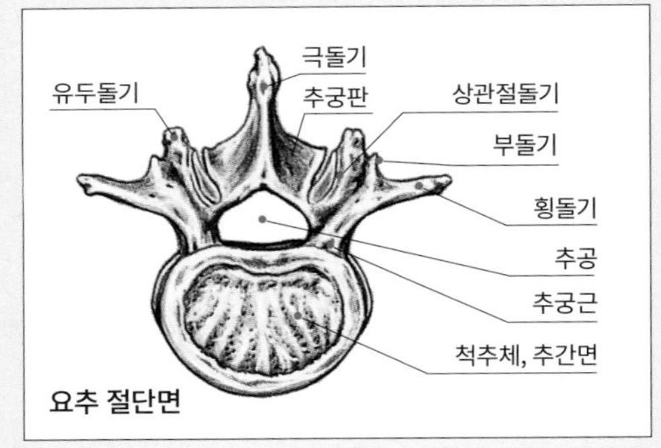
극돌기
유두돌기
추궁판
상관절돌기
부돌기
횡돌기
추공
추궁근
척추체, 추간면
요추 절단면

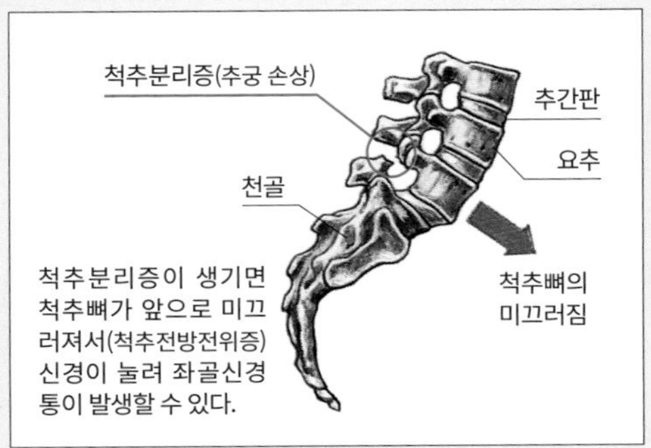
척추분리증(추궁 손상)
추간판
요추
천골
척추뼈의
미끄러짐
척추분리증이 생기면 척추뼈가 앞으로 미끄러져서(척추전방전위증) 신경이 눌려 좌골신경통이 발생할 수 있다.

SUMO-STYLE DEADLIFTS 스모 데드리프트 6

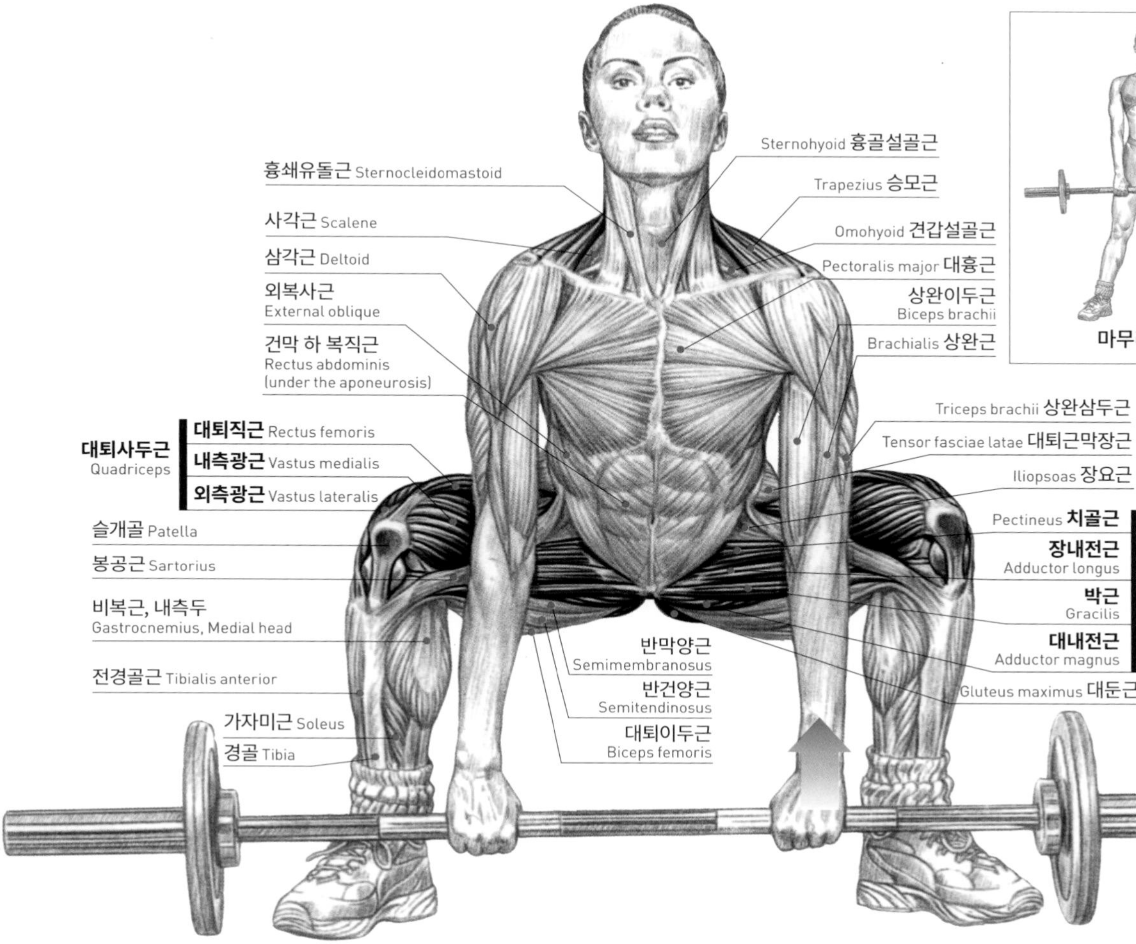

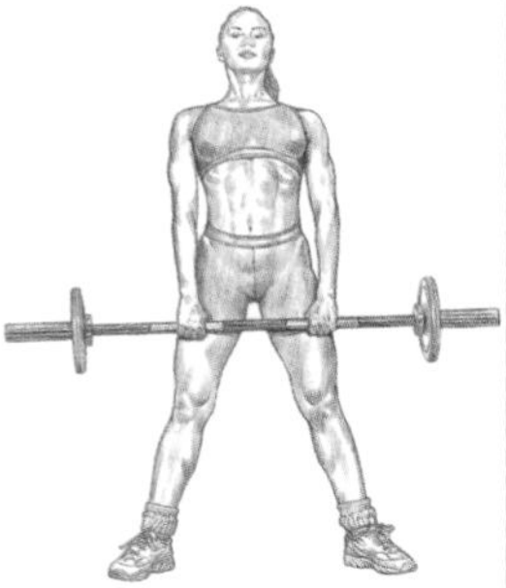

흉쇄유돌근 Sternocleidomastoid
사각근 Scalene
삼각근 Deltoid
외복사근 External oblique
건막 하 복직근 Rectus abdominis (under the aponeurosis)
대퇴사두근 Quadriceps
대퇴직근 Rectus femoris
내측광근 Vastus medialis
외측광근 Vastus lateralis
슬개골 Patella
봉공근 Sartorius
비복근, 내측두 Gastrocnemius, Medial head
전경골근 Tibialis anterior
가자미근 Soleus
경골 Tibia
Sternohyoid 흉골설골근
Trapezius 승모근
Omohyoid 견갑설골근
Pectoralis major 대흉근
상완이두근 Biceps brachii
Brachialis 상완근
Triceps brachii 상완삼두근
Tensor fasciae latae 대퇴근막장근
Iliopsoas 장요근
Pectineus 치골근
장내전근 Adductor longus
박근 Gracilis
대내전근 Adductor magnus
내전근 Adductor
Gluteus maximus 대둔근
반막양근 Semimembranosus
반건양근 Semitendinosus
대퇴이두근 Biceps femoris

마무리 동작

스모 데드리프트를 할 때 사용되는 심부 근육

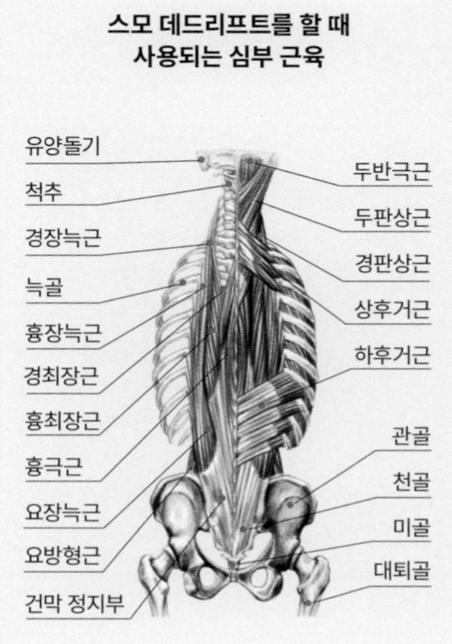
유양돌기
척추
경장늑근
늑골
흉장늑근
경최장근
흉최장근
흉극근
요장늑근
요방형근
건막 정지부
두반극근
두판상근
경판상근
상후거근
하후거근
관골
천골
미골
대퇴골

1. 다리를 넓게 벌리고 바를 보고 선다. 발끝은 바깥쪽으로 돌리되 항상 무릎과 같은 방향을 보게 한다. 다리를 굽혀서 넓적다리를 바닥과 수평이 되게 만들고, 팔을 뻗어 대략 어깨너비의 오버핸드 그립으로 바를 잡자. 한쪽 손은 오버핸드 그립, 반대쪽 손은 언더핸드 그립으로 쥐면 바의 회전이 감소해서 더 무거운 중량을 들 수 있다.
2. 숨을 들이쉰 후 호흡을 차단하고, 등에 살짝 아치를 만든 다음 복근을 수축한 채로 다리를 뻗으며 상체를 편다. 몸을 똑바로 일으켜 세운 후에 어깨를 뒤로 당긴다.
3. 동작 마지막에 숨을 내쉰다. 다시 숨을 들이쉰 후 호흡을 차단하고 등을 구부리지 않도록 주의하며 바닥에 바를 내려놓는다. 동작 마지막에 숨을 내쉰다.

➡ 일반 데드리프트와 달리 대퇴사두근과 넓적다리 내전근이 더 강하게 자극되고, 등은 상대적으로 더 약하게 자극된다. 등이 앞으로 덜 숙여지기 때문이다.

NOTE 동작할 때 경골을 따라 바를 끌어올리는 것이 중요하다. 가벼운 중량으로 여러 번 반복하면(최대 10회) 허리 주변을 강화하고, 넓적다리와 둔근까지 단련할 수 있다.

무거운 중량을 사용할 때는 조심스럽게 실시해야 고관절과 넓적다리 내전근, 요추와 천골 주변의 부상을 방지할 수 있다. 모두 운동 중 강하게 동원되는 부위다.

데드리프트 종류에 따른 상체 기울기

■ 집중적으로 단련되는 근육

■ 단련되는 근육

①

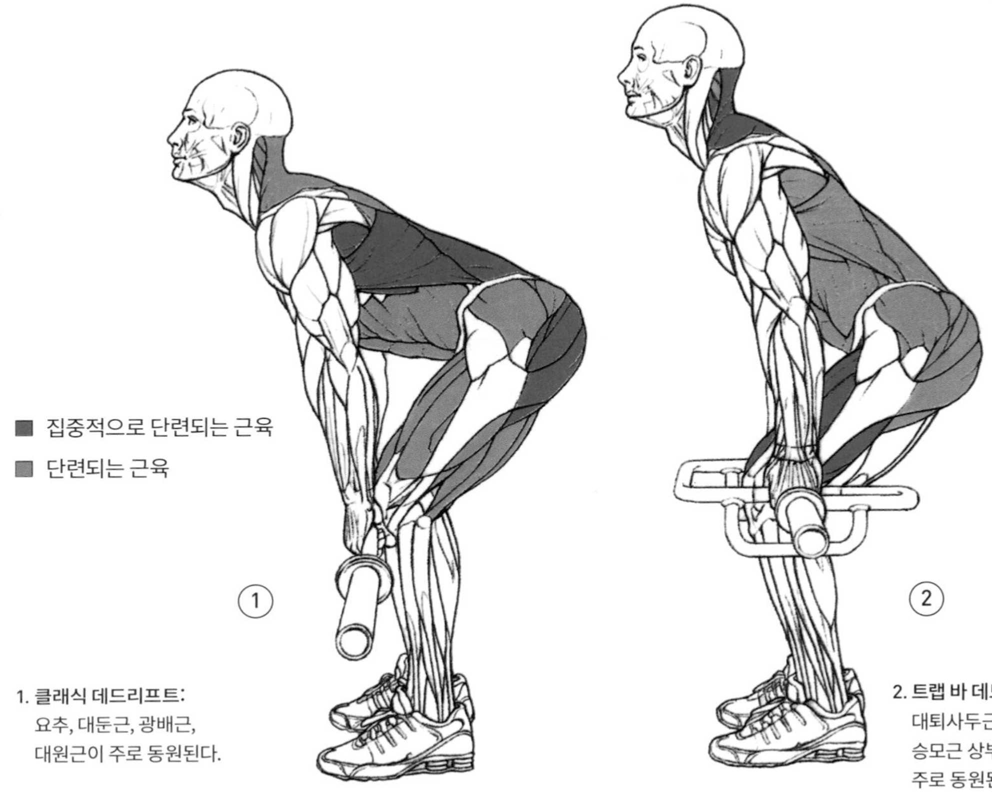

1. **클래식 데드리프트:** 요추, 대둔근, 광배근, 대원근이 주로 동원된다.

②

2. **트랩 바 데드리프트:** 대퇴사두근과 승모근 상부 근육이 주로 동원된다.

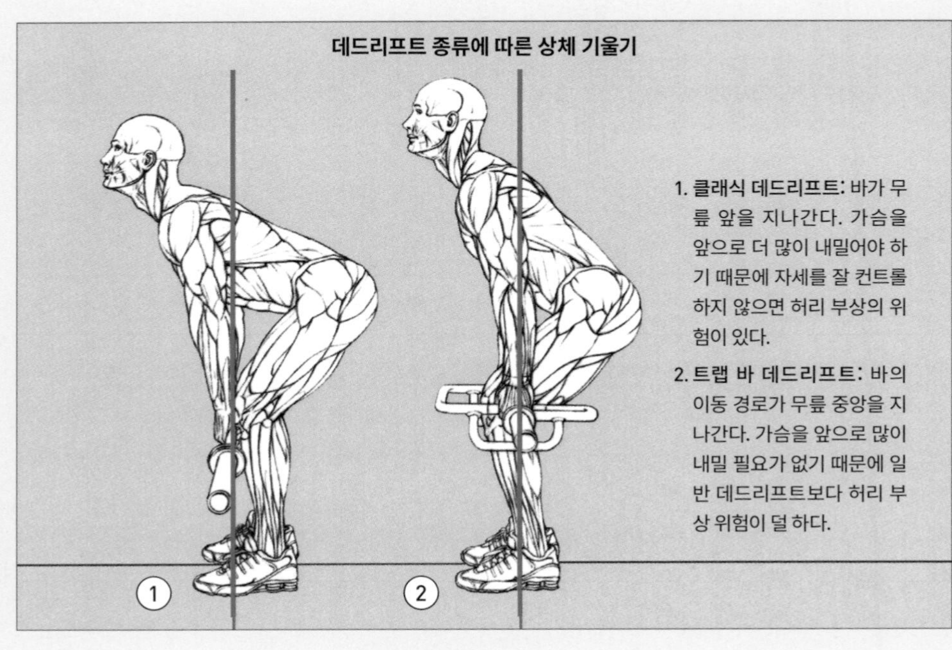
①
②

데드리프트 종류에 따른 상체 기울기

1. **클래식 데드리프트:** 바가 무릎 앞을 지나간다. 가슴을 앞으로 더 많이 내밀어야 하기 때문에 자세를 잘 컨트롤하지 않으면 허리 부상의 위험이 있다.
2. **트랩 바 데드리프트:** 바의 이동 경로가 무릎 중앙을 지나간다. 가슴을 앞으로 많이 내밀 필요가 없기 때문에 일반 데드리프트보다 허리 부상 위험이 덜 하다.

7 머신 백 익스텐션
MACHINE BACK EXTENSIONS

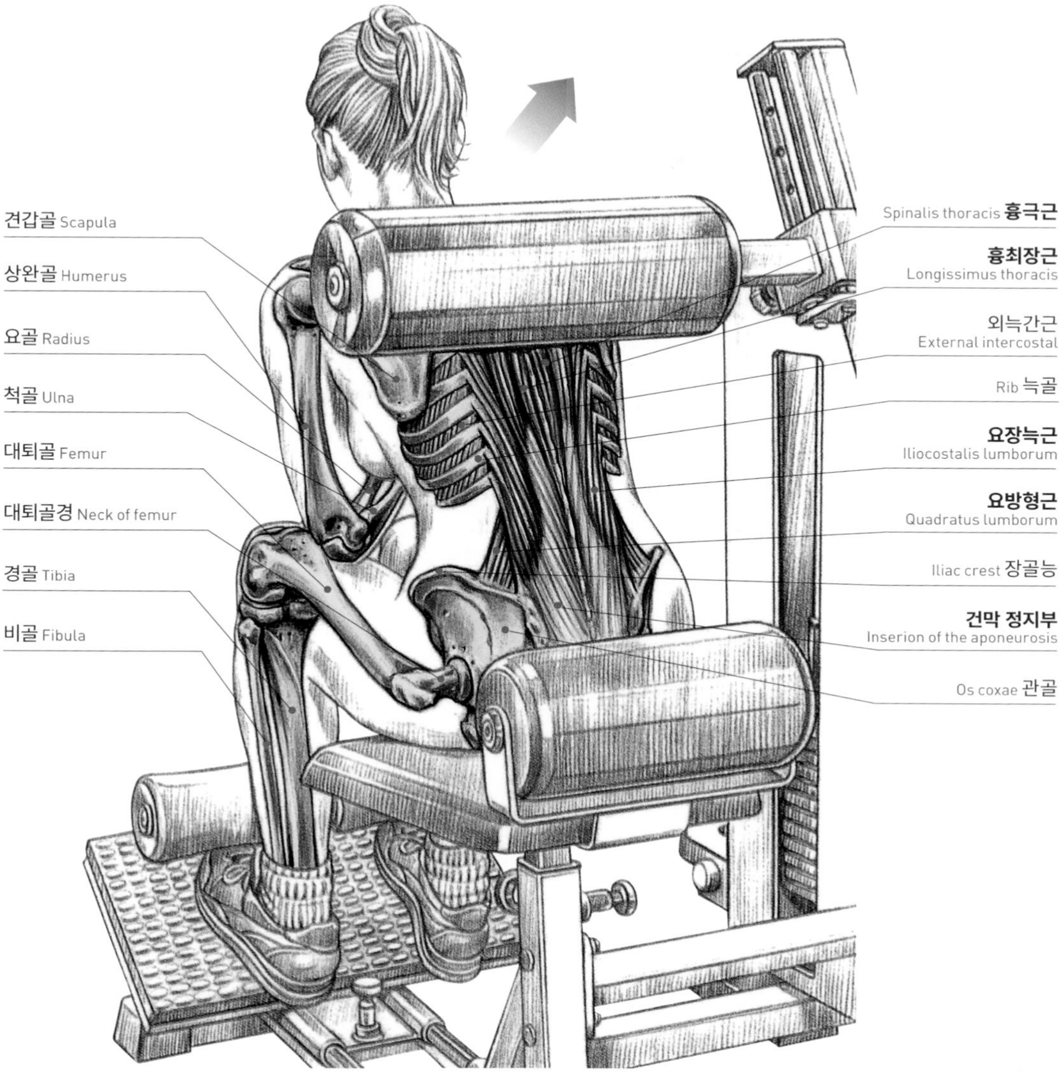

견갑골 Scapula
상완골 Humerus
요골 Radius
척골 Ulna
대퇴골 Femur
대퇴골경 Neck of femur
경골 Tibia
비골 Fibula
Spinalis thoracis 흉극근
흉최장근 Longissimus thoracis
외늑간근 External intercostal
Rib 늑골
요장늑근 Iliocostalis lumborum
요방형근 Quadratus lumborum
Iliac crest 장골능
건막 정지부 Inserion of the aponeurosis
Os coxae 관골

1. 머신에 앉아 상체를 앞으로 숙이고, 머신 패드를 견갑골 높이에 댄다.
2. 숨을 내쉬며 상체를 최대한 펴면서 패드를 뒤로 민다.
3. 숨을 들이쉬며 천천히 시작 자세로 돌아온다. 동작을 반복한다.

➡ 이 운동은 등 하단, 특히 요추와 천골 부근의 척추 근육에 자극을 집중해 척추기립근을 발달시킨다. 초보자에게 정말 좋은 운동이다. 세트당 10~20회를 반복하면 근력이 향상되어 좀 더 난이도 높은 등 운동으로 넘어갈 수 있다.

➡ 중량을 늘리고, 세트당 반복 횟수를 줄여서 실시해도 된다. 가동 범위나 중량은 머신에서 조정할 수 있다. 한 세션 안에서 가동 범위와 중량을 바꿔 가며 운동해도 된다.

운동 예시

- 적당한 중량을 사용해 전체 가동 범위로 15회씩 2세트를 실시한 후 중량을 늘리고, 가동 범위를 좁혀 7회씩 2세트 실시한다.

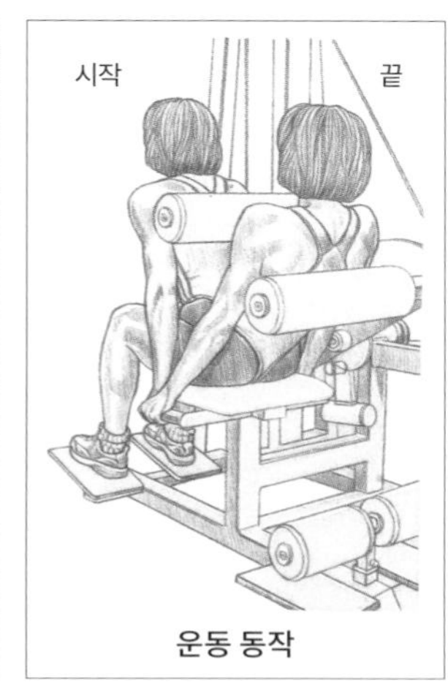
시작
끝
운동 동작

8 덤벨 로우 DUMBBELL FORWARD LUNGES

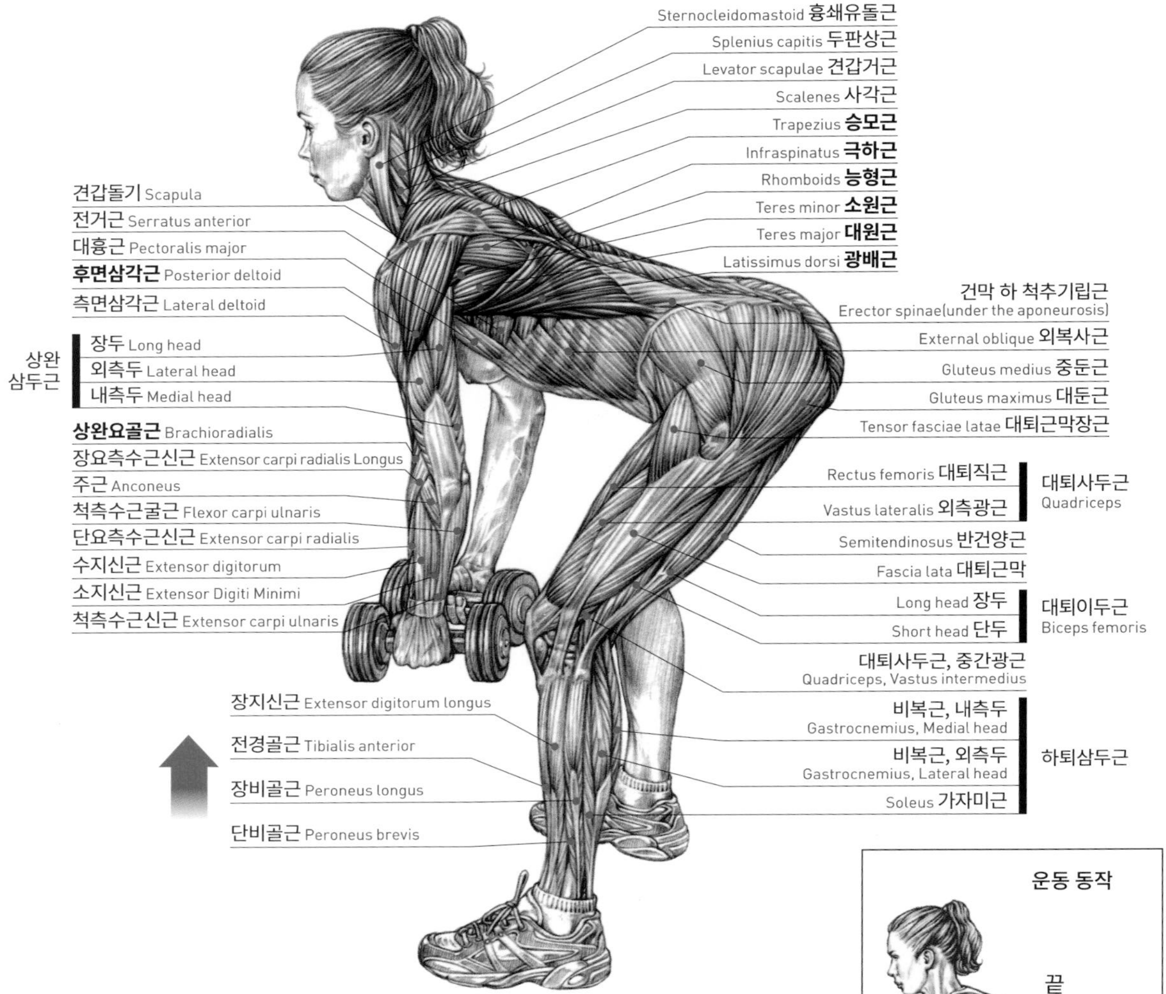

Sternocleidomastoid 흉쇄유돌근
Splenius capitis 두판상근
Levator scapulae 견갑거근
Scalenes 사각근
Trapezius **승모근**
Infraspinatus **극하근**
Rhomboids **능형근**
Teres minor **소원근**
Teres major **대원근**
Latissimus dorsi **광배근**
건막 하 척추기립근 Erector spinae(under the aponeurosis)
External oblique 외복사근
Gluteus medius 중둔근
Gluteus maximus 대둔근
Tensor fasciae latae 대퇴근막장근
대퇴사두근 Quadriceps: Rectus femoris 대퇴직근, Vastus lateralis 외측광근
Semitendinosus 반건양근
Fascia lata 대퇴근막
대퇴이두근 Biceps femoris: Long head 장두, Short head 단두
대퇴사두근, 중간광근 Quadriceps, Vastus intermedius
하퇴삼두근: 비복근, 내측두 Gastrocnemius, Medial head; 비복근, 외측두 Gastrocnemius, Lateral head; Soleus 가자미근

견갑돌기 Scapula
전거근 Serratus anterior
대흉근 Pectoralis major
후면삼각근 Posterior deltoid
측면삼각근 Lateral deltoid
상완삼두근: 장두 Long head, 외측두 Lateral head, 내측두 Medial head
상완요골근 Brachioradialis
장요측수근신근 Extensor carpi radialis Longus
주근 Anconeus
척측수근굴근 Flexor carpi ulnaris
단요측수근신근 Extensor carpi radialis
수지신근 Extensor digitorum
소지신근 Extensor Digiti Minimi
척측수근신근 Extensor carpi ulnaris
장지신근 Extensor digitorum longus
전경골근 Tibialis anterior
장비골근 Peroneus longus
단비골근 Peroneus brevis

1. 무릎을 약간 구부리고 서서, 상반신을 45°정도 기울인다. 등은 평평하게 하고, 양팔은 몸을 따라 느슨하게 하여 덤벨을 뉴트럴 그립으로 잡는다.
2. 숨을 내쉬면서 복부 코어를 등척성으로 수축한다. 이어서 팔꿈치를 몸에 붙인 상태로 덤벨을 최대한 높이 든다. 동작의 정점에서 견갑골을 쥐어짠다.
3. 숨을 들이쉬며 시작 자세로 돌아간다.

➡ 이 운동은 광배근, 대원근, 후면 삼각근, 전완 굴근(상완이두근, 상완근, 상완요골근)을 자극한다. 동작의 정점에서 견갑골이 모일 땐 능형근과 승모근도 동원된다. 가슴을 숙이고 운동하기 때문에 척추 근육도 등척성으로 수축한다.

변형 운동

상체의 각도를 바꾸면 등의 자극 부위가 달라진다.

- 상체를 세우고 운동하면 주로 승모근 상부가 자극된다.
- 상체를 수평에 가깝게 숙이면 주로 광배근, 대원근, 능형근, 승모근 중부와 하부가 자극된다.

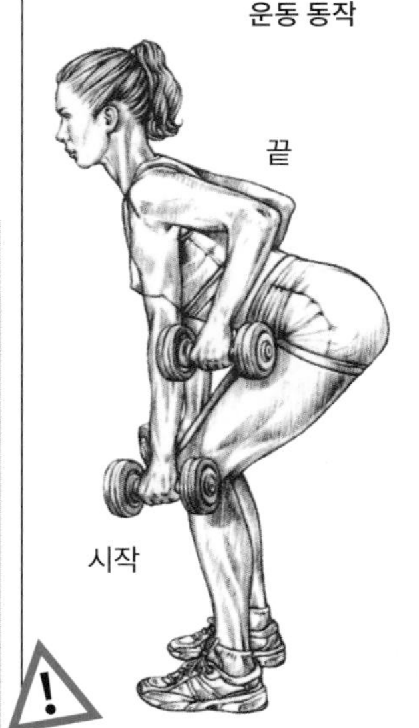
운동 동작
끝
시작

부상의 위험을 줄이려면 동작을 수행할 때 등을 둥글게 구부리지 않는 것이 중요하다.

목의 위치에 주의하자!

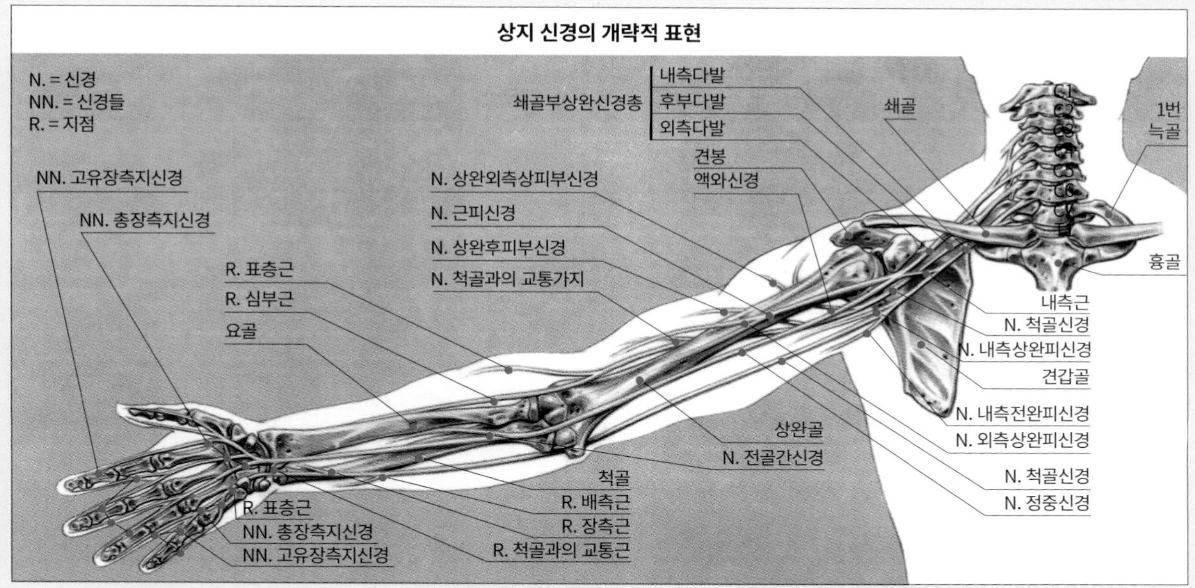
상지 신경의 개략적 표현
N. = 신경
NN. = 신경들
R. = 지점
쇄골부상완신경총
내측다발
후부다발
외측다발
쇄골
1번 늑골
견봉
액와신경
NN. 고유장측지신경
NN. 총장측지신경
N. 상완외측상피부신경
N. 근피신경
N. 상완후피부신경
N. 척골과의 교통가지
R. 표층근
R. 심부근
요골
흉골
내측근
N. 척골신경
N. 내측상완피신경
견갑골
N. 내측전완피신경
N. 외측상완피신경
상완골
N. 전골간신경
척골
N. 척골신경
N. 정중신경
R. 배측근
R. 장측근
R. 척골과의 교통근
R. 표층근
NN. 총장측지신경
NN. 고유장측지신경

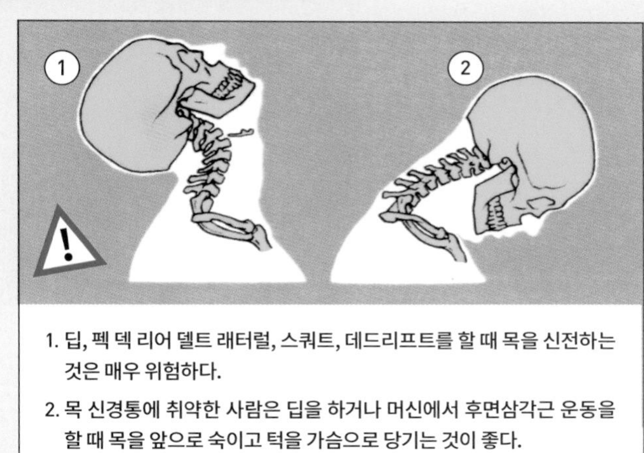
1
2

1. 딥, 펙 덱 리어 델트 래터럴, 스쿼트, 데드리프트를 할 때 목을 신전하는 것은 매우 위험하다.
2. 목 신경통에 취약한 사람은 딥을 하거나 머신에서 후면삼각근 운동을 할 때 목을 앞으로 숙이고 턱을 가슴으로 당기는 것이 좋다.

웨이트트레이닝을 할 때 목의 자세를 잘못 잡으면 신경통이 발생해 트레이닝이나 일상생활에 지장을 받을 수 있다. 목 신경통이 발생하면 팔의 감각이 둔해지거나, 바늘로 찌르는 듯한 느낌이 들기도 하고, 국부적으로 감각이 사라지기도 한다. 스쿼트(69p)나 데드리프트(162p)를 할 때 목을 신전해서 고개를 뒤로 젖히면 이런 증상이 나타날 수 있으니 주의하자.

고개를 뒤로 젖히면 목 심부 근육에 경련이나 수축이 발생해서 척추신경이 짓눌릴 수 있다. 그러면 신경통이 발생하여 경추 4, 5, 6, 7, 8번과 흉추 1번의 상완신경총까지 영향을 받는다. 통증이 발생한 신경이 척추의 어느 부분에 있는지 찾고 싶다면 해부학 도표를 보고 콕콕 찌르는 느낌을 따라 올라가 보자.

신경통을 예방하려면 딥이나 머신에서 후면삼각근 운동을 할 때 고개를 앞으로 숙이고 턱을 가슴 쪽으로 당기는 것이 좋다. 스쿼트나 데드리프트를 할 때는 목을 곧게 세우고 전방을 주시하자.

만약 신경통이 발생했다면 목을 신전하거나 고개를 뒤로 젖히는 모든 운동을 중단해야 한다.

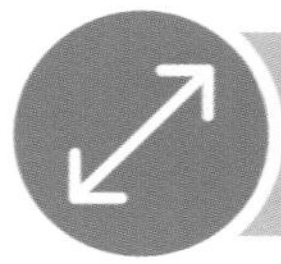

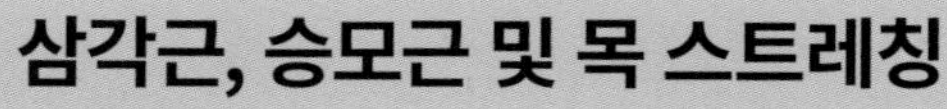

삼각근, 승모근 및 목 스트레칭
DELTOID, TRAPEZIUS AND NECK STRETCHING

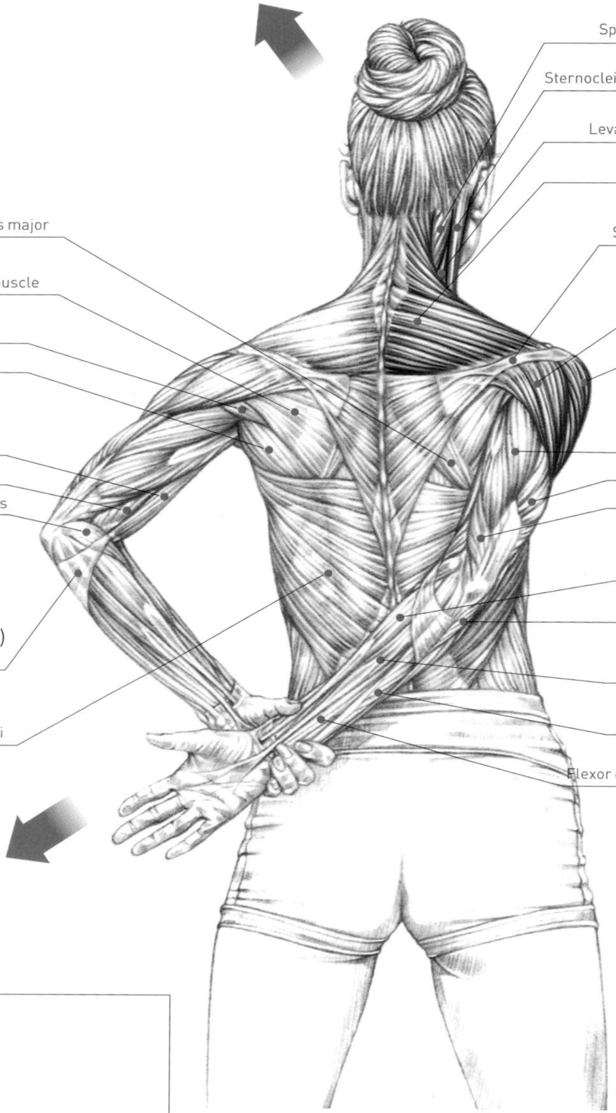

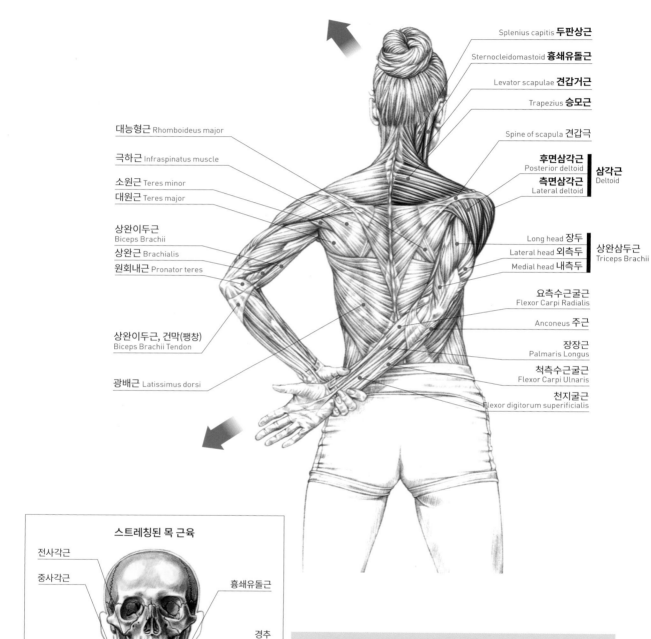

Splenius capitis 두판상근
Sternocleidomastoid 흉쇄유돌근
Levator scapulae 견갑거근
Trapezius 승모근
Spine of scapula 견갑극
후면삼각근 Posterior deltoid
측면삼각근 Lateral deltoid
삼각근 Deltoid
Long head 장두
Lateral head 외측두
Medial head 내측두
상완삼두근 Triceps Brachii
요측수근굴근 Flexor Carpi Radialis
Anconeus 주근
장장근 Palmaris Longus
척측수근굴근 Flexor Carpi Ulnaris
천지굴근 Flexor digitorum superificialis
대능형근 Rhomboideus major
극하근 Infraspinatus muscle
소원근 Teres minor
대원근 Teres major
상완이두근 Biceps Brachii
상완근 Brachialis
원회내근 Pronator teres
상완이두근, 건막(팽창) Biceps Brachii Tendon
광배근 Latissimus dorsi

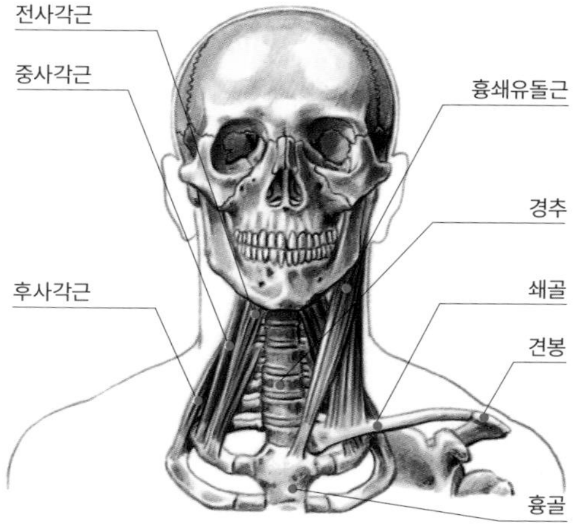

스트레칭된 목 근육

전사각근
중사각근
후사각근
흉쇄유돌근
경추
쇄골
견봉
흉골

1. 다리를 약간 벌리고 서서 등을 곧게 펴고 한쪽 팔을 등 뒤로 보내 반대쪽 손으로 손목을 잡는다. 그다음 팔을 천천히 바깥쪽 아래로 당겨 삼각근(주로 후면삼각근 및 측면삼각근)과 승모근을 스트레칭한다.

변형 운동

- 쭉 뻗은 어깨 반대쪽으로 머리를 천천히 기울이면 목의 스트레칭을 더 잘 느낄 수 있다. 이 변형 동작은 경추와 접해 있는 근육과 흉쇄유돌근을 스트레칭한다.

TRAPEZIUS AND NECK STRETCHING 승모근과 목 스트레칭

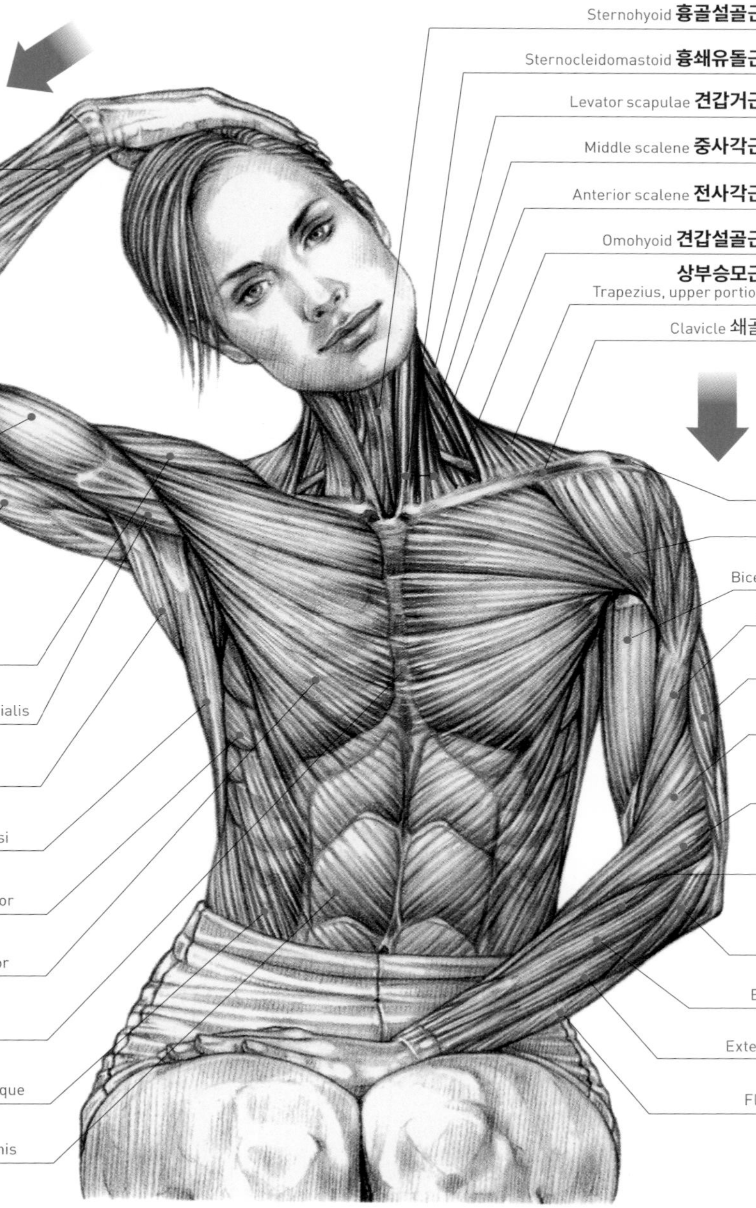

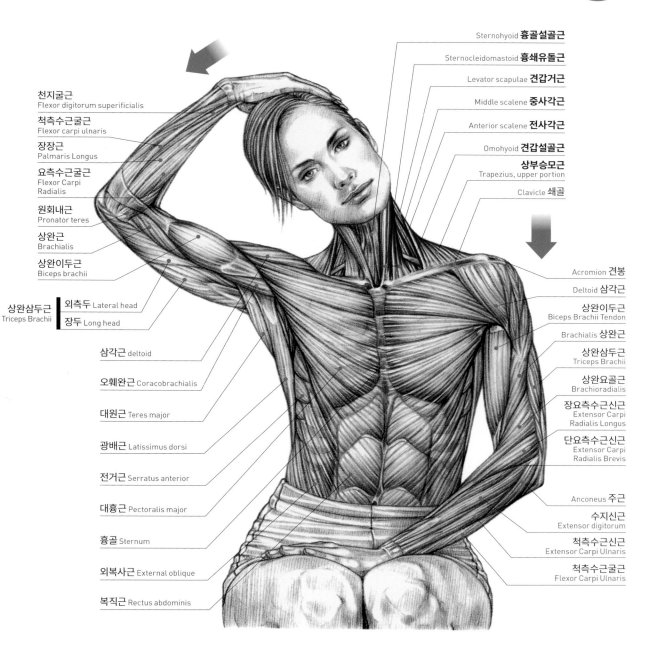

Sternohyoid 흉골설골근
Sternocleidomastoid 흉쇄유돌근
Levator scapulae 견갑거근
Middle scalene 중사각근
Anterior scalene 전사각근
Omohyoid 견갑설골근
상부승모근 Trapezius, upper portion
Clavicle 쇄골

천지굴근 Flexor digitorum superificialis
척측수근굴근 Flexor carpi ulnaris
장장근 Palmaris Longus
요측수근굴근 Flexor Carpi Radialis
원회내근 Pronator teres
상완근 Brachialis
상완이두근 Biceps brachii
상완삼두근 Triceps Brachii
외측두 Lateral head
장두 Long head
삼각근 deltoid
오훼완근 Coracobrachialis
대원근 Teres major
광배근 Latissimus dorsi
전거근 Serratus anterior
대흉근 Pectoralis major
흉골 Sternum
외복사근 External oblique
복직근 Rectus abdominis

Acromion 견봉
Deltoid 삼각근
상완이두근 Biceps Brachii Tendon
Brachialis 상완근
상완삼두근 Triceps Brachii
상완요골근 Brachioradialis
장요측수근신근 Extensor Carpi Radialis Longus
단요측수근신근 Extensor Carpi Radialis Brevis
Anconeus 주근
수지신근 Extensor digitorum
척측수근신근 Extensor Carpi Ulnaris
척측수근굴근 Flexor Carpi Ulnaris

1. 한 손으로 머리를 잡고 천천히 옆으로 기울인다.

⇨ 이 운동은 흉쇄유돌근, 사각근, 상부승모근, 두판상근, 경판상근, 비장근, 두반극근 심부 그리고 심층적으로는 경장근, 전두직근, 외측두직근, 장두근과 같은 척추의 작은 근육들을 스트레칭한다.

NOTE 스트레칭을 더 잘 느끼려면 동작 시 반대쪽 어깨를 아래쪽으로 당겨주자.
운동은 점진적으로 이루어져야 하며 머리를 천천히 조심스럽게 당겨야 한다.

SHOULDER

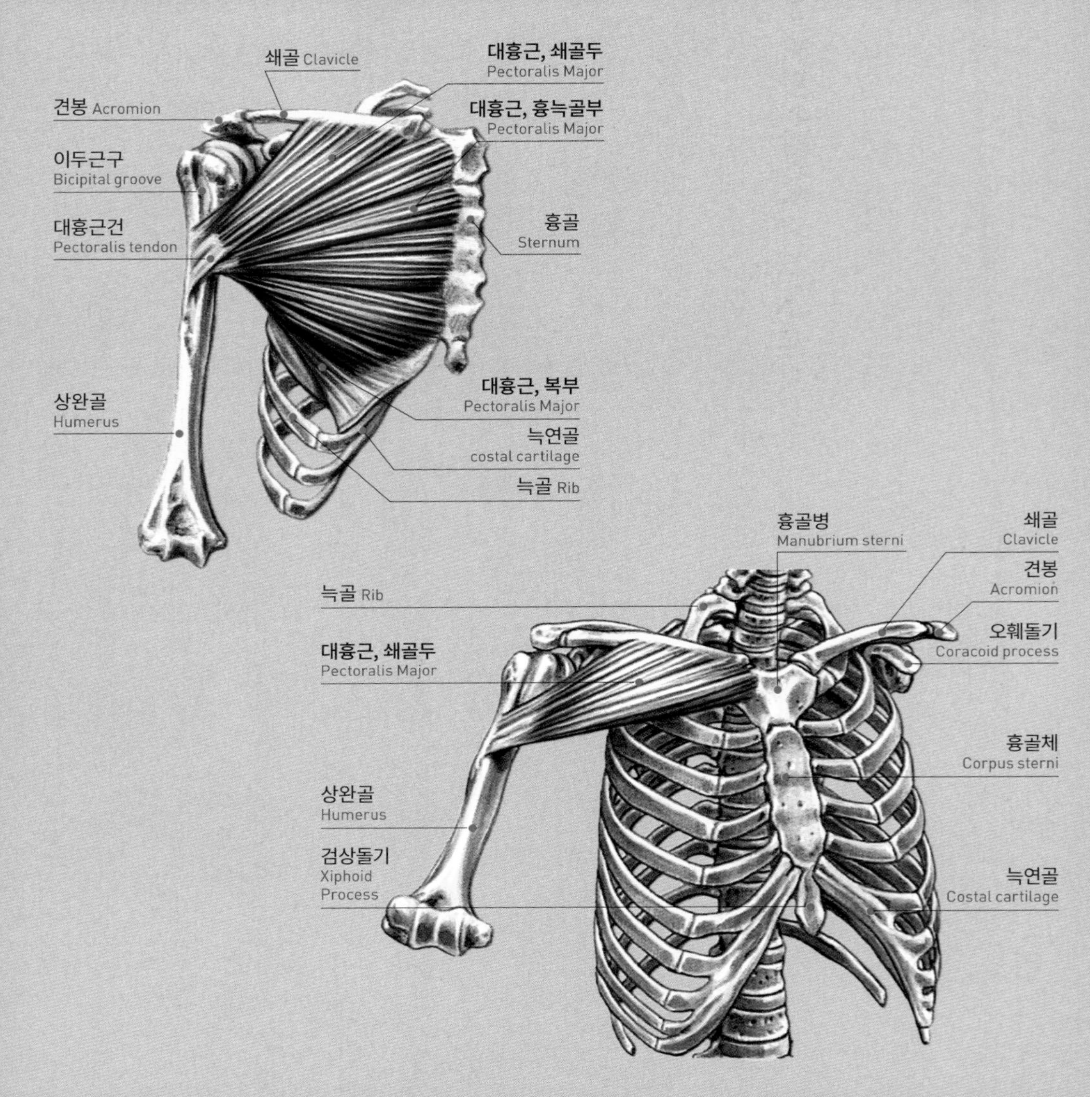

쇄골 Clavicle
대흉근, 쇄골두
Pectoralis Major
견봉 Acromion
대흉근, 흉늑골부
Pectoralis Major
이두근구
Bicipital groove
대흉근건
Pectoralis tendon
흉골
Sternum
대흉근, 복부
Pectoralis Major
상완골
Humerus
늑연골
costal cartilage
늑골 Rib
흉골병
Manubrium sterni
쇄골
Clavicle
견봉
Acromion
늑골 Rib
오훼돌기
Coracoid process
대흉근, 쇄골두
Pectoralis Major
흉골체
Corpus sterni
상완골
Humerus
검상돌기
Xiphoid
Process
늑연골
Costal cartilage

&CHEST

05

어깨와 가슴

1 펙 덱 플라이

2 인클라인 벤치 프레스

↗ 상체 스트레칭

↗ 대흉근 스트레칭

3 업라이트 로우

4 덤벨 래터럴 레이즈

↗ 전면 삼각근 스트레칭

↗ 어깨 스트레칭

어깨 교정의 중요성

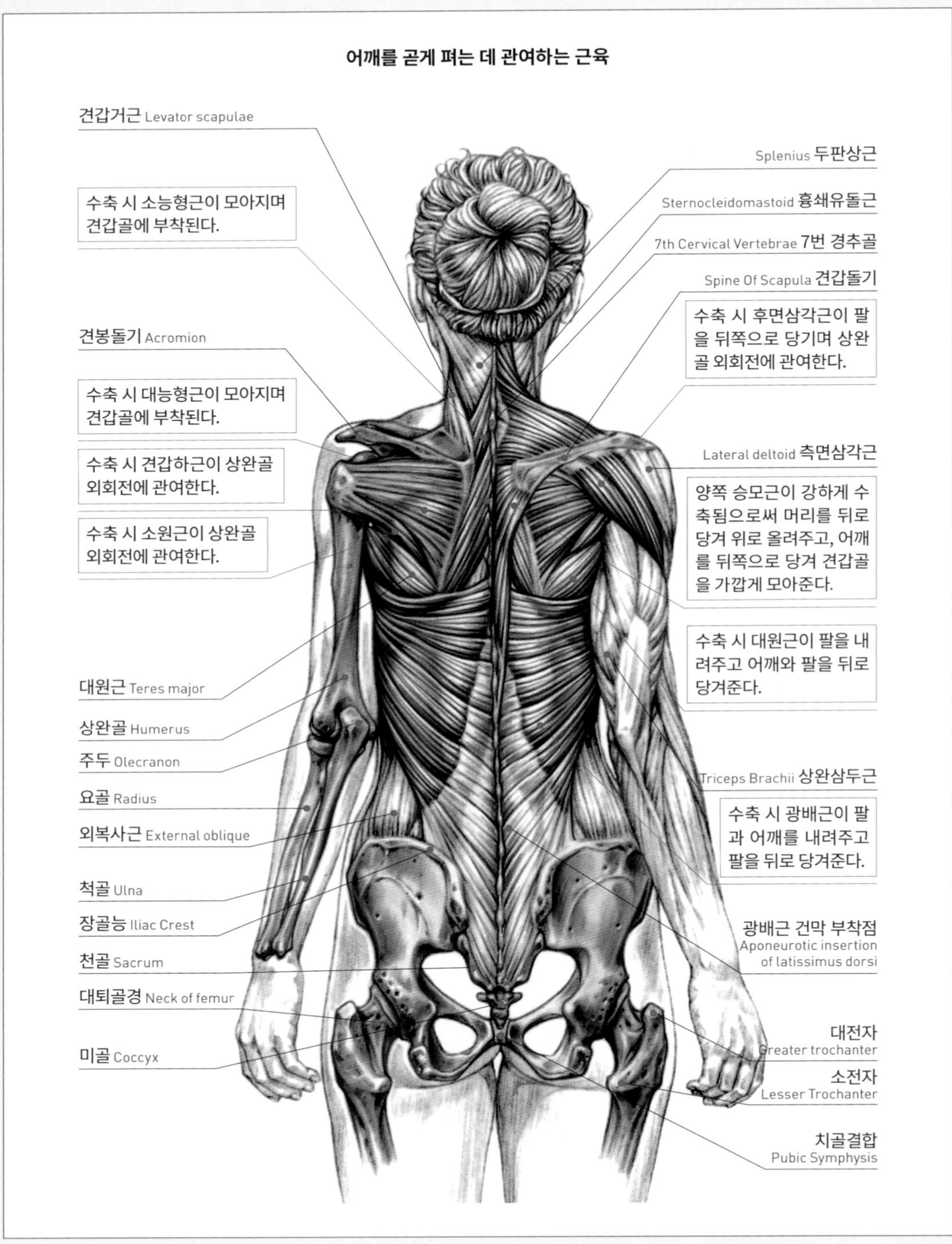

어깨를 곧게 펴는 데 관여하는 근육
견갑거근 Levator scapulae
수축 시 소능형근이 모아지며 견갑골에 부착된다.
견봉돌기 Acromion
수축 시 대능형근이 모아지며 견갑골에 부착된다.
수축 시 견갑하근이 상완골 외회전에 관여한다.
수축 시 소원근이 상완골 외회전에 관여한다.
대원근 Teres major
상완골 Humerus
주두 Olecranon
요골 Radius
외복사근 External oblique
척골 Ulna
장골능 Iliac Crest
천골 Sacrum
대퇴골경 Neck of femur
미골 Coccyx
Splenius 두판상근
Sternocleidomastoid 흉쇄유돌근
7th Cervical Vertebrae 7번 경추골
Spine Of Scapula 견갑돌기
수축 시 후면삼각근이 팔을 뒤쪽으로 당기며 상완골 외회전에 관여한다.
Lateral deltoid 측면삼각근
양쪽 승모근이 강하게 수축됨으로써 머리를 뒤로 당겨 위로 올려주고, 어깨를 뒤쪽으로 당겨 견갑골을 가깝게 모아준다.
수축 시 대원근이 팔을 내려주고 어깨와 팔을 뒤로 당겨준다.
Triceps Brachii 상완삼두근
수축 시 광배근이 팔과 어깨를 내려주고 팔을 뒤로 당겨준다.
광배근 건막 부착점
Aponeurotic insertion of latissimus dorsi
대전자
Greater trochanter
소전자
Lesser Trochanter
치골결합
Pubic Symphysis

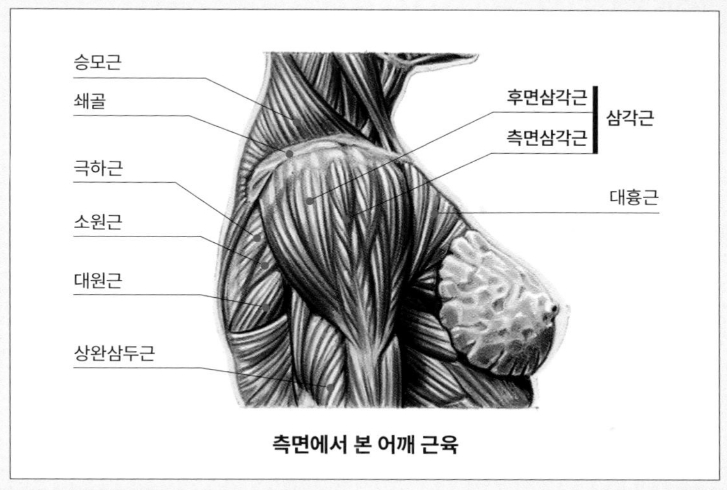
승모근
쇄골
극하근
소원근
대원근
상완삼두근
후면삼각근
측면삼각근
삼각근
대흉근

측면에서 본 어깨 근육

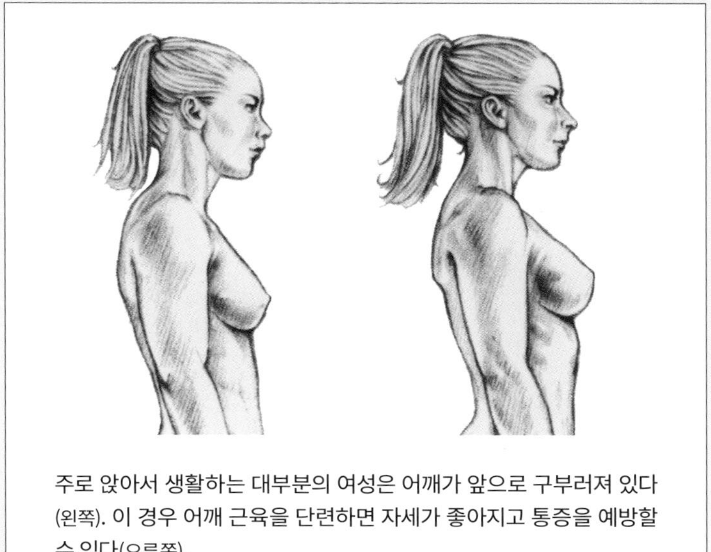

주로 앉아서 생활하는 대부분의 여성은 어깨가 앞으로 구부러져 있다(왼쪽). 이 경우 어깨 근육을 단련하면 자세가 좋아지고 통증을 예방할 수 있다(오른쪽).

오랜 시간 앉아서 생활하는 현대인들의 가장 흔한 자세 결함 중 하나는 어깨가 앞으로 구부러지는 척추후만증(또는 등 위쪽이 둥글어지는 것)이다. 이러한 자세는 견갑골을 모으는 팔의 외회전근 긴장 저하 때문인 경우가 많다. 근육운동 시 가슴 훈련이나 과도한 벤치 프레스 훈련도 이러한 자세 결함을 유발할 수 있다. 이 경우 어깨를 펴는 특정 운동을 실시하여 자세 균형을 다시 잡는 것이 중요하다.

1 펙 덱 플라이 PEC DECK FLY

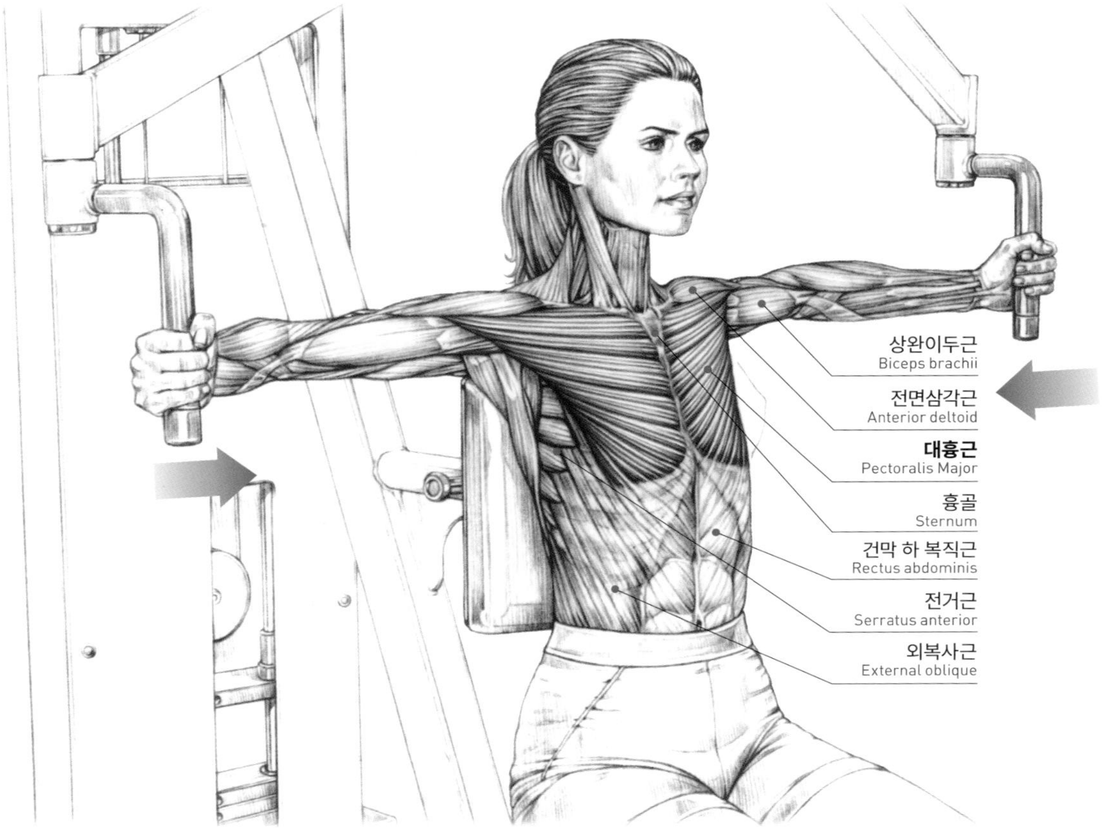

상완이두근
Biceps brachii

전면삼각근
Anterior deltoid

대흉근
Pectoralis Major

흉골
Sternum

건막 하 복직근
Rectus abdominis

전거근
Serratus anterior

외복사근
External oblique

1. 머신에 앉아서 팔을 쭉 뻗은 다음 팔꿈치를 약간 구부려서 손잡이를 잡는다.
2. 숨을 내쉬면서 양팔을 앞으로 모아준다.
3. 숨을 들이쉬면서 시작 자세로 돌아간다.

⇨ 이 운동은 대흉근을 스트레칭하며 단련할 수 있다. 팔을 모으면 가슴의 흉골 부분에 자극이 집중된다. 또한 전면삼각근, 상완이두근도 부분적으로 발달시킨다. 동작을 8~10회 천천히 실시하자. 이 운동은 초보자도 쉽게 할 수 있다. 이 운동으로 근력을 키운 다음 더 어려운 운동으로 넘어가자.

운동 동작

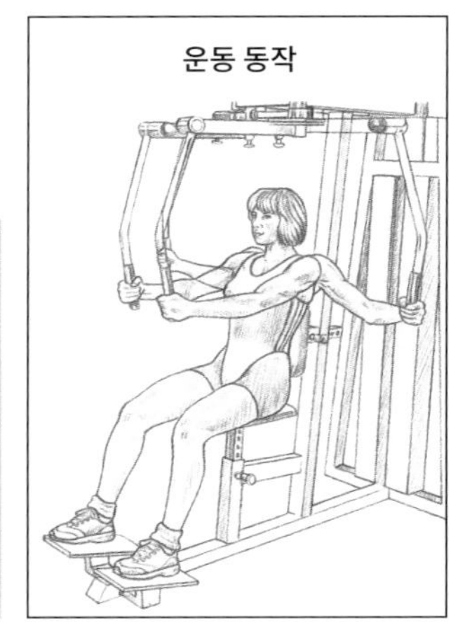

INCLINE BENCH PRESS 인클라인 벤치 프레스 2

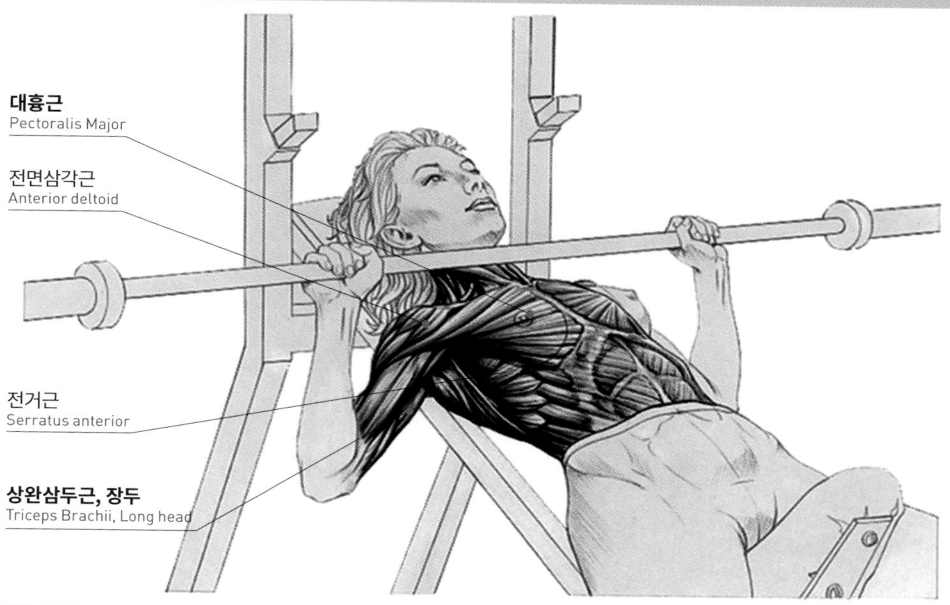
대흉근
Pectoralis Major
전면삼각근
Anterior deltoid
전거근
Serratus anterior
상완삼두근, 장두
Triceps Brachii, Long head

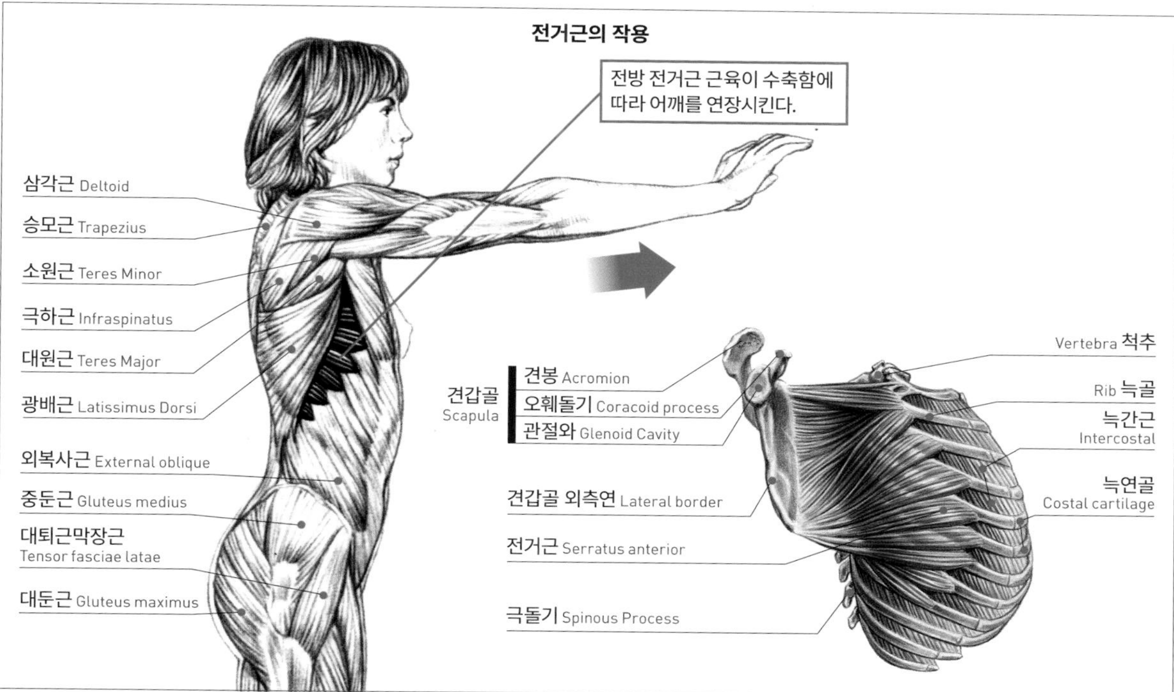
전거근의 작용
전방 전거근 근육이 수축함에 따라 어깨를 연장시킨다.
삼각근 Deltoid
승모근 Trapezius
소원근 Teres Minor
극하근 Infraspinatus
대원근 Teres Major
광배근 Latissimus Dorsi
외복사근 External oblique
중둔근 Gluteus medius
대퇴근막장근
Tensor fasciae latae
대둔근 Gluteus maximus
견갑골
Scapula
견봉 Acromion
오훼돌기 Coracoid process
관절와 Glenoid Cavity
견갑골 외측연 Lateral border
전거근 Serratus anterior
극돌기 Spinous Process
Vertebra 척추
Rib 늑골
늑간근
Intercostal
늑연골
Costal cartilage

1. 45~60도 사이의 벤치에 앉아서 오버핸드 그립으로 어깨보다 좀 더 넓게 바를 잡는다.
2. 숨을 들이쉬면서 바를 수직으로 내린다.
3. 숨을 내쉬면서 바를 수직으로 들어올린다.

⇒ 이 운동은 대흉근 쇄골부, 전면삼각근, 상완삼두근, 전거근, 소흉근을 주로 자극한다. 동작을 스미스 머신에서 실시해도 좋다.

NOTE 통념과는 달리 여성이 이 운동을 한다고 해서 가슴에 탄력이 생기거나 처짐이 방지되진 않는다. 유방은 젖샘을 비롯해 모두 지방 조직으로 이루어져 있는데, 이들 조직은 그물처럼 짜인 결합 조직에 감싸여 대흉근 위에 자리 잡고 있기 때문이다.

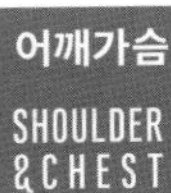

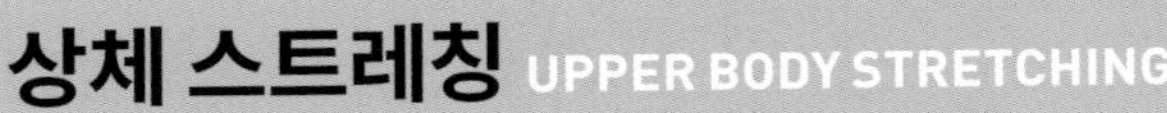

상체 스트레칭 UPPER BODY STRETCHING

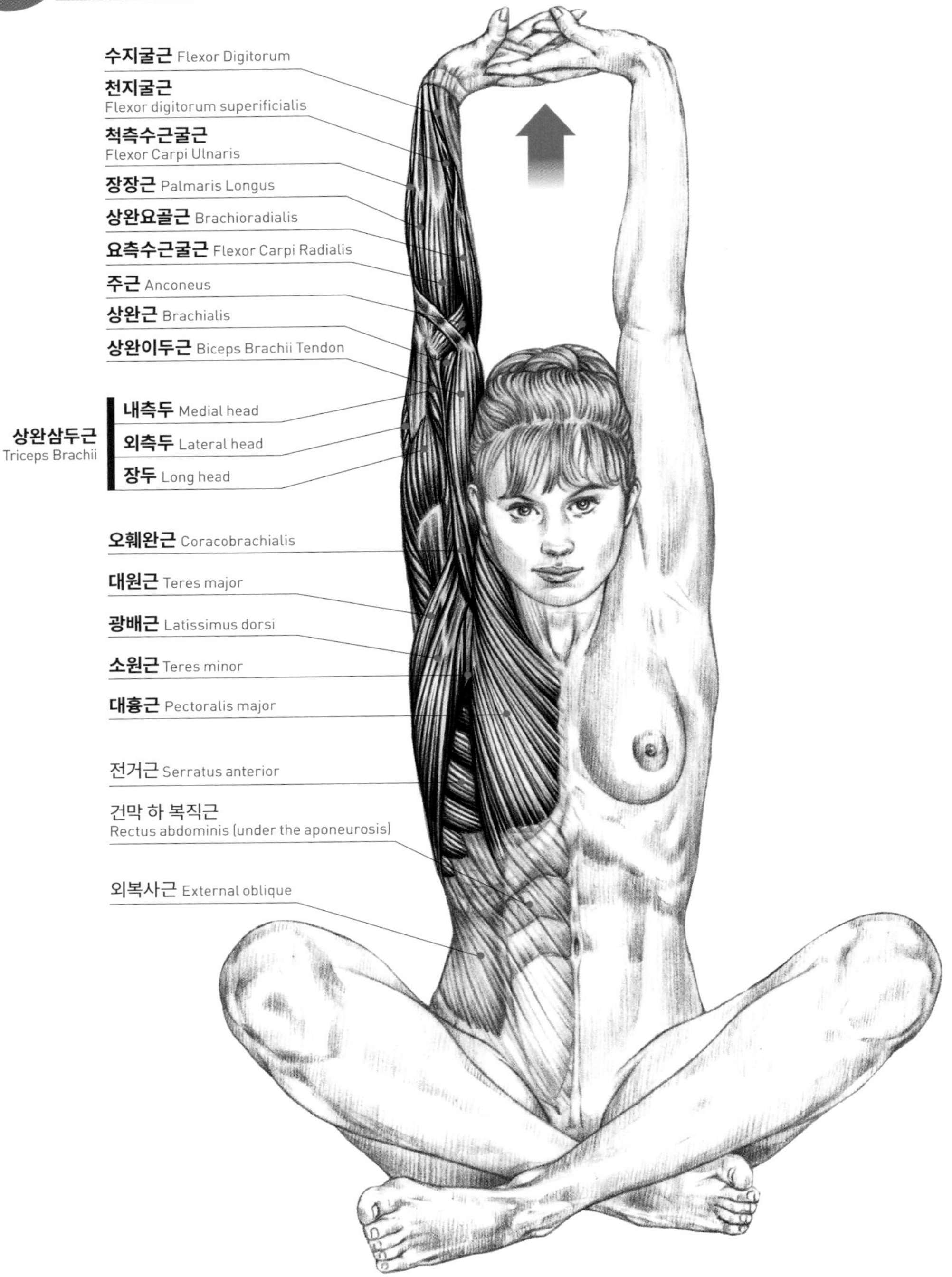

수지굴근 Flexor Digitorum
천지굴근 Flexor digitorum superificialis
척측수근굴근 Flexor Carpi Ulnaris
장장근 Palmaris Longus
상완요골근 Brachioradialis
요측수근굴근 Flexor Carpi Radialis
주근 Anconeus
상완근 Brachialis
상완이두근 Biceps Brachii Tendon
상완삼두근 Triceps Brachii
내측두 Medial head
외측두 Lateral head
장두 Long head
오훼완근 Coracobrachialis
대원근 Teres major
광배근 Latissimus dorsi
소원근 Teres minor
대흉근 Pectoralis major
전거근 Serratus anterior
건막 하 복직근 Rectus abdominis (under the aponeurosis)
외복사근 External oblique

1. 앉아서 척추를 펴고 양손으로 깍지를 낀 다음 손을 들어올려 손바닥이 위를 향하게 한다. 숨을 들이쉬면서 팔을 뻗고 복부 근육을 수축시켜 척추를 곧게 편다. 약 20초 동안 자세를 유지하면서 심호흡을 한 다음 손을 뗀다. 이 운동은 허리, 팔, 어깨, 가슴의 모든 근육을 스트레칭한다.

변형 운동

- 이 스트레칭은 서서 해도 좋다.
- 상체를 한쪽으로 기울이면 스트레칭이 더 두드러지고 복부의 외부 경사도 늘여줄 수 있다.

PECTORALIS MAJOR STRETCHING 대흉근 스트레칭

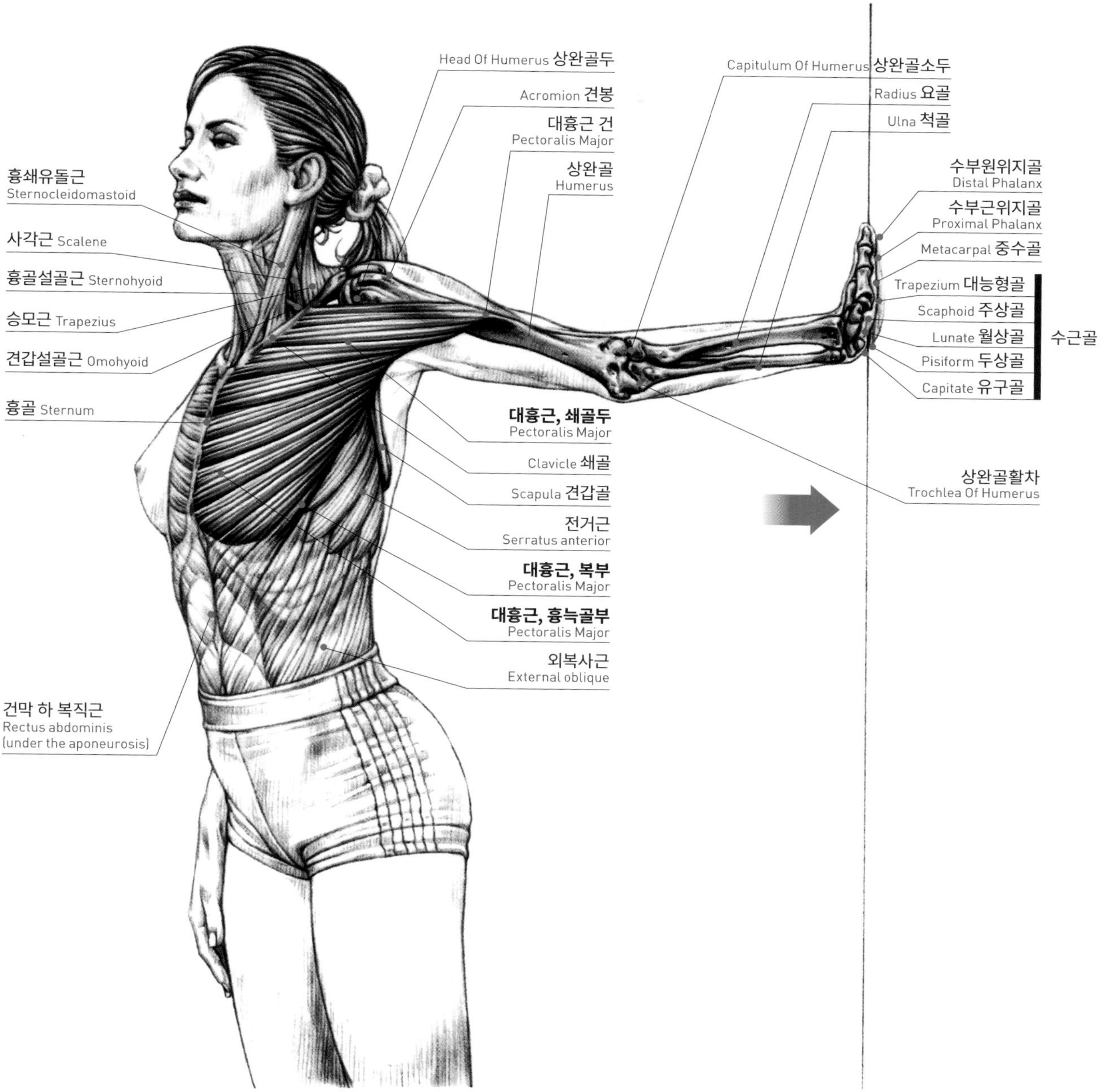

Head Of Humerus 상완골두
Acromion 견봉
대흉근 건
Pectoralis Major
상완골
Humerus
Capitulum Of Humerus 상완골소두
Radius 요골
Ulna 척골
수부원위지골
Distal Phalanx
수부근위지골
Proximal Phalanx
Metacarpal 중수골
Trapezium 대능형골
Scaphoid 주상골
Lunate 월상골
Pisiform 두상골
Capitate 유구골
수근골
흉쇄유돌근
Sternocleidomastoid
사각근 Scalene
흉골설골근 Sternohyoid
승모근 Trapezius
견갑설골근 Omohyoid
흉골 Sternum
대흉근, 쇄골두
Pectoralis Major
Clavicle 쇄골
Scapula 견갑골
전거근
Serratus anterior
대흉근, 복부
Pectoralis Major
대흉근, 흉늑골부
Pectoralis Major
외복사근
External oblique
상완골활차
Trochlea Of Humerus
건막 하 복직근
Rectus abdominis
(under the aponeurosis)

1. 팔을 쭉 뻗고 서서 손으로 지지대를 잡은 다음 몸을 지지대의 반대쪽으로 천천히 돌린다. 이 운동은 주로 대흉근, 전면삼각근, 상완이두근을 스트레칭한다.

변형 운동

- 지지대를 잡은 손의 높이를 다양하게 바꾸면 대흉근의 모든 근섬유를 스트레칭할 수 있다.

3 업라이트 로우 UPRIGHT ROW

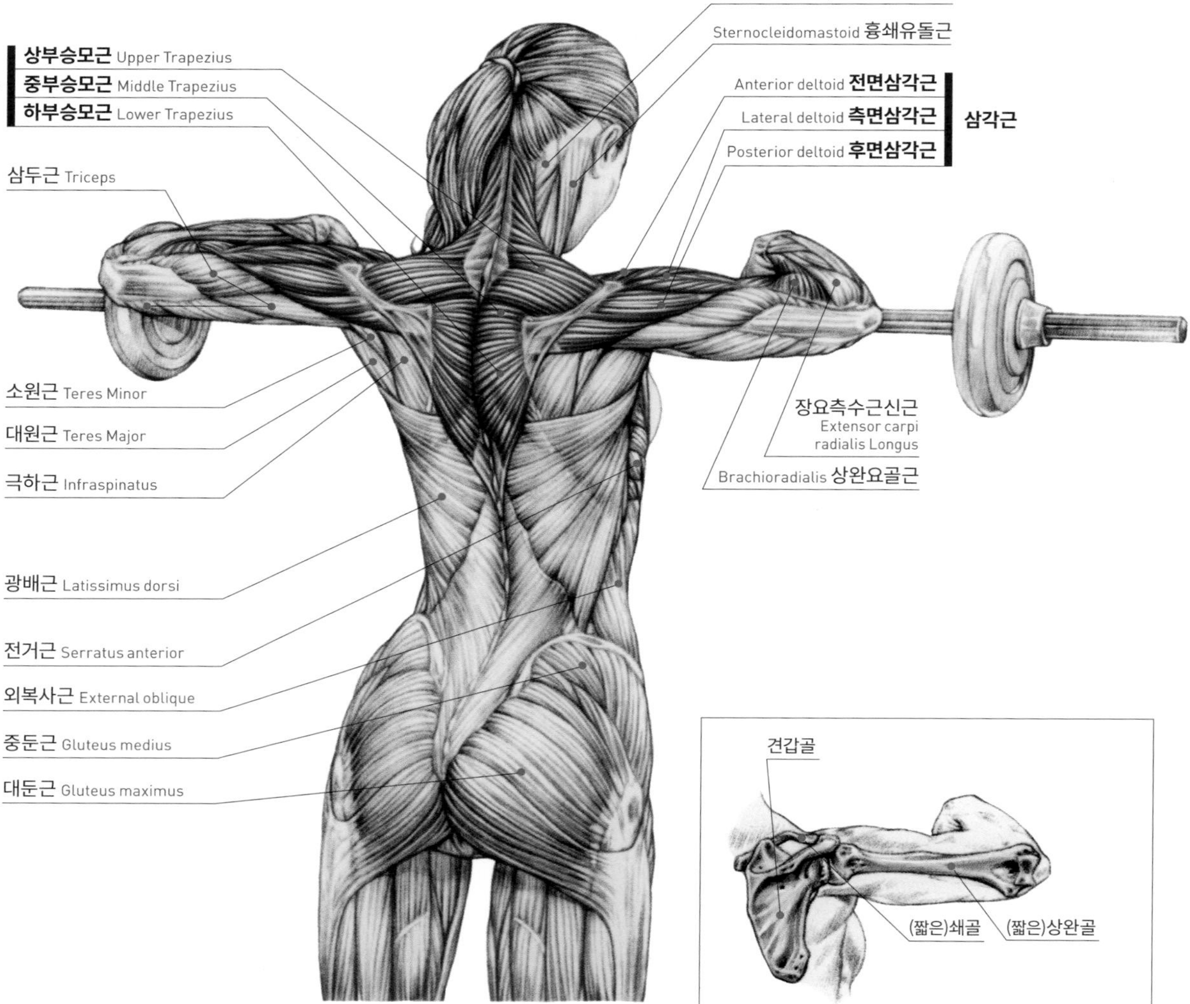

Splenius 두판상근
Sternocleidomastoid 흉쇄유돌근
승모근: 상부승모근 Upper Trapezius / 중부승모근 Middle Trapezius / 하부승모근 Lower Trapezius
삼각근: Anterior deltoid 전면삼각근 / Lateral deltoid 측면삼각근 / Posterior deltoid 후면삼각근
삼두근 Triceps
소원근 Teres Minor
대원근 Teres Major
극하근 Infraspinatus
장요측수근신근 Extensor carpi radialis Longus
Brachioradialis 상완요골근
광배근 Latissimus dorsi
전거근 Serratus anterior
외복사근 External oblique
중둔근 Gluteus medius
대둔근 Gluteus maximus

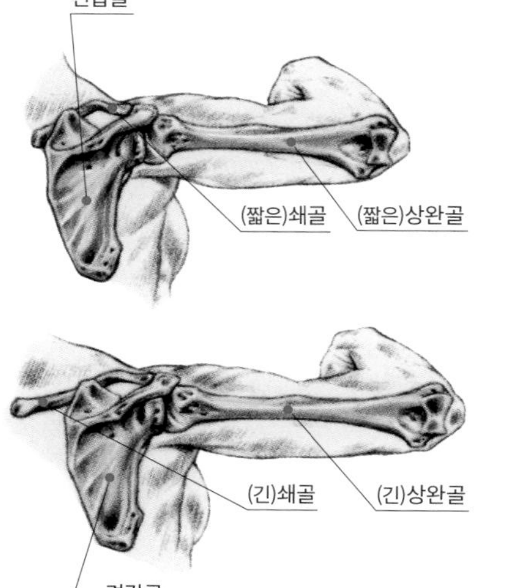
견갑골
(짧은)쇄골
(짧은)상완골
(긴)쇄골
(긴)상완골
견갑골

근육운동에선 지렛대 역할을 하는 신체 기관의 형태와 크기가 고중량을 드는 능력에 큰 영향을 미친다. 업라이트 로우를 예로 들면 상완골과 쇄골이 길수록 무거운 중량을 들기 힘들다. 고중량 업라이트 로우를 하기에 적합한 체형은 쇄골과 상완골이 짧은 체형이다.

1. 다리를 약간 벌리고 서서 등을 곧게 펴고 오버핸드 그립으로 바를 잡는다. 양손 간격은 어깨보다 좀 더 넓게 잡는다.
2. 숨을 내쉬면서 몸을 따라 바를 턱까지 당기고 팔꿈치를 최대한 높이 올린다.
3. 숨을 들이쉬면서 천천히 시작 자세로 돌아간다. 동작 시 몸이 흔들리지 않도록 잘 컨트롤하자.

⇨ 이 운동은 승모근 상부, 삼각근, 견갑거근, 상완이두근, 상완근, 전완근, 복근, 둔근, 요천추부 근육을 자극한다. 그립 너비가 넓을수록 승모근보다 삼각근의 자극이 증가한다.

DUMBBELL LATERAL RAISE 덤벨 래터럴 레이즈 4

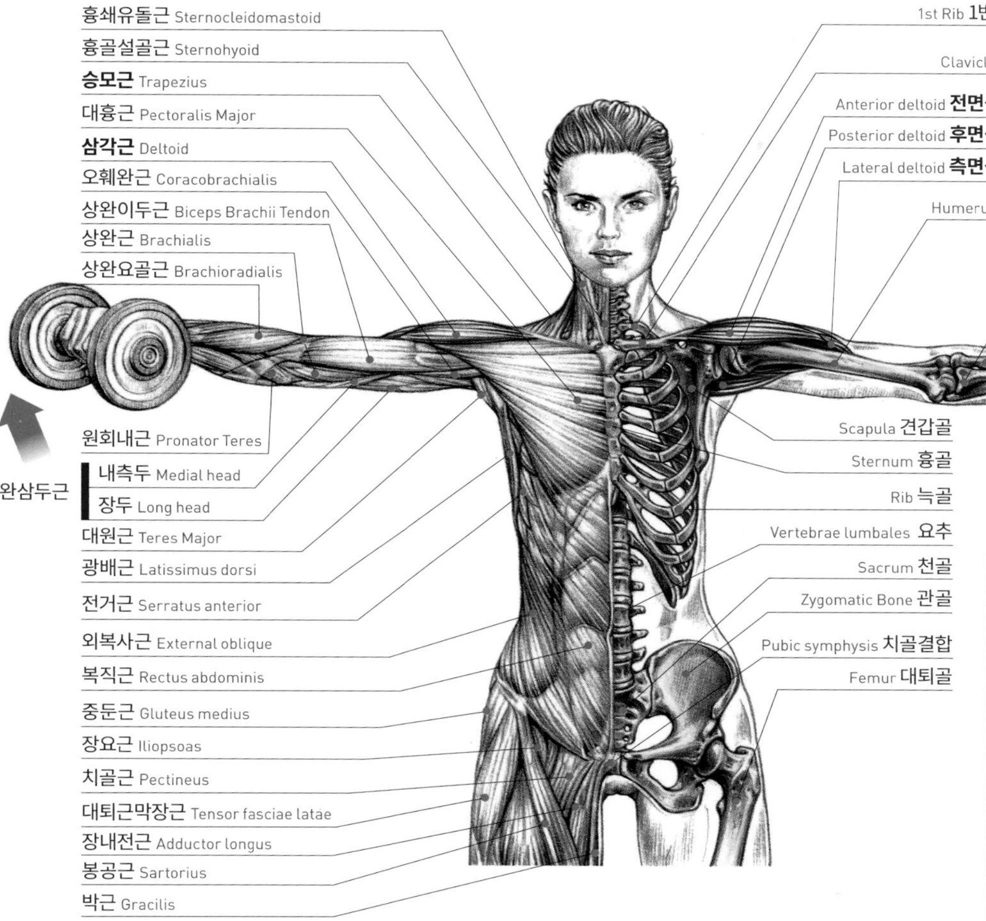

흉쇄유돌근 Sternocleidomastoid
흉골설골근 Sternohyoid
승모근 Trapezius
대흉근 Pectoralis Major
삼각근 Deltoid
오훼완근 Coracobrachialis
상완이두근 Biceps Brachii Tendon
상완근 Brachialis
상완요골근 Brachioradialis
원회내근 Pronator Teres
상완삼두근 내측두 Medial head
상완삼두근 장두 Long head
대원근 Teres Major
광배근 Latissimus dorsi
전거근 Serratus anterior
외복사근 External oblique
복직근 Rectus abdominis
중둔근 Gluteus medius
장요근 Iliopsoas
치골근 Pectineus
대퇴근막장근 Tensor fasciae latae
장내전근 Adductor longus
봉공근 Sartorius
박근 Gracilis

1st Rib 1번 늑골
Clavicle 쇄골
삼각근: Anterior deltoid **전면삼각근**, Posterior deltoid **후면삼각근**, Lateral deltoid **측면삼각근**
Humerus 상완골
Ulna 척골
Radius 요골
Scapula 견갑골
Sternum 흉골
Rib 늑골
Vertebrae lumbales 요추
Sacrum 천골
Zygomatic Bone 관골
Pubic symphysis 치골결합
Femur 대퇴골

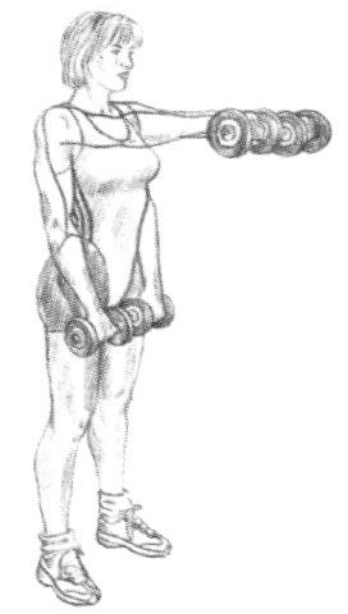

덤벨 프런트 레이즈

극상근 활동

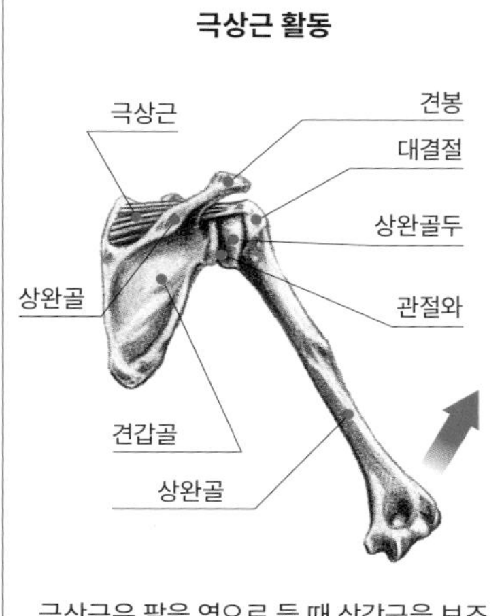
극상근
견봉
대결절
상완골두
상완골
관절와
견갑골
상완골

극상근은 팔을 옆으로 들 때 삼각근을 보조하며, 상완골두를 관절와에 고정하는 역할도 한다.

1. 다리를 약간 벌리고 서서 등을 곧게 펴고 양손으로 덤벨을 잡아 몸 옆에 둔다.
2. 팔꿈치를 약간 구부린 상태에서 숨을 내쉬며 팔을 수평으로 들어올린다.
3. 숨을 들이쉬며 시작 자세로 돌아간다.

➡ 이 운동은 측면삼각근을 중점적으로 자극한다. 측면삼각근은 근육을 이루는 섬유들이 상완골에 모여 있는 다익상근이다. 따라서 측면삼각근 섬유를 골고루 자극하려면 이런 근육의 성질에 맞게 운동 시작 자세에 다양한 변화를 줘야 한다(양손을 등 뒤에 놓기, 몸 옆에 놓기, 몸 앞에 놓기). 래터럴 레이즈는 극상근도 자극하는데, 극상근은 견갑골의 극상와 깊숙한 곳에 있는 상완골 소결절에 부착돼 있기 때문에 눈에는 보이지 않는다. 팔을 수평보다 높이 들면 승모근 상부까지 자극할 수 있지만, 대부분 보디빌더는 측면삼각근에 자극을 집중하기 위해 팔을 수평보다 높이 들진 않는다.

➡ 이 운동은 절대 고중량으로 해선 안 된다. 최상의 효과를 보려면 세트당 10~25회를 반복하며 운동 각도에 다양한 변화를 주고, 휴식 시간을 최소화해서 근육이 불타는 느낌을 극대화하자. 운동 강도를 높이려면 팔을 수평 지점까지 들고 몇 초간 등척성 수축을 유지해 보자.

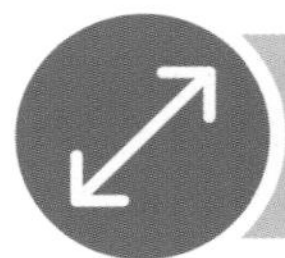

전면 삼각근 스트레칭 ANTERIOR DELTOID STRETCHING

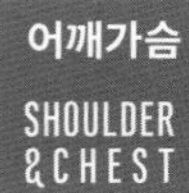

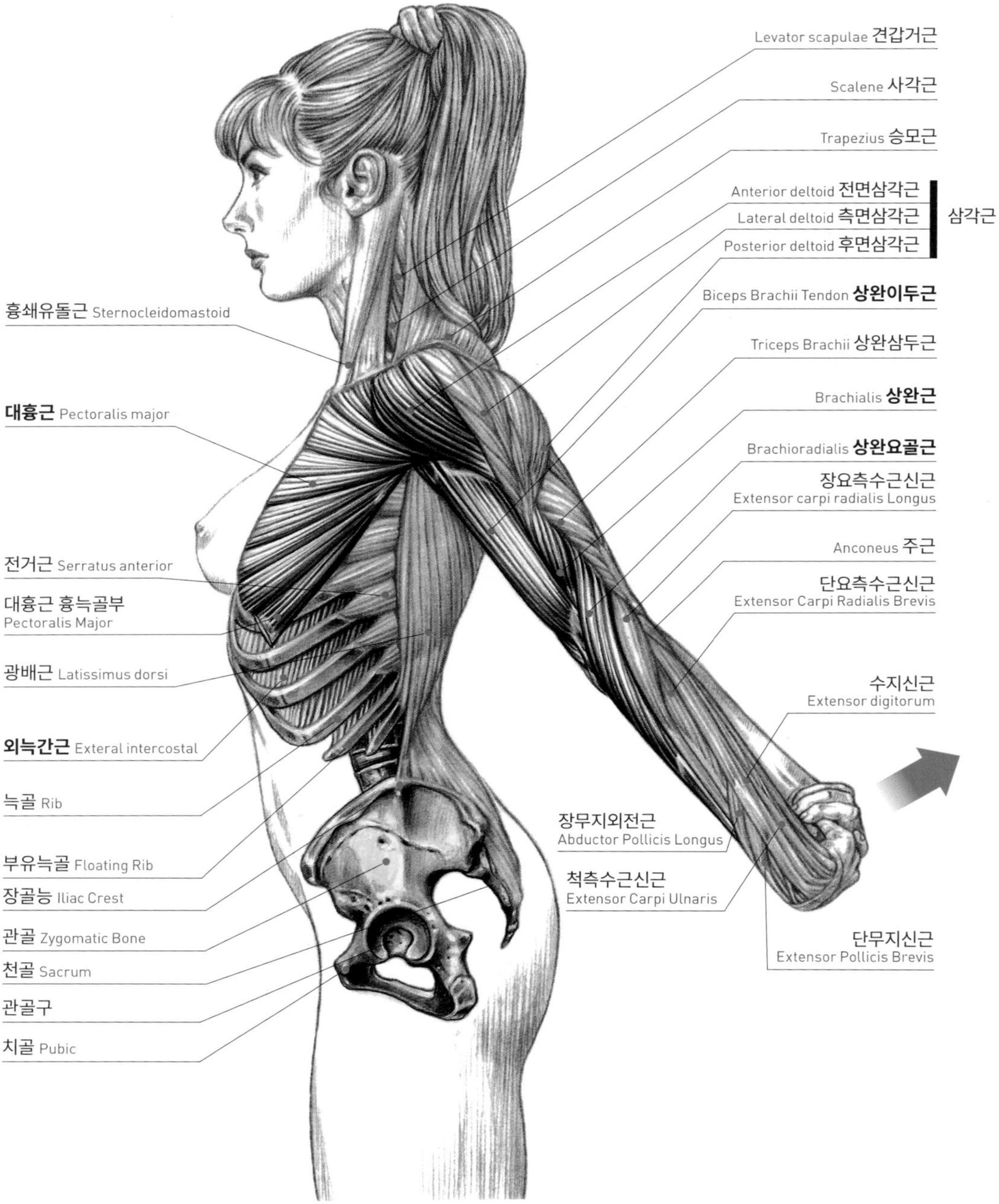

Levator scapulae 견갑거근
Scalene 사각근
Trapezius 승모근
Anterior deltoid 전면삼각근
Lateral deltoid 측면삼각근
Posterior deltoid 후면삼각근
삼각근
Biceps Brachii Tendon 상완이두근
Triceps Brachii 상완삼두근
Brachialis 상완근
Brachioradialis 상완요골근
장요측수근신근
Extensor carpi radialis Longus
Anconeus 주근
단요측수근신근
Extensor Carpi Radialis Brevis
수지신근
Extensor digitorum
장무지외전근
Abductor Pollicis Longus
척측수근신근
Extensor Carpi Ulnaris
단무지신근
Extensor Pollicis Brevis
흉쇄유돌근 Sternocleidomastoid
대흉근 Pectoralis major
전거근 Serratus anterior
대흉근 흉늑골부
Pectoralis Major
광배근 Latissimus dorsi
외늑간근 Exteral intercostal
늑골 Rib
부유늑골 Floating Rib
장골능 Iliac Crest
관골 Zygomatic Bone
천골 Sacrum
관골구
치골 Pubic

1. 다리를 어깨너비로 벌리고 서서 팔을 등 뒤로 뻗고 손가락을 교차한 후 잡는다.
2. 팔을 최대한 뒤로 뻗으면서 천천히 들어올린다. 이때 가슴을 내밀고, 턱은 안으로 당긴다.
3. 자세를 약 10초간 유지한다.

➡ 이 스트레칭은 주로 전면삼각근과 대흉근 및 상완이두근을 늘여준다. 또한 상완근, 상완요골근 및 손목의 모든 신전근을 늘여주는 효과도 있다.

SHOULDER STRETCHING 어깨 스트레칭

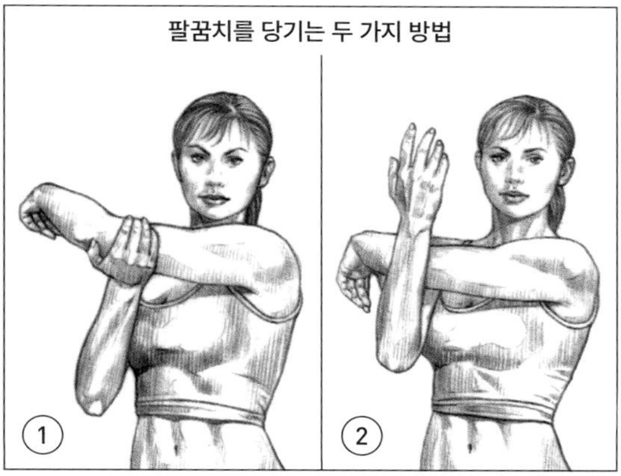

팔꿈치를 당기는 두 가지 방법

①

②

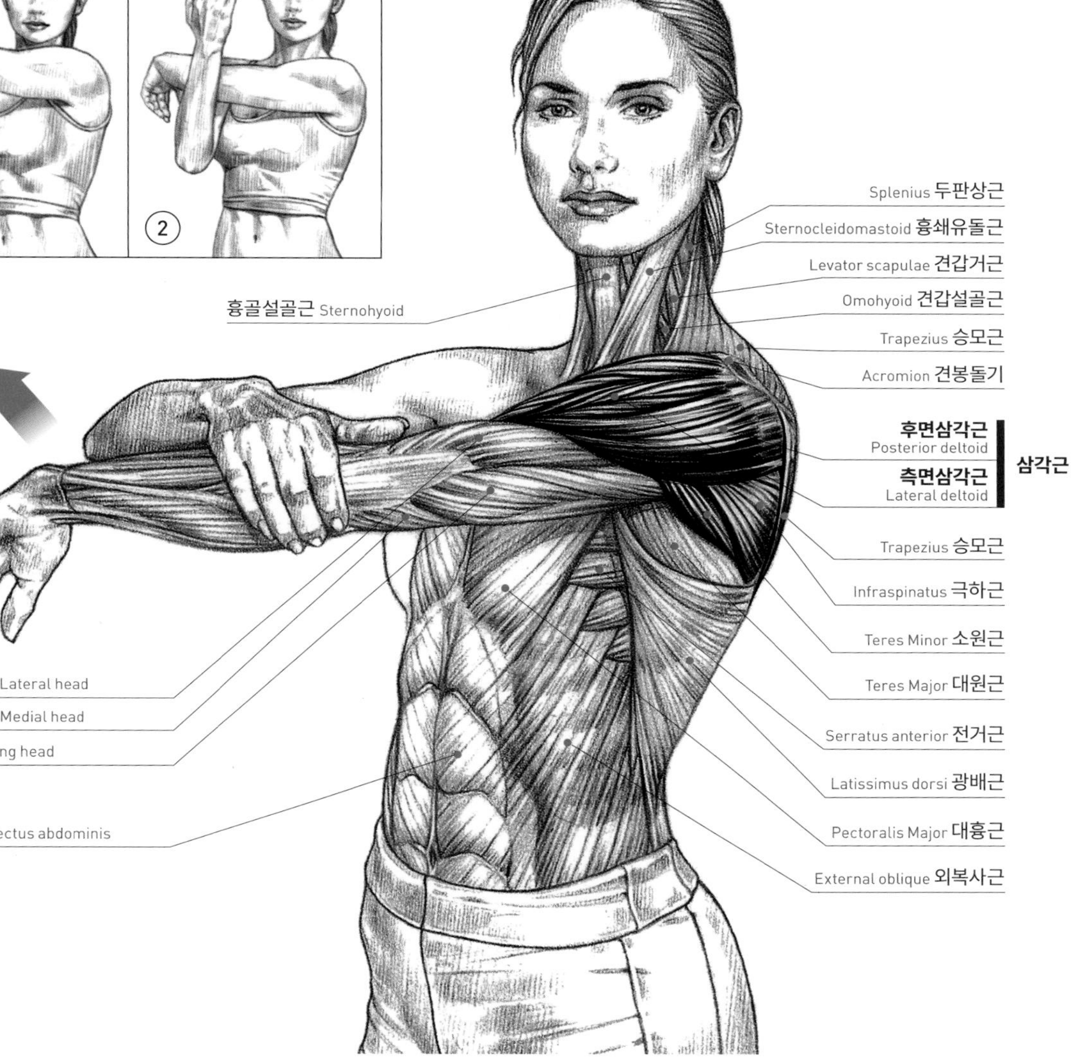

Splenius 두판상근
Sternocleidomastoid 흉쇄유돌근
Levator scapulae 견갑거근
Omohyoid 견갑설골근
Trapezius 승모근
Acromion 견봉돌기
후면삼각근 Posterior deltoid
측면삼각근 Lateral deltoid
삼각근
Trapezius 승모근
Infraspinatus 극하근
Teres Minor 소원근
Teres Major 대원근
Serratus anterior 전거근
Latissimus dorsi 광배근
Pectoralis Major 대흉근
External oblique 외복사근

흉골설골근 Sternohyoid

삼두근 Triceps
외측두 Lateral head
내측두 Medial head
장두 Long head

복직근 Rectus abdominis

1. 바르게 서서 한쪽 팔을 수평으로 든다.
2. 반대쪽 손으로 팔꿈치를 잡고 팔을 당겨 반대쪽 어깨를 향해 팔꿈치를 천천히 늘여준다.
3. 자세를 10~20초 동안 유지한다.

이 스트레칭은 승모근 중부와 하부, 대능형근, 후면삼각근, 측면삼각근, 그리고 특히 소원근과 극하근을 늘여준다. 소원근과 극하근은 상완골을 바깥으로 회전하는 역할을 하는데, 근수축(뭉침)이 자주 발생한다. 근육이 뭉치면 어깨 기능에 문제가 생겨서(상완골 이두근구에서 이두근 장두건이 과도하게 마찰되는) 염증이나 부상이 발생할 수 있으니 이 스트레칭으로 해당 근육들을 잘 풀어주도록 하자.

ARM

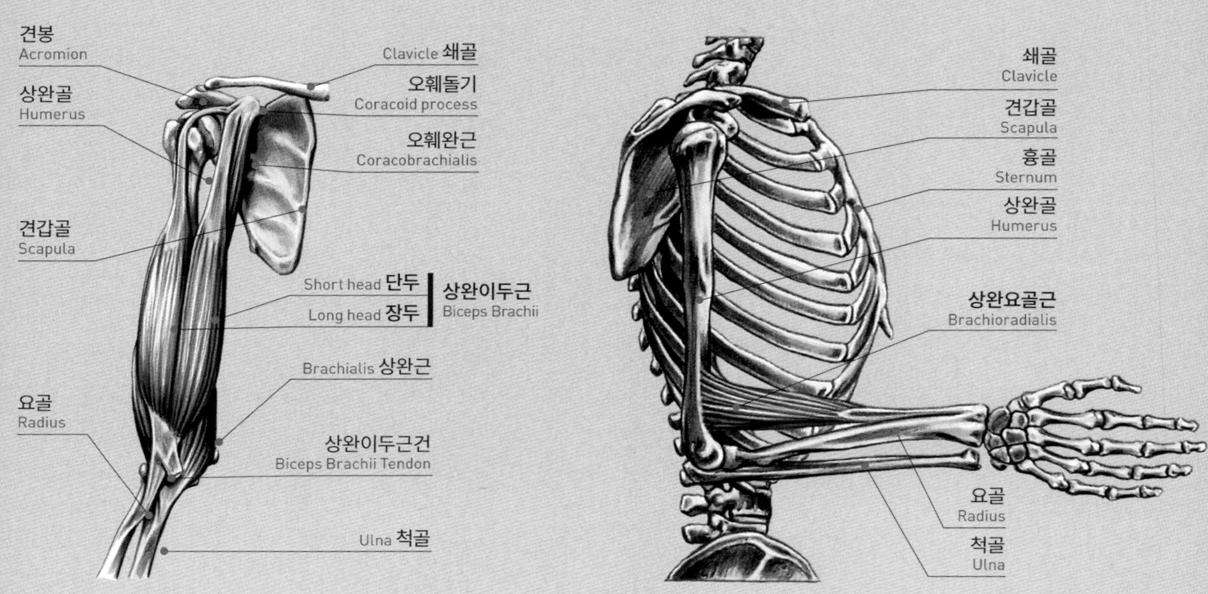

견봉
Acromion
Clavicle 쇄골
상완골
Humerus
오훼돌기
Coracoid process
오훼완근
Coracobrachialis
견갑골
Scapula
Short head 단두
Long head 장두
상완이두근
Biceps Brachii
Brachialis 상완근
요골
Radius
상완이두근건
Biceps Brachii Tendon
Ulna 척골
쇄골
Clavicle
견갑골
Scapula
흉골
Sternum
상완골
Humerus
상완요골근
Brachioradialis
요골
Radius
척골
Ulna

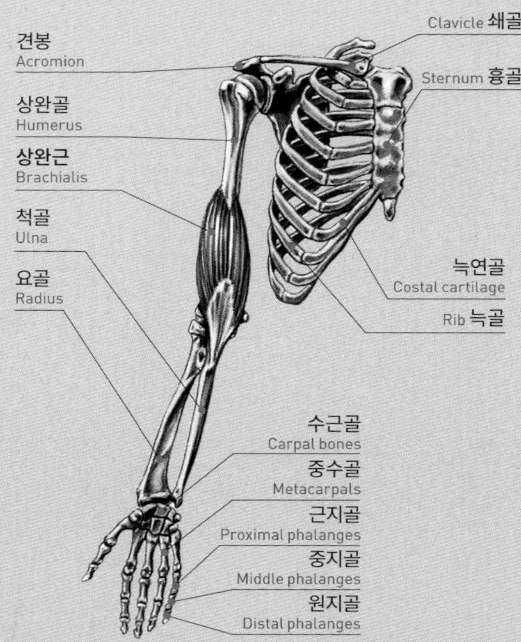

견봉
Acromion
Clavicle 쇄골
Sternum 흉골
상완골
Humerus
상완근
Brachialis
척골
Ulna
요골
Radius
늑연골
Costal cartilage
Rib 늑골
수근골
Carpal bones
중수골
Metacarpals
근지골
Proximal phalanges
중지골
Middle phalanges
원지골
Distal phalanges

06

팔 운동

1. 덤벨 컬
2. 덤벨 킥백
3. 스탠딩 EZ바 컬
4. 하이 풀리를 이용한 트라이셉스 익스텐션
5. 로우 풀리를 이용한 트라이셉스 익스텐션

- 전완근 스트레칭
- 삼두근 스트레칭

1 덤벨 컬 DUMBBELL CURL

덤벨 컬의 세 가지 운동법

①

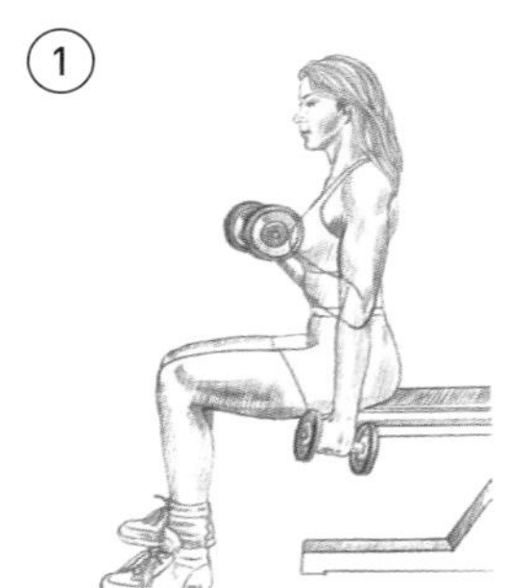

이두근과 상완근을 단련하는 방법

②

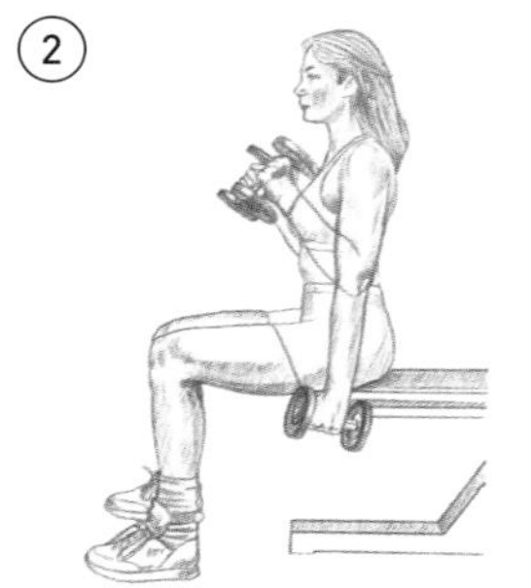

상완근을 집중적으로 단련하는 방법

③

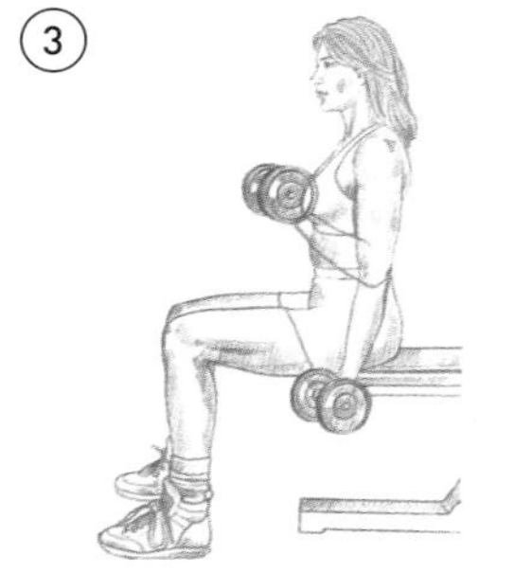

이두근을 집중적으로 단련하는 방법

Posterior deltoid **후면삼각근**
Lateral deltoid **측면삼각근**
Anterior deltoid **전면삼각근**
삼각근
Pectoralis Major 대흉근
Biceps Brachii Tendon **상완이두근**
승모근 Trapezius
극하근 Infraspinatus
대원근 Teres Major
광배근 Latissimus dorsi
상완삼두근
외측두 Lateral head
장두 Long head
내측두 Medial head
Brachialis **상완근**
Brachioradialis 상완요골근

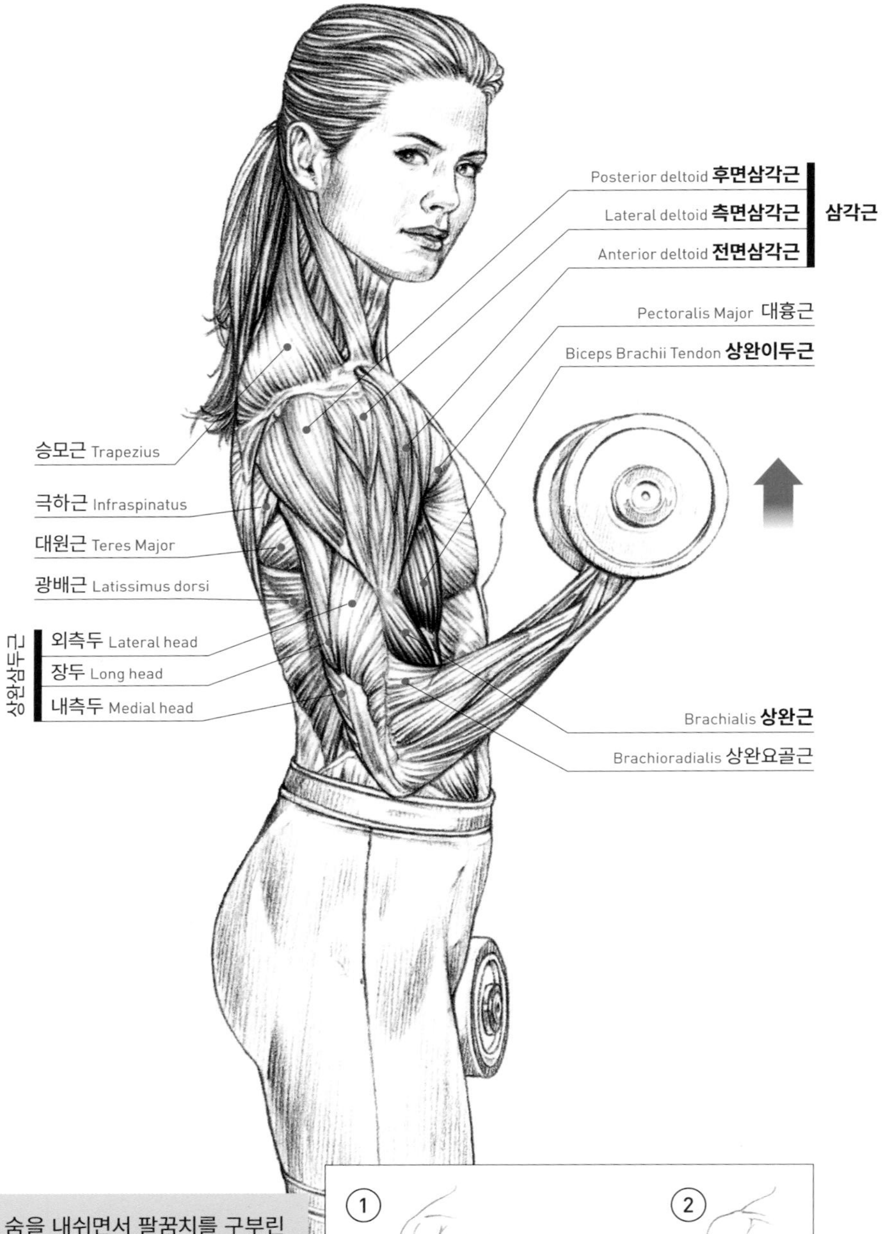

1. 덤벨을 뉴트럴 그립으로 잡고 선다. 숨을 내쉬면서 팔꿈치를 구부린다. 이때 전완이 수평으로 될 때까지 손바닥이 위를 향하도록 손목을 돌리면서 동작 끝까지 팔꿈치를 구부린다.
2. 팔꿈치를 몸에 붙인 상태에서 등척성 수축을 1~2초간 유지한 후 숨을 들이쉬며 시작 자세로 돌아온다. 이때 팔꿈치를 다 펴지 않도록 하자.
3. 반대쪽 팔도 똑같이 동작을 실시한다.

⇨ 이 운동은 상완요골근(장회외근), 상완근, 상완이두근, 전면삼각근을 주로 자극하며 오훼완근, 대흉근 쇄골부에도 약간의 자극을 가한다.

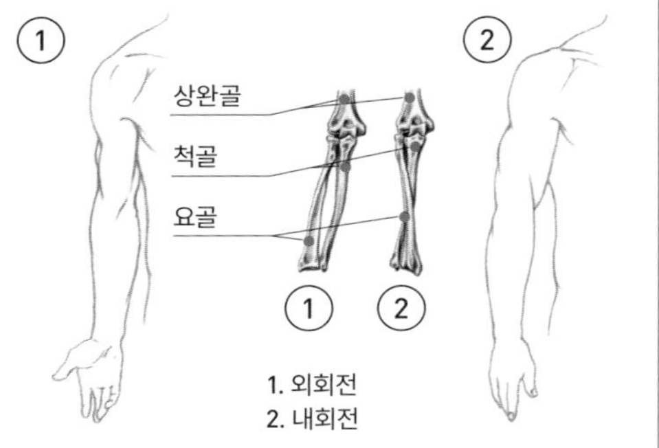
①
②
상완골
척골
요골
①
②
1. 외회전
2. 내회전

DUMBBELL KICKBACK 덤벨 킥백 2

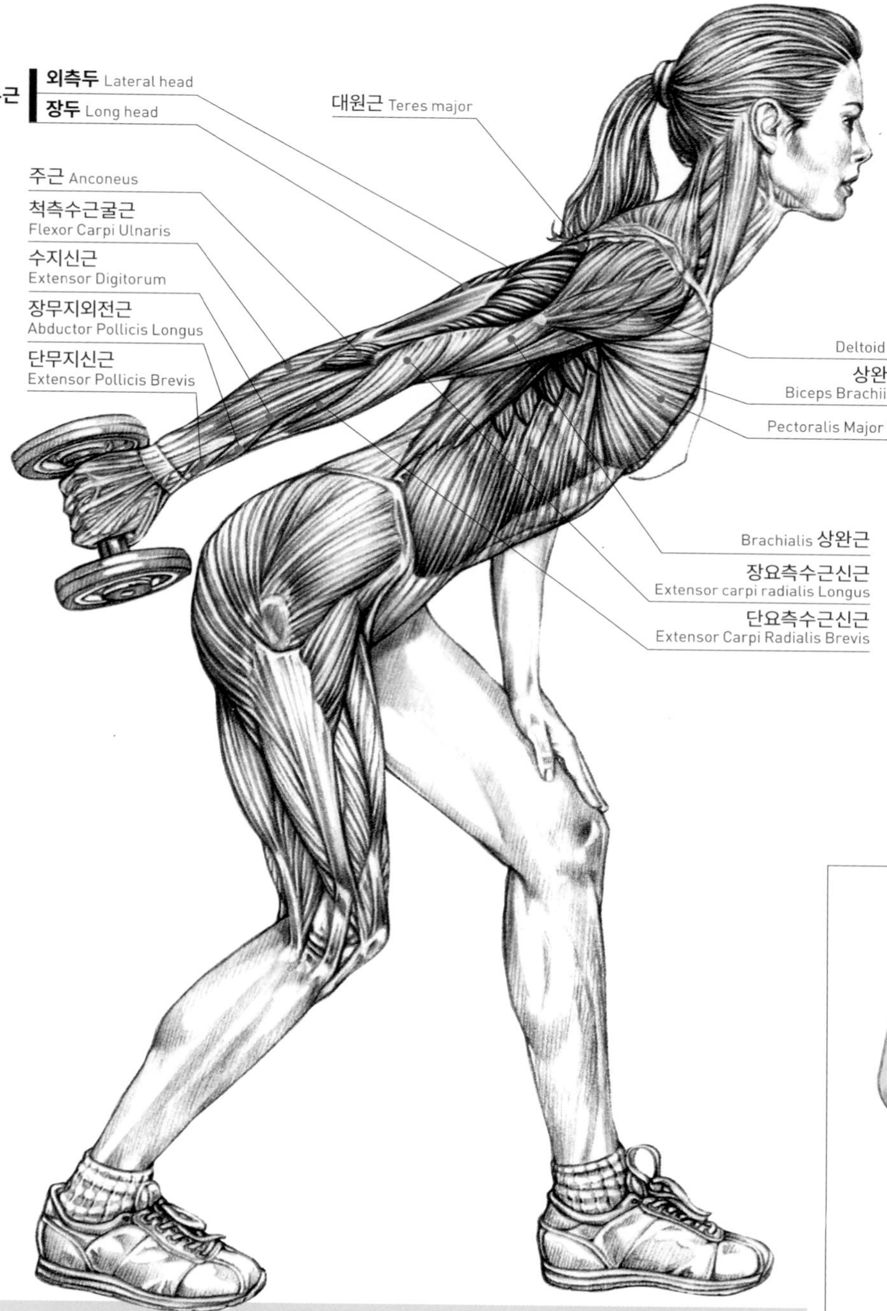

상완삼두근
- 외측두 Lateral head
- 장두 Long head

대원근 Teres major

주근 Anconeus

척측수근굴근
Flexor Carpi Ulnaris

수지신근
Extensor Digitorum

장무지외전근
Abductor Pollicis Longus

단무지신근
Extensor Pollicis Brevis

Deltoid 삼각근

상완이두근
Biceps Brachii Tendon

Pectoralis Major 대흉근

Brachialis 상완근

장요측수근신근
Extensor carpi radialis Longus

단요측수근신근
Extensor Carpi Radialis Brevis

1. 한쪽 손으로 덤벨을 뉴트럴 그립으로 잡고 다리를 약간 구부린 다음 상체를 앞으로 기울여 선다. 이때 등은 곧게 펴고 덤벨을 든 팔은 팔꿈치를 구부려 옆구리에 위치시킨다.
2. 숨을 내쉬며 팔을 뻗는다.
3. 숨을 들이쉬며 시작 자세로 돌아간다.

⇨ 상완삼두근 전체를 단련하기에 굉장히 좋은 운동이다. 팔이 뜨거워지는 느낌이 들 때까지 많은 횟수를 반복하면 최고의 효과를 볼 수 있다.

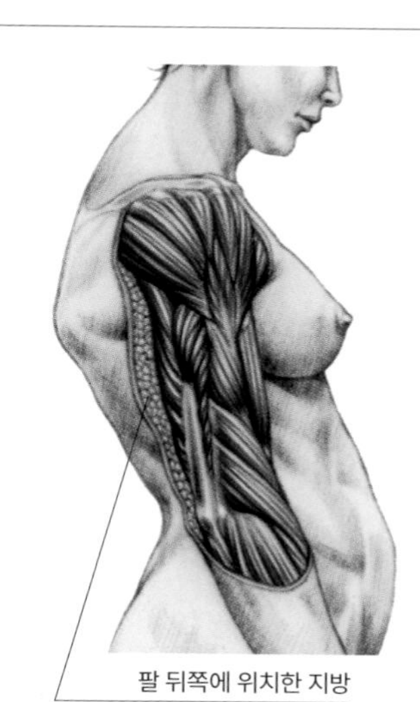

팔 뒤쪽에 위치한 지방

팔 뒤쪽엔 지방 조직이 두껍게 덮여 있는데, 이 지방은 에너지를 보존하는 역할뿐만 아니라 상완 안쪽의 신경과 동맥을 보호하는 역할도 한다.

3 스탠딩 EZ바 컬 STANDING EZ BAR CURL

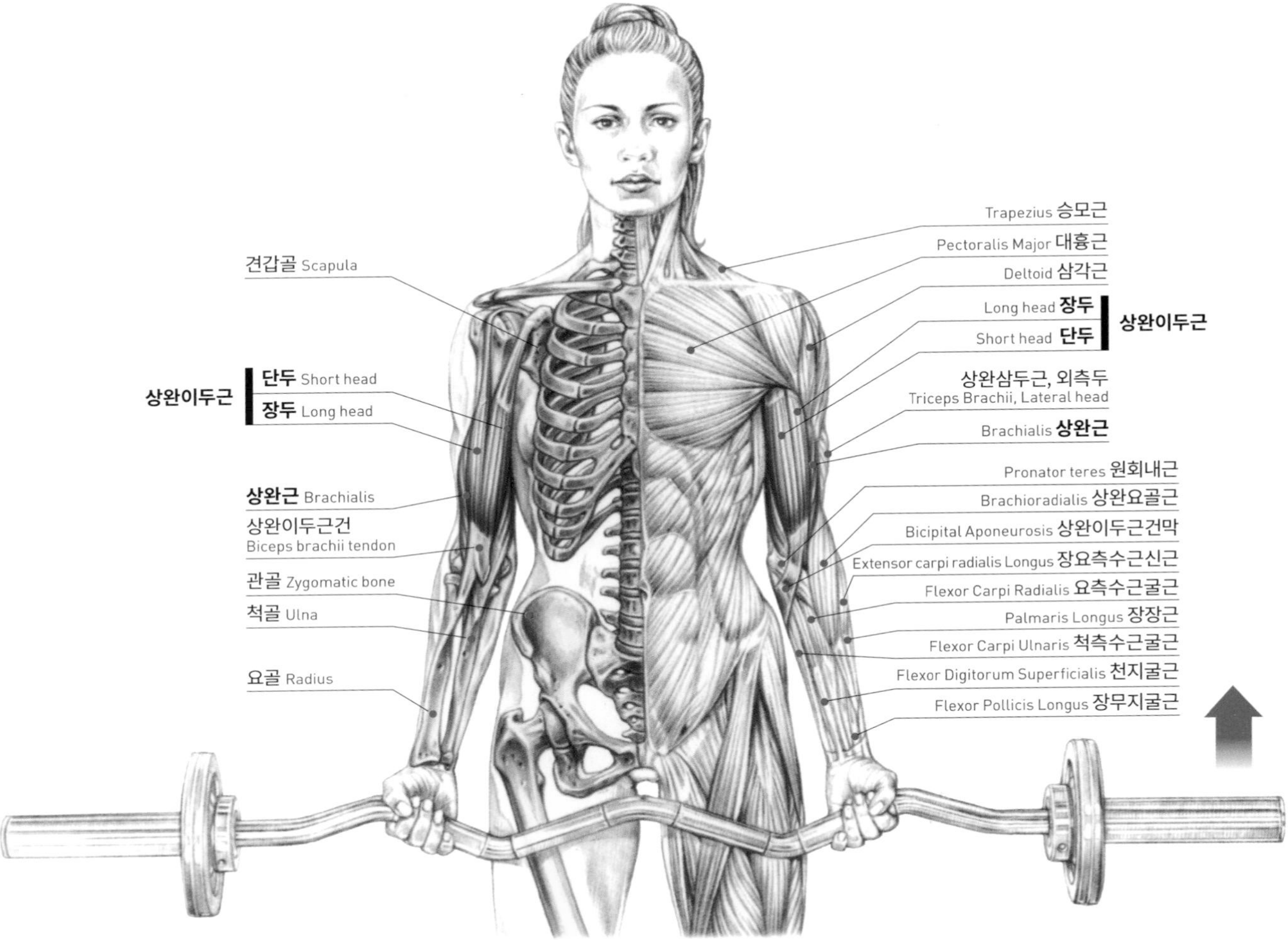

견갑골 Scapula

상완이두근 단두 Short head / 장두 Long head

상완근 Brachialis

상완이두근건 Biceps brachii tendon

관골 Zygomatic bone

척골 Ulna

요골 Radius

Trapezius 승모근

Pectoralis Major 대흉근

Deltoid 삼각근

Long head 장두 / Short head 단두 상완이두근

상완삼두근, 외측두 Triceps Brachii, Lateral head

Brachialis 상완근

Pronator teres 원회내근

Brachioradialis 상완요골근

Bicipital Aponeurosis 상완이두근건막

Extensor carpi radialis Longus 장요측수근신근

Flexor Carpi Radialis 요측수근굴근

Palmaris Longus 장장근

Flexor Carpi Ulnaris 척측수근굴근

Flexor Digitorum Superficialis 천지굴근

Flexor Pollicis Longus 장무지굴근

1. 다리를 약간 벌리고 서서 언더핸드 그립으로 EZ 바를 잡는다.
2. 숨을 내쉬며 팔꿈치를 구부린다.
3. 숨을 들이쉬며 시작 자세로 돌아간다. 동작 시 코어와 척추 근육을 등척성 수축하여 몸이 흔들리지 않도록 하자.

⇨ 상완이두근과 상완근을 단련하기 좋은 운동이다. 또한 상완요골근과 원내회근도 부차적으로 자극한다.

변형 운동

- 팔꿈치를 구부린 상태에서 들어올리면 상완이두근의 수축이 증가하고 전면삼각근도 자극할 수 있다. 또한 등을 벽에 대고 동작할 수도 있다.

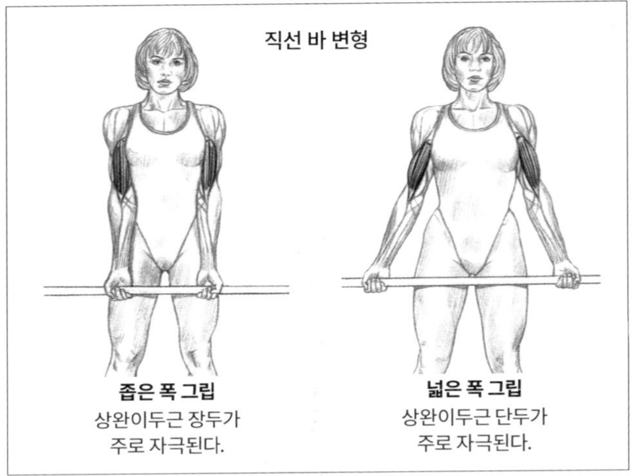

직선 바 변형

좁은 폭 그립
상완이두근 장두가 주로 자극된다.

넓은 폭 그립
상완이두근 단두가 주로 자극된다.

하이풀리를 이용한 트라이셉스 익스텐션

TRICEPS EXTENSION WITH HIGH PULLEY

4

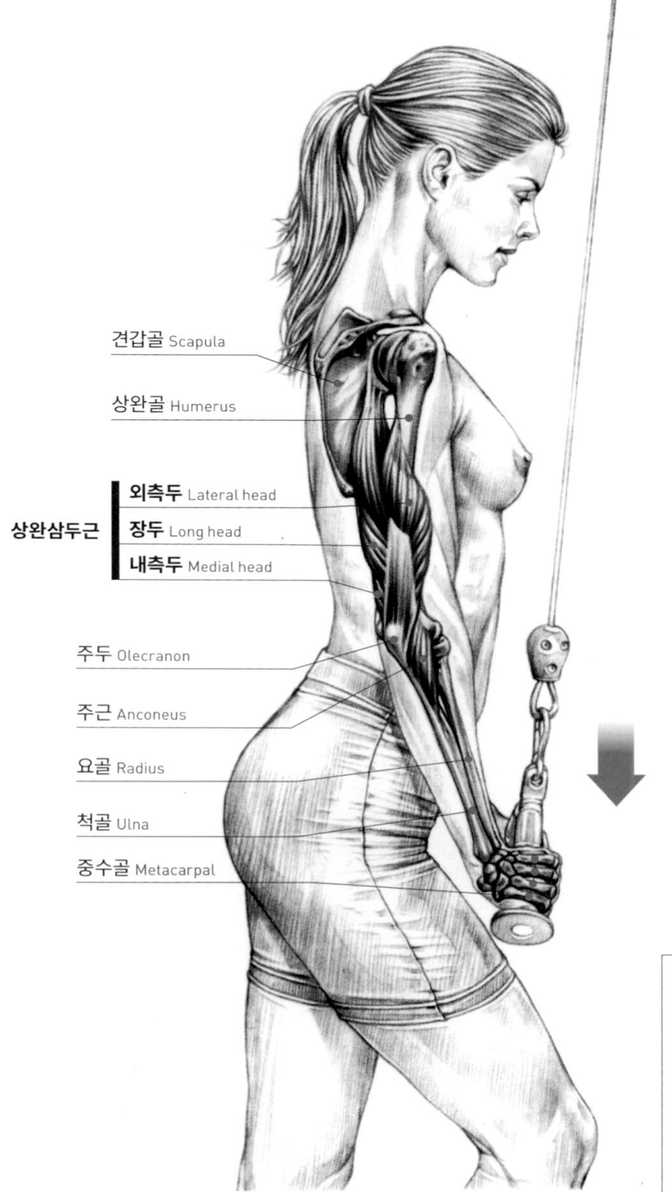
견갑골 Scapula
상완골 Humerus
상완삼두근
외측두 Lateral head
장두 Long head
내측두 Medial head
주두 Olecranon
주근 Anconeus
요골 Radius
척골 Ulna
중수골 Metacarpal

1. 머신을 보고 서서 손잡이를 잡은 다음 팔을 몸에 붙이고 팔꿈치를 구부린다.
2. 팔꿈치를 몸에 붙인 채 숨을 내쉬며 팔을 편다.
3. 숨을 들이쉬며 시작 자세로 돌아간다.

➡ 상완삼두근과 주근을 단련하기 좋은 운동이다. 동작 마지막에 등척성 수축을 1~2초간 유지하면 더 강한 자극을 느낄 수 있다. 초보자는 비교적 난이도가 낮은 이 운동으로 먼저 근력을 키운 다음 좀 더 어려운 운동으로 넘어가자. 가벼운 무게로 근육이 타는 듯한 느낌이 들 때까지 길게 반복하면 최고의 효과를 볼 수 있다.

아틀라스 풀리 변형

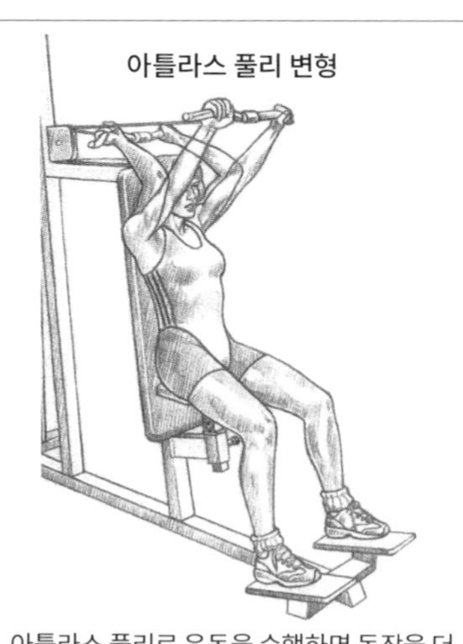

아틀라스 풀리로 운동을 수행하면 동작을 더 쉽게 재현할 수 있어 삼두근을 집중적으로 단련할 수 있다.

5 로우 풀리를 이용한 트라이셉스 익스텐션
TRICEPS EXTENSION WITH ROW PULLEY

1. 한쪽 손으로 손잡이를 잡고 팔꿈치를 접은 다음 머리 위로 들어올린다. 반대쪽 손은 안정성을 위해 엉덩이에 얹고 머신 옆에 선다.
2. 숨을 내쉬며 팔을 위로 뻗는다.
3. 천천히 숨을 들이쉬며 시작 자세로 돌아간다.

⇨ 삼두근을 단련하기 좋은 운동이다. 동작 시 등을 아치로 만들지 않도록 주의하자. 트라이셉스 익스텐션은 덤벨이나 바벨로도 할 수 있는데, 이 경우에는 팔꿈치가 심한 부담을 받을 수 있으니 동작을 통제하며 천천히 실시하자.

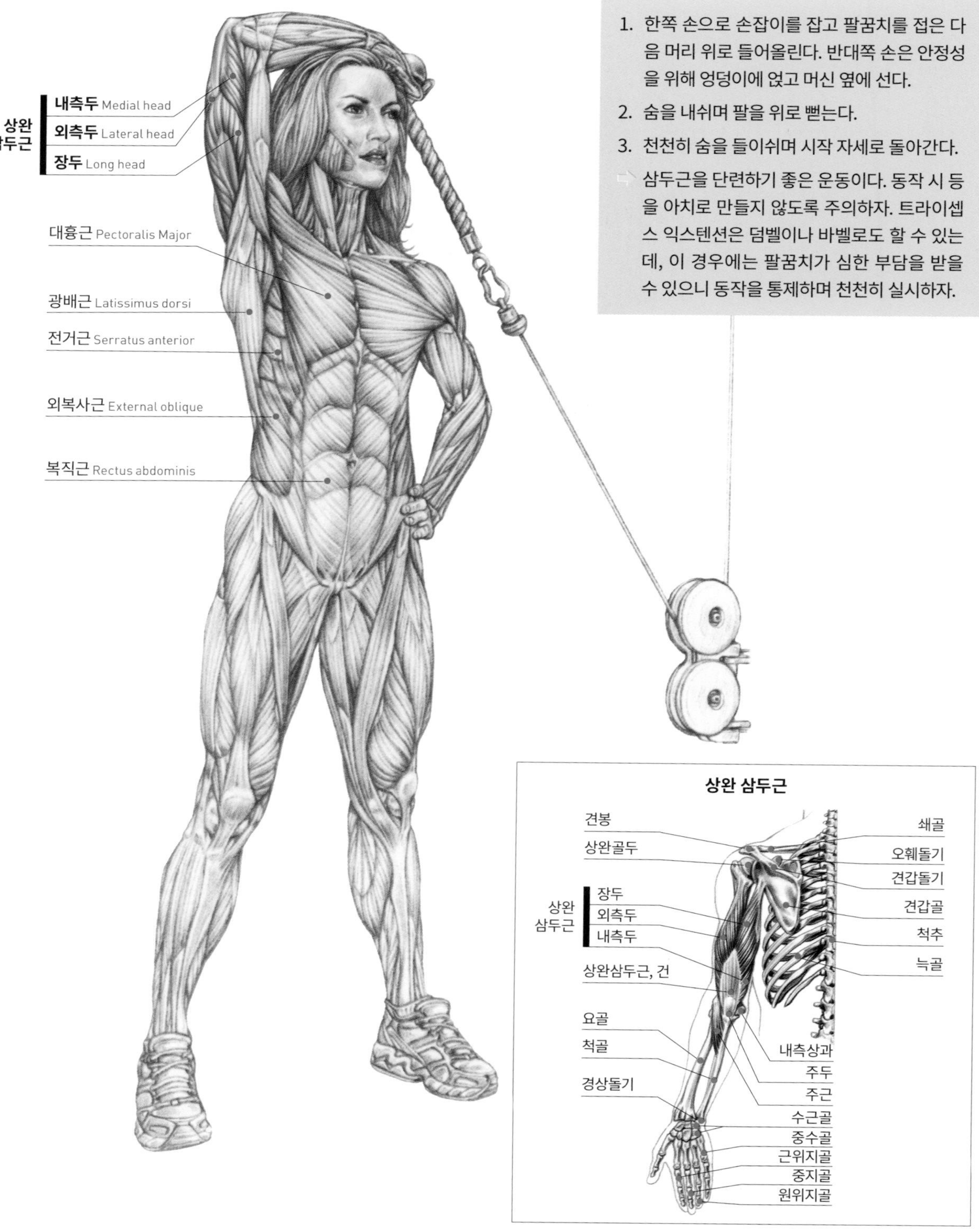
상완 삼두근
내측두 Medial head
외측두 Lateral head
장두 Long head
대흉근 Pectoralis Major
광배근 Latissimus dorsi
전거근 Serratus anterior
외복사근 External oblique
복직근 Rectus abdominis
상완 삼두근
견봉
상완골두
상완 삼두근
장두
외측두
내측두
상완삼두근, 건
요골
척골
경상돌기
쇄골
오훼돌기
견갑돌기
견갑골
척추
늑골
내측상과
주두
주근
수근골
중수골
근위지골
중지골
원위지골

FOREARM MUSCLES STRETCHING 전완근 스트레칭

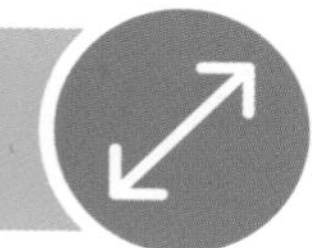

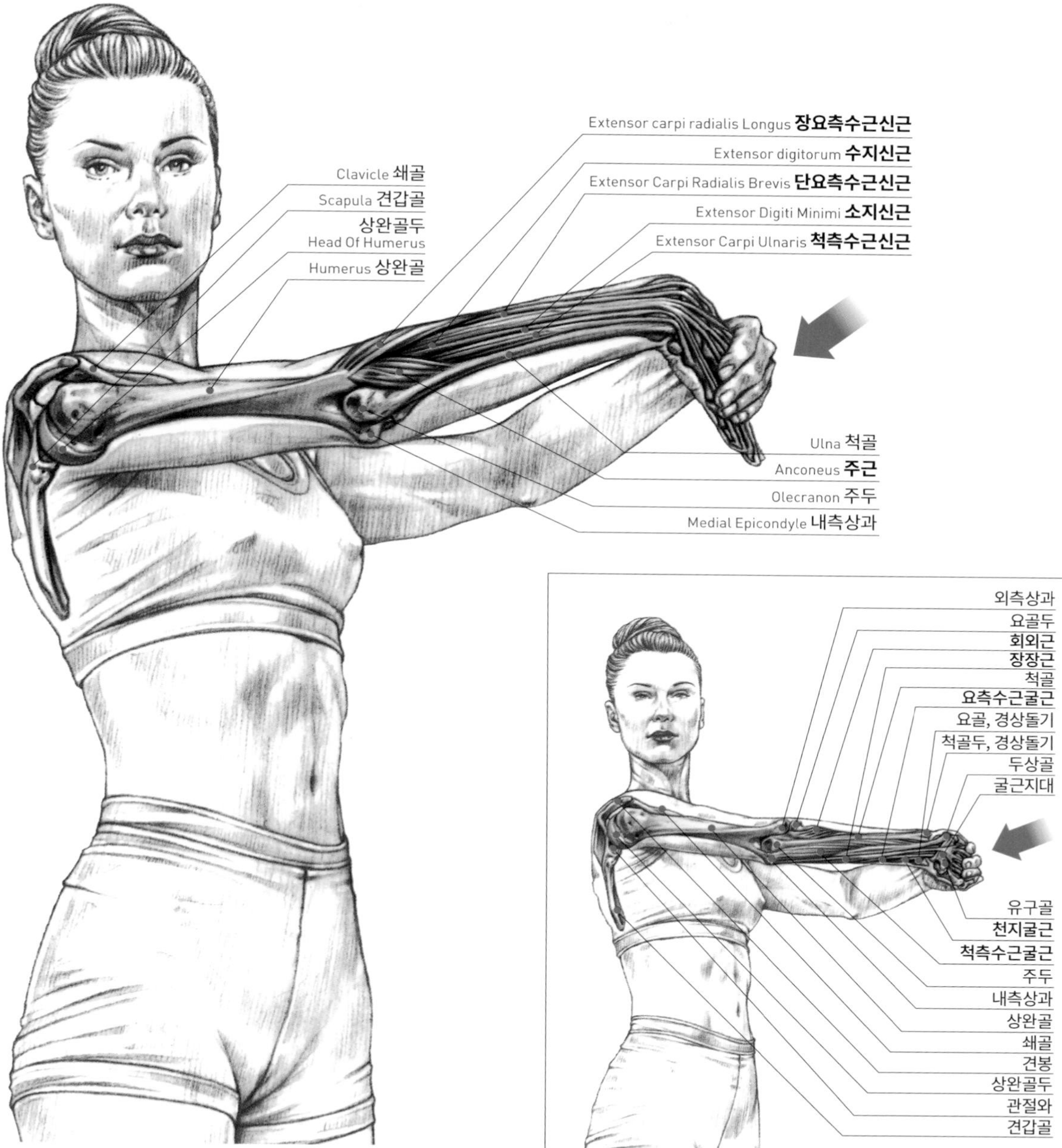

Clavicle 쇄골
Scapula 견갑골
상완골두
Head Of Humerus
Humerus 상완골
Extensor carpi radialis Longus 장요측수근신근
Extensor digitorum 수지신근
Extensor Carpi Radialis Brevis 단요측수근신근
Extensor Digiti Minimi 소지신근
Extensor Carpi Ulnaris 척측수근신근
Ulna 척골
Anconeus 주근
Olecranon 주두
Medial Epicondyle 내측상과

손목 신전근 스트레칭

한쪽 팔을 앞으로 쭉 펴고 손바닥이 아래를 향하도록 한다. 그 다음 반대쪽 손으로 손등을 안쪽으로 당겨 손목을 구부린다. 팔꿈치를 쭉 펴면서 손이 전완 앞쪽에 닿는 느낌으로 최대한 안쪽으로 당겨주자.

장요측수근신근과 단요측수근신근, 수지신근, 소지신근, 척측수근신근, 주근을 집중적으로 늘여주는 스트레칭이다.

외측상과
요골두
회외근
장장근
척골
요측수근굴근
요골, 경상돌기
척골두, 경상돌기
두상골
굴근지대
유구골
천지굴근
척측수근굴근
주두
내측상과
상완골
쇄골
견봉
상완골두
관절와
견갑골

손목 굴곡근 스트레칭

손바닥이 위를 향하도록 한쪽 팔을 앞으로 쭉 펴고 반대쪽 손으로 손을 지긋이 눌러 손등과 손끝이 몸 쪽을 향하도록 끌어당긴다. 동시에 손바닥은 최대한 바깥쪽으로 밀어내려고 노력한다. 장장근, 요측수근굴근, 척측수근굴근, 회외근 그리고 수지굴근의 표층과 심부가 집중적으로 스트레칭된다.

삼두근 스트레칭 TRICEPS STRETCHING

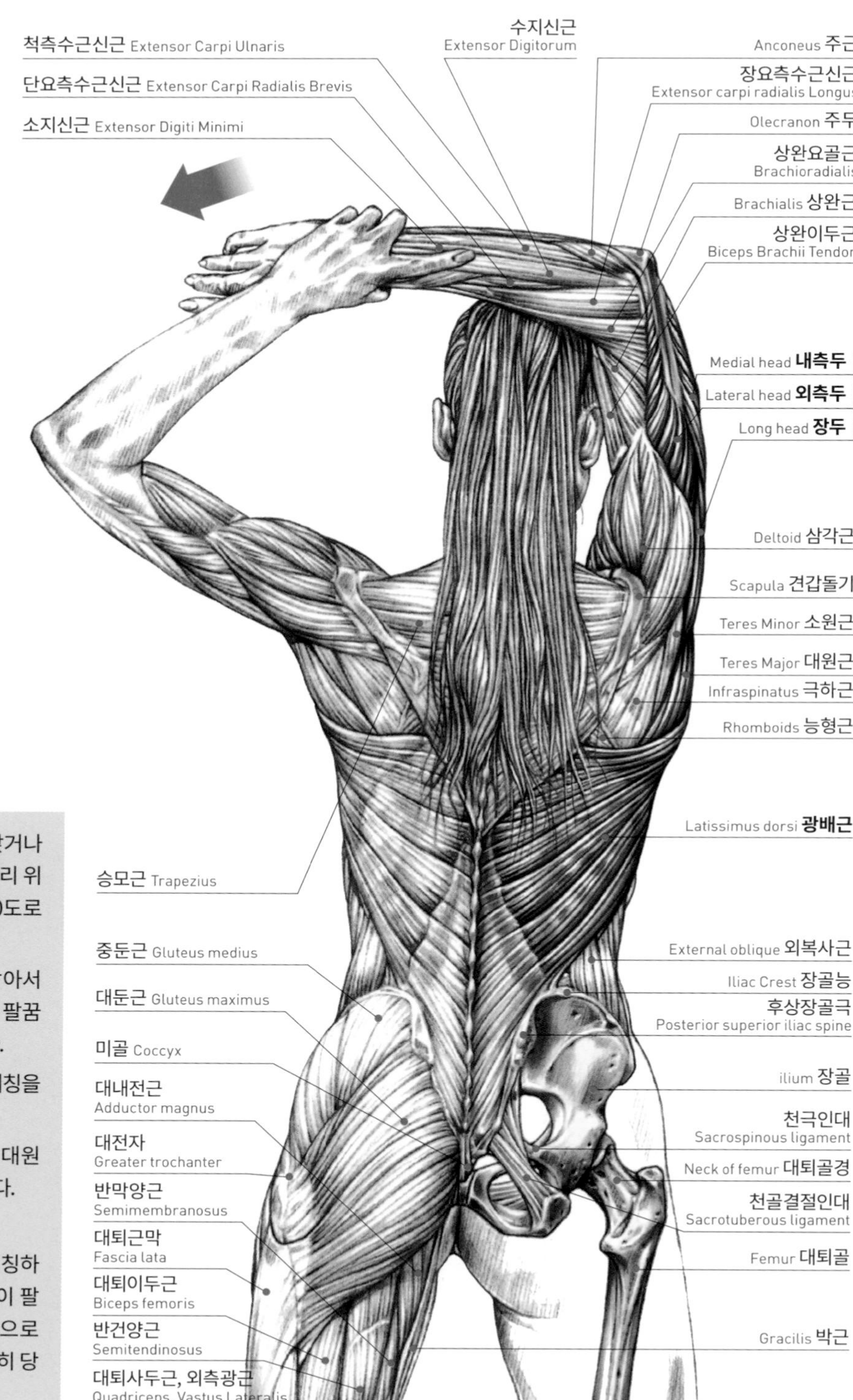
척측수근신근 Extensor Carpi Ulnaris
단요측수근신근 Extensor Carpi Radialis Brevis
소지신근 Extensor Digiti Minimi
수지신근
Extensor Digitorum
Anconeus 주근
장요측수근신근
Extensor carpi radialis Longus
Olecranon 주두
상완요골근
Brachioradialis
Brachialis 상완근
상완이두근
Biceps Brachii Tendon
Medial head 내측두
Lateral head 외측두
Long head 장두
상완삼두근
Deltoid 삼각근
Scapula 견갑돌기
Teres Minor 소원근
Teres Major 대원근
Infraspinatus 극하근
Rhomboids 능형근
Latissimus dorsi 광배근
승모근 Trapezius
중둔근 Gluteus medius
대둔근 Gluteus maximus
미골 Coccyx
대내전근
Adductor magnus
대전자
Greater trochanter
반막양근
Semimembranosus
대퇴근막
Fascia lata
대퇴이두근
Biceps femoris
반건양근
Semitendinosus
대퇴사두근, 외측광근
Quadriceps, Vastus Lateralis
External oblique 외복사근
Iliac Crest 장골능
후상장골극
Posterior superior iliac spine
ilium 장골
천극인대
Sacrospinous ligament
Neck of femur 대퇴골경
천골결절인대
Sacrotuberous ligament
Femur 대퇴골
Gracilis 박근

1. 등을 최대한 곧게 펴고 앉거나 선다. 한쪽 팔을 들어서 머리 위로 뻗은 다음 팔꿈치를 90도로 구부린다.
2. 반대쪽 손으로 손목을 잡아서 천천히 당긴다. 머리 뒤로 팔꿈치를 가져오려고 노력하자.
3. 천천히 호흡하면서 스트레칭을 몇 초간 유지한다.

⇨ 이 스트레칭은 삼두근과 대원근, 광배근을 주로 늘여준다.

변형 운동

삼두근을 집중적으로 스트레칭하려면 오른쪽 그림(195p)과 같이 팔을 더 구부린 다음 반대쪽 손으로 팔꿈치를 잡고 머리 뒤로 천천히 당긴다.

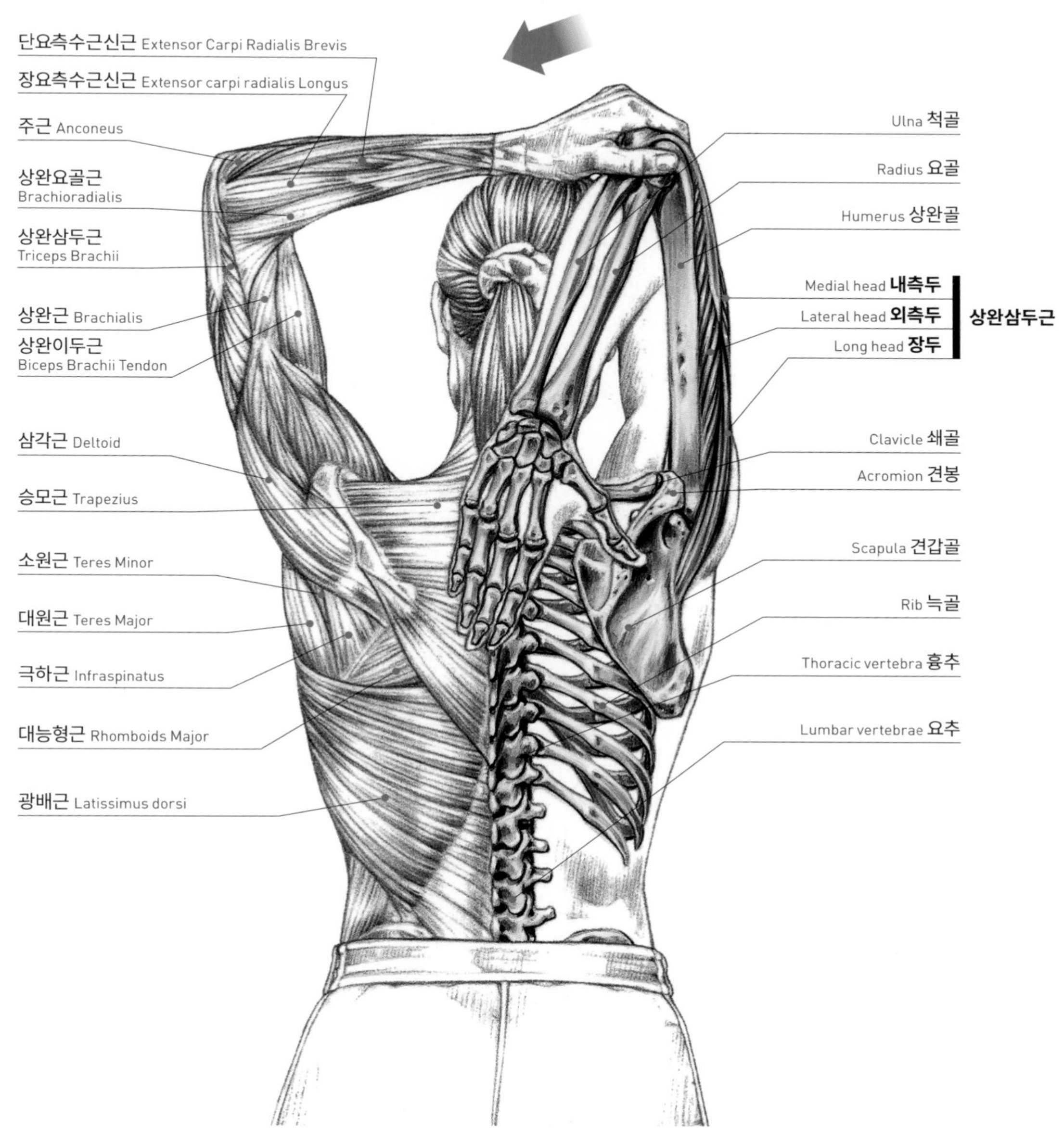

단요측수근신근 Extensor Carpi Radialis Brevis
장요측수근신근 Extensor carpi radialis Longus
주근 Anconeus
상완요골근 Brachioradialis
상완삼두근 Triceps Brachii
상완근 Brachialis
상완이두근 Biceps Brachii Tendon
삼각근 Deltoid
승모근 Trapezius
소원근 Teres Minor
대원근 Teres Major
극하근 Infraspinatus
대능형근 Rhomboids Major
광배근 Latissimus dorsi
Ulna 척골
Radius 요골
Humerus 상완골
Medial head 내측두
Lateral head 외측두
Long head 장두
상완삼두근
Clavicle 쇄골
Acromion 견봉
Scapula 견갑골
Rib 늑골
Thoracic vertebra 흉추
Lumbar vertebrae 요추

1. 등을 곧게 펴고 앉거나 선다. 한쪽 팔을 들어서 머리 옆으로 뻗은 다음 팔꿈치를 구부려 등 상부에 손이 닿게 한다.
2. 반대쪽 손으로 팔꿈치를 잡아서 머리 뒤로 천천히 당긴다.
3. 천천히 호흡하면서 스트레칭을 몇 초간 유지한다.

⇨ 이 스트레칭은 대원근, 상완삼두근 장두를 주로 늘여주며 부차적으로 광배근도 늘여준다.

NOTE 여기 소개한 삼두근 스트레칭을 꾸준히 하면 고중량을 사용한 삼두근 운동이나 풀오버, 업라이트 로우 등을 할 때 근육이 파열되는 것을 방지할 수 있다.

변형 운동

운동 강도를 높이고 싶다면 위로 든 팔을 벽에 대고 당겨보자.

뼈: 전면도

- 전두골 frontal bone
- 안와상공 supraorbital foramen
- 두정골 parietal bone
- 접형골 sphenoid bone
- 안와하공 infraorbital foramen
- 상악골 maxilla
- 이공 mental foramen
- 쇄골간인대 interclavicular ligament
- 전흉쇄인대 anterior sternoclavicular ligament
- 늑쇄인대 costoclavicular ligament
- 원추인대 conoid ligament
- 능형인대 trapezoid ligament
- 견봉쇄골인대 acromioclavicular ligament
- 오훼견봉인대 coracoacromial ligament
- 극상근건 supraspinatus tendon
- 오훼상완인대 coracohumeral ligament
- 견갑하근 subscapularis muscle
- 상완이두근, 장두 biceps brachii tendon, long head
- 복장갈비인대 sternocostal ligament
- 연골간인대 interchondral ligament
- 내늑골간근 internal intercostal muscle
- 외늑골간근 external intercostal muscle
- 내측근간중격 medial intermuscular septum
- 외측근간중격 lateral intermuscular septum
- 방사상늑골두인대 radiate ligament head of rib
- 전종인대 anterior longitudinal ligament
- 관절낭 articular capsule
- 내측측부인대 medial collateral ligament
- 요골윤상인대 annular ligament of radius
- 외측측부인대 lateral collateral ligament
- 빗끈 oblique cord
- 횡돌간인대 intertransverse ligament
- 전완골간막 interosseous membrane
- 장측요척인대 palmar radioulnar ligament
- 장측요골수근인대 palmar radiocarpal ligament
- 장측척골수근인대 palmar ulnocarpal ligament
- 측부인대 collateral ligament
- 굴근지대 flexor retinaculum
- 심횡중수인대 deep transverse metacarpal ligament
- 측부인대 collateral ligament
- 두구인대 pisohamate ligament
- 장측인대 palmar ligament
- 횡돌기 costoid process
- 장요인대 Iliolumbar ligament
- 전천장인대 Anterior sacroiliac ligament
- 장골대퇴인대 Iliofemoral ligament
- 서혜인대 inguinal ligament
- 치골대퇴인대 pubofemoral ligament
- 천극인대 sacrospinous ligament
- 천결절인대 sacrotuberous ligament
- 폐쇄막 obturator membrane
- 상치골인대 superior pubic ligament
- 대내전근건 adductor magnus tendon
- 대퇴사두근건 quadriceps femoris tendon
- 슬개상낭 suprapatellar bursa
- 대퇴사두근, 내측광근 quadriceps, vastus medialis
- 대퇴사두근, 외측광근 quadriceps, vastus lateralis
- 외측슬개지대 lateral patellar retinaculum
- 비골측부인대 fibular collateral ligament
- 내측슬개지대 medial patellar retinaculum
- 경골측부인대 tibial collateral ligament
- 하퇴골간막 interosseous membrane
- 전경비인대 anterior talofibular ligament
- 관절낭 articular capsule
- 삼각근인대 deltoid ligament
- 전거비인대 anterior talofibular ligament
- 심횡중수인대 deep transverse metatarsal ligament
- 치아 tooth
- 요추골 lumbar vertebra
- 추간판 intervertebral disc
- 천골곶 sacral promontory
- 장골익 iliac ala
- 천골 sacrum
- 미골 coccyx
- 치골결합 pubic symphysis
- 치골궁인대 arcuate pubic ligament
- 비골 nasal bone
- 상안와열 superior orbital fissure
- 누골 lacrimal bone
- 하안와열 inferior orbital fissure
- 측두골 temporal bone
- 관골 zygomatic bone
- 유양돌기 mastoid process
- 하악골 mandible
- 쇄골 clavicle
- 견봉돌기 acromion
- 오훼돌기 coracoid process
- 상완골두 head of humerus
- 대결절 greater tuberosity
- 소결절 lesser tuberosity
- 이두근구 bicipital groove
- 관절와 glenoid cavity
- 견갑골 scapula
- 흉골 sternum
- 5번 늑골 5th rib(true rib)
- 삼각근조면 deltoid tuberosity
- 12번 늑골 연골 12th rib(false rib) costal cartilage
- 검상돌기 xiphoid process
- 12번 늑골(부유늑골) 12th rib(floating rib)
- 내측상과 medial epicondyle
- 상완골활차 trochlea of humerus
- 상완골소두 capitulum of humerus
- 요골두 head of radius
- 구상돌기 coronoid process
- 척골결절 ulnar tuberosity
- 요골결절 radial tuberosity
- 장골능 iliac crest
- 전상장골극 anterior superior iliac spine
- 전하장골극 anterior inferior iliac spine
- 척골 ulna
- 요골 radius
- 척골두 head of ulna
- 월상골 lunate
- 주상골 scaphoid
- 대능형골 trapezium
- 유두골 capitate
- 능형골 trapezoid
- 삼각골 triangular
- 두상골 pisiform
- 유구골 hamate
- 중수골 metacarpal
- 수부근위지골 proximal phalanx
- 수부중지골 middle phalanx
- 수부원위지골 distal phalanx
- 대전자 greater trochanter
- 대퇴골두 head of femur
- 대퇴골경부 neck of femur
- 소전자 lesser trochanter
- 상부치골지 superior pubic ramus
- 좌골결절 ischial tuberosity
- 치골결절 pubic tubercle
- 하부치골지 inferior pubic ramus
- 대퇴골 femur
- 내전근결절 adductor tubercle
- 슬개골 patella
- 내측과 medial condyle
- 외측과 lateral condyle
- 반월판 meniscus
- 비골두 head of fibula
- 경골결절 tibial tuberosity
- 경골 내측면 medial surface of tibia
- 경골 tibia
- 비골 fibula
- 발목내과 medial malleolus
- 거골 talus
- 주상골 navicular
- 발목외과 lateral malleolus
- 설상골 cuneiform bone
- 입방골 cuboid bone
- 중족골 metatarsals
- 족부근위지골 proximal phalanx
- 족부중지골 middle phalanx
- 족부원위지골 distal phalanx

뼈: 후면도

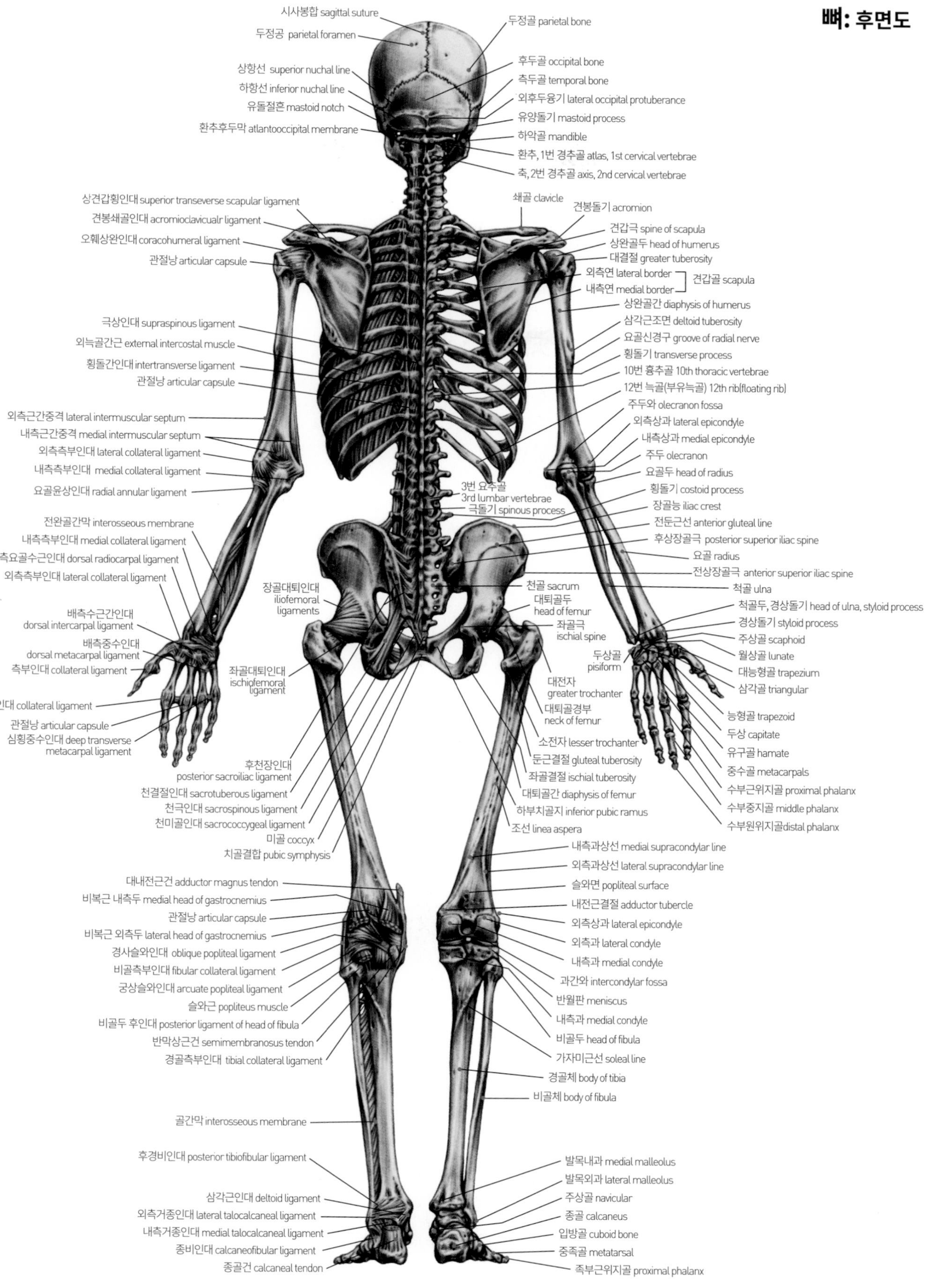

시사봉합 sagittal suture
두정공 parietal foramen
상항선 superior nuchal line
하항선 inferior nuchal line
유돌절흔 mastoid notch
환추후두막 atlantooccipital membrane
두정골 parietal bone
후두골 occipital bone
측두골 temporal bone
외후두융기 lateral occipital protuberance
유양돌기 mastoid process
하악골 mandible
환추, 1번 경추골 atlas, 1st cervical vertebrae
축, 2번 경추골 axis, 2nd cervical vertebrae
상견갑횡인대 superior transeverse scapular ligament
견봉쇄골인대 acromioclavicualr ligament
오훼상완인대 coracohumeral ligament
관절낭 articular capsule
쇄골 clavicle
견봉돌기 acromion
견갑극 spine of scapula
상완골두 head of humerus
대결절 greater tuberosity
외측연 lateral border
내측연 medial border
견갑골 scapula
상완골간 diaphysis of humerus
삼각근조면 deltoid tuberosity
요골신경구 groove of radial nerve
횡돌기 transverse process
10번 흉추골 10th thoracic vertebrae
12번 늑골(부유늑골) 12th rib(floating rib)
극상인대 supraspinous ligament
외늑골간근 external intercostal muscle
횡돌간인대 intertransverse ligament
관절낭 articular capsule
외측근간중격 lateral intermuscular septum
내측근간중격 medial intermuscular septum
외측측부인대 lateral collateral ligament
내측측부인대 medial collateral ligament
요골윤상인대 radial annular ligament
주두와 olecranon fossa
외측상과 lateral epicondyle
내측상과 medial epicondyle
주두 olecranon
요골두 head of radius
횡돌기 costoid process
3번 요추골
3rd lumbar vertebrae
극돌기 spinous process
장골능 iliac crest
전둔근선 anterior gluteal line
후상장골극 posterior superior iliac spine
요골 radius
전상장골극 anterior superior iliac spine
척골 ulna
전완골간막 interosseous membrane
내측측부인대 medial collateral ligament
배측요골수근인대 dorsal radiocarpal ligament
외측측부인대 lateral collateral ligament
장골대퇴인대
iliofemoral
ligaments
천골 sacrum
대퇴골두
head of femur
좌골극
ischial spine
척골두, 경상돌기 head of ulna, styloid process
경상돌기 styloid process
주상골 scaphoid
월상골 lunate
대능형골 trapezium
삼각골 triangular
배측수근간인대
dorsal intercarpal ligament
배측중수인대
dorsal metacarpal ligament
측부인대 collateral ligament
두상골
pisiform
좌골대퇴인대
ischiofemoral
ligament
대전자
greater trochanter
대퇴골경부
neck of femur
측부인대 collateral ligament
관절낭 articular capsule
심횡중수인대 deep transverse
metacarpal ligament
능형골 trapezoid
두상 capitate
유구골 hamate
중수골 metacarpals
수부근위지골 proximal phalanx
수부중지골 middle phalanx
수부원위지골distal phalanx
소전자 lesser trochanter
둔근결절 gluteal tuberosity
좌골결절 ischial tuberosity
대퇴골간 diaphysis of femur
하부치골지 inferior pubic ramus
조선 linea aspera
후천장인대
posterior sacroiliac ligament
천결절인대 sacrotuberous ligament
천극인대 sacrospinous ligament
천미골인대 sacrococcygeal ligament
미골 coccyx
치골결합 pubic symphysis
내측과상선 medial supracondylar line
외측과상선 lateral supracondylar line
슬와면 popliteal surface
내전근결절 adductor tubercle
외측상과 lateral epicondyle
외측과 lateral condyle
내측과 medial condyle
과간와 intercondylar fossa
반월판 meniscus
내측과 medial condyle
비골두 head of fibula
가자미근선 soleal line
경골체 body of tibia
비골체 body of fibula
대내전근건 adductor magnus tendon
비복근 내측두 medial head of gastrocnemius
관절낭 articular capsule
비복근 외측두 lateral head of gastrocnemius
경사슬와인대 oblique popliteal ligament
비골측부인대 fibular collateral ligament
궁상슬와인대 arcuate popliteal ligament
슬와근 popliteus muscle
비골두 후인대 posterior ligament of head of fibula
반막상근건 semimembranosus tendon
경골측부인대 tibial collateral ligament
골간막 interosseous membrane
후경비인대 posterior tibiofibular ligament
삼각근인대 deltoid ligament
외측거종인대 lateral talocalcaneal ligament
내측거종인대 medial talocalcaneal ligament
종비인대 calcaneofibular ligament
종골건 calcaneal tendon
발목내과 medial malleolus
발목외과 lateral malleolus
주상골 navicular
종골 calcaneus
입방골 cuboid bone
중족골 metatarsal
족부근위지골 proximal phalanx

NEW
여성 근육운동 가이드

2판 1쇄 | 2025년 2월 24일
지은이 | 프레데릭 데라비에
감수 | 정구중
옮긴이 | 정구중·이창섭
발행인 | 김인태
발행처 | 삼호미디어
등록 | 1993년 10월 12일 제21-494호
주소 | 서울특별시 서초구 강남대로 545-21 거림빌딩 4층
www.samhomedia.com
전화 | (02)544-9456(영업부) / (02)544-9457(편집기획부)
팩스 | (02)512-3593

ISBN 978-89-7849-714-5 (13510)

여성의 표층 및 심부 근육 해부도 후면도

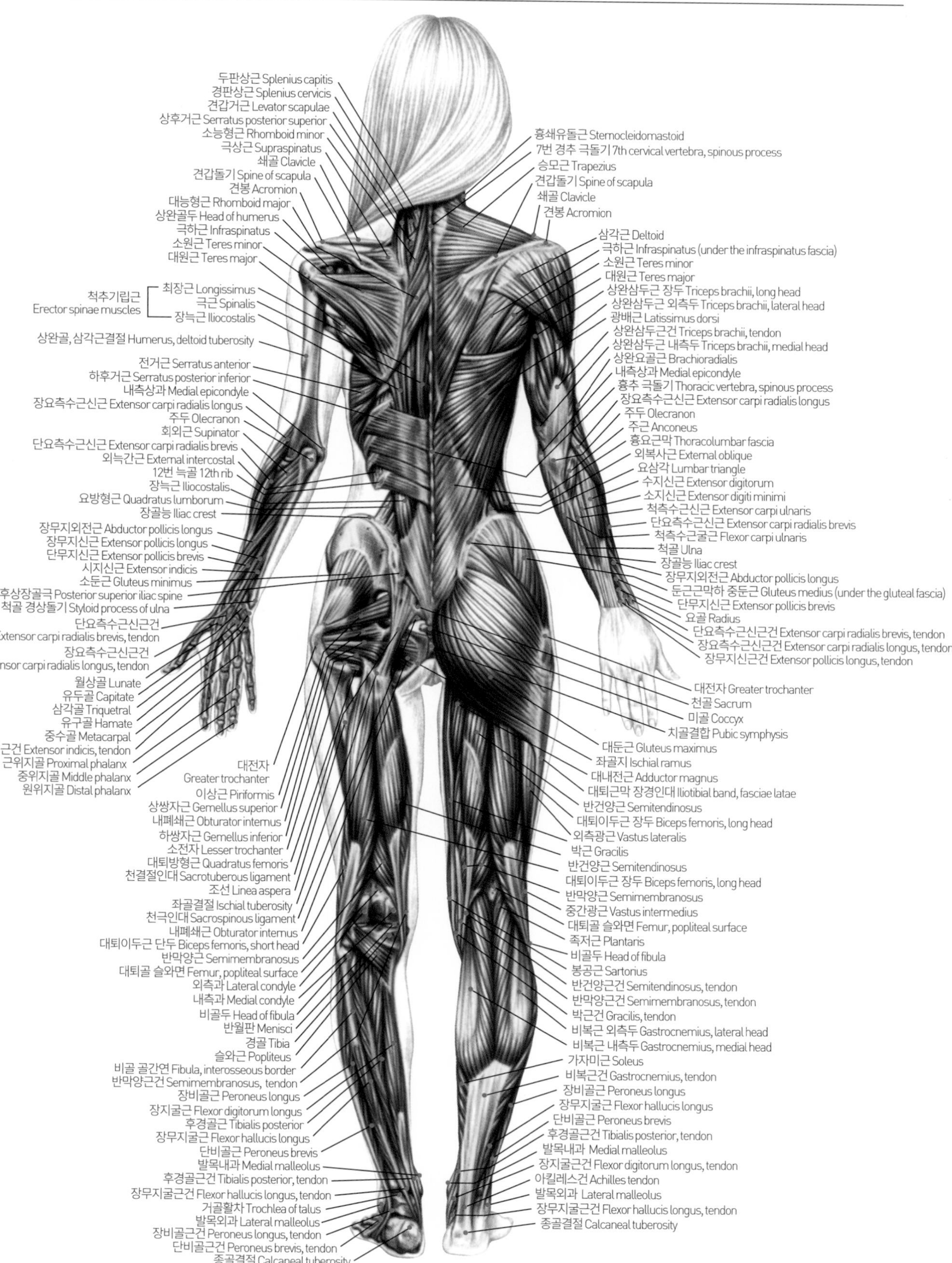
두판상근 Splenius capitis
경판상근 Splenius cervicis
견갑거근 Levator scapulae
상후거근 Serratus posterior superior
소능형근 Rhomboid minor
극상근 Supraspinatus
쇄골 Clavicle
견갑돌기 Spine of scapula
견봉 Acromion
대능형근 Rhomboid major
상완골두 Head of humerus
극하근 Infraspinatus
소원근 Teres minor
대원근 Teres major
척추기립근 Erector spinae muscles
최장근 Longissimus
극근 Spinalis
장늑근 Iliocostalis
상완골, 삼각근결절 Humerus, deltoid tuberosity
전거근 Serratus anterior
하후거근 Serratus posterior inferior
내측상과 Medial epicondyle
장요측수근신근 Extensor carpi radialis longus
주두 Olecranon
회외근 Supinator
단요측수근신근 Extensor carpi radialis brevis
외늑간근 External intercostal
12번 늑골 12th rib
장늑근 Iliocostalis
요방형근 Quadratus lumborum
장골능 Iliac crest
장무지외전근 Abductor pollicis longus
장무지신근 Extensor pollicis longus
단무지신근 Extensor pollicis brevis
시지신근 Extensor indicis
소둔근 Gluteus minimus
후상장골극 Posterior superior iliac spine
척골 경상돌기 Styloid process of ulna
단요측수근신근건
Extensor carpi radialis brevis, tendon
장요측수근신근건
Extensor carpi radialis longus, tendon
월상골 Lunate
유두골 Capitate
삼각골 Triquetral
유구골 Hamate
중수골 Metacarpal
시지신근건 Extensor indicis, tendon
근위지골 Proximal phalanx
중위지골 Middle phalanx
원위지골 Distal phalanx
대전자
Greater trochanter
이상근 Piriformis
상쌍자근 Gemellus superior
내폐쇄근 Obturator internus
하쌍자근 Gemellus inferior
소전자 Lesser trochanter
대퇴방형근 Quadratus femoris
천결절인대 Sacrotuberous ligament
조선 Linea aspera
좌골결절 Ischial tuberosity
천극인대 Sacrospinous ligament
내폐쇄근 Obturator internus
대퇴이두근 단두 Biceps femoris, short head
반막양근 Semimembranosus
대퇴골 슬와면 Femur, popliteal surface
외측과 Lateral condyle
내측과 Medial condyle
비골두 Head of fibula
반월판 Menisci
경골 Tibia
슬와근 Popliteus
비골 골간연 Fibula, interosseous border
반막양근건 Semimembranosus, tendon
장비골근 Peroneus longus
장지굴근 Flexor digitorum longus
후경골근 Tibialis posterior
장무지굴근 Flexor hallucis longus
단비골근 Peroneus brevis
발목내과 Medial malleolus
후경골근건 Tibialis posterior, tendon
장무지굴근건 Flexor hallucis longus, tendon
거골활차 Trochlea of talus
발목외과 Lateral malleolus
장비골근건 Peroneus longus, tendon
단비골근건 Peroneus brevis, tendon
종골결절 Calcaneal tuberosity
흉쇄유돌근 Sternocleidomastoid
7번 경추 극돌기 7th cervical vertebra, spinous process
승모근 Trapezius
견갑돌기 Spine of scapula
쇄골 Clavicle
견봉 Acromion
삼각근 Deltoid
극하근 Infraspinatus (under the infraspinatus fascia)
소원근 Teres minor
대원근 Teres major
상완삼두근 장두 Triceps brachii, long head
상완삼두근 외측두 Triceps brachii, lateral head
광배근 Latissimus dorsi
상완삼두근건 Triceps brachii, tendon
상완삼두근 내측두 Triceps brachii, medial head
상완요골근 Brachioradialis
내측상과 Medial epicondyle
흉추 극돌기 Thoracic vertebra, spinous process
장요측수근신근 Extensor carpi radialis longus
주두 Olecranon
주근 Anconeus
흉요근막 Thoracolumbar fascia
외복사근 External oblique
요삼각 Lumbar triangle
수지신근 Extensor digitorum
소지신근 Extensor digiti minimi
척측수근신근 Extensor carpi ulnaris
단요측수근신근 Extensor carpi radialis brevis
척측수근굴근 Flexor carpi ulnaris
척골 Ulna
장골능 Iliac crest
장무지외전근 Abductor pollicis longus
둔근근막하 중둔근 Gluteus medius (under the gluteal fascia)
단무지신근 Extensor pollicis brevis
요골 Radius
단요측수근신근건 Extensor carpi radialis brevis, tendon
장요측수근신근건 Extensor carpi radialis longus, tendon
장무지신근건 Extensor pollicis longus, tendon
대전자 Greater trochanter
천골 Sacrum
미골 Coccyx
치골결합 Pubic symphysis
대둔근 Gluteus maximus
좌골지 Ischial ramus
대내전근 Adductor magnus
대퇴근막 장경인대 Iliotibial band, fasciae latae
반건양근 Semitendinosus
대퇴이두근 장두 Biceps femoris, long head
외측광근 Vastus lateralis
박근 Gracilis
반건양근 Semitendinosus
대퇴이두근 장두 Biceps femoris, long head
반막양근 Semimembranosus
중간광근 Vastus intermedius
대퇴골 슬와면 Femur, popliteal surface
족저근 Plantaris
비골두 Head of fibula
봉공근 Sartorius
반건양근건 Semitendinosus, tendon
반막양근건 Semimembranosus, tendon
박근건 Gracilis, tendon
비복근 외측두 Gastrocnemius, lateral head
비복근 내측두 Gastrocnemius, medial head
가자미근 Soleus
비복근건 Gastrocnemius, tendon
장비골근 Peroneus longus
장무지굴근 Flexor hallucis longus
단비골근 Peroneus brevis
후경골근건 Tibialis posterior, tendon
발목내과 Medial malleolus
장지굴근건 Flexor digitorum longus, tendon
아킬레스건 Achilles tendon
발목외과 Lateral malleolus
장무지굴근건 Flexor hallucis longus, tendon
종골결절 Calcaneal tuberosity

MOVEMENTS
MUSCULATION
FOR WOMAN